S. O. Hoffmann

G. Hochapfel

Neurosenlehre,

Psychotherapeutische und

Psychosomatische Medizin

CompactLehrbuch

5. erweiterte Auflage

W0064158

Neurosenlehre, Psychotherapeutische und Psychosomatische Medizin

CompactLehrbuch

Prof. Dr. S. O. Hoffmann
Direktor der Klinik und Poliklinik für
Psychosomatische Medizin und Psychotherapie
an der Universität Mainz

Dr. G. Hochapfel
Psychoanalytiker in Bremen

5., erweiterte Auflage
Mit 24 Abbildungen und 7 Tabellen

 Schattauer

Anschriften der Autoren:

Prof. Dr. med. S. O. Hoffmann
Dipl.-Psych.
Direktor der Klinik und Poliklinik
für Psychosomatische Medizin und
Psychotherapie der Universität Mainz
Untere Zahlbacher Straße 8
55131 Mainz

Dr. med. G. Hochapfel
Psychoanalyse – Psychotherapie
Arzt für Innere Medizin
Graf-Moltke-Straße 48
28211 Bremen

Die Deutsche Bibliothek – CIP-Einheitsaufnahme

Hoffmann, Sven O.:
Neurosenlehre, psychotherapeutische und psychosomatische Medizin:
mit 7 Tabellen / S. O. Hoffmann; G. Hochapfel. –
5., erw. Aufl. – Stuttgart; New York: Schattauer, 1995 (CompactLehrbuch)

Bis 4. Aufl. u.d.T.: Hoffmann, Sven O.: Einführung in die
Neurosenlehre und psychosomatische Medizin
ISBN 3-7945-1680-X
NE: Hochapfel, Gerd:

Die 1.-4. Auflage sind als Uni-Taschenbücher 951 unter dem Titel „Einführung in die Neurosenlehre und Psychosomatische Medizin" veröffentlicht worden.

© 1995 by F. K. Schattauer Verlagsgesellschaft mbH, Lenzhalde 3,
D-70192 Stuttgart, Germany
Printed in Germany
Druck und Einband: Allgäuer Zeitungsverlag GmbH, Kotterner Straße 64,
D-87435 Kempten
Gedruckt auf chlor- und säurefrei gebleichtem Papier

ISBN 3-7945-1680-X

Unseren Patientinnen und Patienten

Vorwort

Daß nach wiederum vier Jahren die 5. Auflage dieses Bandes erscheinen kann, spricht für seine erfreuliche Akzeptanz. Wir haben sie erneut vollständig durchgesehen, erweitert und verbessert. Zwei Kapitel über das Colon irritabile und die psychogenen Schlafstörungen wurden neu aufgenommen. Ein eigenes Kapitel über den Umgang mit dem psychogen/funktionell Kranken, das uns in besonderer Weise am Herzen liegt, kam ebenfalls hinzu. Schließlich entstanden noch neue Abschnitte über die Krankheitsbewältigung (Coping), und bei den psychotherapeutischen Verfahren wurden die Progressive Muskelentspannung und das Biofeedback aufgenommen. Ein Kapitel über den Weg des Patienten in der psychotherapeutisch-psychosomatischen Versorgungsstruktur der Bundesrepublik Deutschland bildet den Abschluß.

Unserem Grundprinzip der konzeptuellen Darstellung einer Lehre von den neurotischen und psychosomatischen Krankheiten sind wir treu geblieben. Gerade hierin waren wir von unseren Lesern bestätigt worden, und wir nehmen an, daß besonders dadurch unser CompactLehrbuch im Vergleich mit thematisch und umfangmäßig entsprechenden Darstellungen sein eigenes Gesicht behält. Unser Umgang mit der psychoanalytischen Theorie, die weiterhin den Bezugsrahmen bildet, ist unorthodox und pragmatisch. Die 5. Auflage orientiert sich durchgehend an der Nomenklatur der jetzt in deutscher Sprache vorliegenden 10. Auflage der International Classification oft Diseases der WHO (ICD-10). Meist sind wir so verfahren, daß wir die neuen Krankheitsbezeichnungen in Klammern hinter die traditionellen gesetzt haben. Auf Vor- und Nachteile der aktuellen Klassifikationen wird konkret in bezug auf viele Krankheitsbilder eingegangen. Dabei bleiben wir als Kliniker weiter bei dem Konzept von Krankheiten und sprechen nur alternativ und nicht ausschließlich von Störungen. Auf die Klassifikation des DSM-III (Diagnostisches und Statistisches Manual der Amerikanischen Psychiatrischen Vereinigung) und des gerade erschienenen DSM-IV sind wir, wo es sinnvoll schien, ergänzend eingegangen.

Ein letztes Wort gilt dem neuen Gewand unseres Buches. Nach vier Auflagen des Schattauer-Buches in der roten Reihe UTB entschloß sich der Verlag zur Übernahme in die hauseigene Reihe der CompactLehrbücher. Für die Autoren blieb es bei der bewährten und angenehmen Zusammenarbeit mit dem Verlag, allenfalls Leser früherer Auflagen werden das alte Kleid vermissen! Gleichzeitig änderte sich auch der Titel, indem er jetzt eine Übereinstimmung mit der neuen Facharztbezeichnung „Psychotherapeutische Medizin", wie sie der Deutsche Ärztetag 1992 eingeführt hatte, herstellt. In der ebenfalls neuen Einleitung zum Buch wird diese Änderung kurz kommentiert.

Eine Reihe von Kolleginnen und Kollegen haben uns wieder freundlich unterstützt. Frau Dipl.-Psych. E. Wichmann-Dorn, Wackernheim bei Mainz, und Frau Dr. I. Frommberger, Gundelfingen bei Freiburg, waren an der Abfassung der Abschnitte über die Entspannungsverfahren beteiligt. Mitverfasser des Kapitels über die Schlafstörungen war Dr. L. Berti, Mainz. Die Schreibarbeiten lagen in den Händen von Frau Barbara Wetzel, Chefsekretariat der Psychosomatischen Universitätsklinik Mainz, die sie mit bewährter Zuverlässigkeit ausführte. Die zahlreichen neuen Grafiken und Übersichten wurden von Frau Ch. Schieferstein, Dokumentationsassistentin an der Psychosomatischen Universitätsklinik Mainz, mit Umsicht und Geduld realisiert. Ihnen allen sei an dieser Stelle herzlich gedankt.

Die ersten vier Auflagen waren „Unseren Kindern" gewidmet. Wie nach 15 Jahren nicht verwunderlich, sind auch die letzten von diesen ins Erwachsenenalter entschwunden! So haben wir uns jetzt entschlossen, das Buch künftig „Unseren Patientinnen und Patienten" zu widmen. Ihnen verdanken wir die meisten der Kenntnisse, die dieser Band weiterzugeben versucht.

Mainz und Bremen,
im Frühjahr 1995

S. O. Hoffmann
G. Hochapfel

Anmerkungen

In diesen Band ist naturgemäß sehr viel mehr Literatur eingegangen als zitiert wird. Direkt angeführte Literatur taucht in der Bibliographie entweder in einer der sechs Rubriken mit den einführenden Werken oder in der Liste weiterführender Schriften auf.

Wir verwenden das generische Maskulinum („der Arzt", „der Patient"), das männliche und weibliche Personen einschließt. Zu einer der orthographisch falschen oder sehr umständlichen neuen Schreibweisen konnten wir uns nicht entschließen. Ob dadurch auf die Autoren der Verdacht des Sexismus fällt, bitten wir die kritische Leserin am Inhalt des Bandes zu überprüfen und nicht an der traditionellen Schreibform.

Die Konzepte des Buches werden über die Kapitel hinweg entwickelt. In diesem Sinne ist es ein Lehrbuch. Ständige Querverweise machen allerdings auch einen Einstieg in einzelne Kapitel möglich.

Inhaltsverzeichnis

XII Inhaltsverzeichnis

Neurosenlehre,
Psychotherapeutische und Psychosomatische Medizin
Eine Einleitung

Die Approbationsordnung für Ärzte setzt Unterricht in „Psychosomatischer Medizin und Psychotherapie" voraus. *Psychosomatische Medizin* ist mehr als Arbeitsfeld (s. Kap. 3.1), *Psychotherapie* mehr durch eine Methode (s. Kap. 6) gekennzeichnet. *Neurosen* sind Krankheiten mit einer nennenswerten Psychogenese in der Ätiologie (s. Kap. 1.1 im unmittelbaren Anschluß). Nosologisch – das heißt auf die Krankheitslehre bezogen – sind damit meist die *Psychoneurosen* gemeint. Dabei handelt es sich um Krankheiten, deren Symptomatik vorwiegend im psychischen Bereich liegt. Auf sie vor allem bezieht sich eine *Allgemeine Neurosenlehre* (Kap. 1).

Ab der 5. Auflage haben wir unserem CompactLehrbuch einen neuen Titel gegeben. Diese Änderung wurde nötig durch die Einführung eines „Facharztes für Psychotherapeutische Medizin". *Psychotherapeutische Medizin* ist ein Artefaktbegriff, an dessen Entstehung ich (S.O.H.) mitschuldig bin. Er trägt Züge einer Notlösung und war als einziger gegen die divergenten Interessen auf dem Deutschen Ärztetag 1992 als Rahmenbezeichnung für den neuen Facharzt durchzusetzen. Ein berufspolitischer Kompromiß, der inhaltlich voll für „Psychosomatische Medizin und Psychotherapie" steht, aber, wie alle Kompromisse, bereits ein Eigenleben entwickelt und auf den zweiten Blick auch Vorteile hat. So spiegelt der neue Titel unseres Bandes den gleichen Kompromiß wider. Das Fach Psychosomatische Medizin und Psychotherapie ist aber einheitlicher als es scheint.

Die Entwicklungsstörungen und -konflikte, die im allgemeinen Teil abgehandelt werden, gelten pathogenetisch natürlich auch für die Krankheitsbilder, von denen in der speziellen Psychosomatischen Medizin (Kap. 4) die Rede ist. Ob ein Mensch eine *neurotische Depression* (in neuer Terminologie der ICD-10: Dysthymia) oder ob er eine *funktionelle Magenbeschwerde* entwickelt (ICD-10: somatoforme autonome Funktionsstörung des Gastrointestinaltrakts), macht für ihn selbst zwar insofern einen Unterschied, daß er in einem Falle eher beim Psychiater/Psychotherapeuten, im zweiten Falle eher beim Internisten landet. Aber er selbst erlebt sich als Einheit und versteht die Aufspaltung der Ärzte eher weniger. Meist reflektiert er diese Aufspaltung überhaupt nicht, da er ja auch von Jugend auf gelernt hat, daß für den Magen eben der Internist zuständig ist.

Im Falle dieses Bandes sind wir traditionellen Einteilungskriterien gefolgt und lassen unseren fiktiven Patienten einmal bei der speziellen Neurosenlehre und das andere Mal bei der speziellen Psychosomatischen Medizin auftauchen. Wir hatten in der Vergangenheit mehrfach geschwankt, ob wir diese traditionelle Aufsplitterung beenden und „alles" integriert behandeln sollten. Wir sind bei der Aufteilung geblieben. Mit ständigen Querverweisen versuchen wir, dieses Schisma so gut wie möglich zu überbrükken. Der *Wert einer klaren Gliederung,* der für Studenten, Arzt oder Psychologen nicht leicht zu überblickenden Materie, wurde aus didaktischer Sicht von uns als der höhere Wert angesetzt. Das wäre der Hintergrund der divergierenden Teile unseres Ban-

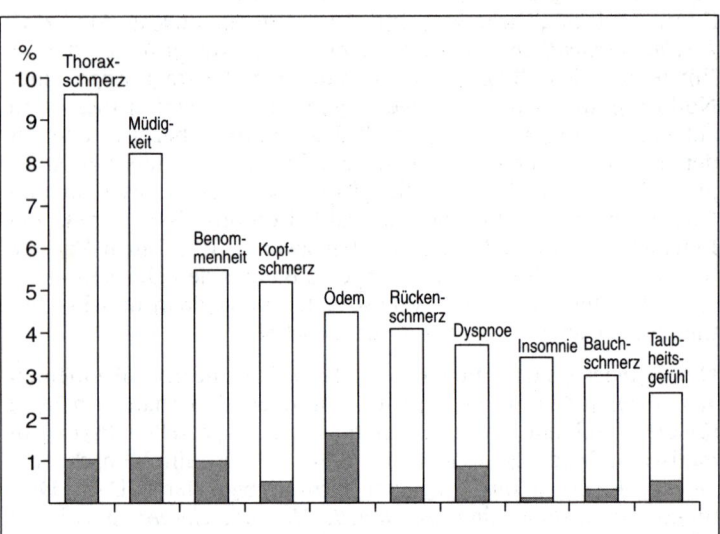

Abb. 1. 3-Jahres-Prävalenz zehn häufiger Symptome und Anteil (in der Abbildung grau hervorgehoben) wahrscheinlicher organischer Ursachen bei 1000 Patienten. (Nach Kroenke & Mangelsdorff, 1989)

des. Wie valide ist nun die viel weniger reflektierte Aufteilung in eine Organmedizin (Medizin des somatisch Kranken) und eine Psychosomatische Medizin, die sich gewissermaßen um die Reste zu kümmern hat, die organisch „nichts" haben, also letztlich psychisch „etwas" haben müssen? Um die Antwort vorwegzunehmen: Die Aufteilung erscheint nicht sehr valide.

Die in Deutschland kaum bekannt gewordene Studie von Kroenke und Mangelsdorff, welche 1989 im American Journal of Medicine erschien, untersucht den Anteil an gesicherten organischen Ursachen bei den 10 häufigsten Symptomen von 1000 Patienten einer amerikanischen Klinik. Wie die Grafik verdeutlicht, ist er erschreckend niedrig. Nähme man diese Daten und die vergleichbaren Untersuchungen ernst, so müßte unsere Medizin sich radikal ändern: Der deutlich größere Aufwand müßte für Forschung und Versorgung der *nicht* oder *nicht ausschließlich* organisch verursachten Krankheitsbilder bereitgestellt werden.

Man kann die Frage auch andersherum stellen. Geht man von den *gesicherten organischen Befunden* in den fortschrittlichsten bildgebenden Verfahren, der Computertomographie (CT) und der nuklearen Magnetresonanz-Tomographie (NMR), aus, dann sind fraglos viele bisher nicht faßbare Befunde zu sichern und hinzugekommen. Aber sind die Träger dieser Befunde nun krank? Die nachstehende Grafik zeigt das überraschende Ergebnis zweier herausfordernder Studien: Ein Drittel der jüngeren und die Hälfte der älteren Personen *ohne jedes klinische Beschwerdebild* im Bereich der LWS hat eindeutig objektivierbare pathologische Befunde im CT und NMR, meist im Sinne eines Bandscheibenvorfalls, wie Abb. 2 zeigt.

Also gesichert ist:

1. Weder hat die Mehrheit der Patienten mit häufigen körperlichen Beschwerden auch einen körperlichen Befund, der diese Beschwerden ausreichend erklärte, noch
2. brauchen Patienten mit einem eindeutig pathologischen organischen Befund notwendigerweise die dazugehörige klinische Symptomatik aufzuweisen. Sie sind also im engeren Sinne gar nicht Patienten, d. h. Leidende.

Abb. 2. Bei Patienten, die keinerlei LWS-Beschwerden haben („asymptomatisch"), lassen sich im NMR (Boden et al., 1990) und in der CT (Wiesel et al., 1984) in großen Prozentsätzen eindeutig pathologische Zufallsbefunde sichern.

Bleiben wir noch bei der Wirbelsäule – einem volkswirtschaftlich außerordentlich bedeutsamen Kostenfaktor. Die *Lumbago* (Kreuzschmerz) ist stark verbreitet („Hexenschuß"), aber nur 1 bis 2% der Patienten entwickeln auch eine Ischialgie oder eine Diskushernie. Was bestimmt die Krankheit der übrigen Patienten, bei denen offenbar keine Wurzelreizung vorliegt, die aber trotzdem in der heutigen Medizin fast ausschließlich organisch, günstigenfalls physiotherapeutisch behandelt werden? Um es einmal festzuschreiben: Organische Befunde erklären die Mehrheit der Fälle der Volkskrankheit „Kreuzschmerz" nicht. Was geschieht nun mit diesen? Sehr viele werden operiert, obwohl nach kritischen Übersichten eine solche Indikation nur bei 1 bis 3% der Fälle berechtigt ist. Und die Spätergebnisse von operativen Eingriffen („Bandscheibenoperation") sind mehr als unbefriedigend. Hierfür wurde sogar eine neue Diagnose, das „failed back syndrome" (in der Folge operativer Eingriffe) eingeführt, über deren Berechtigung hier nicht geurteilt werden soll. Wichtig ist aber, daß die genaueren Untersuchungen solcher Patienten durch psychosomatisch interessierte Ärzte in großen Studien eindeutig neurotische Symptome und Probleme aufwiesen, die niemand diagnostiziert und niemand beachtet hatte. Ihre Beachtung hätte den Patienten viel iatrogenes Leid und der Volkswirtschaft große Kosten erspart (weiterführende Literatur bei Schultz-Venrath, 1993, dem wir hier folgen).

Hätte ein Arzt sich die Mühe gemacht, die psychische Seite solcher Patienten abzuklären, so wäre er auf eine ausgeprägte Erhöhung ihrer Klagsamkeitswerte (Hypochondrie) gestoßen (Hehl et al., 1983). Also ein psychoneurotisches Angstphänomen, das erst einmal mit körperlichen Erkrankungen nichts zu tun hat, auch wenn es sich sekundär vor allem mit solchen verbindet. Auch die Rolle der Ärzte, die durch ständige Wiederholung von invasiver Diagnostik und therapeutischem Aktionismus „alles tun", müßte für die Entstehung und Erhaltung von Krankheit gewürdigt werden (s. dazu Kap. 4.2 und 4.2.1). In vielen Fällen schadet die moderne Medizin dem Patienten, was nicht der Wahrheit widerspricht, daß sie ihm in vielen Fällen nützt.

Psychosoziale Bedingungen in der Entstehung, Erhaltung und Therapie von Krankheiten finden bis auf weiteres kaum Niederschlag. Das „Psychische" wird zur **medizinischen Restkategorie,** wenn alle Untersuchungen des Körperlichen die Beschwerden immer noch nicht erklären. Und manchmal sind es die Patienten selbst, die den Weg in Richtung einer psychosomatischen Abklärung einschlagen, nicht selten von ihren Ärzten darin eher behindert als gefördert. Das Betreuungsfeld der Psychosomatischen Medizin ist, wie unser Band zeigen soll, breit. Die Änderung des Selbstverständnisses der Medizin ist, wie diese Einleitung zeigen sollte, aus unserer Sicht eine ihrer vordringlichsten Aufgaben.

1 Allgemeine Neurosenlehre

1.1 Der Begriff der Neurose
Bestimmung und Abgrenzung

Das, was normales, alltägliches psychisches Erleben vom neurotischen unterscheidet, ist vornehmlich ein quantitativer Unterschied. Jeder Mensch kennt Angst (oder sollte in der Lage sein, Angst bei sich wahrzunehmen), jeder kennt Traurigkeit, Hemmungen, Zwiespältigkeit der Gefühle, Verstimmungen, Gereiztheit, Wut und alle jene Vorgänge, die wir beim Studium der Neurosen antreffen. Jeder Mensch kennt auch Konflikte, die zu solchen Erscheinungen führen oder die die Ursache solcher Zustände sind. Allein der Konflikt, etwas gleichzeitig zu wollen und nicht zu wollen („... ja/nein, aber ..."), ist jedem bekannt. Auch der klassische Ambivalenzkonflikt, in dem der gleichen Person Zuwendung und Ablehnung entgegengebracht werden, ist den meisten vertraut. Was krank macht, was die Neurose von der „Normalität" abhebt, ist lediglich *das Ausmaß der Störung* sowie die Unfähigkeit des Neurosekranken, seine inneren und äußeren Konflikte (s. u.) in irgendeiner Form befriedigend zu lösen. Seine Problemlösungen sind per definitionem „suboptimal".

Die erste Annäherung an das Thema Neurose impliziert somit ein Stück Selbstreflexion und Selbstkritik. Sie geht davon aus, daß – einmal sarkastisch ausgedrückt – jeder Mensch lieber den neurotischen Splitter im Auge seines Bruders wahrnimmt, als den Balken im eigenen. Auch dieses Phänomen ist sehr generell: weiter unten unter dem Thema „Abwehr" wird näher darauf eingegangen. Eine zweite Annäherung an den Neurosebegriff soll von gängigen Definitionen ausgehen. Neurose ist vielfach – je nach dem wissenschaftlichen Standort des Betrachters – definiert worden. Drei Definitionen sollen hier vorgestellt und kurz auf ihre wissenschaftliche Herkunft hin kommentiert werden. Allgemein: Neurose ist eine unscharfe Bezeichnung. Von den Definitionsansätzen können wir demnach nur eine begriffliche Annäherung an den Gegenstand erwarten (wie das übrigens überall, so auch im Bereich der Psychotherapie der Fall ist).

Definitionssätze zum Neurosebegriff

1. Neurosen sind psychische Störungen ohne jede nachweisbare organische Grundlage, in denen der Patient beträchtliche Einsicht und ungestörte Realitätswahrnehmung haben kann und im allgemeinen seine krankhaften subjektiven Erfahrungen und Phantasien nicht mit der äußeren Realität verwechselt. Das Verhalten kann stark beeinträchtigt sein, obwohl es im allgemeinen innerhalb sozial akzeptierter Grenzen bleibt, und die Persönlichkeit bleibt erhalten. Die wesentlichen Symptome umfassen: ausgeprägte Angst, hysterische Symptome, Phobien, Zwangssymptome und Depressionen. (Art der Aussage: deskriptive Sammeldefinition, die durch Ausschlüsse gegenüber den Psychosen und organischen Störungen abgrenzt und durch Symptomaufzählung spezifiziert. Int. Classification of Diseases der WHO: ICD, 9. Revision.)

2. Die Neurose ist eine krankhafte Störung der Erlebnisverarbeitung mit Symptomen abnormen Erlebens, Verhaltens und/oder gestörter somatischer Funktionsabläufe. Der Störung liegen eine Fehlentwicklung und konflikthafte Fehlhaltung zugrunde, die dem Leidenden unzureichend einsichtig sind und deren ätio- und pathogenetische Bedingungen bis in die Kindheit zurückreichen. (Art der Aussage: Bestimmung von Phänomenen und Ätiologie über dynamische Kriterien wie Konflikte, Erleben, Entwicklung. W. Schwidder.)

3. Neurotisches Verhalten ist (a) erlernt und (b) fehlangepaßt. Die Ausbildung bedingter Reflexe ist an der Entstehung der überwiegenden Mehrheit neurotischer Erscheinungen beteiligt. (Art der Aussage: Definition mit Aussage zur Ätiologie, die eine nosologische Theorie meidet und über die Unangepaßtheit des Verhaltens spezifiziert. Bezug auf das lerntheoretische Neurosenmodell. Nach H.J. Eysenck.)

Betrachtet man diese Ansätze zum Neurosebegriff, die sich fortführen ließen, so verwirrt dies auf den ersten Blick. Tatsächlich lassen sich aber eine Reihe *übereinstimmender Elemente* herausarbeiten, die von den verschiedensten Richtungen bei der Verwendung des Neurosebegriffs zugrunde gelegt werden.

- Neurosen sind überwiegend psychogen und nur zum geringeren Teil somatogen bedingt.
- Die pathologische Abweichung von der Norm läßt sich eher als quantitative, denn als qualitative beschreiben.
- In der Regel ist die soziale Einordnung erhalten und der Verlauf nicht so destruierend wie bei den Psychosen.
- Die gegenwärtigen Störungen stehen mit den gestörten Entwicklungs- und Lernprozessen der Lebensgeschichte in einem kausalen Zusammenhang.

Diese gemeinsame Basis eines übereinstimmenden Neuroseverständnisses wird dann durch den Bezug auf verschiedene Erklärungsmodelle modifiziert. Eine *integrierende Definition des Neurosebegriffes* könnte folgendermaßen aussehen:

„Neurosen sind psychogene, überwiegend umweltbedingte Erkrankungen, die eine Störung im psychischen und/oder körperlichen und/oder charakterlichen Bereich bedingen. Das psychoanalytische Verständnis sieht in den Neurosen unzureichende Verarbeitungsversuche unbewußter, in ihrer Genese infantiler Konflikte oder Traumen. Die Lerntheorie betont die genetische Bedeutung von Konditionierungen in der Folge verfehlter, zu starker oder zu schwacher Lernvorgänge". (Hoffmann, 1986)

In der nosologischen Diskussion seit etwa 1975 tut sich der Neurosebegriff, vor allem wegen seiner auf S. Freud zurückgehenden Bestimmung über psychodynamische Inhalte, sichtlich schwer. So ist das Neurosekonzept im Diagnostic and Statistical Manual of Mental Disorders der APA (3. Aufl., 1980; abgekürzt DSM-III) fallengelassen worden und durch den rein beschreibenden Begriff der **neurotischen Störungen** ersetzt worden. Dieser Vorgang ist wiederum von Kritikern als die „endlich gelungene Ausrottung der Neurosen" ironisiert worden. Dennoch besteht kein Zweifel, daß in der gegenwärtigen klassifikatorischen Diskussion rein deskriptive Begriffe gegenüber inhaltlich definierten bevorzugt werden. So gilt auch für die 10. Auflage der International Classification of Diseases der WHO (ICD-10), daß sie nur noch neurotische Störungen kennt.

Aus unserer Sicht scheinen hinter solchen klassifikatorischen Moden, auf deren Berechtigung hier nicht weiter eingegangen werden kann, auch Motive zu stehen, die etwas mit dem Wunsch nach Beseitigung einer im Laufe der Zeit auch diskriminierend gewordenen Diagnose zu tun haben. So wird der Neurosebegriff tatsächlich vor allem von Psychiatern und Psychotherapeuten verwandt, während Internisten, praktische Ärzte und andere Organmediziner eine große Zahl von sehr unpräzisen Diagnosen da einsetzen, wo „Neurose" am korrektesten wäre (s. auch Kap. 4.2). Nur wenn man dies berücksichtigt, wird verständlich, warum sich eine Reihe quasi wissenschaftlicher Diagnosen hartnäckig hält, wie etwa „vegetative Labilität", „vegetative Dystonie", „neuro-vegetative Dysregulation". In der Praxis bezeichnen diese Diagnosen neurotisch Kranke, denen ihr Arzt mit einer „somatoiden" Diagnose – in der Regel unbewußt – etwas Gutes tun will. Wohl wegen des Wortes Soma, das eine schwankende Brücke zur somatischen Medizin abzugeben scheint, wird von vielen Ärzten auch der gesamte Bereich des Faches Psychotherapie und Neurosenlehre als *„Psychosomatik"* bezeichnet.

Psychosomatische Medizin in diesem Sinn ist eine ganz grobe Sammelbezeichnung, die wenig mit dem speziellen Begriff der Psychosomatischen Medizin und der Psychosomatosen, wie er unten dargestellt wird, gemeinsam hat. Ohne Patienten zu diskriminieren, kann man bis zur Abklärung durch den Fachmann und positiver Stellung der Diagnose einer Neurose Krankheitsbilder mit nicht erkennbarer somatischer Genese als „funktionelle" beschreiben. Etwa: funktionelle Atembeschwerden, funktionelle Schluckbeschwerden, funktionelle Hörstörung. Diese Praxis setzt sich zunehmend durch.

Zurück zum Versuch einer Annäherung an einen Neurosebegriff: Die hier vorgestellten Definitionssätze haben verschiedene Abstraktionsgrade und differierende Bezugssysteme. Eine produktive Arbeit mit dem Begriff – von der therapeutischen Praxis gar nicht zu reden – ist nur möglich, wenn man Festlegungen trifft und sich für ein bestimmtes Neurosenmodell entscheidet. Die Art, wie die neurotischen Phänomene dann interpretiert werden, wird immer von diesem Modell geprägt sein und muß als von diesem Modell her relativiert begriffen werden. Dieses Bezugssystem soll in den nachstehenden Ausführungen die *psy-*

choanalytische Neurosenpsychologie darstellen. Prinzipiell ist diese eine Neurosenpsychologie unter mehreren. Als konkurrierendes Modell ist allerdings gegenwärtig nur die lerntheoretische Neurosentheorie zu nennen. Die psychoanalytische Neurosenlehre ist verglichen mit der Lerntheorie ausgearbeiteter und den klinischen Phänomenen in ihrer widersprüchlichen Breite näher. Die deskriptive Verhaltensanalyse der Lerntheoretiker reduziert das Gesamtbild einer psychischen Störung eher auf eine beschreibbare und (therapie-)methodisch angehbare Verhaltensabweichung. Dahinter steht die Konzeption, daß Neurosen nicht als Krankheiten, sondern lediglich als unangepaßtes Verhalten zu verstehen sind.

Wenn man den *Kern lerntheoretischer und psychoanalytischer Neurosenauffassung* nebeneinanderstellt, dann findet man als gemeinsamen Bezug, daß beide Konzeptionen Neurosen als im Laufe des Lebens erworben ansehen, wobei die Psychoanalyse den Akzent auf die frühe Entwicklung legt. Wo aber die Lerntheorie im wesentlichen verfehlte Lernvorgänge in der Ätiologie betont, steht in der Psychoanalyse die Theorie von den unbewußten Konflikten im Mittelpunkt, deren Lösungsversuche die Neurosen darstellen. Die Rolle der Angst in der Genese wird von Vertretern beider Auffassungen in gleicher Weise betont.

Die Vorstellung, daß eine *unbewußte Phantasie* in eine Neurose führt, ist aus lerntheoretischer Sicht nicht faßbar und nicht beschreibbar. Dies macht deutlich, daß *Methodenfragen* von entscheidender Bedeutung sind. Hinter der Lerntheorie steht die behaviouristische Wissenschaftsauffassung, die nur beobachtbare Phänomene für untersuchenswert hält und deren Untersuchungsinstrumente von vornherein so konzipiert sind, daß sie nur diese Art von Phänomenen erfassen. Für unbewußte Vorgänge fehlen in der Lerntheorie gleichermaßen die begrifflichen Konzepte und die praktischen Beobachtungsmethoden. Die Psychoanalyse hat ihrerseits dafür geeignete Konzepte und Methoden (psychoanalytische Interviewtechnik, Methode der freien Assoziation, Traumdeutung u.a.) entwickelt. Aus behaviouristischer Sicht sind diese Methoden wiederum zum Teil nicht valide, gerade weil sie darauf basieren, daß nicht alles Verhalten auf direkt beobachtbare Phänomene zurückzuführen ist. So nahm die Diskussion zwischen Lerntheorie und Psychoanalyse leider vielerorts den Charakter von Polemik an, bzw. ist heute eine weitgehende gegenseitige Abkapselung entstanden, und beide Theorien entwickeln sich ziemlich unabhängig voneinander. Dabei soll die kleine Zahl Unentwegter aus beiden Lagern besonders erwähnt werden, die weiterhin nach gemeinsamen Ansätzen sucht und Forschungsergebnisse der jeweils anderen Richtung zur Kenntnis nimmt und zu integrieren strebt.

Die psychoanalytische Neurosentheorie ist die klassische medizinische Neurosenlehre. Sie orientiert sich am medizinisch Krankheitsmodell (Ätiologie, Pathogenese, Symptom, Diagnose, Prognose), das von der Verhaltenstheorie in dieser Form abgelehnt wird. Im Unterschied zur psychiatrischen Verwendung des Symptombegriffs ist der psychoanalytische enger gefaßt. Während in der Psychiatrie auch schon Verhaltensabweichungen Symptomcharakter tragen, tendiert die Psychoanalyse dazu, die subjektive Betroffenheit (Leiden) im Sinne einer Ich-Fremdheit als Hauptkriterium anzusehen. Zum gegenwärtigen Zeitpunkt ist die psychoanalytische Neurosentheorie die geschlossenste Konzeptbildung zu Entstehung, Verlauf und Therapie von Neurosen.

Versteht man im Sinne des psychoanalytischen Modells Neurosen als mißlungene Verarbeitungs- und Lösungsversuche unbewußter, in ihrer Genese infantiler Konflikte, so sind einige weitere Abgrenzungen möglich. So definierte Neurosen gehen einher mit Symptombildung **(Symptomneurose)** oder ohne eine solche **(Charakterneurose).** Das Symptom kann eher im psychischen Bereich (Psychoneurose) oder im somatischen Bereich (Konversionsneurose, Psychosomatose oder funktionelles Syndrom) liegen. Nach dieser eingrenzenden Definition würden Süchte, sexuelle Deviationen, Delinquenz, Soziopathie und andere Störungen nicht zum Bereich der Neurosen gehören. Will man diese Erscheinungen noch alle mit im Neurosebegriff erfassen, so müßte man sich für einen Definitionsansatz von großer Generalität entscheiden, was in der Praxis des Faches nicht üblich ist.

Eine Reihe von Autoren rechnet auch die Psychosomatosen (s.u.) nicht zur Gruppe der Neurosen, sondern stellt die Somato-Psychosomatosen (Engel) den Psychoneurosen (Neurosen im engeren Sinne) gegenüber. Wir selbst folgen dieser Praxis nicht. Dührssen hat vorgeschlagen, pragmatisch vorzugehen und von psychogenen Störungen auf körperlichem, psychischem und charakterlichem Gebiet auszugehen (vgl. Abb. 3).

Nach dieser Ausführung gibt es körperliche Symptome, die sicher in den Bereich der Neurosendefinition fallen (Konversionssymptome) und andere, bei denen dies diskutiert wird (Psychosomatosen im engeren Sinne). Wie ist eine Aufgliederung *psychogener Störungen mit körperlicher Symptomatik* vorstellbar? Gewöhnlich wird von drei großen Bereichen ausgegangen: den Konversionsneurosen, den Psychosomatosen und den funktionellen Syndromen. (Siehe hierzu die speziellen Ausführungen in Abschnitt 3 „Psychosomatische Medizin".)

a) Körperliche Symptomatik

1. **Psychosomatische Erkrankungen im engeren Sinne (Psychosomatosen)** sind nicht als Ausdruck unzureichender Verarbeitung von Konflikten zu verstehen, wie die Neurosen im engeren Sinne. Ihre Genese muß als *multifaktoriell* verstanden werden, wobei organische Prozesse im Vordergrund stehen. Was den ausgeprägten psychosozialen Faktor angeht, so spielen *Folgezustände anhaltender vegetativer Spannungen* eine Rolle.

Die Spannungen entstehen in Form vegetativer „Als-ob-Reaktionen" (Flucht, Aggression), weshalb von Uexküll die glückliche Bezeichnung der *Bereitstellungserkrankungen* für diese Gruppe vorgeschlagen hat. Die klassischen Psychosomatosen sind die sieben von Alexander benannten Krankheitsbilder („holy seven"): das Asthma bronchiale, das Ulcus pepticum ventriculi et duodeni, die Colitis ulcerosa, die essentielle Hypertonie, die rheumatoide Arthritis, das atopische Ekzem und die Hyperthyreose. Bei einigen Störungen, z. B. bei der Hyperthyreose und dem Rheuma, scheint heute der psychosomatische Anteil in der Pathogenese nur als gering einzuschätzen zu sein.

2. Die zweite Gruppe mit Symptomatik im körperlichen Bereich sind die **Konversionsneurosen.** Konversionssymptome werden als sekundäre Somatisierung eines neurotischen Konfliktes aufgefaßt. Der Konflikt wird aus dem psychischen in den körperlichen Bereich konvertiert. Ihre Hauptmanifestation gilt der Skelettmuskulatur und den Sinnesorganen. Organdestruktive Befunde liegen meist nicht vor. Die traditionelle Ansicht, daß Konversions-

neurosen praktisch immer hysterische Neurosen sind, wird heute in Frage gestellt. Es scheint gesichert, daß praktisch jede Neurosenstruktur Konversionssymptome hervorbringen kann.

Konversionserscheinungen sind die sensorischen Störungen: psychogene Blindheit, Taubheit, Parästhesien, Dysästhesien u. a. Im Bereich der Motorik sind Paresen aller Arten anzutreffen, auch das kardiorespiratorische Syndrom und eine Reihe funktioneller Störungen werden von einigen Autoren hier eingeordnet.

3. Die Gruppe der **funktionellen Syndrome** ist der dritte Bereich der Manifestation psychoreaktiver Störungen auf körperlichem Gebiet. Hierunter fallen insbesondere die funktionellen Syndrome im Bereich des Herz-Kreislauf-Systems, des Atemwegsystems, des Magen-Darm-Traktes und der Harn- und Geschlechtsorgane und das, was jeweils unter vegetativer Dystonie verstanden wird. Hier sind einzuordnen bestimmte Typen von Schlafstörungen, sexuelle Störungen, profuses Schwitzen, Erröten und anderes mehr. Das kardiorespiratorische Syndrom und die Herzneurose werden von der Mehrzahl der Autoren diesem Bereich zugeordnet. Synonym ist der Begriff der *psychovegetativen Störungen* (Delius), während das *allgemeine psychosomatische Syndrom* (Bräutigam u. Christian) eine Gruppe von funktionellen Störungen zusammenfaßt (Schlafstörungen, Kopfschmerzen, Herzbeschwerden, Mattigkeit. Verdauungsstörungen, Ängste, Schwindel und weitere).

b) Psychische Symptomatik

Nach den neurotischen Erscheinungen auf körperlichem Gebiet wären jetzt die Störungen mit psychischer Symptomatik aufzuzeigen (siehe Kap. 2.1–2.7).

1. Die Gruppe der **Psychoneurosen** umfaßt die Hysterie (diese macht Erscheinungen auf körperlichem – Konversionssymptome – *und* psychischem Gebiet), die phobischen Neurosen, die neurotische Depression und die Zwangsneurose. Auch einige Formen von Angstneurosen gehören in diesen Bereich. Die Neurosen dieser Gruppe wurden von Freud als **Übertragungsneurosen** bezeichnet, weil er meinte, daß nur sie in der Lage wären, die sogenannte Übertragung in der Therapie auszubilden.

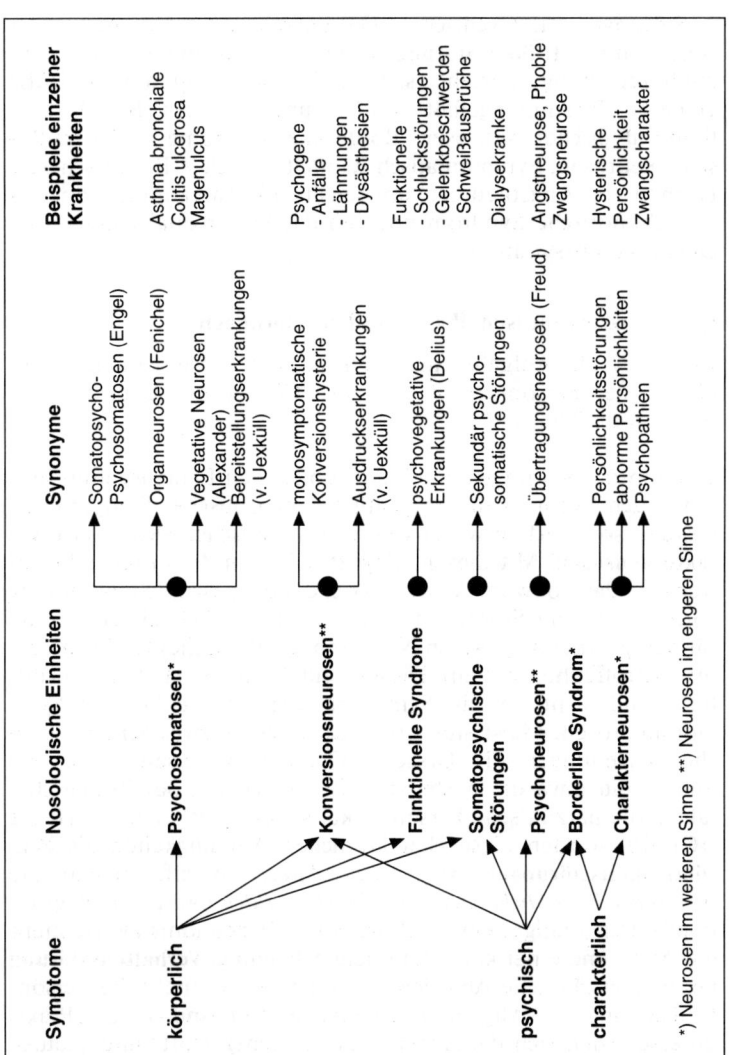

Abb. 3. Nosologischer Überblick zu Neurosen und psychosomatischen Krankheiten.

2. Störungen auf psychischem Gebiet zeigt auch die Gruppe der sogenannten „**frühen Störungen**". Diese etwas unglückliche Sammelbezeichnung bezieht sich auf eine biographisch frühe Genese. Zusammengefaßt werden unter diesem Begriff eine Reihe atypischer Neurosen, Borderline-Syndrome und narzißtische Neurosen. Symptomatisch handelt es sich z. b. um schwere Formen von Angstneurose, um sensitive Entwicklungen, um das hypochondrische Syndrom und um das Depersonalisations- und Derealisationssyndrom.

c) Charakterneurosen/Persönlichkeitsstörungen

Es bleibt als Aufgabe, die neurotischen Störungen auf dem Gebiet der Persönlichkeit oder des Charakters zu bestimmen (siehe Kap. 2.6).

1. Wenn die Störungen zu einem subjektiven Leidensgefühl führen, auch wenn keine eigentliche neurotische Symptomatik besteht, so sprechen wir aus psychodynamischer Sicht von **Charakterneurosen**. Mit diesem Begriff soll zum Ausdruck gebracht werden, daß, obwohl keine typische neurotische Symptomatik vorliegt und die Störung die gesamte Persönlichkeit erfaßt, die für den psychoanalytischen Neurosebegriff entscheidende subjektive Betroffenheit besteht. Dieses Leidensgefühl ist allerdings diffuser und nicht um ein Symptom zentriert wie bei den Symptomneurosen. Meist sind erheblich gestörte zwischenmenschliche Beziehungen die Ursache. Charakterneurosen in diesem Sinne sind etwa die hysterische Persönlichkeit, der Zwangscharakter, die narzißtische Persönlichkeitsstörung und andere. Heute (ICD-10) werden diese charakterlichen Auffälligkeiten als **Persönlichkeitsstörungen** bezeichnet. Ältere Begriffe stellen die *abnormen Persönlichkeiten* oder *Psychopathien* dar. Diese Begriffe implizieren weniger ein psychoreaktives Verständnis als vielmehr die Annahme einer konstitutionellen Prägung. **Verhaltensstörung** bezeichnet ähnliche Abweichungen, bei denen mehr die Persönlichkeit und das Allgemeinverhalten gestört sind. In der Praxis unterscheiden sich die Attribute „verhaltensgestört" und „neurotisch" – abgesehen von ihrer unterschiedlichen theoretischen Herkunft – wenig, obwohl „neurotisch" eher an eine Symptombildung denken läßt.

2. Ohne ein charakteristisches Leidensgefühl sind eine Reihe ausgeprägter Störungen, die aus dynamischer Sicht zu den sogenannten **„frühen Störungen"** gerechnet werden: Dazu zählen die Süchte, die Delinquenz, die Soziopathie, die neurotischen Charaktere und die Perversionen. Die subjektive Betroffenheit, die bei diesen Störungen natürlich auch besteht, ist ihnen nicht primär zu eigen, sondern sekundäre Folge (der sozialen Ächtung, des körperlichen Verfalls u. ä.). Hierher gehören ebenfalls wieder die Begriffe der abnormen Persönlichkeit und der Psychopathie. Allen sogenannten frühen Störungen ist eine schlechte Therapierbarkeit und schlechte Prognose gemeinsam. Die Gruppe dieser Persönlichkeitsstörungen wird nicht den Neurosen im engeren Sinne zugerechnet.

Die hier kurz aufgegliederten verschiedenen Bereiche, die den weiteren Rahmen des Gebietes der Psychotherapie und Psychosomatik ausmachen, zeigt die nachstehende Synopsis. Diese Übersicht versucht, den Stand der Diskussion darzustellen, der heute die weiteste Zustimmung findet. Eine Reihe von Autoren vertritt die Ansicht, daß die Psychosomatosen (im engeren Sinne) das körperbezogene Krankheitsbild der „frühen Störungen" darstellen. Es bestünde demnach eine gewisse Berechtigung, in der Synopsis die Psychosomatosen im obersten freien Feld der gleichen vertikalen Rubrik einzutragen.

Nach den bisherigen Bestimmungen sind noch einige Begriffe nachzutragen:

Konfliktreaktionen (= **„abnorme Erlebnisreaktionen"**) werden in der deutschen Psychiatrie besonders klassifiziert. Gemeint sind sichtbar gewordene erlebnisreaktive Störungen mit psychischen und körperlichen Symptomen, begrenzter Dauer und guter Prognose. Die Diagnose beinhaltet nicht die Vorstellung der Verarbeitung von unbewußten infantilen Konflikten, sondern eine nachvollziehbare Überforderung des Patienten in einer umschriebenen Situation. Konfliktreaktionen sind somit keine Neurosen in des Wortes (oben ausgeführter) engerer Bedeutung. Problem: In leichteren Fällen sind sie kaum von der Gesundheit (z. B. Trauerreaktion nach Verlust), in schweren Fällen kaum von einer Neurose abgrenzbar. In Deutschland ist insbesondere die Diagnose der reaktiven Depression verbreitet. Von sehr großer

Bedeutung sind in der Folge der Gewalttaten des Nationalsozialismus die **Verfolgungssyndrome**. Auch bei unauffälliger vorangehender Entwicklung wurden nach jahrelanger KZ-Haft und ähnlichen Erfahrungen Jahrzehnte anhaltende psychische Beeinträchtigungen beobachtet. Am typischsten ist hier ein *chronisches subdepressives Syndrom* mit sozialem Rückzug, Apathie, Armut der Interessen, Ängstlichkeit und anderen Störungen. Auch die **pathologische Trauer ("abnorme Verlustreaktion")**, die ein Übermaß an Länge und Intensität der Reaktion auf den Verlust nahe stehender Menschen zeigt, wird bei den Konfliktreaktionen eingeordnet. Aber gerade hier werden die Überschneidungen zur Neurose besonders deutlich: bei der Mehrzahl dieser Störungen wurden *vor* dem Verlust bestehende hochambivalente Beziehungen zu Angehörigen deutlich. Daraus ergibt sich die den Laien überraschende Konsequenz, daß in der Regel der Verlust eines Menschen, zu dem eine überwiegend gute Beziehung bestand, besser ertragen wird als der eines Menschen, demgegenüber zwiespältige Gefühle vorherrschten (unbewußte Schuldgefühle nach dem Tod des anderen!). Auch die sogenannten **Erschöpfungsreaktionen** gehören hierher. Diese sehr unspezifische Gruppe von Beeinträchtigungen vorwiegend vegetativer Art (Unruhe, Schlafstörungen, Reizbarkeit) zeigt ebenfalls fließende Übergänge zur Neurose – je nachdem, ob die Überforderung objektiver Natur war oder „nur" subjektiv als solche erlebt wurde. Als mit den vorgenannten Störungsbildern sich weitgehend überschneidend ist das sog. **posttraumatische Streßsyndrom** anzusehen. Dieser neuere Begriff aus dem DSM-III erfaßt akute und chronische Erscheinungen, die in einem kausalen Zusammenhang mit traumatischen Ereignissen stehen, welche im allgemeinen außerhalb der menschlichen Erfahrung liegen (z. B. Katastrophen, Kriege, Vertreibung, Verschüttung, Geiselnahme, Vergewaltigung u. ä.). Im Vordergrund der Symptomatik stehen Ängste und depressive Verstimmungen. Die oben genannten Verfolgungssyndrome gehören hierher wie auch die sog. *traumatische Neurose*. Die ICD-10 unterscheidet drei Formen: die **akute Belastungsreaktion,** die **posttraumatische Belastungsstörung** (anhaltende Beschwerden) und die **Anpassungsstörung;** unter die letzte fallen z. B. angsthafte und depressive Reaktionen.
Neurotische Entwicklung ist ein unscharfer Begriff, der gewöhnlich dann zur Diagnose verwandt wird, wenn der Diagnostiker

nicht genau weiß, um welche Neurosenform es sich handelt. Sein Aussagewert entspricht dem des Wortes „Neurose". Der Akzent liegt auf einer in der Biographie sichtbar gewordenen gestörten Entwicklung. Häufig ist damit eine Charakterneurose jüngerer Patienten mit ausgeprägten Verhaltensstörungen gemeint.

1.2 Einige tiefenpsychologische Grundbegriffe

Wie schon erwähnt, entwickelte S. Freud (1856–1939) weitgehend unabhängig von der zeitgenössischen Medizin und Psychologie das Fachgebiet der *Psychoanalyse,* das wegen seiner Beschäftigung mit den unbewußten Phänomenen auch als Tiefenpsychologie bezeichnet wird. **Tiefenpsychologie** ist heute ein relativ unscharfer Terminus zur Zusammenfassung aller Richtungen, die sich in ihrer Arbeitsweise – mehr oder minder stark – auf psychodynamische und unbewußte Vorgänge konzentrieren. Es sind dies vor allem die **klassische Psychoanalyse** (S. Freud, A. Freud, K. Abraham, S. Ferenczi), die **Neo-Psychoanalyse** (H. Schultz-Hencke, K. Horney, E. Fromm, H. S. Sullivan) und die **analytische Psychologie** (C. G. Jung).

Heute erfährt der Begriff der **Psychodynamik** (auch als Adjektiv *psychodynamisch)* eine starke Verbreitung. Damit ist zweierlei angesprochen: 1. werden so auf eine allgemeinere Weise intrapsychische Vorgänge bezeichnet, wie sie gewöhnlich von der Psychoanalyse betont und angenommen werden. Dabei geht es um dynamische Phänomene (im Gegensatz zu den „starren" deskriptiven Phänomenen) in der Entstehung und im Verlauf von Krankheiten oder in der Interaktion von Arzt und Patient. Es wird also auf eine unspezifische Weise betont, daß psychische Abläufe von inneren Kräften (Impulsen, Konflikten, Ängsten) bestimmt werden. Das ist der Gebrauch, den wir in diesem Band meist von „Psychodynamik" machen. 2. ist damit teilweise ein betont unorthodoxer, sich von der Psychoanalyse abgrenzender Umgang in der amerikanischen Psychiatrie gemeint, wobei deren Beobachtungen und Ergebnisse im Prinzip aber anerkannt werden. Auch wenn wir selbst mit der Psychoanalyse unorthodox und pragmatisch und, wo sie sich dogmatisch gibt, auch respektlos mit ihren Vertretern umgehen, ist hier eine solche Abgrenzung nicht gemeint.

Die Psychoanalyse hat zahlreiche Beobachtungen gemacht und Hypothesen entwickelt, die sich für die Neurosen-Psychologie als von entscheidender Bedeutung erwiesen. Zu erwähnen sind Beiträge zu einer (a) speziellen Art der Diagnostik, (b) zu einem Verfahren der Psychotherapie („Psychoanalyse", „analytische Psychotherapie"), (c) zu einer Theorie der menschlichen Persönlichkeit, Motivation und der (d) psychischen, insbesondere emotionalen Entwicklung. Schließlich hat die Psychoanalyse (e) eine eigene, in Jahrzehnten ausgearbeitete Krankheitslehre zum Verständnis psychischer Störungen entwickelt. Das gemeinsame Bindeglied dieser Bereiche ist der Bezug auf - dem Bewußtsein nicht unmittelbar zugängliche („unbewußte") – emotionale Grundbedürfnisse des Menschen und die Schicksale und Verarbeitungen dieser Bedürfnisse in der Auseinandersetzung mit den inneren (Innenwelt-) und den sozialen (Außenwelt-) Bedingungen.

Der diagnostische und therapeutische Beitrag der Tiefenpsychologie wird unten abgehandelt (5. und 6.). Motivations-, Entwicklungstheorie und Krankheitslehre erfahren ihre Darstellung in der allgemeinen Neurosenlehre (1.3 bis 1.6). Es erschien sinnvoller, die Darstellung dieser Gebiete eng auf die Krankheitslehre zu beziehen, um deren Erfassung es hier im wesentlichen geht. So bleiben hier noch eine Reihe von Begriffen zu bestimmen, die entweder eine übergeordnete Bedeutung haben oder an anderem Ort nicht so gut einzuordnen sind.

In der psychoanalytischen Neurosenlehre hat die Vorstellung des Konflikts zwischen psychischen Substrukturen eine entscheidende Bedeutung. Im verbreitetsten psychoanalytischen Persönlichkeitsmodell, dem *strukturellen Persönlichkeitsmodell,* werden diese psychischen Substrukturen auch als Instanzen bezeichnet. Diese Instanzen sind mit den Eigennamen „Ich", „Über-Ich" und „Es" gekennzeichnet. Das ***Über-Ich*** erfaßt den normativen Bereich im Menschen, die soziokulturell vermittelten Normen und Ideale. Gelegentlich wird der Bereich der Wert- und Zielvorstellungen auch als besondere Unterinstanz des Über-Ichs beschrieben: als „Ich-Ideal". Beide Instanzen stellen das Über-Ich im weiteren Sinne dar. Zum Aufbau des Über-Ichs sind Identifizierungsvorgänge von großer Wichtigkeit. Allgemein werden diese Bereiche gewöhnlich das Gewissen und die Ideale des Menschen genannt. Den Bereich der primären Impulse, der trieb-

haften Grundbedürfnisse, der in sich nicht mehr auflösbaren
basalen Bedürfnisse nennen wir das *Es.* Dieser Bereich macht wie
das Ich und das Über-Ich Entwicklungsschritte durch, er verändert sich charakteristisch in der Art seiner Bedürfnisse, es sieht
aber so aus, als ob er von den psychischen Substrukturen die
autochthonste, die umweltunabhängigste wäre. Die Vermittlungs-
funktion zwischen den basalen Bedürfnissen des Menschen –
Abhängigkeit, Selbstwertschätzung, Liebe, Haß und andere mehr
– und den normativen Werten des Über-Ichs stellt das *Ich* dar.
Das Ich muß den Kompromiß, die Synthese zwischen den emotionalen Grundbedürfnissen des Menschen (Es), dem, was der
Mensch sich moralisch gestatten kann (Über-Ich) und den Erfordernissen und Realitäten der äußeren Wirklichkeit (soziale und
materielle Umwelt) herstellen. Man kann das Ich als eine Art
zentrale Schalt- und Funktionsinstanz bezeichnen, deren primäre
Aufgabe ein Ausgleich der inneren Bedürfnisse des Menschen,
der inneren Normen und der äußeren Realitäten darstellt. Das
Ich bestimmt die jeweilige Ausprägung des Modus vivendi der
Einzelperson, das Ich gestaltet im wesentlichen jene Verschieden-
heiten zwischen den einzelnen Menschen, die wir Charakterun-
terschiede nennen. Szondi sagt: Das Ich ist der Pontifex opposi-
torum – der Brückenbauer zwischen den Gegensätzen. Diese
Interaktion der psychischen Instanzen ist eine der Basisannahmen
der Psychoanalyse. Von dieser intrapsychischen Interaktion her
werden wichtige Funktionen des Menschen bestimmt, die wir im
Bereich der Normalität ansiedeln. Von ihr werden aber auch viele
jener Verhaltensweisen bestimmt, die wir im Bereich der psychischen Störungen aller Schweregrade und Arten ansiedeln. Die
Wichtigkeit der Frage, inwieweit Funktionen bewußt oder unbewußt verlaufen, wird in der Folge dargestellt werden. Hier genügt
die Feststellung, daß die triebhaften Impulse (Es) in der Regel
unbewußt sind, aber es gibt auch weite Bereiche des Über-Ichs
(unbewußte Schuldgefühle!) und des Ichs (Abwehr!), die unbewußter Natur sind. Dies wird oft übersehen. Diese Begriffe (Ich,
Es, Über-Ich) sind zur Beschreibung von Funktionen und Spannungen innerhalb der Person eingeführt. Keiner dieser Begriffe
meint das, was in der Umgangssprache als das individuelle Ich
oder das Subjekt bezeichnet wird. In der Psychoanalyse wird dieser dem Erleben näherstehende Bereich mit den Begriffen des
Selbst und der *Identität* zu beschreiben versucht.

Die psychoanalytische Persönlichkeitstheorie befindet sich in einem Umbruch. Es wurde immer deutlicher, daß das strukturelle Persönlichkeitsmodell den ganzen Bereich der Selbstwertkonflikte, der Problematik des Selbstgefühls, der Selbstannahme (oder Ablehnung) nicht gut zu fassen vermag. In Freuds Theorie lag hier das lange Zeit wenig beachtete Konzept vom *Narzißmus* bereit, um diese Lücke zu füllen. In Anlehnung an den Mythos vom Knaben Narziß, der sich in sein Spiegelbild verliebt, ist hier der Bereich der Besetzung des Selbst gemeint. Narzißmus meint aber viel mehr als schlichte Selbstliebe. Insbesondere unter dem Einfluß von Jacobson und Kohut entwickelte sich seit der Mitte der 60er Jahre eine *Psychologie des Selbst,* die sich zentral mit den Schwankungen des Selbstwertgefühls bei den Neurosen befaßt. Diese Bereicherung über eine reine Konfliktpsychologie hinaus kann nicht hoch genug veranschlagt werden. Auch der schon erwähnte Begriff der Identität hängt wesentlich mit dem Selbstgefühl zusammen. *Identität* bezeichnet phänomenologisch das ungebrochene Gefühl des Menschen, er selbst zu sein und sein zu dürfen. Neben ihren inneren Konflikten zeigen fast alle Menschen mit Neurosen mehr oder minder ausgeprägte derartige Störungen des Selbst-(Identitäts-)gefühls. Steht die Störung des Selbstgefühls völlig im Vordergrund, spricht man, unabhängig von der sonstigen Symptomatik, von *narzißtischen Neurosen* (s. Kap. 2.7).

Im strukturellen Persönlichkeitsmodell finden sich bereits Bestimmungen, die sich auf *Abweichungen vom Bewußtsein* beziehen (siehe unten). Es war vielleicht Freuds bedeutendster Beitrag zum Verständnis der menschlichen Natur, daß er die Begrenztheit erfaßte, die sich ergibt, wenn man von der ausschließlich bewußten Motivation ausgeht. Bereits im alltäglichen Leben sind in den unzähligen, meist harmlosen „Fehlleistungen" (Freud) – das sind Versprecher und Fehlhandlungen – deutlich die Auswirkungen nicht bewußter Motive sichtbar. Wenn man jemanden übersieht, seinen Namen vergißt – aus welchen Motiven auch immer –: der Betreffende reagiert offen oder heimlich gekränkt („verschnupft"). Die Fehlleistungen von Kraftfahrern, was die meisten von uns sind, sind bedrohlicher: Eine Patientin, die sich innerhalb ihrer Psychotherapie in einer intensiven Auseinandersetzung mit ihrer Mutter befand, fuhr in 10 Tagen 3mal beinahe alte Frauen an! Es besteht heute eine recht gute Kenntnis darüber, in welchem Maße gerade im Straßenverkehr unbewältigte Konflikte ausgetragen werden. Je neurotischer das menschliche Verhalten wird, je mehr es als Folge von unverarbeiteten Konflikten beschrieben werden kann, desto mehr tritt das Übergewicht unbewußter Faktoren in den Vordergrund.

Neben den Unterscheidungen *„unbewußt"* und *„bewußt"* gibt es auch den Begriff *„vorbewußt"*. Freud verstand darunter Inhalte, die zwar im Moment nicht erinnerlich sind, die aber prinzipiell *bewußtseinsfähig* sind. Psychodynamisch handelt es sich um Inhalte, die nicht „verdrängt" – das ist intentional unbewußt gemacht – sind, sondern die „vergessen" sind in des Wortes alltäglicher Bedeutung. Auf den Verdrängungsbegriff wird in der Neurosenlehre (1.5) eingegangen. Übereinstimmend wird das Es als weitgehend unbewußt aufgefaßt, während für Ich und Über-Ich unbewußte, vorbewußte und bewußte Vorgänge angenommen werden.

Zur Beschreibung der a) Triebvorgänge und b) des Denkens, wie sie im Es und Ich (inklusive Über-Ich) ablaufen, sind die Begriffe des Primärvorgangs (Primärprozesses) und des Sekundärvorgangs (Sekundärprozesses) geprägt worden. Der *Primärvorgang* ist der ontogenetisch ältere, es ist die Denkweise des sehr jungen Kindes, die aber im ganzen Leben des Erwachsenen im Schatten des Sekundärvorgangs weiterexistiert. Durch *Regression* des Gesunden, am deutlichsten in den Träumen beim Schlafen, oder des Kranken, am typischsten in der paranoid-halluzinatorischen Psychose, kann der Primärvorgang wieder die bestimmende Denkweise werden. Die Charakteristika des Primärprozesses sind: Verdichtung und Verschiebung der Denkinhalte, Zeitlosigkeit, Fortfall der Logik. Am ehesten hat man diese Gesetzmäßigkeit vor Augen, wenn man an die Abläufe in den eigenen Träumen denkt. Sie gilt aber auch für frühkindliches Denken und für das Denken des Psychotikers. Teile stehen für das Ganze, das Ganze steht für Teile, die übliche Syntax fehlt, Zeitvorgänge können beliebig verkürzt und erweitert werden, Widersprüche existieren nicht, eine korrigierende Realität fehlt. Der *Sekundärvorgang,* der in der Entwicklung des Menschen den Primärvorgang ablöst, ist dagegen logisch und syntaktisch, zeit- und realitäts-Denkweise des wachen Westeuropäers, während die Denkweise anderer ethnischer Gruppen, insbesondere der sogenannten Naturvölker, eine Reihe von Ähnlichkeiten mit dem Primärprozeß aufweist (Animismus, Magie und andere).

Da die steuernde Funktion des Primärprozesses, also etwa beim kleinen Kind, vor allem durch die eigenen Bedürfnisse bestimmt wird, wird dieses Steuerungsprinzip auch als *Lustprinzip* bezeichnet. Beim älteren Kind und beim Erwachsenen, bei dem im Wachzustand der Sekundärprozeß herrscht, erfolgt die Steuerung über die Anforderungen der Realität, das sogenannte *Realitätsprinzip*. Viele Patienten mit Neurosen werden weiterhin stark vom Lustprinzip gesteuert und haben eine gestörte Beziehung zu den Erfordernissen der Realität.

1.3 Das Konzept des Konfliktes und der Internalisierung

Der Neurosebegriff war oben in mehreren Ansätzen bestimmt und definiert worden. Dabei hatten klassifikatorische und nosologische Überlegungen im Vordergrund gestanden, aber es war teilweise auch schon auf das spezifische Neurosenverständnis der Psychoanalyse eingegangen worden, das im wesentlichen psychodynamisch ist, und sich von der psychiatrischen Krankheitslehre (Nosographie) deutlich unterscheidet.

Der Kern der psychoanalytischen Neurosenvorstellung ist der Begriff des Konfliktes. Während die Lerntheorie die Neurosen als eine Folge fehlgeleiteter, unzureichender, zu starker oder sonstwie gestörter Lernvorgänge auffaßt, sieht die Psychoanalyse in den klassischen Neurosen *Kompromißbildungen, Lösungsversuche, Folgezustände von reaktivierten, unbewußten, infantilen Konflikten oder Traumen.* Diese Begriffe sollen kurz ausgeführt werden.

Ein *Konflikt* wird durch mindestens zwei einander widerstrebende Tendenzen hervorgerufen. Es geht dabei um die Spannung, die infolge zweier unverträglicher, unvereinbarer Strebungen, Wünsche oder Motive entsteht. Der Terminus *des Unbewußten* wurde schon oben ausgeführt. Mit Reaktivierung infantiler Konflikte schließlich ist ein komplexer Sachverhalt gemeint. Das Konzept besagt zum einen, daß ein aktueller, momentaner Konflikt existiert, zum anderen, daß früher, in der Kindheit, ähnlich strukturierte Konflikte bestanden, die in einer Beziehung zum gegenwärtigen stehen. Sind die infantilen Konflikte zufriedenstellend verarbeitet, so kann der aktuelle Konflikt unabhängig von ihnen geklärt und gelöst werden. Sind aber die infantilen Konflikte noch potentiell pathogen, sind sie ungelöst und unzureichend verarbeitet, so können sie durch die entsprechende Auslösesituation reaktiviert werden und die neurotische Störung klinisch manifest werden lassen. Solche unbewußten pathogenen seelischen Konflikte bezeichnen wir auch als *Komplexe*.

Damit Konflikte entstehen können, müssen mindestens zwei einander widerstrebende, nicht vereinbare Tendenzen bestehen. Die ersten Tendenzen, die den eigenen widerstreben, mit denen der Mensch Erfahrungen macht, stammen aus der Umwelt. Der ältere Säugling, das junge Kleinkind erfahren, daß sie etwas wollen und daß die, auf welche sie angewiesen sind, etwas anderes wollen. Solche Konflikte mit der Umwelt sind für jedes Kind ubiquitär und führen kaum zu Neurosen – halbwegs sensible Eltern einmal vorausgesetzt. Konflikte dieser Art, in denen die soziale Umwelt ihre Bedürfnisse von den noch unkontrollierten und unreifen des jungen Kindes abgrenzt, geben diesem vielmehr die Möglichkeit, seine *Grenzen* zu lernen, bis zu denen es zur Befriedigung seiner Bedürfnisse gehen kann. Damit es die Chance hat, einmal ein sozial empfindender Mensch zu werden, muß es irgendwann einmal lernen, daß seine eigene Freiheit an der Nasenspitze des Mitmenschen aufhört (A. S. Neill). Nur am Rande sei vermerkt, daß hier die Problematik der „Laissez-faire-Erziehung" angesprochen wird.

Was sind im Unterschied hierzu pathogene Konflikte? Summarisch formuliert: **Pathogene Konflikte** sind solche, deren optimale Lösung die jeweils alters- und persönlichkeitsentsprechenden Möglichkeiten des Kindes übersteigen. Wie eine solche Überforderung aussieht, soll eine kurze Kasuistik zeigen:

Eine junge Frau, die an einer Symptomatik litt, die zu den quälendsten gehört, die wir im Bereich der Psychoneurosen kennen, suchte einen Psychotherapeuten auf und berichtet folgendes:

Sie habe Angst, ihre 2jährige Tochter ermorden zu müssen. Sie könne kein Messer anfassen, ohne es bereits an der Kehle des Kindes zu sehen; sie könne die Kleine nicht hochheben, ohne den Impuls zu haben, sie aus dem Fenster zu werfen; sie könne sie nicht anfassen, ohne die Vorstellung zu haben, sie zu erwürgen. Die Patientin litt unter diesen Impulsen sehr. *Diagnostisch* sprechen wir von Zwangsimpulsen, also einem Teilphänomen bei Zwangsneurosen. Man kann diese Impulse auch bei den Phobien, den Zwangsbefürchtungen einordnen.

In unserem Zusammenhang aber geht es um etwas anderes, und zwar um die Art, wie diese Patientin mit ihrer Tochter umgegangen war. Die Patientin war eine nette, kleinbürgerliche Hausfrau, 23 Jahre alt, damals nicht mehr berufstätig. Voll Stolz erzählte sie, wie ihre ganze Wohnung blitze, alles erstrahle von Sauberkeit, vom Fußboden könne man direkt essen. Sie sei sehr ordnungs- und sauberkeitsliebend. Das Kind habe sie streng erzogen. „Wissen Sie, ich kann die Fingerabdrücke von den Patschhänden nicht an meinen Möbeln vertragen. Ich habe einen schönen dunklen Wohnzimmerschrank, wissen Sie, so hochglanzpoliert. Ich sage Ihnen, den hat die nie angefaßt. Wenn die nur in die Nähe kam, habe ich in der Küche gebrüllt, dann ist die sofort zurückgezuckt. Die ist eher hingefallen, als daß die sich am Schrank festgehalten hätte." In einem Nebensatz erfährt der Arzt später, daß der Ehemann, ein Angehöriger der Feuerwehr, sein ganzes Gehalt der Frau abliefert und ein wöchentliches Taschengeld bekommt.

Worum es hier geht: Hier wird plötzlich hinter dem ordentlichen Bürgerhaushalt eine Dimension von Einengung, Beherrschung und Kontrolle sichtbar, die für den Erwachsenen schwer erträglich ist, für das Kind jedoch einen völlig unlösbaren Konflikt zwischen seinen impulshaften Bedürfnissen und den rigiden kontrollierenden Verhaltensweisen der Mutter darstellt. Und noch etwas scheint hier von Wichtigkeit: Die Patientin erzählte, daß ihre Mutter mit ihr, als sie selbst ein Kind war, in einer ganz ähnlichen Weise umging, wie sie es dann mit dem eigenen Kinde tat. Und man könnte hinzufügen: Man riskiert wenig, wenn man die Aussage macht, daß dieses jetzt noch kleine Kind ohne eine entsprechende Therapie wieder auf eine ganz ähnliche Weise mit seinem eigenen Kind umgehen wird. Dies führt uns nahe an den Kern der analytischen Neurosentheorie. Auf irgendeine Weise kommt es dazu, daß das Verhalten und die Einstellung der Eltern gegenüber dem Kind von diesem *verinnerlicht,* internalisiert und dann später im Verhalten den eigenen Kindern gegenüber reproduziert werden. So wie man uns sah, sehen wir uns selbst. So wie man sich zu uns verhielt, verhalten wir uns zu unseren Kindern. Ein Beispiel soll dies wieder verdeutlichen:

Eine 30jährige Patientin schildert während einer psychoanalytischen Sitzung, daß es ihr am vorausgehenden Abend schlecht gegangen sei. Ihre Kinder hätten im Kinderzimmer getobt, sie hätte sich darüber sehr geärgert, dann sei sie ins Kinderzimmer gestürzt und habe angefangen, die Kinder anzubrüllen. Doch während sie dies tat, sei ihr ganz plötzlich das Bild ihres Vaters aufgestiegen, wie er seinerzeit in ihr Kinderzimmer stürzte und seine Kinder anschrie. Zu ihrem Entsetzen, so berichtet die Patientin weiter, sei ihr schlagartig klar geworden, daß sie die damaligen Beschimpfungen durch den Vater mit den gleichen Worten, dem gleichen Tonfall und der gleichen Gestik gegenüber den eigenen Kindern reproduzierte. Zwischen diesen beiden Vorgängen lagen über 20 Jahre. Die Frau verließ das Zimmer rasch, ging auf die Toilette und übergab sich.

Diesen Sachverhalt beschreiben wir als *Verinnerlichung* oder **Internalisierung.** Das Bild vom anderen, in der ersten Linie das von den primären Bezugspersonen, Eltern, Geschwistern, wird aufgenommen und intrapsychisch stabil verankert. Daß die beschriebene Patientin dieses Bild als das Bild des Vaters erkennen konnte, war bereits ein Effekt der analytischen Therapie. In der Regel wissen wir nichts mehr von den fremden Persönlichkeitsanteilen, die wir im Laufe unserer Entwicklung schluckten, in uns aufnahmen, mit unserem Selbstbild verschmolzen. Sie sind von unserer Identität nicht mehr zu trennen, darum spricht man auch von *Identifizierung.* Das heißt, daß wir uns alle in unserer Entwicklung mit anderen ganz oder zu Teilen identisch gemacht haben. Hier unterscheidet sich die analytische Ansicht in einem wichtigen Punkt von der verhaltenstheoretischen Konzeption der Rollenübernahme oder der Übernahme von Verhaltenseinheiten. Diese Identifizierungen sind wesentliche, wenn nicht sogar die Bestandteile, aus denen sich das zentrale psychische Gefühl eines *Selbst,* einer *Identität* im Laufe der Entwicklung amalgamiert. Die Identitätsentwicklung, die Entwicklung der psychischen Substrukturen, insbesondere der des Ichs und der des Über-Ichs sind unter anderem und vor allem die Ergebnisse einer lebhaften Identifizierungs- und Synthesetätigkeit im Laufe der Entwicklung. Art und Qualität der Identifizierungsangebote und des Umfeldes, in dem Identifizierung stattfinden können, entscheiden über Art und Qualität des heranreifenden Ichs. Sie entscheiden mit über die psychische Gesundheit und Krankheit des heranreifenden Menschen, über die Frage, ob z. B. jemand eine Neurose oder eine Psychose entwickeln wird. Diese Auffassung hat sich stark durchgesetzt. Für die Psychoanalyse spezifisch bleibt, daß sie von einer Internalisierung nicht nur der bewußten, sondern gerade auch der *unbewußten* Wünsche und Einstellungen der Eltern ausgeht. So wären z. B. Mißerfolge einer bewußt toleranten Erziehung verstehbar aus der unbewußten Verhaftung der Eltern an autoritäre Ideale.

Zwei Aussagen über die Art und den Inhalt des Identifizierungsvorganges haben stark an Wahrscheinlichkeit gewonnen:

1. Internalisierungen, Identifizierungen werden um so rigider, um so starrer, um so unbeweglicher, je mehr die soziale Umwelt, in der sie stattfinden, mit dem Erziehungsmittel des *Liebesentzugs* arbeitet und selber rigide und streng ist. Das Kind ist unter der Drohung des Liebesentzugs verstärkt gezwungen, ein starres Abbild seiner Umwelt in sich aufzurichten, um sie innerlich zu erhalten, wenn sie sich äußerlich zu entziehen droht. Eine freundliche, dem Kinde gegenüber entspannte Umwelt, die ihm auch Kritik und Ablehnung von Bereichen dieser Umwelt gestattet, ermöglicht dem Kind eine Auswahl unter den Identifizierungsangeboten und gibt seiner eigenen Identitäts- und Persönlichkeitsentwicklung einen sehr viel weiteren Freiraum.

2. Zur Entstehung von „Ich-Stärke", zur Entstehung von psychischer Gesundheit im weiteren Sinne des Wortes sind Identifizierungsangebote für das Kind nötig, die von Menschen ausgehen, die ihre Konflikte nicht überwiegend pathologisch verarbeitet haben. Elternfiguren, die dem Kind zwar akzeptierend und wohlwollend gegenüberstehen, die aber noch stark in ihrer eigenen Problematik verhaftet sind, tradieren auf dem Wege der Identifizierung ihre eigenen Konflikte bereits wieder an das junge Kind.

Noch einmal zurück zu der Patientin, die im Kinderzimmer das Erlebnis hatte, nicht sie selbst zu sein. Vielleicht hat der eine oder andere Leser verstanden, daß das Erbrechen ein Versuch war, sich dieses jetzt als Fremdkörper erlebten Persönlichkeitsanteils des Vaters zu entledigen. Die Volkspsychologie nennt einen solchen Selbstreinigungsvorgang auch „Sich-Auskotzen". Das heißt, das Fremde, das nicht zu einem gehört, das, was einen drückt, das, was einem schwer im Magen liegt, per vias orales wieder auszustoßen. Das kann so dinglich geschehen wie bei dieser Frau. Meist geschieht es eher übertragen durch Worte. Wie es gerade zu dieser spezifischen Erlebnisweise und Reaktion kommt, wird unten im Abschnitt Entwicklungspsychologie – orale Phase – aufgezeichnet werden.

Zum *Vorgang der Internalisierung* sind weitere Ausführungen nötig. Es handelt sich fraglos um ein sehr komplexes Geschehen. Einstellungen, Beziehungen, Haltungen, Verhaltensmuster und anderes mehr werden von dem Außen nach dem Innen verlegt. Man kann aus dieser Sicht die gesamte Entwicklungspsychologie unter dem Gesichtspunkt betrachten, welcher Art die sozialen Beziehungen zu bestimmten Entwicklungsabschnitten sind und auf welche Weise sie eine Innenrepräsentanz erfahren. Vorstufen der Gewissensbildung z. B. beginnen zu einem Zeitpunkt im ersten Lebensjahr, an dem das Kind überhaupt zum ersten Mal in die Lage kommt, sich ein inneres stabiles Abbild der Mutter zu machen. Das erste „Nein, nein", mit dem das Kind sich im 2. Lebensjahr kommentierend selbst seine Handlungen verbietet, ist wahrscheinlich erlebnishaft noch nahe am sozialen „Nein, nein" der primären Bezugsperson. Alle für die emotionale Entwicklung wichtigen Personen bezeichnen wir mit dem etwas mechanistischen Ausdruck *Objekte,* der aus der Triebtheorie (Libido-Theorie) stammt. Als Kurzformel meint „Objekte" immer soziale Objekte. Als *Objektbeziehungen* werden allgemein die sozialen Beziehungen beschrieben, speziell sind damit aber die Beziehungen zu den primären Objektpersonen der Entwicklung gemeint.

Was konfligiert nun eigentlich beim pathogenen Konflikt – nur diese Konfliktform interessiert uns ja – in diesem Zusammenhang? Auf der einen Seite sind es *Impulse* im Individuum, die wir *triebhaft* nennen. Triebhaft heißt hier, daß es sich um primäre, grundlegende, das menschliche Verhalten motivierende Impulse handelt. Sie drängen intensiv auf Befriedigung und wechseln im Verlaufe der Entwicklung in charakteristischer Weise. Aus psychodynamischer Sicht interessieren uns weniger die physiologischen Erscheinungen wie Hunger, Durst oder Defäkation, die auch ununterdrückbar sind, sondern bestimmte *emotionale Grundbedürfnisse,* die allerdings eng mit den physiologischen verbunden sind – um so enger, je jünger das Kind ist. Mit triebhaft bezeich-

net man heute (in der Regel) nicht mehr die Annahme energe-
tisch-ökonomischer Systeme, wie sie Freud für Sexualtrieb
(Libido) und Aggressionstrieb, die er als die grundlegenden
Antagonisten des menschlichen Lebens ansah, konzipierte. Zwar
finden wir kaum einen neurotischen Konflikt, der nicht eine
besondere Bewältigungsart der Thematik von Sexualität und
Aggression, Zuneigung und Ablehnung darstellte, aber als öko-
nomische Größen – so viel ist sicher – sind diese Impulse nicht zu
fassen. Nachstehend meint *triebhaft* vorzugsweise primäre, das
Verhalten motivierende, das heißt in Gang setzende und erhal-
tende Impulse, die einen engen Bezug zu körperlichen Grundbedürfnissen haben.

Folgende Einteilung von Konflikten ist aus psychodynamischer
Sicht möglich (nach A. Freud):

1. Am Beginn des Lebens stehen gegenüber dem Kind die anderen, die soziale Umwelt, die Interessen der sozialen Umwelt.
Diese ersten Formen von Konflikten können demnach als *äußere
Konflikte* bezeichnet werden. Es sind dies die Konflikte des Kindes, wie sie bereits oben beschrieben wurden. Ihre Lösung ist in
der Regel unproblematisch, wenn sich die äußeren Umstände
befriedigend verändern lassen; häufig sind aber die äußeren
Umstände nicht beliebige, sondern feste Konstituenten eines
pathologischen Arrangements.

2. Ungleich problematischer sind die *verinnerlichten Konflikte:*
Dies sind die neurotischen Konflikte des Erwachsenen. Die
äußere Konfliktsituation ist durch einen Vorgang der Internalisierung verinnerlicht worden. Statt zwischen Individuum und
Umwelt spielt sich jetzt der Konflikt im Individuum selbst ab.
Sowohl die Wünsche nach Befriedigung sind im Menschen
selbst, als auch die Verweigerung, die Versagung der Befriedigung
dieser Wünsche. Aus einem sozialen ist ein individueller Konflikt
geworden. Klassisches Beispiel für eine solche soziale Internalisierung ist die Entstehung des Gewissens, des „Über-Ichs". Aus
der Identifizierung mit dem „Du sollst nicht" des sozialen Gegen-
übers ist die innere Stimme des Gewissens geworden, die jetzt
ihr „Du sollst nicht" spricht. Aus einem äußeren Konflikt ist ein
verinnerlichter Konflikt geworden. Parallel zur Gewissensbildung
entwickelt sich eine spezifische „Reaktionsbildung", auf die unten
(Begriff „Abwehr") noch eingegangen wird. Des weiteren spielen

Phantasien, Idealisierungen und andere Vorgänge eine Rolle, die sich der systematischen Beschreibbarkeit entziehen und zusammen mit den individuellen Ausprägungen des Ichs die Vielfalt von Persönlichkeiten der Menschen bestimmen.

3. Eine dritte Konfliktform erfaßt *innere Konflikte.* Die Außenwelt spielt hierbei weder direkt eine Rolle, wie beim äußeren Konflikt, noch indirekt wie beim verinnerlichten. Hier sind es die triebhaften Impulse selbst, Emotionen und Affekte gegensätzlicher Art, die miteinander streiten: Liebe und Haß, Aktivität und Passivität, Männlichkeit und Weiblichkeit. Konflikte dieser Art sind die *Ambivalenzkonflikte,* die jeder Mensch kennt. Die soziale Wirklichkeit kann derartige Konflikte erheblich verschärfen, je nachdem ob sie sich solchen Antinomien gegenüber restriktiv oder tolerant verhält.

Die *entscheidenden Folgerungen für die Neurosenpsychologie* aus dem bisher Ausgeführten sind: a) Aspekte der Außenwelt werden im Laufe der Entwicklung zu Aspekten der Innenwelt. b) Sie tragen bei zur Entstehung umschriebener psychischer Substrukturen, die zeitlich stabil sind, diese sind von der Identität des Menschen nicht mehr abzugrenzen. c) Die Konflikte, die ursprünglich zwischen dem Individuum und der Außenwelt bestanden, können sich direkt in solche zwischen den einzelnen psychischen Substrukturen, d.h. in den einzelnen voneinander funktionell getrennten Persönlichkeitsbereichen fortsetzen.

1.4 Psychische Entwicklung und Neurose

Bei der Betrachtung von Entwicklungsaspekten geht es um die Frage nach der *Entstehung von menschlichen Grundbedürfnissen.* Die basalen, schwer oder gar nicht unterdrückbaren Bedürfnisse nennt man gewöhnlich *Triebbedürfnisse* oder *Triebimpulse.* Schultz-Hencke spricht von *Antrieben,* die aus einem Antriebserleben hervorgehen.

Die menschlichen Triebimpulse machen eine charakteristische Entwicklung durch, die eng mit der Entwicklung der Emotionalität zusammenhängt. Für die Neurosenpsychologie ist die emotionale Entwicklung entscheidend. Die psychoanalytische Entwicklungspsychologie hat sich im Laufe der Zeit von der psychosexuellen Entwicklung, also der Entwicklung des Sexualtriebs im erweiterten Sinne Freuds, zu einer Theorie der emotionalen Entwicklung schlechthin ausgeweitet. Das ist ihre Stärke und ihre Schwäche. Die Entwicklung der Intelligenz und Kognition etwa wird durch Piaget viel besser erfaßt, der mit seinem Bezugssystem wieder kaum etwas über die emotionale Entwicklung aussagen kann. Um zu einem umfassenden Verständnis menschlicher Entwicklung zu kommen, wird man sicher die verschiedenen Ansätze synthetisieren müssen.

Unter den triebhaften Grundbedürfnissen des Menschen, deren Entwicklung nachstehend kurz geschildert werden soll, sind die folgenden aus der Sicht der Neurosenpsychologie von besonderer Bedeutung:

a) Die *passiven und Abhängigkeitsbedürfnisse,* die eng mit den Zärtlichkeits- und Anlehnungsbedürfnissen zusammenhängen. Dieser Bereich wird auch als anaklitische Bedürfnisse bezeichnet.

b) Das Gegenteil davon sind die *aktiven und Autonomiebedürfnisse,* die zeitlebens in einer spezifischen Interaktion mit den zuvor genannten Triebimpulsen stehen.

c) Die Rolle der *sexuellen Bedürfnisse* war von Freud in besonderer Weise herausgearbeitet und betont worden. Fraglos gibt es kaum eine Neurose, bei der sexuelle Konflikte nicht auch von Bedeutung sind, andererseits kann man mit Sicherheit nicht die gesamte menschliche Motivation auf Sexualität und Aggression zurückführen, wozu Freud in seiner letzten Konzeption tendierte.

d) Die *aggressiven Bedürfnisse* des Menschen spielen ebenfalls bei vielen Neurosen eine Rolle. Motivational ist hier der weite Bereich von der positiv einzuschätzenden Fähigkeit des Adgredi, des Sich-an-etwas-Heranmachens, bis hin zum aggressiven Sadismus gemeint.

e) Schließlich haben wir zunehmend die Bedeutung der *Selbstwertmotive,* der *narzißtischen Bedürfnisse,* für die Entstehung von Neurosen begreifen gelernt. Gemeint sind damit die starken Kräfte, die den Menschen nach der Erhaltung eines für ihn erträglichen Bildes von sich selbst um praktisch jeden Preis streben lassen.

Die Entwicklung dieser triebhaften Bedürfnisse wird traditionell in mehreren Schritten beschrieben: 1. die orale Phase, etwa von der Geburt bis zum Ende des 1. Lebensjahres dauernd, 2. die anale Phase, etwa das 2. und 3. Lebensjahr umfassend, 3. die phallische oder ödipale Phase, etwa das 4. und 5. Lebensjahr umfassend, 4. eine Zeit der Triebruhe zwischen dem 6. Lebensjahr und der Pubertät, die Latenz genannt wird, und schließlich 5. die Pubertät, die mit ihrer endgültigen Begründung der Sexualität ins Erwachsenenalter überleitet. Dieses auf Freud zurückgehende Entwicklungsmodell ist in entscheidenden Bereichen von R. A. Spitz, E. H. Erikson und M. S. Mahler erweitert worden, worauf eingegangen wird. Unter ihrem Einfluß wurde aus dem Konzept der „psychosexuellen Entwicklungsphasen" eine im breiteren Rahmen anwendbare Vorstellung über die die Neurosen mitbegründenden Entwicklungskonflikte. Nachstehend soll etwas näher auf die Wichtigkeit der frühinfantilen Entwicklung im Rahmen der oben angegebenen drei Phasen eingegangen werden.

1.4.1 Das erste Lebensjahr (orale Phase)

[handschriftliche Notiz: Urvertrauen oder Urmißtrauen]

Das wichtigste psychologische und physiologische Merkmal des Menschenjungen nach der Geburt ist seine vollständige *Abhängigkeit* von seiner sozialen Umwelt. Dies hängt damit zusammen, daß der Mensch eine „physiologische Frühgeburt" ist, bereits zu einem Zeitpunkt sozialen Einflüssen ausgesetzt, wo ihm eigentlich von seiner biologischen Entwicklung her noch der Schutz des intrauterinen Milieus zuständе. Portmann hat den „eigentlichen" Geburtstermin des Menschen von seiner Reife her mit 18 Monaten angegeben. Gegenüber anderen Säugern ist auch seine ungewöhnlich lange Kindheit und Jugend auffällig, was ebenfalls einen verstärkten Einfluß der Milieueinflüsse bedingt.

Die *empirische Säuglingsforschung* hat zur Revision alter Voraussetzungen gezwungen: So ist heute gesichert, daß das Kind kurz nach der Geburt bereits zu erstaunlich differenzierten Wahrnehmungsleistungen in der Lage ist, über ein angeborenes Bindungsverhalten („attachment", Bowlby) verfügt und bestrebt ist, in seinem Organismus physisch und psychisch homöostatische Bedingungen herzustellen (weiterf. Lit. bei Dornes: „Der kompetene

Säugling"; 1993). In keinem Falle ist der menschliche Säugling das bewußtseinslose Wesen, für das er so lange Zeit gehalten wurde.

Emotional ist das Erlebnis dieser Abhängigkeit *das* prägende Erlebnis der frühen Kindheit. Relevant wird dieser Zustand spätestens mit etwa 6 Monaten, wenn das Kind sicher die nahen Bezugspersonen, insbesondere die Mutter, von Fremden unterscheidet. Zu diesem Zeitpunkt etwa entwickelt sich im Kind ein emotionales Erlebnis dieser existentiellen Abhängigkeit, die es bis dahin kognitiv nicht fassen kann. Es erlebt sich in seinen Phantasien als aus eigener Macht wohlversorgt *(„primärer Narißmus")*. Mit etwa 8 Monaten kommt das Kind in eine kritische Entwicklung, die diesen Zustand zunehmend beendet. Das Kind reagiert physiologisch mit *Ängsten,* wenn sich die Mutter entfernt oder wenn Fremde auftauchen. Ob das Kind diese frühen Abhängigkeitserlebnisse als befriedigend oder unbefriedigend erlebt, hängt davon ab, in welchem Maße seine soziale Umwelt bereit ist, diese Abhängigkeitsbedürfnisse zu befriedigen. Die Frustration der basalen Abhängigkeitsbedürfnisse führt in die schwersten Formen der Psychopathologie, die wir kennen („frühe Störungen"). *Ängste vor Verlust* der sozialen Bezugsperson oder ihrer Zuneigung („Verlassenheitsängste", „Verlustängste") stellen die in vielen Neurosen aktuelle Hinterlassenschaft aus Störungen der ersten Lebensjahre dar.

Die gesamte Stellung des Menschen zur Umwelt, ob er sie erlebt als etwas, worauf man sich verlassen kann, wozu man Vertrauen haben kann, oder ob er sie als unzuverlässig, bedrohlich und versagend erlebt – diese Grundhaltung ist die direkte Folge davon, ob die Umwelt mit seinen infantilen Abhängigkeitserlebnissen befriedigend oder versagend umging. E. H. Erikson hat für diesen Entwicklungsabschnitt die antinomische Formel *„Urvertrauen gegen Urmißtrauen"* geprägt. Ein Urvertrauen entsteht im Menschen durch die kontinuierliche Präsenz einer oder weniger vertrauter Bezugspersonen und deren freundliche, interessierte und engagierte Teilnahme am Geschick des Kindes. Diese emotional zugewandte Präsenz der Bezugspersonen ist für die gesunde psychische Entwicklung des Menschenjungen in den ersten Lebensjahren unerläßlich. Häufiger Wechsel der Bezugspersonen in diesem Lebensabschnitt führt zu charakteristischen Entwicklungsstörungen und im Erwachsenenalter zu einer oberflächlichen, quasi abgekapselten Affektivität und Emotionalität.

Wir gehen heute davon aus, daß das Kind in frühem Alter anfängt, gleichsam ein Bild seiner nahen Bezugspersonen in sich aufzubauen, welches den Kern für das erste Bild von sich selbst, für das *erste Gefühl einer Identität* darstellt. Da das Bild der primären Bezugspersonen im Kinde später von dem eigenen Selbstgefühl nicht mehr abgrenzbar ist, und die eigene Identität richtungsweisend bestimmt, nennen wir diesen Prozeß der Verinnerlichung von globalen oder partiellen Aspekten der primären Bezugspersonen auch *Identifizierung.* Identifizierung bezeichnet also sowohl einen Prozeß der Internalisierung, der stabilen Innenverankerung sozialer Beziehungen, als auch das Ergebnis dieses Prozesses, eben die erfolgte Identifizierung mit einem bestimmten Menschen oder dem Aspekt eines Menschen. Aus dem Zusammenwirken solcher Identifizierungen, autochthonen Reifungsprozessen und genetischen Vorgaben bildet sich dann im Laufe der Entwicklung jene psychische Instanz, die wir das *Selbst* des Menschen nennen, das, was er selbst als seine Identität erlebt und das, was ihn für die Umwelt von anderen unterscheidbar macht.

Das Sicherheitserleben zum Beispiel muß dem Kinde zuerst von der sozialen Umwelt garantiert werden, bevor es durch eine Internalisierung dieser sozialen Umwelt, durch eine Identifizierung mit der sicherheitsgebenden Mutter selbst eine sicherheitsvermittelnde Innenrepräsentanz zur Verfügung hat. Bis dieser Vorgang abgelaufen ist, vergeht etliche Zeit. In der Regel ist das nicht vor Abschluß des 3. oder 4. Lebensjahres der Fall. Praktisch heißt das ganz einfach, daß man Kinder vor dieser Zeit keinesfalls länger fremden Personen überlassen sollte, als sie ohne Angst bewältigen können. Im Gegensatz zu den Erwachsenen hat das junge Kind aber nicht die Möglichkeit, seine Bedürfnisse zu verbalisieren und die Mißachtung seiner elementaren Forderungen adäquat darzustellen. Die Befriedigung der psychischen *Abhängigkeitsbedürfnisse* erfolgt in erster Linie durch die kontinuierliche Präsenz einer (oder mehrerer) emotionaler Bezugspersonen, meist der Mutter oder der Eltern, und deren interessierte, zugewandte und fürsorgende Teilnahme am Geschick des Kindes. So konnte J. Bowlby 1951, in seinem berühmten WHO-Bericht, formulieren: „Wir unterstellen, daß die Beweise nunmehr ausreichen, um jeden Zweifel daran auszuschalten, daß eine längere Deprivation von mütterlicher Zuwendung in früher Kindheit ernste und weitreichende Folgen für die Charakterentwicklung und damit für das ganze Leben eines Menschen haben kann."

Als Beispiel für eine Störung, die sich bei einem Mädchen entwickelte, das nie die Erfahrung von befriedigenden und stabilen Beziehungen zu anderen Menschen gemacht hatte, sei die Kasuistik eines Heimkindes vorgestellt. Kinder, denen solche zuverlässigen emotionalen Erfahrungen fehlen, zeigen, wenn sie verlassen werden, auch keine Verlassenheitsreaktionen (mehr), wie sie für das gesunde Kind typisch sind. Sie passen sich vielmehr jeder neuen Umgebung, jeder neuen „Tante" rasch an, lassen gefühlsmäßig aber niemanden an sich heran.

Klinisches Beispiel:

> Die Patientin S. wurde 18jährig auf der geschlossenen Abteilung einer psychiatrischen Klinik aufgenommen. Sie war heroinsüchtig. Die Mutter hatte sie gleich nach der Geburt in ein Heim gegeben, ohne sie allerdings zur Adoption freizugeben. Die Patientin brachte es auf die stattliche Anzahl von 22 Heimen in 18 Jahren. Ihr Grunderlebnis im Leben könnte man so beschreiben: „Kein Mensch ist verläßlich, alle gehen nach einiger Zeit wieder fort, auch die, die du gern mochtest. Hüte dich davor, dich mit irgend jemandem gefühlsmäßig einzulassen – du wirst mit Sicherheit enttäuscht." – Der behandelnde Arzt kümmerte sich damals mit großem Engagement um die Patientin. Gegen den Widerstand von Kollegen und Klinikleitung gelang es, sie ein 3/4 Jahr auf der geschlossenen Station „ohne Schuß" zu halten, obwohl sie mehrfach ausriß und unter teilweise abenteuerlichen Umständen nachts in der „Szene" wieder aufgelesen wurde. Nach der Entlassung aus der Klinik wurde eine Verlegung in ein psychiatrisches Landeskrankenhaus veranlaßt, wo sie die Möglichkeit hatte, im geschützten Milieu eine Zeitlang zu arbeiten. Eine Berufsausbildung war geplant. Sobald dort aber die intensive Bewachung aussetzte, riß die Patientin aus, obwohl sich wiederum Ärzte und Schwestern sehr anteilnehmend um sie gekümmert hatten. Sechs Jahre später sah der erstbehandelnde Arzt durch einen Zufall die Patientin wieder. Sie fixte weiter und sah sehr elend aus. In der Zwischenzeit war sie in unzähligen Institutionen gewesen, immer wieder ausgerissen und immer wieder eingeliefert worden. Viele Monate hatte sie in einer sehr bemühten anthroposophischen

Klinik verbracht, wo man sich wiederum die größte Mühe mit ihr gegeben hatte. Aber alles war vergeblich gewesen.

Nach dem oben Ausgeführten ist die Reaktion der Patientin – bei aller Tragik des Falles – eigentlich verständlich und nachvollziehbar. Woher sollte sie denn den Glauben nehmen, daß man sich auf andere verlassen könne, daß man lieben und geliebt werden könne? Letztlich war ihr Schluß, daß das Suchtmittel das einzige im Leben sei, das sie nicht enttäuschen könne, subjektiv zutreffend. Letztlich waren alle, die sich um sie bemüht hatten, nicht in der Lage, ihr einen annähernd adäquaten Ersatz für ihr Suchtmittel zu offerieren, das sie ihr wegnehmen wollten. Das sind wohl auch die Gründe, warum ideologische Bewegungen in der Suchtbehandlung oft gute Erfolge haben.

Die Bedeutung der frühen emotionalen Erlebnisse des Menschen, vor allem die Befriedigung seiner Abhängigkeits- und Zärtlichkeitsbedürfnisse, ist heute weitgehend anerkannt. Die Autoren, die sich in diesem Bereich vielleicht die meisten Verdienste erwarben, waren R. A. Spitz mit seinen Studien über die frühe Entwicklung und die anaklitischen Bedürfnisse, J. Bowlby mit seiner theoretischen Erfassung des Konzeptes der frühen „Bindung" (attachment) und H. Harlow mit seinen tierexperimentellen Untersuchungen an Rhesusaffen. Harlow konnte nachweisen, daß auch im Vergleich zum Menschen sehr viel primitivere Organismen eines „mütterlichen Milieus" bedürfen, das sehr viel zu tun hat mit körperlichem Kontakt, Hautzärtlichkeit und dem Erlebnis des Getragenwerdens und Sichanklammerns. Er selbst sprach von „contact comfort". Dieser „Minimalkomfort" ist selbst bei Affen für eine ungestörte Entwicklung erforderlich. Der Mensch braucht darüber hinaus Interesse, Angenommenwerden und emotionale Zuwendung. Das folgende Beispiel zeigt Gründe, warum viele Erwachsene diese so einfach scheinenden Bedingungen so schlecht garantieren können.

Klinisches Beispiel für unbefriedigende Abhängigkeitserlebnisse:

> Eine schwangere junge Frau drückte ihre Ambivalenz gegenüber dem noch ungeborenen Kinde mit der Befürchtung aus, daß das Kind eine Eßstörung, eine Nahrungsverweigerung bekommen könnte. Sie selbst hatte als Säugling und Kleinkind unter diesen

Symptomen gelitten. Das Kind, das dann geboren wurde, entwikkelte nach der Geburt als Säugling auch tatsächlich eine schwere
Eßstörung, so daß es im 1. und 2. Lebensjahr Monate in der Kin-
derklinik verbrachte, wo es mit der Sonde gefüttert wurde. Später
zeigte das Kind auch noch andere infantil-neurotische Symptome.

– Wie kann man sich die Pathogenese vorstellen? Wir möchten
hier folgende Betrachtung vorschlagen: Die Mutter war mit ihrer
Abhängigkeitsthematik offenbar nur unzureichend fertig geworden. Ihr infantiles Symptom weist auf affektive Probleme der
eigenen Mutter ihr gegenüber hin. Diese Frau hatte erst durch
ihre Berufsausbildung in ihrem Selbstgefühl eine gewisse Unabhängigkeit erreicht. Die Geburt des Kindes bedrohte diesen
erreichten Stand, was sich in den Befürchtungen bereits während
der Schwangerschaft ausdrückte. Man könnte die Befürchtung,
das noch ungeborene Kind werde als Säugling nicht richtig essen,
so übersetzen: „Es wird mir doch hoffentlich wohl nicht zuviel
von mir wegnehmen". „Es wird mir doch hoffentlich nicht meinen eigenen Teller leeressen, wo ich doch ständig selbst so großen Hunger habe." Die Rivalität mit dem Kinde war unverkenn-
bar. Nach der Geburt war es das Erlebnis des jetzt vorhandenen
eigenen Kindes, welches von ihr vollkommen abhängig war, das
die Mutter nicht bewältigen konnte, da ihre eigenen Abhängigkeitsbedürfnisse und Abhängigkeitsängste jetzt wieder übermächtig wurden. In diesem Falle blieb die Frau auch weiter berufstätig, und die drohende Entwicklungsstörung des Kindes konnte
durch den Vater, einen warmherzigen Mann mit sehr viel „mütterlichen" Qualitäten, dessen Beruf eine teilzeitliche Tätigkeit
gestattete, ein Stück weit ausgeglichen werden. Der Wunsch nach
dem Kinde war in diesem Falle auch der primäre Wunsch des
Vaters gewesen, und die Mutter hatte sich wohl nur darauf einge-
lassen, weil sie befürchtete, sonst von dem sie sehr verwöhnenden Mann verlassen zu werden. Hier ist die Abhängigkeitsthematik wieder sichtbar. Diese Frau hatte quasi schon durch die Ehe-
schließung ihre „Ideal-Mutter" geheiratet, einen Mann, der sie in
besserer Weise umsorgte und versorgte, als ihre Mutter es offenbar real gekonnt hatte. Für die Rolle, selbst Mutter zu werden,
selbst Zuwendung und Schutz anzubieten, statt für sich zu verlangen, war diese Frau emotional denkbar schlecht vorbereitet.

Die oben genannten Studien von Bowlby und Spitz weisen bereits eindringlich darauf hin, daß für die frühe Entwicklung offenbar auch körperliche Grundbedürfnisse von entscheidender Bedeutung sind. Freud hatte versucht, diese körperlichen Bedürfnisse innerhalb seines erweiterten Sexualitätskonzeptes als *orale Sexualität* oder *Oralität* zu beschreiben. Wegen der besonderen Stellung des Mundes für die ersten Lusterlebnisse bezeichnete er den Abschnitt des ersten Lebensjahres als orale Phase. Mit dem Begriff der *Oralerotik* oder oralen Sexualität meinte Freud die intensiven Lusterlebnisse, die der Säugling über den Mund bezieht. An allem, was in den Mund gesteckt wird, wird intensiv gelutscht. Später wird alles selbst in den Mund gesteckt, was greifbar ist. Die erogene Zone des Mundes spielt ja auch in der Sexualität des Erwachsenen weiterhin eine wichtige Rolle. Über diese erotische Funktion hinaus hat das Oralorgan beim Säugling und Kleinkind weitere wichtige Funktionen. Die wichtigste ist, daß das Kind über den Mund eine *kognitive Strukturierung,* eine (erste ?) Klassifikation der Welt vornimmt. Alles was neu ist, wird mit dem Mund in Kontakt gebracht, und eine erste Unterteilung der Welt erfolgt in glatte und rauhe, schlecht schmeckende und wohlschmeckende, verschluckbare und nicht verschluckbare Gegenstände. Das Zahnen erweitert diese kognitiven Möglichkeiten. In der zweiten Hälfte des ersten Lebensjahres sind die Zähne die härtesten Instrumente des Körpers, die Kaumuskulatur ist die stärkste Muskulatur, die Schleimhaut des Mundes ist besonders sensibel. Die Differenzierungsmöglichkeiten des Mundes sind für den Säugling anfangs offenbar ungleich besser als die der anderen „Organe primitiver Wahrnehmung", wie Spitz sie nennt. Neben dem Mund sind dies in der frühen Entwicklung die Haut, das Labyrinth (Gleichgewichtsorgan) und die Hand.

Auch den Modus der psychischen Internalisierung, der Identifizierung, müssen wir uns in seiner primitivsten Form nach dem oralen Modell ablaufend vorstellen. Für das Kind ist anfangs nur erlebnishaft nachvollziehbar, daß, wenn etwas in dem Körper ist, es auf oralem Wege hineingekommen sein muß. Es erscheint einleuchtend anzunehmen, daß es für das Kind am einfachsten ist, die Internalisierung sämtlicher Vorgänge sich auf die gleiche Weise vorzustellen, anstatt eine so komplizierte Unterscheidung wie die der Internalisierung von psychischen oder physischen

Gegenständen zu machen. Diese frühen Mechanismen der Internalisierung von Objektvorstellungen werden auch als *Inkorporation* (Einverleibung) oder *Introjektion* bezeichnet. Man muß sich vorstellen, daß die Identifizierung anfangs über den Mechanismus der Inkorporation durchaus sehr dinglich verläuft, daß dies vom Kinde aber nicht mitgeteilt werden kann, weil es zu diesem Zeitpunkt der Sprache noch nicht mächtig ist. Später, wenn es sprechen kann, haben bereits sublimere Identifizierungsvorgänge in ihm Raum ergriffen. Gestörte Kinder sind jedoch manchmal noch in der Lage, diese für uns merkwürdigen Vorstellungen zu verbalisieren.

Klinisches Beispiel:

> Ein 5jähriger Junge, der aus einem sehr problematischen Elternhaus stammt, war wegen multipler neurotischer Beschwerden bei einer Kinderpsychotherapeutin in Behandlung. Eines Tages kam er zu dieser in die Stunde und sagte folgendes: „Ich werde dich jetzt auffressen. Und wenn du in mein' Bauch kommst, dann findest du darin mein' Papa, den ich heute morgen aufgefressen hab' und dann findest du da auch noch den Lulli von einem Neger, den ich ihm heute abgebissen hab'". Mit dem Lulli meinte der Knabe das männliche Genitale.

Solche Äußerungen erwarten wir normalerweise nicht mehr von einem 5jährigen. Sie gehören in eine viel frühere Erlebniswelt, in der sie wiederum sprachlich nicht darstellbar sind. In der Innenwelt dieses Jungen trieben sich voneinander differenzierbare Fremdobjekte munter umher, die miteinander potentiell in Kollision geraten konnten. In der gesunden Entwicklung verläuft ein intensiver Assimilations- und Synthesevorgang, der bewirkt, daß das Kind zunehmend bestimmte Qualitäten seiner Eltern in sein Ich, in sein Selbstbild überführen kann. Diese Qualitäten erlebt es auch nicht mehr als fremd, es kann nicht mehr die Provenienz dieser Erlebnisse beschreiben, sondern es hat das Gefühl: So bin ich. Auch die Stimme des Gewissens, die auf gleichem Wege internalisiert wird, ist nicht mehr die Stimme der Eltern, sondern es ist jetzt eine stabile, aus dem Inneren selbst erfolgende Forderung. Die von den Erwachsenen übernommenen Ideale sind jetzt die, die das Kind selbst will. Nur bei den gestörten Zuständen, in ausgeprägtestem Maße bei den Psychosen, behalten diese sogenannten Introjekte zum Teil ihre ursprüngliche Fremdqualität, sie werden bewußt oder meist unbewußt als etwas Fremdes empfunden, was in einem ist. Auch innerhalb der Psychoanalyse als therapeutischem Vorgang können Identifizierungen wieder regressiv in bezug auf ihre ursprüngliche Herkunft erlebt werden.

Die Befriedigungserlebnisse, die das Kind in der frühen Entwicklung körperlich und psychisch erfährt, sind noch für eine Reihe weiterer wichtiger Funktionen von Bedeutung. Das Erlebnis, daß man zärtlich zu ihm ist (Haut!), daß es gedrückt und geschaukelt wird (Labyrinth!), daß mit ihm geschmust wird, führt einerseits zur Grundlage des Gefühls, daß es jemand sei, den man gern haben könne. Es wird also eine positive Basis für sein *Selbstbild* gelegt. Andererseits erfährt der Körper, insbesondere die Körperoberfläche, die Haut, das Gleichgewichtsorgan, eine ständige Stimulation, die, verbunden mit dem emotionalen „Umfeld", im wesentlichen dazu beiträgt, daß im Menschen das Bild des eigenen Körpers, das *Körperbild* sich herstellt, dessen neuropsychologischer Aspekt in der Regel das *Körperschema* genannt wird. Das Körperbild fällt anfangs mit dem Selbstbild vollkommen zusammen, das Kind kann nicht zwischen seinem Selbst und seinem Körper unterscheiden. Es sind zwei Aspekte der gleichen Sache. Eine desinteressierte oder gar ablehnende Umwelt vermittelt hingegen dem Kind unzureichende Möglichkeit einer Entwicklung eines stabilen Selbst und Ich. Häufig wird dieser Zustand, der daraus resultiert, als *Ich-Schwäche* bezeichnet. Auch die Erfahrung seines Körperbildes wird dann mangelhaft sein. Es kann seine Abgrenzung zur Umwelt, seine Haut nicht lustvoll erfassen, es lernt, psychologisch ausgedrückt, nicht gut zwischen sich und der Umwelt eine Grenze zu ziehen. Menschen mit frühen Störungen haben häufig erhebliche Störungen auch ihres Körperbildes. Je jünger das Kind ist, desto mehr ist körperliches und psychisches Gedeihen identisch. Das abgelehnte Kind zeigt bereits früh im ersten Lebensjahr charakteristische Ernährungs- und andere Störungen.

Die kurz skizzierte zunehmende Möglichkeit des Kindes, sein Selbst von der Person des sozialen Partners abzugrenzen, seine langsam wachsende Fähigkeit, zwischen einem Innen und einem Außen (Körpergrenze!), zwischen Wunsch und Wirklichkeit, zwischen Denken und Handeln zu unterscheiden, läuft parallel mit dem Übergang der Triebfunktionen und der Denkfunktionen vom Primärvorgang in den Sekundärvorgang. Diese beiden grundlegenden Modi wurden bereits dargestellt. Psychologisch bedeutet das unter dem Aspekt des Selbstbildes vor allem einen Übergang von infantilen unrealistischen Omnipotenzerlebnissen hin zu einer realitätsbezogeneren Gestaltung des Selbstbildes. Für viele Neurotiker liegt offenbar hier eine erhebliche Klippe. Sie halten oft sehr hartnäckig an den infantilen Anspruchs- und Allmachtgefühlen fest, die sie häufig noch überkompensatorisch verstärken mußten, um mit einer versagenden Realität fertig zu werden. Das quälende Erlebnis von Ohnmacht bedingt sekundär kompensatorische Phantasien von Allmacht. Durch *„exzessive Verwöhnung"* kann aber diese Allmachtsvorstellung unbewußt genauso erhalten bleiben wie durch starke *Frustration*. Die „Verwöhnung" fördert die Unselbständigkeit und damit die passiven Ansprüche an die anderen. Im Falle der Frustration wird die Größenvorstellung zum besseren Ertragenkönnen einer unangenehmen Wirklichkeit phantasiert. Das Phantasieren von Größenvorstellungen ist ein wohl jedem vertrautes Mittel, um mit den täglichen kleinen Frustrationen einigermaßen fertig zu werden. Je stärker aber die realen Entwicklungsstörungen, desto pathogener wird die Rolle der *Omnipotenzphantasien,* die nicht mehr ausreichend von der Realität abgegrenzt werden.

Die sozialen Beziehungen der „Frühgestörten" sind eine ständige Auseinandersetzung mit den anderen, um die *Ängste vor dem Verlassenwerden* zu vermeiden. Dies geschieht auf zwei charakteristischen Wegen: Entweder klammern sich diese Menschen an die anderen, so daß denen fast die Luft ausgeht, oder sie erklären sich quasi für affektiv autonom, für in ihren emotionalen Bedürfnissen nicht auf andere angewiesen. Bestimmte Formen des emotionalen Rückzugs auf sich selbst bezeichnen wir als *narzißtische Persönlichkeitsstörungen* oder, wenn die Unterdrückung der Affekte im Vordergrund steht, sprechen wir von *schizoiden Persönlichkeiten*. Diese narzißtischen Einbrüche basieren auf Erlebnissen der Trennung von der vertrauten Bezugsperson oder auf Dauerzuständen emotionaler Versagung oder exzessiver Verwöhnung. An die Stelle von Gefühlen der Sicherheit und des Wohlbefindens treten Gefühle von Unsicherheit, Mißtrauen, Leere, Selbstwertverlust und Minderwertigkeit. Affektiver Rückzug von den Mitmenschen verringert für den Betroffenen die Möglichkeiten von erneuten Kränkungen und Versagungen. Der alternative Versuch, Sicherheit zu gewinnen, ist das „anklammernde" Verhalten. Das **Anklammerungsverhalten** kennzeichnet Patienten mit Süchten, viele depressive Patienten neigen dazu, und auch bei bestimmten hysterischen Erkrankungen, bei denen die orale Komponente sehr stark ist, ist es eindrücklich zu beobachten. Welche Fehlhaltung der Eltern den Kindern gegenüber im Einzelfall dahintersteht, ist nicht summarisch zu beantworten. Wie schon erwähnt, können es sowohl versagende als auch stark verwöhnende Haltungen sein. Am deletärsten wirkt wahrscheinlich ein zwischen Frustration und Verwöhnung wechselnder Erziehungsstil. Diese Mischung ist aus der Sicht der Pathogenese sozusagen eine „Bombenmischung", um dem Kind jede Chance zu einer gesunden Entwicklung zu nehmen. Menschen mit einer oralen Ansprüchlichkeit, mit „Riesenerwartungen" oder „Fehlerwartungen" (Schultz-Hencke) fordern ständig von ihrer Umwelt, daß ihnen das verpaßte Glück quasi nachgeliefert wird. Sie sind schwer zu ertragen, induzieren in den anderen rasch Schuldgefühle, um dann schließlich eine massive aggressive Zurückweisung zu erleben, die ihnen nur ihr Bild bestätigt, daß die Welt schlecht zu ihnen ist.

1.4.2 Das Kleinkindalter (anale Phase)

(Autonomie oder Scham + Zweifel)

Diese Phase umfaßt etwa den Zeitraum des 2. und 3. Lebensjahres. Es ist dies die Zeit, in der Kinder sich mit großer Aktivität der Umwelt zuwenden, wenn eine genügende emotionale Absicherung (Vertrauen) in der vorausgegangenen Entwicklung vorlag. In diese Zeit fällt die Möglichkeit der zunehmenden Beherrschung der Körperschließmuskeln. Nun kann das Kind innen und außen dadurch kontrollieren, daß es etwas aus dem Körper herausläßt und in ihn hineinläßt. Es kann auch verhindern, daß etwas aus dem Körper herausgeht, und es kann verhindern, daß etwas in ihn hineingeht. Diese Möglichkeiten stehen seinem eigenen Willen zunehmend zur Verfügung. Das Kind kann zum ersten Male selbst etwas wollen, und weil das, was es will, sich oft von dem unterscheidet, was die Erwachsenen wollen, sagt man, daß es „trotzig" sei. Dem *ersten „Nein" des Kindes,* das mit etwa 15 Monaten auftritt, hat Spitz für die Entstehung des Selbstbildes große Bedeutung beigemessen. Das Kind tritt zum ersten Male als handelndes Subjekt auf, das sich den anderen verweigert. Das Kind kann jetzt auch zum ersten Male etwas vollbringen, was die Umwelt als *Leistung* anerkennt, und es kann natürlich die Erfahrung machen, daß die Umwelt solche Leistungen von ihm energisch fordert, ohne seine eigenen Bedürfnisse in diesem Punkte zu beachten. Der Prozeß der Abgrenzung von der Umwelt und die Ausbildung eines Ichs wird hier intensiv fortgesetzt. Das Kind lernt im Laufe des dritten Lebensjahres, sich nicht mehr mit seinem Vornamen zu bezeichnen, sondern „ich" zu sagen. Wie im ersten Lebensjahr sah Freud die Entwicklung im zweiten und dritten durch ein Organerleben geprägt. War in der oralen Phase die das Leben bestimmende Elementarfunktion die Nahrungsaufnahme, so werden dies jetzt zunehmend die Entleerung von Stuhl und Urin. Waren die Leitzone der emotionalen und kognitiven Strukturierung vorher Mund und oberer Verdauungstrakt, so werden es jetzt Enddarm und After. Der spezifische Lustgewinn dieser Zeit scheint von den Modalitäten des *Festhaltens* und *Loslassens* herzurühren (Erikson). Im späteren Leben erscheint uns die Vorstellung als fremd, daß das Erlebnis des Festhaltens ursprünglich etwas mit der Retention von Stuhl zu tun hatte. Freud beschrieb schon früh eine Trias aus Ordnungsliebe, Sparsamkeit und Hartnäckigkeit, die er in besonderem Maße bei Menschen mit intensiven Konflikten in der analen Phase beobachtet hatte. Das Festhalten, die haltende, konservierende Tendenz im späteren Leben, hat Schultz-Hencke als *retentiv* bezeichnet, während er das Aufnehmende, das Zugreifende der oralen Phase als *kaptativ* bezeichnete.

Neurosenpsychologisch von besonderer Wichtigkeit ist, daß während der analen Phase die Auseinandersetzung mit den **aggressiven Bedürfnissen,** die schon in der oralen Phase in der Form des Beißens anklangen, eine weitere Steigerung durchmacht. Seit den Anfängen der psychoanalytischen Arbeit wurde beobachtet, daß zwischen Sadismus und dem Erleben der Analität ein deutlicher Zusammenhang besteht. Ausdrücke wie „anscheißen", „bescheißen" weisen darauf hin, daß – auf eine hier nicht weiter zu klärende Weise – eine assoziative Koppelung zwischen der Stuhlentleerung und der Vorstellung von Aggression besteht. In der oralen Phase hat es bereits Anzeichen aggressiver Motive gegeben, die mit dem Verschlingen, mit dem Beißen und Zerbeißen zusammenhängen. In der analen Phase strukturiert sich das aggressive Erleben jetzt stärker. Wir gehen gewöhnlich davon aus, daß dieser Entwicklungszeitraum mitbestimmend ist, wie im späteren Leben ein Mensch mit Aggressionen umgeht. Ob er gelernt hat, sie als etwas Zu-sich-Gehöriges zu akzeptieren, sie zu kontrollieren und für seine Ziele einzusetzen, oder ob ihm seine Eltern vermittelten, daß sie sich durch Wut, Ärger, Zorn gefährdet fühlten, daß dies Gefühle seien, die um jeden Preis zu unterdrücken seien.

Um zu verdeutlichen, daß die Verarbeitung so allgemeiner Phänomene wie Abhängigkeit und Aggression sich sehr wohl in Krankheiten abbildet, sei ein Schema eingeschoben. Es zeigt die Häufung bestimmter Verarbeitungsformen bei bestimmten Krankheitsbildern. Die Aussage liegt nicht darin, daß die Verarbeitung etwa der Abhängigkeitsbedürfnisse pathogenetisch zu bestimmten Störungen *führt,* sondern daß sich viele Störungen hinsichtlich von Art und Ausmaß der Bewältigung bestimmter Bedürfnisse oder Affekte beschreiben lassen.

Mit der zunehmenden Entwicklung der Motorik wird zum wichtigsten Erlebnis dieses Zeitraums das der *Autonomie.* Das Kind macht die Erfahrung, daß es selbst etwas wollen, selbst etwas tun kann. In erster Linie, daß es sich von seinen Eltern entfernen kann. Hier kann eine restriktive Erziehung erheblichen Schaden anrichten. Sie ist restriktiv, weil die Eltern letztlich Angst haben, das Kind zu verlieren. Oft sind die Eltern Menschen, die mit ihrem eigenen Gefühl des infantilen Allein-gelassen-Werdens nicht fertig geworden sind. Jetzt versuchen sie, ihr eigenes Kind um jeden Preis zu überwachen und zu kontrollieren. Eltern dieses Typs werden auch als *„überprotektiv"* bezeichnet. Der Schutz vor dem eigenen passiven Ausgeliefertsein ist das zentrale Motiv, von sich selbst abhängige, passive Wesen großzuziehen. Autonomwerden heißt nämlich, sich selbst bestimmen zu können, heißt letztlich, nach seinem eigenen Gesetz und nicht mehr nach dem der Eltern zu leben. Sind die Eltern infantil abhängig geblieben, so stellt für sie das natürliche Autonomiestreben des Kleinkindes eine unerträgliche Herausforderung und Quelle von Ängsten dar. An die Stelle von verständigem Begleiten und Einführen des Kindes in die Art seiner Umwelt tritt ängstliche Restriktion. Das Kind, das jetzt ohnehin lernen muß, mit seinen aggressiven Regungen fertig zu werden, kommt im rigiden Milieu zunehmend in die Gefahr, seine Wünsche nach Autonomie mit seinen aggressiven Bedürfnissen zu verwechseln. Der Fehlschluß sieht dann so aus: „Wenn ich etwas für mich will, dann ist das in jedem Falle böse, gut ist nur, was die Eltern wollen." Der Trotz, die natürlichen Autonomieversuche des Kleinkindes, wird von der restriktiven Umwelt als besonders bedrohlich erlebt. Es gilt dann, wie es so schlimm heißt, den Trotz des Kindes zu brechen. Die Annahme des Kindes, daß alles, was es für sich will, böse ist, ist in solchem Milieu genaugenommen gar kein Fehlschluß. Es ist eine zutreffende, wenn auch für die Entwicklung sehr nachteilige Interpretation der Erwartungen der Umwelt. Eine Patientin aus solchem Milieu sagte einmal: „Wenn ich nur das Wort ‚ich' sage, dann bekomme ich schon Schuldgefühle. Wer ‚ich' sagt, ist

Motivations-systeme / Krankheiten	Abhängigkeit	Aggression
Ulcus duod. ("passiver Typ") Colitis ulc. Adipositas Hypochondrie Herzangstneurose	manifeste Abhängigkeit	gehemmte Aggressivität
M. Crohn Asthma bronch. Ulcus duod. ("aktiver Typ") KHK (A-Typ) Ess. Hypertonie ("gehemmter Typ")	latente Abhängigkeit ("Pseudo-unabhängigkeit")	latente ("unterschwellige") Aggressivität
Anorexia nerv. Ess. Hypertonie ("eruptiver Typ")	manifeste Unabhängigkeit	direkte Äußerung von Aggressivität

Abb. 4. Arten des Niederschlags von abhängigen und aggressiven Bedürfnissen bei verschiedenen Krankheitsbildern. (Mod. nach Freyberger, 1977)

ein ganz schlimmer Egoist." Diese Frau vermied in ihrer Sprache auch das Wort „ich" konsequent. Sie setzte anstelle dessen „man". Daß so nur ein sehr beschränktes Selbstbild gedeihen kann, ist leicht nachvollziehbar.

Auch im Umgang mit den Körper-Funktionen des Kindes zeigt sich die Infantilität mancher Eltern. Daß das Kind etwas allein ohne sie „macht", ist für sie so unerträglich, daß sie auch die Ausscheidungsfunktionen des Kindes unter Kontrolle bringen müssen, wie sie es bei der Nahrungsaufnahme ohnehin geschafft hatten. Das Kind solcher eher zum überverwöhnenden Typ gehörenden Mütter wird in seinen Erwartungen verstärkt, daß die anderen immer alles für es erledigen werden, es kann nicht erfahren, daß irgendetwas in ihm ist, was nicht von außen kontrolliert werden kann. Diese Menschen haben später große Schwierigkeiten zu *erleben* und wahrzunehmen, daß Denken das eine und Tun das andere ist. Daß man etwas denken kann, was niemand weiß, daß einem die Gedanken *nicht* auf der Stirn geschrieben stehen, daß die Körpergrenze zuverlässig zwischen innen und außen trennt. Diese *zentrale Wahrnehmungsfunktion* der Unterscheidung dessen, was von innen und von außen kommt, ist die Grundlage der **Realitätswahrnehmung,** der Möglichkeit, zwischen Phantasie und Wirklichkeit zu unterscheiden. Die Mutter der oben genannten Patientin sagte immer zu ihr: „Ich durchschaue alle meine Kinder glasklar" – wobei sie ihre von den eigenen Bedürfnissen geprägten Phantasien über ihre Kinder meinte. Patienten mit *Zwangsneurosen, paranoiden* und *schizophrenen Psychosen* haben häufig Mütter dieses Typs. Aber auch für depressive Patienten kann man oft ähnliche Erfahrungen eruieren.

Erikson hat die entscheidenden Abläufe für das Ich in diesem Zeitraum auf die Formel *„Autonomie gegen Scham und Zweifel"* gebracht. Das gerade erworbene Vertrauensverhältnis zur Umwelt tritt in ein neues Erprobungsstadium ein. Das Festhalten kann zu einem zerstörenden und grausamen Besitz- und Zwangsverhalten, aber auch zu einem vorgeprägten Verhalten von Sorge und Fürsorge führen: Halte fest, was du hast. Auch das Loslassen kann zum böswilligen Freisetzen zerstörerischer Kräfte werden, oder es wird zu einem entspannten Gehenlassen.

Den Vorgang, den Erikson als Entstehen einer Autonomie beschreibt, hat M. S. Mahler mit dem Begriff der „Individuation" zu fassen gesucht. Aus der Mutter-Kind-Symbiose des frühen ersten Lebensjahres entwickelt sich langsam ein Individuations-Prozeß, der die „Separation", das allmähliche Lösen von der Mutter mitbedingt. Nach den Beobachtungen der Autorin wird dieser Ablösungsprozeß noch einmal durch eine charakteristische Wiederannäherung an die Mutter (das „Rapprochement") unterbrochen. Das eigentlich schon altersentsprechend selbständige Kleinkind erlebt Ängste, die Mutter durch seine eigene Aktivität zu verlieren. Es regrediert gewissermaßen und sucht erneut mit verstärkter Abhängigkeit die Sicherheit „an Mutters Schürzenbändel". Daß die Ablösung des Kleinkindes auch für die Mutter nicht problemlos ist, ist Inhalt der naiven Schilderung des Volks- und Kinderliedes vom „Hänschen klein". Da wir es bei vielen neurotisch Kranken mit fortbestehenden Problemen von Bindung und Ablösung zu tun haben, wurden die Mahlerschen Beobachtungen zum Individuationsprozeß interessiert aufgenommen (auch wenn die Annahme einer „Mutter-Kind-Symbiose" aufgrund der entwicklungspsychologisch gesicherten Fakten so nicht zu halten ist).

1.4.3 Das Vorschulalter (phallische Phase)

(Ini. ativi – Schuldgefühle)

Diese Phase wird auch als ödipale oder infantil-genitale Phase bezeichnet. Freud hatte gemeint, daß die genitale Form der menschlichen Sexualität – also die Sexualität im engeren Sinne – einen *zweizeitigen Ansatz* habe: Eine erste Organisation des infantilen Lusterlebens um das eigentliche Genitale etwa zwischen 4. und 6. Lebensjahr (das ist die ödipale und phallische Phase), danach eine Zeit der Triebruhe, die die Entwicklung der übrigen psychischen Leistungen fördert und dann quasi im zweiten Anlauf die bleibende Organisation der menschlichen Sexualität in der Pubertät. Das eigentliche Skandalon seinerzeit war – und ist es für einige noch weiterhin – die Annahme, daß es innerhalb dieser Entwicklung zu eindrücklichen, das Kind stark prägenden Erlebnissen kommt. Diese Erlebnisse sind im Kern: a) ein intensives, auf den gegengeschlechtlichen Elternteil gerichtetes sexuelles Verlangen und in engem Zusammenhang damit b) eine ausgeprägte aggressive Rivalität mit dem gleichgeschlechtlichen Elternteil. Freud nannte diese Konstellation in ihrem pathogenen

Gehalt *Ödipuskomplex* – in Anlehnung an den antiken Mythos des Königs Ödipus von Theben, der unwissentlich und unwillentlich seinen Vater Laios erschlägt und seine Mutter Iokaste heiratet. Die Bezeichnung Komplex weist auf eine entscheidende pathogene Komponente dieser Konstellation. Tatsächlich hielt Freud sie für die Kerndynamik aller Neurosen. Nachdem die letzten Jahrzehnte der Forschung eine immer stärkere Bedeutung der präödipalen Entwicklung, wie sie oben geschildert wurde, gezeigt haben, wird die letztgenannte Annahme Freuds in dieser Form nicht mehr allgemein anerkannt. Zwischen den Positionen der Autoren, insbesondere der Neo- Psychoanalyse, die die zentrale Bedeutung des Ödipuskomplexes nachhaltig bestreiten und den Vertretern der klassischen Psychoanalyse, die unverändert dessen zentrale Bedeutung betonen, erscheint eine mittlere Position vertretbar: Die veränderten sozialen Bedingungen, die Änderung der bürgerlichen Familienstruktur, unsere zunehmend detaillierten Kenntnisse über die Bedeutung der Entwicklung der ersten vier Lebensjahre – alle diese Faktoren lassen nicht mehr eine einfache Übernahme dieses Satzes zu, in der Form wie Freud ihn vertrat. Andererseits verleitet diese Tendenz zum Übersehen der klassisch ödipalen Konfliktthematik, wie sie von vielen Patienten weiterhin erlebt wird. Insbesondere die immer kleiner werdende Anzahl der Kinder (und damit die Verringerung der Möglichkeiten zur Verschiebung) könnte sogar zu einer Verschärfung des Ödipuskonfliktes in der Zukunft führen. Vielleicht ist es heute überhaupt erst möglich, die wichtige Funktion der ödipalen Konflikte auf der Basis der ihnen vorausgehenden Entwicklung zu würdigen und die spezifischen und charakteristischen Modifikationen, die der Ödipuskomplex eben durch die vorausgehende Entwicklung erfährt, zu erkennen und zu beschreiben. Je gestörter die vorangehende Entwicklung, desto schlechter sind die Voraussetzungen, die Anforderungen der ödipalen Phase zu bewältigen, und um so leichter wird das Kind zu früheren Befriedigungs- und Konfliktlösungsmöglichkeiten zurückkehren („Regression"). Wegen der Ängste, die damit verbunden sind, bleiben die ödipalen Konflikte in der Regel unbewußt. Darüber sollte nicht hinwegtäuschen, daß der Begriff heute in jedermanns Munde ist. Gesprochen wird gewöhnlich über eine Formel; die Ängste und emotionalen Erfahrungen verschließen sich dem intellektuellen Verständnis oft sehr weitgehend.

Wie sieht nun der Konflikt beim Ödipuskomplex aus? Um es summarisch zusammenzufassen: Der Konflikt wird *nicht* dadurch bestimmt, daß das Kind einen Elternteil liebt und den anderen haßt, sondern dadurch, daß es *beide* Eltern liebt und von beiden geliebt werden möchte, und andererseits der Junge die Mutter und das Mädchen den Vater nicht ohne die Erschwerung der Beziehung zum anderen Teil für sich gewinnen können. Das Kind erleidet in diesem Zusammenhang erhebliche Ängste, die beim Jungen in einer Angstform gipfelt, die als *Kastrationsangst* bezeichnet wird. Damit ist der phantasierte Verlust des Penis gemeint. In den regressiven Phantasien der Neurosen, wie wir sie in den Psychoanalysen erfahren, treten entsprechende Ängste allerdings auch regelmäßig bei Mädchen auf. Es handelt sich hier um weniger strukturierte Verletzungs- und Pfählungsängste, die wir als Analogon zur Kastrationsangst auffassen. Diese Ängste entspringen sicher einerseits den infantilen Bedrohungsphantasien, andererseits war es aber noch bis vor kurzem in der Kindererziehung üblich, mit dem Abschneiden von Daumen, Nase oder Penis zu drohen, wenn das Lutschen oder Daran-Spielen nicht eingestellt werde. Im weiteren Sinne geht es um die *Ängste vor Bedrohung der körperlichen Integrität* an sich, die wir als Erwachsene besser nachvollziehen können. (Solche Ängste gibt es nicht nur beim Menschen, sondern sie sind auch bei den Primaten und anderen Tieren nachweisbar.) Aber diese Bedrohungsphantasie ist wahrscheinlich nicht ausschließlich eine Phantasie, sondern es gibt sicher auch einen Zusammenhang mit den unbewußten feindseligen Regungen des Elternteils gegenüber dem Kinde, mit dem rivalisiert wird. Der Haß der Eltern gegenüber dem Kinde ist etwas, was die Psychoanalyse seit langem kennt, was aber erst heute gelegentlich auch öffentlich ausgesprochen wird. Die Ängste und die wachsende realistische Einsicht des Kindes in die Unmöglichkeit der Erfüllung seiner Wünsche führen letztlich zur Überwindung des Ödipuskomplexes. Das Kind gibt seine Phantasieziele auf, es resigniert, wenn man so will, und wendet seine vollen Interessen nun dem gleichgeschlechtlichen Elternteil zu, mit dem es sich versöhnt, mit dem es sich identifiziert. Diese *Identifizierung mit dem gleichgeschlechtlichen Elternteil,* die Übernahme der bleibenden Geschlechtsrolle, die aktive Hinwendung zur männlichen oder weiblichen Geschlechtsidentität ist das wichtigste Ergebnis des Ödipuskomplex genannten infantilen Entwicklungskonfliktes.

Es sollen noch einige Teilphänomene erwähnt werden, die für die Neurosenpsychologie von Bedeutung sind. Da ist insbesondere das *Konzept des Penisneides,* das stark kritisiert wurde. Mit Penisneid bezeichnen wir die Gesamtheit der Neidgefühle der Frau gegenüber dem Mann, von denen Freud annahm, daß es letztlich um den Wunsch des kleinen Mädchens gehe, ebenfalls einen Penis zu haben. Neurosenpsychologisch steht außer Frage, daß es das Phänomen sowohl als generellen Neid des Mädchens auf den Jungen als auch speziell als Wunsch nach einem eigenen Penis gibt. Die entscheidende Frage richtet sich nach der Ursache dieses Gefühls. Freud ging von der Annahme aus, daß das kleine Mädchen, wenn es sich mit dem Jungen vergleiche, zur Ansicht kommen müsse, daß es „zu kurz" gekommen sei, daß es einmal einen Penis gehabt haben müsse, den ihm die Mutter wieder fortgenommen habe. Das weibliche Kind entwickelt eine Theorie, die seine ödipale Aggression und Rivalität mit der Mutter in eine Beziehung zu seiner Penislosigkeit setzt: Sie hat ihn mir zur Strafe weggenommen, weil ich böse zu ihr war. Dieser Kette von Phantasien, die durch die körperlichen Unterschiede ausgelöst wird, stand Freud relativ resigniert gegenüber: „Die Anatomie ist das Schicksal". Diese Konzeption wurde schon früh kritisiert. Unter denen, die sich von Freud abwandten, war Karen Horney wohl die bekannteste Kritikerin, während im Rahmen der klassischen Psychoanalyse z. B. Michael Balint diese Sicht strikt ablehnte. Der Kern der Kritik sieht so aus: Neid – gewiß, aber warum? Doch wohl nur, weil das Mädchen zu Recht erlebt, daß es gegenüber dem Jungen „zu kurz" gekommen ist. Die soziale Wirklichkeit gestattet bereits früh dem Jungen sehr viel mehr als dem Mädchen. Die Penislosigkeit kann dem Mädchen nur deshalb als Benachteiligung erscheinen, weil es seine gleichzeitige Zurücksetzung erlebt, und sein Schluß, daß die Bevorzugung der Jungen etwas mit dem „kleinen Unterschied" zu tun haben müsse, ist nur konsequent. Wahrscheinlich kann man bei genauerer Kenntnis der Rollensozialisation nur noch diese Sichtweise rational vertreten. Die Genese des Penisneides ist eindeutig eine soziale. Das spricht nicht gegen die Richtigkeit von Freuds Annahme, daß die Phantasien des Kindes zur Erklärung der eigenen Schuldgefühle anatomische Unterschiede heranziehen, sondern es geht um die soziale Konnotation, die für das Kind von Anfang an bereits mit diesen anatomischen Unterschieden verbunden ist. Die soziale Genese des Penisneides wird auch daran erkennbar, daß das dynamische Gegenstück, der Neid des Mannes auf die Frau, insbesondere auf ihre Fähigkeit zu gebären – gewöhnlich als *Gebärneid* bezeichnet – kaum bearbeitet ist. Vielleicht geht ein großer Teil der sozialen Unterdrückung der Frau auf den unbewußten Neid des Mannes gegenüber ihrer Fähigkeit zu gebären zurück.

Zum Abschluß dieses Themas noch einige zusammenfassende Bemerkungen: Es ist fraglos so, daß die bürgerliche Familienkonstellation des ausgehenden 19. Jahrhunderts mit einem strengen und mit Macht ausgestatteten Vater und einer verwöhnenden und liebenden Mutter diese Problematik besonders förderte. Mit der deutlichen Veränderung der gesamten Familienstruktur in den letzten 70 Jahren scheint der Ödipuskomplex aber keinesfalls verschwunden, wie von einigen angenommen wird, sondern er hat sich wohl eher in seiner Qualität verändert, vorzugsweise in der Schärfe gemildert. E. H. Erikson hat diese Phase für die Ich-Entwicklung unter die antinomische Formel „Initiative gegen Schuldgefühl" gestellt. Nach ihm fügt die Phase der freien Fortbewegung und der infantilen Genitalität der Reihe grundlegender sozialer Modalitäten eine weitere hinzu, nämlich das „Machen". Die eigentliche Gefahr dieser Phase sieht Erikson im Schuldgefühl in bezug auf die Zielsetzung dieser Unternehmungen, die in der über das Ziel schießenden Freude an der neuen Potenz vom Kinde angegangen werden.

Zusammenfassung der für die Neurosenentstehung wichtigsten Aspekte aus der Entwicklungspsychologie

Für die Entwicklung des Menschen ist neurosenpsychologisch die Entwicklung der Emotionen, Affekte und Triebe von Bedeutung. Störungen der Entwicklung machen sich später um so nachhaltiger bemerkbar, je schwerer und je länger sie einwirken. Die Thematik von Abhängigkeit und Vertrauen zur Umwelt bestimmt die Säuglingszeit in einzigartiger Weise. Im zweiten und dritten Lebensjahr fordert im Rahmen der motorischen Entwicklung das psychische Bedürfnis nach Autonomie sein Recht, was von seiten der Eltern mit einem langsamen Abbau der Abhängigkeitserziehung einhergehen sollte. Ein festes Geborgenheitsgefühl, welches unabhängig von Verdiensten und Leistungen dem Kinde von den Eltern garantiert wird, ist während der ganzen infantilen Entwicklung unerläßlich. Ist das nicht der Fall, so hat das Kind später für die sozialen Beziehungen „keine Valenzen" frei, weil es immer mit Sicherungsmaßnahmen zur Aufrechterhaltung des eigenen Selbstgefühls beschäftigt ist. Der Mensch kommt sozusagen niemals aus seiner infantilen Selbstbezogenheit heraus, weil er kein stabiles Selbstbild entwickeln konnte, das die Basis aller sozialen Beziehungen ist. Dieses stabile Selbstbildnis entsteht in seinem wesentlichen Teil wohl dadurch, daß das Kind einfach erlebt, daß seine bloße Gegenwart bei seinen Eltern Zufriedenheit und Interesse an seiner Person auslöst. Da die entscheidende, die innere Sicherheit des Kindes begründende Beziehung in den ersten Jahren eine Zweierbeziehung ist, in der Regel die zur (psychologischen) Mutter, bezeichnen wir die Konflikte um Abhängigkeit und Autonomie auch als dyadische Konflikte. Zur Beschreibung der psychischen Welt des ganz jungen Kindes sprechen wir auch von der *Mutter-Kind-Dyade.* Spätestens durch die ödipalen Konflikte erweitert sich das emotionale Bezugsfeld zur *Triade,* dem emotionalen Feld zwischen Vater, Mutter und Kind, das durch Geschwister und andere Personen der Hausgemeinschaft charakteristische und individuell verschiedene Abwandlungen erfährt. Jetzt geht es um den Umgang mit intensiver Zuneigung und Rivalität. Die Thematik der aggressiven und sexuellen Bedürfnisse, die in der oralen Phase noch ungehemmt waren, in der analen Phase sich verstärkten, aber bereits Beschränkungen von außen erfuhren, dieser Umgang mit Sexualität und Aggressivität muß auf der ödipalen Stufe jetzt endgültig eine sozial akzeptable Form annehmen, wenn das Kind nicht das Opfer massiver Ängste werden soll. In der Latenz tritt die Stärke der triebhaften Impulse zurück, das Kind übt seine Fertigkeiten und verstärkt die sozialen Kontakte. In der Pubertät erfolgt ein erneuter Triebschub, der die endgültige Geschlechtsidentität provoziert und ins Erwachsenenalter überleitet.

In der gesamten Entwicklungspsychologie, wie sie dargestellt wurde, sind auch die entscheidenden Äußerungen über die ***Prophylaxe von Neurosen*** enthalten. Auch wenn bestimmte Grundkonflikte der Entwicklung unvermeidbar sind, ist eine prophylaktische Resignation fehl am Platze. Ein affektiv warmes, dem Kinde zugewandtes, seine Bedürfnisse respektierendes Milieu ist die beste Garantie zur Vermeidung aller schweren Formen von Neurosen. Jede Maßnahme der Gesellschaft (z. B. Gesetzgebung) und der Institutionen (z. B. Heimstrukturen), die solche Milieus fördert, trägt direkt zur Prophylaxe von Neurosen bei. Der Akzent liegt dabei auf der Befriedigung der kindlichen Bedürfnisse und der Respektierung der kindlichen Interessen und Möglichkeiten. Wie es um diesen Punkt in Gesellschaften steht, in denen Leistung, Konsum und Status unvergleichbar höher bewertet werden als Zufriedenheit, Emotionalität und menschliche Zugewandtheit, ist leicht ersichtlich. Unbenommen ist dabei, daß jede Familie auf ihre spezifische Weise die infantilen Konflikte prägt, da völlige Neurose- und Konfliktfreiheit eine Utopie bleiben wird.

1.4.4 Objektivierbare Risikofaktoren und protektive Faktoren in der Entwicklung

Die Kenntnis über die bisher vorgestellten Entwicklungsvorgänge entstammt verschiedenen Quellen. Überwogen früher die Rückschlüsse vom Erwachsenenalter (retrospektive Betrachtung), so steigen die Zahlen teils qualitativer und teils quantitativer Studien mit Direktbeobachtung kindlichen Verhaltens an. Auch gibt es inzwischen Langzeitstudien, in denen Menschen in ihrer Entwicklung über Jahrzehnte beobachtet werden, wie die sogen. Grant- Studie. Eine Reihe empirischer Untersuchungen hat sich der Frage zugewandt, welche *Bedingungen der Entwicklung* objektivierbar die Wahrscheinlichkeit des Auftretens von psychogenen und psychosomatischen Erkrankungen im Erwachsenenalter voraussagen *(Risikofaktoren),* und welche Bedingungen vor dem späteren Auftreten neurotischer Störungen gewissermaßen schützen *(protektive Faktoren).* Die Ergebnisse sind in Tab. 1 zusammengefaßt.

Auf den ersten Blick erscheint vieles einleuchtend. Im Milieu sozialer Armut gibt es naturgemäß eine Häufung von unerwünschter Schwangerschaft, zerbrochenen Familien, engen Wohnverhältnissen, Suchtrisiken, Dissozialität u. a. Daß aber diese Faktoren so regelmäßig mit dem Auftreten späterer psychischer Krankheit korrelieren, ist schon überraschend. Vor allem wird dadurch auch die Bedeutung von Entwicklungskonflikten zugunsten der *Bedeutung von Entwicklungsschäden* relativiert

(s. dazu die Entstehungsmodelle für neurotische Krankheit Kap. 1.6). In der Tendenz häufen sich Entwicklungskonflikte in Mittel- und Oberschicht, während Entwicklungsdefizite eher in der Unterschicht aufzutreten scheinen. Am Beispiel der „Unerwünschtheit" eines Kindes läßt sich gut zeigen, daß diese im Prinzip schichtunabhängig ist, in der Realität aber, wegen der inkonsequenteren Antikonzeption, in der Unterschicht wahrscheinlich häufiger vorkommt.

Tab. 1a. Biographische Risikofaktoren für die Entstehung psychischer und psychosomatischer Krankheiten.

- Niedriger sozioökonomischer Status
- Mütterliche Berufstätigkeit im ersten Lebensjahr
- Schlechte Schulbildung der Eltern
- Große Familien und sehr wenig Wohnraum
- Kontakte mit Einrichtungen der „sozialen Kontrolle"
- Kriminalität oder Dissozialität eines Elternteiles
- Chronische Disharmonie/Beziehungspathologie in der Familie
- Psychische Störungen der Mutter oder des Vaters
- Schwere körperliche Erkrankungen der Mutter/des Vaters
- Unerwünschtheit
- Alleinerziehende Mutter
- Autoritäres väterliches Verhalten
- Sexueller und/oder aggressiver Mißbrauch
- Verlust der Mutter
- „Häufig wechselnde frühe Beziehungen"
- Schlechte Kontakte zu Gleichaltrigen
- Altersabstand zum nächsten Geschwister <18 Monate
- Uneheliche Geburt
- Hoher Gesamt-Risikoscore
- Genetische Disposition

Hoffmann & Egle 1995

(Nach Elder 1974, Rutter 1979/1985, Heigl-Evers & Schepank 1980/81, Werner & Smith 1982/1992, Dührssen 1984, Kluft 1985, Tress 1986, Lieberz & Schwarz 1987, Schepank 1987, Lieberz 1988, Baydar & Brooks-Gunn 1991, Mullen et al. 1993)

Auch die protektiven Faktoren leuchten unmittelbar ein, sind aber so selbstverständlich nicht. Ein befriedigendes Bindungserleben in der Entwicklung scheint nicht nur emotional unerläßlich, wie schon ausgeführt, sondern auch vor seelischer Krankheit im Erwachsenenalter schützend.

Tab. 1b. Protektive Faktoren.

➠ Dauerhafte, gute Beziehung zu mindestens einer primären Bezugsperson
➠ Großfamilie/kompensatorische Elternbeziehungen/Entlastung der Mutter
➠ Insgesamt attraktives Mutterbild
➠ Gutes Ersatzmilieu nach frühem Mutterverlust
➠ Mindestens durchschnittliche Intelligenz
➠ Robustes, aktives und kontaktfreudiges Temperament
➠ Soziale Förderung (z. B. Jugendgruppen, Schule, Kirche)
➠ Verläßlich unterstützende Bezugsperson/en im Erwachsenenalter
➠ Lebenszeitlich späteres Eingehen „schwer auflösbarer Bindungen"
➠ Geringere Risikogesamtbelastung

Hoffmann & Egle 1995

(Nach Rutter 1979/1985, Werner & Smith 1982/1992, Rutter & Quinton 1984, Tress 1986, Schepank 1987, Lieberz 1988, Breier et al. 1988, Lösel et al. 1989, Weyman et al. 1992, Gribble et al. 1993, Cederblad et al. 1994)

Der praktische Vorteil dieser Forschung ist, daß die genannten Faktoren sich diagnostisch erheben lassen. Da auch die *Krankheitsschwere* von den gleichen Faktoren abhängt, was sich z. B. durch einen Belastungsschwerescore (BSS, Schepank) abschätzen läßt, ergibt sich ein unmittelbar prognostischer Nutzen. Dieser ist, wie bei allen gruppenstatistischen Aussagen, erst einmal für die Gesamtgruppe valide. In dem Maße aber, wie der Einzelfall typisch für die Gesamtgruppe ist, sind auch für ihn Voraussagen mit Wahrscheinlichkeit möglich.

1.5   Konflikt, Angst, Abwehr

Wie ausgeführt wurde, ist der eigentliche neurotische Konflikt der verinnerlichte, internalisierte. Aus dem Konflikt zwischen

Kleinkind und sozialer Bezugsperson ist der internalisierte Konflikt zwischen Ich und Über-Ich (Gewissen) geworden. Die Verbote erfolgen nicht mehr von außen, sondern von innen. Dies ist ein Vorgang, der auf der einen Seite ein natürlicher und unvermeidlicher ist, denn im Rahmen eines sozialen Zusammenhanges ist eine Innensteuerung des einzelnen unerläßlich. Im Falle der Neurose haben wir es jedoch häufig mit rigiden inneren Strukturen zu tun, zwischen denen erhebliche und massive Spannungen entstehen. Erreichen solche Spannungen ein ausreichendes Maß, dann entsteht im Ich ein charakteristisches Spannungsgefühl, ein Signal, das nachhaltig auf Beseitigung der Konfliktbasis drängt: der *Affekt der Angst.* Aber auch Angst ist per se kein primär neurotisches Phänomen. Etwa die **Realangst,** die Angst vor realer äußerer Bedrohung, ist zum Überleben des Individuums unerläßlich. Aber auch hier gibt es bereits beträchtliche Unterschiede zwischen den einzelnen Menschen: Die einen entwickeln häufig und rasch Angst, die anderen bleiben gelassener und entspannter. Die **neurotische Angst** im Gegensatz zur Realangst ist eine Angst aus einer innerlich erlebten Bedrohung, ist eine Angst aus einem internalisierten Konflikt. *Angst ist die Basis jeder Neurose, alle Neurosen sind beschreibbar als fehlgeleitete Versuche des Ichs, Angst, Unlust und Schmerz zu vermeiden.*

Im Verlauf der Entstehung einer Neurose kommt es zu einer charakteristischen Verstärkung der vorhandenen Ängste. Ein aktueller Konflikt („auslösende Situation") führt zum Phänomen der *Regression* (s. unten), und die Folge der Regression ist die Reaktivierung infantiler Ängste, soweit sie nicht durch eine stark gestörte Entwicklung überhaupt immer aktuell geblieben sind. Man kann formulieren, daß wir das, was wir beim Kind als Realangst bezeichnen können, beim Erwachsenen meist als neurotische Angst antreffen. Ein zweijähriges Kind, das ins Krankenhaus kommt, hat ganz real Verlassenheitsängste; ein 20jähriger Mann, dessen Freundin ihn verläßt, kann auch mit verschiedenen Gefühlen reagieren, aber Verlassenheitsängste müssen nicht notwendig dabei sein, weil seine Existenz ja nicht real von der Freundin abhängt. Gerät dieser Mensch dennoch in panische Verlassenheitsängste, so spricht einiges dafür, diese als neurotische Ängste aufzufassen.

Menschen, die jedes Maß von Angst als unerträglich empfinden, sind neurotisch besonders gefährdet. Ihr Ich ist genötigt, das Vorhandensein aller inneren und äußeren Gefahren, d.h. aller möglichen Angstquellen, zu verleugnen und zu verdrängen; oder alle inneren Gefahren in die Außenwelt zu projizieren, aus der sie nur um so angsterregender zurückkehren; oder sich phobisch von allen Angst- und Gefahrdrohungen zurückzuziehen. *Angstvermeidung um jeden Preis* wird zur Einstellung, die erst die Kindheit und später das erwachsene Leben des Individuums beherrscht und durch übermäßigen Gebrauch der Abwehrmechanismen (s. unten) zur Neurose führt. Um die psychische Gesundheit des Individuums steht es besser, wenn das Ich die Angst nicht vermeidet, sondern ihr mit aktiven Maßnahmen begegnet, d. h. zum Verstand, zu logischem Denken, tatkräftigen Veränderungen der Außenwelt, aggressiven Gegenmaßnahmen seine Zuflucht nimmt. Ein solches Ich kann große Mengen von Angst bewältigen und leichter ohne übermäßige Abwehr, Kompromiß- und Symptombildungen auskommen.

Wir können zusammenfassen: Angst ist in der Neurosenpsychologie insoweit relevant, wie sie Indikator eines Konfliktes ist. Die Unlust, die jede Form von Angst hervorruft, ist beim Neurotiker stark erhöht, er muß Angst um praktisch jeden Preis vermeiden.

Die Gesamtheit der Versuche zur Vermeidung von Angst bezeichnen wir als *Abwehr*. Abwehr meint, genaugenommen, die Versuche zur Vermeidung aller für das Ich unlustvollen Vorgänge, nicht nur der Angst. Man spricht daher auch von Abwehr von Trauer, Depression, Kränkung, Verletztwerden usw. Zur Abwehr kann grundsätzlich jeder psychische Vorgang und jedes Verhalten eingesetzt werden, welches das Ziel erreicht, etwas Gefürchtetes oder Verpöntes in Schach zu halten. *Alles kann mit allem abgewehrt werden.* Innerhalb bestimmter Kulturen gibt es kollektive Abwehrrituale, die als solche anerkannt und sanktioniert sind. Eines der bekanntesten ist der Humor. Zum Prototyp der Angstabwehr durch Humor ist der „Galgenhumor" des auf die Hinrichtung Wartenden geworden.

Von großer Bedeutung ist auch die *psychosoziale bzw. interpersonale Abwehr.* In eng zusammenlebenden sozialen Verbänden, par excellence in der Familie, kann sich die pathologische Dynamik mit verschiedenen Rollen auf alle verteilen. In der Regel übernehmen die Schwächeren den schlechteren Part. Dafür soll ein Beispiel gegeben werden.

Klinisches Beispiel:

> In einer psychiatrischen Ambulanz für Kinder und Jugendliche erscheint eine Mutter mit einem 6jährigen Jungen. Das Kind, so sagt die Mutter, sei ein ganz Schlimmer. Er mache lauter schreckliche Dinge, von morgens bis abends. Er werfe Scheiben ein, prügele sich ständig, mache mutwillig alles kaputt usw. „Er ist ein richtiger kleiner Teufel." Dieses „mein kleiner Teufel" fällt im Laufe des Gespräches noch mehrfach. Der untersuchende Kollege beobachtet dabei etwas Merkwürdiges: Er bekommt das Gefühl, daß die Mutter unbewußt unheimlich stolz auf ihren „kleinen Teufel" ist. Während sie bewußt über seine Schandtaten klagt, leuchten ihre Augen, verrät ihre Stimme Befriedigung. Diese Empathie des aufnehmenden Arztes liefert das entscheidende Verständnis der Familienneurose. Die Mutter ist aggressiv schwer gehemmt. Sie vermittelt dem Kind unbewußt die Aufforderung, das auszuleben, was sie selbst sich nicht leisten kann, nämlich ihre Aggression. Das Kind tut es und wird dafür bestraft. Und gleichzeitig nimmt das Kind die unbewußte Kommunikation der Mutter wahr, daß sie es besonders liebt, wenn es sich „schlimm" benimmt.

Dieser Fall zeigt zum einen eine klassische psychosoziale Abwehr. Das Kind entwickelt das Symptom, während der Aggressionskonflikt bei der Mutter ist. Man braucht natürlich nicht lange zu warten, bis das Kind aus dieser unlösbaren Aufgabe heraus seine eigene Neurose gestaltet. Und irgendwann ist der Konflikt sein eigener geworden, und es bedarf dazu nicht mehr des Problems der Mutter.

Zum zweiten zeigt dieser Fall eine klassische Form jenes Typs der Kommunikation, den man heute *„double-bind"* nennt (Zwickmühle). Die verbale und die averbale Kommunikation meinen etwas ganz Unterschiedliches. Verbal sagt die Mutter: „Kleiner Teufel, tu das nicht wieder, sonst bekommst du Schläge", abverbal sagt sie: „Du machst mir eine große Freude, wenn du es wieder tust". Dieser Kommunikationstyp ist deletär in seinen Folgen – insbesondere für die Entwicklung der sozialen Wahrnehmung, für die Wahrnehmung der Wünsche des anderen. Er wurde zuerst untersucht in Familien, aus denen schizophrene Patienten stammen. Er ist aber auch in den Familien vieler Neurotiker zu finden. Und jeder Mensch kennt Ähnliches bei sich selbst, wenn er „ja" oder „nein" sagt und eigentlich jeweils das Gegenteil meint.

Die Bearbeitung der neurotischen Interaktion (und damit der psychosozialen Abwehr) hat mittlerweile beschreibbare Bedingungen erbracht. Stierlin spricht von den Modi des *Bindens,* des *Vertreibens* und des *Delegierens.* Binden kann durch überstarke Bedürfnisbefriedigung (Verwöhnung), als kognitive Bindung (double-bind) und moralisch als Gewissensbindung erfolgen. Vertreibung meint vorwiegend die emotionale Vernachlässigung der Kinder. Delegieren steht zwischen beiden Extremen. Das Kind wird sozusagen an der langen Leine geführt: die Berechtigung seiner Existenz ist die Durchführung der Wünsche anderer. Den gleichen Bereich hat Richter aus wieder anderer Sicht zu fassen versucht. So konnte er zeigen, wie das Kind von den Eltern, meist der Mutter, als *Substitut* für einen anderen *Partner* (eigene Elternfigur, Gattenersatz) oder als *Substitut* für eigene *Selbstaspekte* (das eigene Abbild, das ideale Selbstbild) in Rollen gezwungen wird, die nur zu oft zu dem führen, was Freud „Ich-Verzerrungen" nannte. Wenn Erwachsene das Kind in die Rolle ihrer eigenen Eltern drängen, so spricht man von *„Parentifizierung":*

Zurück zur Abwehr: Das vordergründige Ziel der Abwehr ist, mit dem Unlust erregenden Impuls, der zum Konflikt führt, fertig zu werden. Das dahinterstehende Ziel ist, den Affekt oder diesen Impuls *unbewußt* zu machen oder zu halten. Es war schon erwähnt worden, daß ein Großteil der menschlichen Motive unbewußt ist. An diesem Punkt können wir die Ursache, warum das so ist, umreißen: Das Motiv, welches wir nicht kennen, welches uns unbewußt ist, macht uns auch keine Unlust. Unbewußte Motive sind immer solche, die potentiell unlustmachend sind. Das Ich versucht deshalb konsequent, Impulse, die aus dem Es, dem unbewußten Triebbereich, stammen und ihm Unlust bereiten würden, zu verdrängen. *Verdrängen* heißt, einen Affekt, eine Regung, einen Inhalt unbewußt zu machen oder unbewußt zu halten. Da die Angst oder die Unlustgefühle des Ichs als Motiv hinter der Verdrängung stehen, können wir die Verdrängung auch als ein *„Vergessen aus Angst"* bezeichnen. Die unlustvollen Reize können von innen kommen, es können für das Ich nicht akzeptable Triebimpulse sein, sie können aber auch aus dem Über-ich kommen, es können für das Ich nicht akzeptable Normen sein. Die primitive und archaische Art der Inhalte des eigenen Gewissens ist z. B. für viele aufgeklärte und liberale Menschen unerträglich. Solche Anteile des Gewissens werden häufig verdrängt. Dieses Konzept von verdrängten Über-Ich-Anteilen, von unbewußten Gewissensinhalten, ist außerordentlich wichtig für die Annahme von *unbewußten Schuldgefühlen,* wie sie bei einer ganzen Reihe von Neurosen postuliert wird. Unlustvoll können auch die von außen kommenden Reize sein, weil sie z. B. im Ich Bedürfnisse oder Begierden erwecken, die wiederum mit Gewissensnormen in Konflikt geraten. Diese Verdrängung der speziell von außen kommenden Reize wird auch *Verleugnung* genannt.

Daraus ergibt sich: Faßt man Verdrängung als einen Oberbegriff für das Unbewußtmachen von psychischen Inhalten und Affekten auf, dann wäre die Verdrängung im engeren Sinne das Zurückweisen von innen kommender Impulse und die Verleugnung das Zurückweisen von außen kommender Reize. Verdrängung und Verleugnung ordnen wir zur Gruppe der Abwehrmechanismen. Prinzipiell kann zur Abwehr jegliches Verhalten und Empfinden herangezogen werden. Einige Formen finden sich allerdings mit großer Regelmäßigkeit wieder. Es sind dies Formen, die quasi Automatismen der Abwehr darstellen, Formen, die sich offenbar als besonders wirkungsvoll herausgebildet haben: die sogenannten *Abwehrmechanismen.* Sie sind bei jedermann in Gebrauch, ihr übermäßiger Einsatz jedoch kennzeichnet ihre besondere Rolle im Rahmen der Neurosenpsychologie. Der zuerst beschriebene und am ausführlichsten von Freud bearbeitete Abwehrmechanismus war die Verdrängung. In den frühen Schriften Freuds ist dieser Begriff praktisch synonym mit Abwehr. Man kann davon ausgehen, daß alle Abwehrmechanismen, weil sie ja dem Ziel des Unbewußtmachens dienen, immer einen gewissen begleitenden Anteil von Verdrängung haben.

Folgenden Abwehrmechanismen kommt in der Neurosenlehre eine besondere Bedeutung zu:

Verdrängung und Verleugnung: Diese beiden Begriffe waren schon als das Unbewußtmachen von innen kommender Impulse und von außen kommender Reize bestimmt worden.

Projektion: Der Unlust erregende Impuls wird in die Außenwelt verlagert, als im anderen, nicht im Selbst entstandener erlebt. In der einfachsten Form handelt es sich um Zuschreibung eigener Triebregungen an den anderen. „Nicht ich bin zu dir aggressiv, sondern du bedrohst mich ständig mit deiner Wut."

Reaktionsbildung: Der Unlust erregende Impuls wird durch sein praktisches Gegenteil ersetzt. Am bekanntesten geworden ist die zur „Übergüte" umgewandelte Aggressivität.

Intellektualisierung: Die unlustvollen Impulse werden aus dem emotionalen Bereich in den intellektuell-theoretischen verlagert. „Ich habe keine Angst. Mich interessiert nur generell das Problem der Ängste des Menschen in unserer Zeit."

Rationalisierung: Das von einem abgewehrten Motiv veranlaßte Handeln oder Empfinden wird im nachhinein durch eine andersartige Begründung ersetzt. Ein klassisches Beispiel hierfür ist z. B. die Rationalisierung des Fuchses, der nicht an die Trauben herankommt und dann sein Desinteresse an denselben mit ihrem sauren Geschmack begründet.

Isolierung von Inhalten und vom Affekt: Isolierung von Inhalten meint die intellektualisierende Trennung von zueinandergehörenden Inhalten. Das Auseinanderhalten von Inhalten verhindert das Bewußtwerden von unlustvollen Impulsen. Die Isolierung vom Affekt ist die Trennung von Inhalt und begleitender affektiver bzw. emotionaler Tönung. Deswegen spricht man auch von Verdrängung des Affektes. Hier kann der Inhalt erinnert werden, die Emotion fehlt jedoch (schizoider Grundmechanismus).

Verschiebung: Der Konflikt machende Impuls, meist die Aggression, wird im sozialen Rahmen von der Person, der sie eigentlich gilt, auf eine als weniger bedrohlich erlebte andere verschoben.

Wendung gegen das Selbst: Dies ist eine Sonderform der Verschiebung, bei der der aggressive Impuls nicht auf ein soziales Objekt, sondern gegen das Selbst gewandt wird.

Identifzierung mit dem Aggressor: Um die unerträgliche Angst erträglicher zu gestalten, stellt sich der Bedrohte gleichsam emotional auf die Seite des Angreifers. Das bekannteste und beeindruckendste Beispiel hierfür ist das Phänomen des Antisemitismus unter Juden.

Regression: Vor dem unlustvollen Impuls wird auf eine Wiederbelebung früherer Entwicklungsstufen ausgewichen. Dieser Abwehrmechanismus ist eine Grundbedingung zur Entstehung der neurotischen Dynamik.

Introjektion: Neben dem generellen Phänomen der Introjektion, etwa im Vorgang der Identifizierung, gibt es einen pathologischen Vorgang der Introjektion, der insbesondere die Verinnerlichung von sehr ambivalent erlebten sozialen Objekten meint. Dieser Vorgang spielt bei Trauer und Depression eine Rolle.

Ungeschehenmachen: Magisches Abwehrritual, das die konfliktauslösende Ursache für nicht existent erklärt. „Einmal ist keinmal."

Zu den Abwehrmechanismen wird oft auch das *Agieren* gerechnet. Aus Gründen, deren Erörterung hier zu weit führen würde, erscheint uns dies nicht berechtigt. Ursprünglich wurde als Agieren eine besondere Widerstandsform (siehe unten) in der psychoanalytischen Therapie bezeichnet, nämlich die Tatsache, daß der Patient sich nicht *sprechend erinnerte,* sondern die Erinnerungen in *Handlungen wiederholte.* Später wurden dann allgemein Patienten als „agierend" bezeichnet, wenn ihre Handlungen zum überwiegenden Teil unbewußt motiviert waren. Solche Menschen neigen zu impulshaftem, unkontrolliertem und ungesteuertem Verhalten, das die soziale Umwelt in jedem Falle stark einbezieht. Insbesondere die sogenannte hysterische Persönlichkeit veranlaßt entweder das gesamte soziale Umfeld zum „Mitagieren" (z. B. bei appellativen Suiziddrohungen) oder sie wird aufgrund ihres agierenden Verhaltens rasch abgelehnt.

Noch weniger zu den Abwehrmechanismen sollte die *Sublimierung* gerechnet werden, wie das immer wieder geschieht. Sublimierung meint die Umwandlung von sozial weniger akzeptablen Triebzielen in sozial höherwertige. Dabei handelt es sich um einen Vorgang, der zur Aufrechterhaltung der psychischen Gesundheit von großer Bedeutung ist – wenn man so will, um

eine „gelungene Abwehr". Sublimierung ist z. B., wenn ein
Mensch statt einer brachial aggressiven Handlung die entsprechende Spannung in eine verbale Auseinandersetzung umsetzt,
was der Durchsetzung der eigenen Interessen in einer sozial
angepaßteren Weise entspricht. (Demgegenüber wäre die
Reaktionsbildung eine Umwandlung der aggressiven Spannung
in ein besonders altruistisches Verhalten, was weder dem Indiv-
duum noch der Gesellschaft auf die Dauer gut bekommt.) Eine
andere Form „gelungener Abwehr" ist etwa der *Humor.*

Dieser Sammlung von Abwehrmechanismen, der weitere bei
anderen Aufzählungen noch hinzugefügt werden, kommt für die
Normal- und für die Neurosenpsychologie eine zweifache Bedeutung zu. Die Art der Abwehr garantiert die Spezifität sowohl des
einzelnen Menschen als auch der verschiedenen Neurosentypen:

1. Jede Person, jedes Individuum bevorzugt einige wenige auf-
einander abgestimmte Abwehrmechanismen. Es war schon
erwähnt worden, daß als neurotisch nur das *Übermaß der Verwendung* von Abwehr zu bezeichnen ist und daß wir Abwehr als ubiquitär und teilweise auch für die Ökonomie des täglichen Lebens
als unvermeidlich ansehen. Abwehr ist somit nicht primär pathologisch, sondern eine Funktion, derer auch das gesunde Ich
bedarf. Die Beobachtung geht dahin, daß das, was die Spezifität
der einzelnen Persönlichkeiten ausmacht, das, was wir den Charakter eines Menschen nennen, einiges zu tun hat mit der Art
seines ganz individuellen Umgangs mit Triebimpulsen, Angst
und unbewußten Inhalten.

2. Die zweite Form von Spezifität ist die für die Neurosenpsychologie eigentlich bedeutsame: Jede Neurose zeigt eine Bevorzugung bestimmter Abwehrmechanismen. Dies läßt sich nicht
strikt und kategorisch handhaben, sondern man wird nur von
einer relativen Dominanz bestimmter Abwehrtypen innerhalb
bestimmter Neurosen sprechen können. Am deutlichsten ist
diese Spezifität etwa bei der Dominanz des Abwehrmechanismus
der Projektion für die gesamte Gruppe der Persönlichkeitsstörungen, Neurosen und Psychosen, die sich um die paranoide Dynamik gruppieren. Die nachstehende Übersicht (Tab. 2) soll schematisch die Zuordnung von Neurosetyp und Abwehrformen verdeutlichen. *Der charakteristische Abwehrmechanismus* für den

jeweiligen Neurosetyp ist hervorgehoben. Zur Erinnerung sei noch einmal betont, daß im Prinzip bei jeder Neuroseform jeder Abwehrmechanismus auftreten kann, so daß man korrekterweise nur von einer relativen Dominanz einzelner Abwehrformen sprechen darf. Während die klassisch-deskriptive Betrachtungsweise die Spezifität von Krankheitsbildern über eine phänomenologische Festlegung beschreibt, versucht der psychodynamische Ansatz der Psychoanalyse dies von einer inneren Dynamik her. Die dargestellte Spezifität von Abwehrmechanismen für die Neurose ist als der gelungenste Versuch einer dynamischen Festschreibung auf einzelne Neurosetypen anzusehen. Am Beginn der psychoanalytischen Arbeit hatte die ganze Hoffnung darauf geruht, zu einer spezifischen Beziehung von Triebimpulsen und Neurosetypen zu kommen. Generell muß man diesen Versuch als gescheitert ansehen, obgleich eine gewisse Impulsspezifität für bestimmte Konflikte und bestimmte Neurosen bestehen bleibt.

Tab. 2. Relative Dominanz von Abwehrmechanismen bei verschiedenen Neurosetypen. („Typische" Abwehr ist *kursiv* hervorgehoben.)

Abwehr	Psychodynamik
Verdrängung Verleugnung	hysterisch
Verschiebung *Vermeidung*	phobisch
Wendung gegen das Selbst Identifizierung mit dem Aggressor	depressiv
Reaktionsbildung Intellektualisierung Rationalisierung Isolierung Ungeschehenmachen	zwangsneurotisch
Projektion	paranoid
Soziale Isolierung Affektverdrängung	schizoid
Spaltung	Borderline-Syndrom

1.6   Die Entstehung neurotischer Symptome

Die Entwicklung des neurotischen Symptoms wurde innerhalb der Psychoanalyse lange Zeit ausschließlich unter dem Gesichtspunkt der Konfliktformel (das Symptom ist letztlich Folge eines reaktualisierten Entwicklungskonfliktes) gesehen. Diese Sicht hat sich als unzureichend erwiesen und muß heute um mindestens zwei Aspekte ergänzt werden, so daß wir zur Zeit von drei Modellen der Symptombildung ausgehen können. Dies sind:

1. Das Modell des reaktualisierten Entwicklungskonfliktes (Konfliktmodell)
2. Das Modell des erhaltenen Entwicklungsschadens (Defizitmodell)
3. Das Modell der verfehlten Lernvorgänge (Lernmodell)

Diese drei Betrachtungsweisen können im Idealfall jeweils als alleinverantwortlich für eine bestimmte Symptomentstehung angesehen werden. In der großen Mehrzahl der Fälle wird man jedoch Überschneidungen und Wechselwirkungen annehmen können. Das heißt genaugenommen, daß wir heute nicht mehr über ein einheitliches Modell zur Entstehung neurotischer Symptome verfügen, sondern neben- oder nacheinander mehrere Mechanismen am Werk sehen. Auch bei den *psychosomatischen Modellen* (Kap. 3.3) kehren natürlich diese Modellvorstellungen in adaptierter Form wieder, so basiert das *Konversionsmodell* weitgehend auf dem Konfliktmodell, und das *Lernmodell* ist ohnehin durchgängig.

1.6.1 Das Konfliktmodell (reaktualisierter Entwicklungskonflikt)

Dieses ist die klassische der vorgestellten Sichtweisen. Sie wurde als erste entwickelt und stellt quasi das Herzstück des psychodynamischen Neurosenverständnisses dar. In seiner einfachsten Form sieht das Modell folgendermaßen aus:

> Entwicklungskonflikt → Reaktualisierung → Kompromiß → Symptom

Dieses vereinfachte und stark reduzierte Modell bedarf einer Erweiterung um eine Reihe von Komponenten:

> „Auslösende Situation" → aktueller Konflikt → Angst → Regression → Reaktualisierung von infantilen Konflikten → Verstärkung der Konfliktspannung (Angst) → Abwehr → „Mißlingen der Verdrängung" → „Kompromißbildung" zwischen den einzelnen Konfliktanteilen → Symptombildung.

Dieses erweiterte Schema besagt, daß am Anfang der Neurose eine *auslösende Ursache* steht, bei der ein äußeres Mißverhältnis von auslösendem Anlaß und krankhafter Folge charakteristisch ist. Dabei läßt die objektive Konfliktsituation nur Schlüsse auf die Art des Problems zu, nicht jedoch auf die tatsächliche Relevanz, die es für den Patienten hat. Freud sprach von „Versuchungs- und Versagungs-Situationen". Durch den aktuellen Konflikt kommt es zu einer Reaktivierung des infantilen Konfliktes, das heißt infantile Versuchungen und Versagungen entstehen erneut.

Der Patient versucht, die gegenwärtige Belastungssituation mit eben den Mitteln zu lösen, die er in infantilen Belastungssituationen anwandte bzw. von denen er damals phantasierte, daß sie geeignete Mittel sein müßten. *Er versucht, einen Konflikt, den er als Erwachsener erlebt, mit kindlichen Mitteln zu lösen.* Dieses Zurückgreifen auf infantile Erlebnisformen bezeichnen wir als **Regression**. Die Regression, von der sich der Patient unbewußt eine Erleichterung erhoffte, führt zu einer Verschlimmerung und Verstärkung des Konfliktes. Aus dem Konflikt heraus entsteht soviel Spannung und Angst, daß ein Modus der Spannungabfuhr um praktisch jeden Preis gefunden werden muß. Dieser *unlösbare Konflikt* ist die Basis der Symptombildung. Die Konstituenten des Konflikts sind in der Regel die Triebimpulse, die Ich-Komponenten, die internalisierten Normen und die äußere Realität. Zwischen diesen Kräften versucht das Ich gleichsam als letztes Mittel einen *Kompromiß* zu schließen, der irgendwie noch den verschiedenen Pressionen Rechnung trägt.

Das Symptom wird zum Ausdruck eines für den Menschen schlechten Kompromisses zwischen verschiedenen Kräften. Es stellt eine in jeder Hinsicht *unzureichende Lösung* dar. Es ist – wie Freud sagt – ein mißglückter Reparations- und Heilungsversuch. Andererseits muß man festhalten, daß das Symptom, die phänomenologische Neurose, die *jeweils beste Organisationsform eines psychischen Konfliktes* darstellt, die dem Kranken zu einem bestimmten Zeitpunkt unter seinen gegebenen inneren und äußeren Bedingungen möglich ist („suboptimale Konfliktbewältigung").

Dieses Verständnis der Neurose als jeweils am besten erreichbare Organisationsform, die dem Kranken im Rahmen seiner Möglichkeiten zur Verfügung steht, leitet auch über zum Phänomen des *Wiederholungszwanges.* So benannte Freud die eigentlich unerklärliche Tatsache, daß der Patient immer wieder gerade das tut oder tun muß (Symptomatik, gestörtes Verhalten, „Herstellen" von auslösenden Situationen), von dem er eigentlich längst begriffen haben müßte, daß es ihm schadet. Die Neurose perpetuiert sich gleichsam. Freud meinte, daß es eine Qualität von Triebvorgängen sei, auf Wiederholung zu drängen. Diese Erklärung erscheint heutzutage, wo man die Triebtheorie (Libido-Theorie) kritisch sieht, unzureichend. Sehr viel einleuchtender ist, daß der Patient im Symptom seine ihm subjektiv optimale Lösungsform darstellt, mag diese auch objektiv sehr unzureichend sein. Und daß alle Lösungsversuche deswegen einander gleichen, weil bessere nicht zur Verfügung stehen.

Selbstheilungsversuch, Reparationsversuch, Restitutionsversuch sind Begriffe, die eine Betrachtung implizieren, bei der es zu einer – wenn auch schlechten – Lösung des Konfliktes durch die Symptombildung kommt. Die subjektive Entlastung, die auch solche „unteroptimalen" Lösungen für den Kranken mit sich bringen, wird als *primärer Krankheitsgewinn* bezeichnet. Der primäre Krankheitsgewinn ist demnach der unbewußte Gewinn, den der Patient subjektiv aus dem Symptom zieht, mag es für ihn sonst noch so belastend und quälend sein. Psychodynamisch wird mit dieser Beschreibung ein Motiv erfaßt, das den Kranken bewegt, trotz aller Nachteile das Symptom „beizubehalten". Der *sekundäre Krankheitsgewinn* ist demgegenüber der Gewinn, den der Kranke aus den Symptomen zieht, weil sie ihm objektive (nicht subjektive) Vorteile verschaffen. Hierbei kann es sich um eine Rente handeln oder das verstärkte Interesse und die Zuwendung der Umwelt u.a.m. Patienten, bei denen dieser „innere" und/oder der „äußere" Gewinn groß sind, sind in der Regel zur Psychotherapie nicht motiviert. Eine berentete Neurose ist inkurabel.

Eine nochmals andere Kurzfassung des Modells ist die nachstehende:

Unbewußter Konflikt → „mißglückter Lösungsversuch" → Symptom

Das Verständnis sieht also im Kern so aus, daß ein ungelöst gebliebener Konflikt durch eine aktuelle Lebenssituation reaktualisiert wird. Dieser Vorgang ist in seinen wesentlichen Anteilen unbewußt. Das neurotische Symptom wäre die Folge des unzureichenden Lösungsversuches.

1.6.2 Das Defizitmodell (erhaltener Entwicklungsschaden)

Diese Betrachtungsweise sieht im entscheidenden Punkt in bestimmten neurotischen Störungen die anhaltende Wirkung eines erlittenen Entwicklungsschadens verkörpert. Für das oben dargestellte Konfliktverständnis ist die Formel geprägt worden: „Das Ich hat etwas getan" (nämlich versucht, einen Entwicklungskonflikt mit unzureichenden Mitteln und auch unzureichendem Erfolg zu verarbeiten). Die Neurose ist also Folge eines aktiven Vorgangs. Demgegenüber lautet die andere Formel: „Dem Ich wurde etwas angetan" (es wurde ihm infolge seiner Hilflosigkeit passiv ein bleibender Schaden zugefügt). Die Störung wäre hier Folge eines passiven Geschehens.

Die klassische Auffassung, daß Neurosen unteroptimale Lösungen von Triebimpuls-Abwehrkonflikten bzw. Reaktualisierungen infantiler Konflikte sind, muß also im Hinblick auf einige wichtige pathologische Erscheinungen modifiziert werden. Eingangs – bei Einführung in die allgemeine Neurosentheorie – war in einer nosologischen Übersicht auf eine Gruppe von Störungen hingewiesen worden, die meist als *frühe Störungen* bezeichnet werden: Kriminalität, Dissozialität, Soziopathie, Süchte, Perversionen, Psychopathien. Auch das Borderline-Syndrom, die narzißtischen Neurosen, andere Neurosen mit Neigung zu „malignen Regressionen" und die Psychosen (soweit psychogen) gehören genetisch hierher. Wenn diese Begriffe auch sehr verschiedenen Kategorien entstammen, läßt sich für die Haupterscheinungsform, unter welcher sie klinisch auffällig werden, eine generelle Aussage machen: In der Regel handelt es sich nicht um eine Wiederbelebung infantiler Probleme aus einem aktuellen Konflikt heraus, sondern es handelt sich um die *Folgen eines primären Entwicklungsschadens;* alle Versuche zur Verarbeitung der Störeinflüsse waren quasi von vornherein zum Scheitern verurteilt. Das unreife Ich ist mit den gegebenen Bedingungen hoffnungslos überfordert. Diese Zusammenhänge wurden besonders von J. Bowlby, einem der erfahrensten Untersucher der frühen affektiven Entwicklung, betont. Häufig finden wir in der Biographie von Menschen mit solchen Störungen gröbste Frustrationen der emotionalen Basisbedürfnisse, Vernachlässigung, Mißhandlung, sexuellen und/oder aggressiven Mißbrauch. Oft entstammen sie einem selbst schwer gestörten Milieu oder asozialen/dissozialen Verhältnissen. Dieses Milieu gab ihnen keine Chance, ein stabiles Ich aufzubauen, meist herrscht jener Zustand vor, den wir eine ausgeprägte *Ich-Schwäche* nennen. Zwar haben alle Neurosen infolge der Entwicklungsstörung eine mehr oder minder ausgeprägte Ich-Schwäche, bei den Dissozialen, Kriminellen, bei Süchten und anderen Störungen ist diese Ich-Schwäche jedoch von vornherein so ausgeprägt, daß auch von einem „Ich- Defekt", im angelsächsischen Schrifttum von „ego-distortion" gesprochen wird. Damit ist gemeint, daß das Ich kaum Möglichkeiten hat, die Triebimpulse zu hemmen. Das Leben solcher Menschen wird mehr oder minder von ihrem Impulsverhalten und von der Art der Außenwelteinflüsse bestimmt. Ein extrem versagendes Milieu, insbesondere ein solches, das keine affektive Zuwendung geben kann, bewirkt auch eine unzulängliche Über-Ich-Bildung. Wir gehen davon aus, daß es aus den gleichen Gründen, die zur Ich-Schwäche führten, auch zu einer unzulänglichen Innenrepräsentanz von sozialen Gesetzen kommt. Man spricht von *Über-Ich-Schwäche* oder noch drastischer von *Über-Ich-Defekt.* Menschen mit solchen Störungen richten sich fast ausschließlich nach der Art der Intensität der *äußeren* Gesetzeskontrolle. Fehlt eine äußere Kontrolle, dann existiert für das Ich auch kein Gesetz. In den USA existiert hierfür das Konzept der *„moral insanity".* Diese Art von Gewissensbildung kontrastiert sehr scharf zur häufig hypermoralischen und überstrengen Gewissensbildung bei den Neurosen. Schließlich muß bei der Entstehung von asozialem Verhalten auch daran gedacht werden, daß im entsprechenden Milieu für die heranwachsenden Kinder solches Verhalten gar nicht als dissozial erkannt werden kann, da die Erwachsenen, an denen sie sich orientierten, sich selbst entsprechend verhalten. (Hier sei noch einmal an die Risikofaktoren, Kap. 1.4.4, erinnert!) Das gestörte Verhalten, die Sucht, das kriminelle Symptom tritt hier – metaphorisch ausgedrückt – an die Stelle des Strukturdefektes, füllt gleichsam die früh entstandene Lücke im Ich aus. Die „frühen Störungen" werden um so eher auftreten, je mehr sich Ablehnung und emotionale Kälte im Erziehungsmilieu kombinieren. In diesem Sinne ist die Formulierung von A. Freud zu verstehen, daß prinzipiell zwei Ausgänge von Entwicklungsstörungen möglich sind: der *Ausgang als Konflikt* und der *Ausgang als Defekt* („strukturelle Ich-Störung" im Sinne von Fürstenau). Mit dem Ausgang als Konflikt ist der weitere Rahmen der Psychoneurosen gemeint. Mit dem Ausgang als Defekt ist die Gruppe der frühen Störungen umrissen.

Eigentlich sind in dem geschilderten Modell zwei etwas unterschiedliche Annahmen enthalten: Im einen Fall wird das Symptom als direkte Folge des Entwicklungsschadens verstanden, im anderen Fall als „Ersatzbildung" für den Schaden (man hat auch von einer „Plombenfunktion" gesprochen) aufgefaßt. Die Kurzformel sähe demnach so aus:

Etwas anschaulicher kann man sich den Zusammenhang folgendermaßen vorstellen: Ängste können z. B. als Folge massiver Störungen direkt von der Kindheit bis ins Erwachsenenalter reichen. Sie wären dann direkter Ausdruck einer Abwehrschwäche (Ich-Schwäche). Man kann das Angstsymptom aber auch als „Lückenbüßer" verstehen, daß es quasi *kompensatorisch* die Stelle von etwas noch Unangenehmerem einnimmt. Leeregefühle, wie sie bei den narzißtischen Neurosen auftreten, sind nach den Schilderungen mancher Patienten als quälender denn die Angstgefühle aufzufassen. Der Angst käme in einem solchen Fall sowohl die symptomatische Folge eines Entwicklungsschadens als auch eine gewisse „prothetische" Funktion zu, als ein Schutz vor etwas noch Schlimmerem. Besonders schweren sexuellen Deviationen hat man eine solche kompensatorische Funktion zugeschrieben. Von vielen Autoren werden, wie erwähnt, dieserart strukturierte Symptome nicht den Neurosen i.e.S. zugerechnet (s. Kap. 1.1).

1.6.3 Das Lernmodell (verfehlte Lernvorgänge)

Neben dem Konfliktgesichtspunkt und der Bedeutung der Kompensation von anhaltenden Entwicklungsschäden ist der Faktor des *Lernens* der für die Entstehung und Erhaltung von Symptomen wichtigste. Jeder Mensch hat seine individuelle, jede Gruppe ihre kollektive Lerngeschichte, und die persönlichen Lernerfahrungen schlagen sich auch in der Krankheit nieder. Aus dieser Sicht ist der Faktor des Lernens kein grundsätzlich anderer als die bisher geschilderten – die Akzente liegen jedoch deutlich anders. Dennoch läßt sich eine Konfliktgeschichte auch in der Form von Lerngesetzen formulieren, wie das in der Praxis auch geschieht. Bei solcher Umformulierung müssen natürlich jeweils die Gesichtspunkte entfallen, die in der Lerntheorie keinen Ort haben, vor allem der Aspekt des Unbewußten, der triebhaften Konfliktdynamik, der Selbstwertregulation u.a.m. Jede Theoriesprache betont naturgemäß die Gesichtspunkte, für deren Erfassung sie entworfen ist, und sie minimalisiert die anderen. Die Bedeutung des Lernens in der Genese der Neurosen ist von der Psychoanalyse lange Zeit übersehen und gar bestritten worden – aus eben den genannten Gründen.

Drei Lernprinzipien sind als voneinander ausreichend unabhängig herausgearbeitet worden:

1. Das **klassische Konditionieren** geht auf die Arbeiten von I. P. Pawlow (1849 – 1936) zurück. Es basiert auf der Lehre von den *bedingten Reflexen,* bei deren Entstehung der angeborene, nichtbedingte Reiz (UCS) mit dem bedingten Reiz (CS) durch zeitgleiche Exposition (Kontiguität; optimal 0,2 Sek. verschoben) fest assoziiert wird. Der Lernvorgang besteht im Ersatz des unbedingten Reizes durch den bedingten. Zur Erinnerung: Konditionierung der Magensaftsekretion von Hunden an einen Glockenton (CS).

2. Das **operante (instrumentelle) Konditionieren** basiert auf Arbeiten von E. Thorndike (1874 – 1949), der tierexperimentell beobachtet hatte, daß z. B. Katzen eine weniger erfolgreiche durch eine erfolgreichere Methode zu ersetzen lernen, wenn sie dadurch rascher an ihr Futter kommen. Sein „law of effect" besagt, daß Handlungen, die Befriedigung zur Folge haben, wiederholt und solche, die zu Unlust führen, unterdrückt werden.

Diese Prinzipien übertrug vor allem B. F. Skinner durch weiterführende Untersuchungen auf menschliches Verhalten. Er gilt heute als der eigentliche Vertreter des operanten Konditionierens.

3. Das *soziale Lernen* wurde nach 1960 verstärkt erforscht und ist vor allem durch das Konzept des *Modellernens* von A. Bandura vertreten. Bandura konnte zeigen, daß bereits die Beobachtung von fremdem Verhalten genügt, um dieses in das eigene Verhaltensrepertoire zu übernehmen: Kinder, denen man Filme von Erwachsenen, die Puppen treten, vorgeführt hatte, verhielten sich unmittelbar danach erhöht aggressiv gegenüber dem eigenen Spielzeug. Bandura entwickelte die sog. „self-efficacy-theory", mit der er einen Rahmen für das Konzept des sozialen Lernens schuf, der das Erleben eigener sozialer Effizienz in den Vordergrund stellt. Das Modellernen wird auch als *vicariierendes* (stellvertretendes) *Konditionieren* bezeichnet, weil der Modellvorgang bereits Teile der Effizienzprüfung (z. B. Versuch und Irrtum) vorwegnimmt.

Das erste Lernmodell besagte, daß der Reiz (stimulus) zu einer Reaktion (response) führt: S – R. Um die Individualität des Organismus, die die einfache S – R-Verbindung stört, einzubeziehen, wurde die Variable O (für Organismus) dazwischengeschoben. So lautet das Modell dann: S – O – R. Die heute aktuelle Form des Modells lautet

S – O – R – C – K

Bei diesem Modell steht S für den Reiz, O für den Organismus, R für die Reaktion, C für den Verknüpfungsgrad und K für die Konsequenz im Verhalten.

Uns scheint, daß die Gesetzmäßigkeiten des Lernens sich besonders zur Beschreibung der Erhaltung von Symptomen eignen. Das Prinzip der *operanten Verstärkung* von Krankheitsverhalten spielt gerade bei der Erhaltung von Neurosen eine zentrale Rolle. Was oben als sekundärer Krankheitsgewinn beschrieben wurde, wird ausgezeichnet mit dem Prinzip der *sozialen Verstärkung* erfaßt (social reinforcement): Die Umwelt des Kranken reagiert in einer bestimmten (z. B. schonenden, verwöhnenden) Weise und der Patient lernt eine Lektion, die ihm im Kern vermittelt, daß es unklug wäre, ein Symptom aufzugeben, welches ihm so viele „Vorteile" verschafft. Man wird die Chronifizierung mancher Neurosen auf diese Weise zufriedenstellend erfassen können.

Wir betonten wiederholt, daß bestimmte Theoriegesichtspunkte zur Erfassung von neurotischen Prozessen bestimmte Meriten haben. Am Beispiel der phobischen Neurose (Kap. 2.1.3) läßt sich das gut zeigen. Es gibt sicher einfach strukturierte Patienten, deren Neurosen sich mit einer nur lerntheoretischen Beschreibung ausreichend erfassen lassen. Das berühmteste Beispiel ist ein Modellversuch aus dem Jahre 1920. J.B. Watson, ein Pionier der Lerntheorie und Begründer des Behaviourismus, experimentierte (ethisch durchaus fragwürdig) mit dem 11 Monate alten Knaben Albert. Während das Kind mit einem Kaninchen spielte, vor dem es keine Angst hatte, erschreckte Watson es mit einem Gong (= Konditionierung). Albert entwickelte eine regelrechte Phobie vor Kaninchen, die er auf alle Pelztiere und dann auf alles Fellartige, Bauschige *generalisierte*. Derartig einfach strukturierte Neurosen treten in der Klinik sehr selten auf, wohl weil sie durch Erfahrungsprozesse des täglichen Lebens größtenteils rasch *extingiert* werden. Dennoch erscheint die Modellableitung legitim, manche Neurosen seien im Prinzip so strukturiert, daß einfache Lerngesetze (Konditionierung, Generalisierung) ihre Entstehung und ihr Verschwinden (Extinktion) erklären könnten. Der Komplexität der klinischen Phänomene, die die Lerntheoretiker natürlich auch sehen, versucht man heute durch umfangreiche Phänomenanalysen, und die Aufstellung von Symptomhierarchien gerecht zu werden.

Wir meinen demgegenüber, daß das Fortlassen aus unserer Sicht so vorzüglicher Erklärungselemente wie unbewußte Impulse, Wünsche, Phantasien, die dann in innere Konflikte führen, eine Einschränkung der verstehenden Möglichkeiten bedeutet. Wahrscheinlich wird die psychoanalytische Konzeption der Gesamtheit der klinischen Phänomene bei der phobischen Symptomentstehung – um beim Beispiel zu bleiben –, über alles betrachtet, gerechter. Kaum einer der vielen Menschen mit Ängsten, den Fahrstuhl zu benutzen, ist einmal im Fahrstuhl erschreckt worden oder steckengeblieben. Mit lerntheoretischen Konzepten lassen sich aber z. B. die Generalisierungsabläufe (Ausbreitung des Symptoms nach dem Gesetz der Ähnlichkeit) gesetzmäßig besser erfassen. In der Therapie zeigt sich auch manchmal, daß ein chronifiziertes Symptom sich dem verstehend-emotionalen Zugriff der Psychoanalyse entzieht, während ein verhaltenstherapeutisch orientiertes Umlern-Arrangement den Fortschritt bringen kann (s. Kap. 6.5).

Um es noch einmal anders zu sagen: Man gewinnt oft in der Psychotherapie den Eindruck, daß ein *Symptom sich im Laufe der Zeit gegenüber den es ursprünglich hervorbringenden Konfliktbedingungen verselbständigt,* sich von ihnen gleichsam „abkoppelt". Ein solches Symptom ist dann aus dem motivationalen Zusammenhang gerissen, der es hervorbrachte, es wird offensichtlich – zum Teil oder ganz – von anderen Bedingungen erhalten als jenen, die es entstehen ließen. *Zur Konfliktdynamik tritt eine Lerngeschichte hinzu.* Aus seinem inneren Sinn hat sich ein solches Symptom gewissermaßen „überlebt", dennoch existiert es weiter, weil das Individuum konstant neue Lernerfahrungen meidet. Diese Sichtweise ist von der Psychoanalyse bisher völlig vernachlässigt worden.

Die Kurzformel, auf welche man dieses Modell bringen kann, sieht folgendermaßen aus:

> Lerngeschichte → verfehlte Lernvorgänge → Symptom (→ symptomerhaltende Lernvorgänge → Symptomchronifizierung)

Wir sind davon überzeugt, daß der Konfliktgesichtspunkt, der strukturelle und der Lerngesichtspunkt einander ergänzende Erklärungsprinzipien sind, die sich im Einzelfalle manchmal kaum voneinander abgrenzen lassen.

1.7 Genetisch-konstitutionelle Aspekte der Symptomwahl

Während in der psychologisch nicht informierten Bevölkerung und noch immer bei der Mehrzahl der Ärzte eine Bereitschaft besteht, auf den ersten Blick unerklärliches Verhalten oder Verhaltensübereinstimmungen von Eltern und Kindern unreflektiert der „Vererbung" zuzuschreiben, stehen wir als psychodynamisch orientierte Autoren dieser Sicht zurückhaltender gegenüber. Zu groß ist die Anzahl der Möglichkeiten, Verhalten zu erwerben, als daß jede Unerklärlichkeit oder jede Übereinstimmung in Familien sofort als genetisch verankert angesehen werden dürfte. Wenn wir überhaupt therapeutisch wirksam werden wollen, liegt unsere Chance darin, die veränderbare Umwelt zu erfassen – der erklärende Rückzug auf die unveränderbaren Gene fördert automatisch die Resignation in Prophylaxe und Therapie.

Nun ist die genetische Forschung differenzierter und selbstkritischer geworden als früher, sie hat sich in ihren Methoden entwickelt und auf dem Gebiet der Neurosenpsychologie und Psychosomatischen Medizin hat sie genaugenommen eigentlich gerade erst begonnen. Das interessanteste Ergebnis dieser Forschungsrichtung ist, daß wir heute Aussagen darüber machen können, bei welchen Neurosen in der Symptomwahl genetische Komponenten einen größeren und bei welchen sie einen kleineren Einfluß haben. Dabei verhält es sich offensichtlich so, *daß die genetische Information nicht darüber entscheidet, ob wir neurotisch erkranken oder nicht, sondern vielmehr darüber, welche Symptome wir mit größerer Wahrscheinlichkeit „wählen", wenn wir überhaupt ein neurotisches Syndrom entwickeln.* In der Sicht von K. Ernst, der sich seit Jahrzehnten für die Naturgeschichte der Neurosen interessiert hat, liest sich dies so: *„Woran* wir erkranken, ist uns stärker genetisch mitgegeben als, *wie schwer* wir erkranken, und vor allem: *ob* wir überhaupt erkranken". So ist die Zwangsneurose am längsten als die Neuroseform bekannt, bei der die genetisch-konstitutionelle Mitverursachung eine wichtige Rolle spielt. Auch bei den Phobien scheint ein nennenswerter Faktor dieser Art mitbeteiligt, der ausgeprägter ist als z. B. bei der neurotischen Depression. Neurotische Depressionen und endogene Depressionen zeigen wiederum keinen genetischen Zusammenhang. Die Angstneurose hat ebenfalls eine geringere genetische Komponente als die Phobie und am allergeringsten ist dieser Faktor wahrscheinlich bei den hysterischen Störungen ausgeprägt. Neurotische Krankheitsbilder insgesamt sind erwartungsgemäß stärker genetisch bestimmt als neurotische Reaktionen, die keine nachweisbare Komponente dieser Art zeigen. Auch der Verlauf und die Schwere neurotischer Erkrankungen ist mit sehr viel größerer Wahrscheinlichkeit psychoreaktiv („erworben") verursacht als genetisch bestimmt. – Den Einfluß genetischer Faktoren für die Psychoneurosen möchten wir folgendermaßen darstellen:

Zwangsneurose

Phobie

Angstneurose (Panikstörung)

Neurotische Depression

Hysterische Neurose

Vermutliche Tendenz in der Ausprägung des genetisch-konstitutionellen Einflusses bei einzelnen Neuroseformen (s. Text).

Bei einer solchen Zusammenfassung ist natürlich große Zurückhaltung angebracht. Zum einen sind die Abstände zwischen den einzelnen Neuroseformen nicht äquidistant (wie das Schema suggeriert), sondern sehr unterschiedlich und im Detail noch gar nicht bekannt. Der zwangsneurotische Faktor ist mit Abstand der stärkste, aber alles übrige ist noch viel unsicherer und die Ergebnisse der Forschung (die hauptsächlich mit der Zwillingsmethode und der Untersuchung familiärer Häufungen arbeitet) sind teilweise widersprüchlich. Das dargestellte Schema ist also ein erster Versuch einer Gewichtung des genetischen Faktors bei den Neurosen, wie er sich z. Zt. in der Fachdiskussion darstellt. Daß generell bei den Neurosen der *weit überwiegende Anteil* in der Symptomweitergabe und im Symptomerwerb psychoreaktiv und nicht genetisch bestimmt ist, soll abschließend noch einmal betont werden. (Dies gilt übrigens auch noch für die Zwangsneurose.)

Den Abschluß der allgemeinen Überlegungen zur Neurosenlehre soll ein kasuistischer Beitrag liefern, anhand dessen der Mechanismus der Symptombildung sich verdeutlichen läßt:

1.8 Der Mechanismus der Symptombildung, dargestellt anhand eines Falles von Depersonalisationserleben

Kasuistik: Eine junge Frau von 27 Jahren, die aus einer süddeutschen Großstadt stammt, wird über einen Nervenarzt zur Behandlung überwiesen. Im Begleitschreiben sind als Diagnose „Depersonalisation, Derealisation, angstneurotische Zustände" angegeben. Psychotherapie wird von dem Kollegen für indiziert gehalten.

Die Patientin, die sich dann meldet, ist eine eher jünger ausse-
hende Frau – vom Gesamteindruck her ausgesprochen „lieb" und
mädchenhaft wirkend.

Sie spricht sehr leise, fast flüsternd, so daß der untersuchende
Psychotherapeut Mühe hat, sie zu verstehen. Sie fängt ihren
Bericht mit ihrer Symptomatik an: Seit zwei Jahren leide sie an
sehr quälenden Zuständen. Sie habe das Gefühl, nicht mehr sie
selbst zu sein. Sie fühle sich auch körperlich verändert. Wenn sie
in den Spiegel schaue, dann vermeine sie, eine andere Person
wahrzunehmen. Sie könne das Bild im Spiegel mit dem Gefühl,
daß sie das selbst sei, nicht zur Deckung bringen. Sie erlebe auch
ihre ganze Umwelt als verändert, als seltsam unwirklich. Manchmal glaube sie, daß sie nicht lebe, sondern träume. Auch habe sie
so seltsame Angstzustände. Früher sei sie begeistert stundenlang
im Wald gewandert, heute sei ihr das eher unangenehm, weil sie
Beklemmungsgefühle bekomme. Aber nicht nur draußen, sondern auch drinnen sei es so – insbesondere in Kirchen befalle sie
ein Druck- und Angstgefühl. Zusammen mit ihrem Mann sei sie
in einem Bastelclub. Jetzt hätten sie einige Male nicht hingehen
können, weil das so ein enger Raum sei, wo gearbeitet würde ...
(Therapeut: Und das alles begann vor zwei Jahren?) „Ja", sagt die
Patientin „und da gibt es noch ein Ereignis, das mein Leben verändert hat. Ich habe noch nie zu jemandem darüber gesprochen.
Ich stamme aus einem sehr behüteten Elternhaus. Meine Eltern
haben uns streng und religiös erzogen. Ich war auch in einem
Nonnen-Internat, wo die Erziehung eingreifend und rigide war.
Meine Eltern waren dagegen, daß ich zu Hause auszog. So habe
ich bis zu meiner Heirat bei ihnen gewohnt. Als ich einmal auszog und eine eigene Wohnung nahm, bekam mein Vater einen
Schlaganfall, und ich bin nie das Schuldgefühl losgeworden, daß
es wegen meines Auszugs war. Er starb dann kurz danach, und so
zog ich nach einigen Monaten zu meiner Mutter zurück. In diese
Zeit mit der eigenen Wohnung fällt nun dieses Erlebnis. In meiner Firma war ich mit einem älteren, verheirateten Kollegen
befreundet. Er half mir in der Wohnung mit Lichtanschlüssen,
Anbringen von Borden usw. – wissen Sie, so Bastelarbeiten. Ich
weiß nicht, was dann in uns fuhr ..." Patientin kann an dieser
Stelle nicht weitersprechen und quält sich erheblich. (Therapeut:
Nun, ich denke, Sie hatten mit dem Mann ein sexuelles Erlebnis.) Patientin nickt und stöhnt. „Ich kann es einfach nicht aussprechen, es war fürchterlich. Auch für ihn. Ich bin dann krank
geworden, hatte hohes Fieber. Danach fing das Ganze mit den
Schwindelanfällen an. Ich konnte kaum noch gerade gehen. Das
schlimmste war, ich kannte damals schon meinen Mann." (Thera-

peut: Haben Sie jemals mit ihm darüber gesprochen?) „Nein, er würde es nicht ertragen. Ich kann es nicht. Ich habe damals die Sache einem Priester gebeichtet, und der hat gesagt, ich solle meinem Verlobten nichts davon sagen. Danach ging es mir besser. Aber jetzt, seit wir verheiratet sind, geht es mir wieder schlechter."

Was ist das für eine merkwürdige Krankheit, die die Patientin schildert? Die phänomenologische Diagnose eines Depersonalisationssyndroms wurde schon genannt. Neurosenpsychologisch könnte man den größten Teil der Symptomatik einer konversionshysterischen Neurose zuordnen. Wie sah nun der Konflikt bei dieser Patientin aus? Er spielt sich offensichtlich zwischen ihrem Ich und dem Über-Ich ab. Es war ein schwerer Gewissenskonflikt mit ausgesprochen malignen Schuldgefühlen. Das Gewissen dieser jungen Frau war hypermoralisch, streng und rigide, das Fleisch aber war schwach. Ihr Ich ließ einmal einen Triebimpuls zur Handlung werden, den es sonst offenbar immer unterdrücken konnte. Hier setzt der Konflikt massiv ein. („Auslösende Ereignisse" von dieser Prägnanz sind eine Seltenheit!) In der Genese der Erkrankung läßt sich die emotionale Fixierung an den Vater, die ödipale Fixierung, deutlich ausmachen. Über die Wahl des älteren, verheirateten Freundes kommt es zu einer Wiederbelebung der infantilen Problematik. Mann heißt für diese Frau Vater – und den Vater darf man nicht begehren, sonst verliert man die Liebe der Mutter. Man kann es nicht anders beschreiben, als daß das Gewissen dieser armen Frau gegenüber ihrem Selbstgefühl wütet, sie unglaublich quält. Das Ich versucht sich erst in eine körperliche Lösung zu retten: Sie wird krank, sie ist nicht zurechnungsfähig, nicht zur Rechenschaft zu ziehen. Aber sie kann nicht ewig krank bleiben. Also versucht das Ich durch einen hartnäckigen psychogenen Schwindel sich weiterzuhelfen. Die Patientin kann keinen ruhigen Gedanken fassen: Immer schwindelt ihr. Sie droht ständig umzufallen. (Hier ist die symbolische Wiederholung des „Fallens" und die Abwehr des „Fallens" sehr deutlich.) Schließlich reichen auch diese Maßnahmen nicht mehr aus, und das Ich ist jetzt gezwungen, einen erheblich autodestruktiven Kompromiß zu schließen. Es kommt zu einer Art von Persönlichkeitsspaltung. Und zwar spaltet sich das Ich in einen Teil, der die volle Zustimmung der inneren Norm findet: die saubere, anständige, moralische, sittenstrenge junge Frau. Der andere Teil – das „gefallene Mädchen", die Sittenlose – wird abgespalten, gehört im Erleben der Patientin nicht mehr zu ihr. Sie kann den quälenden Spannungsgefühlen nurmehr dadurch entgehen, daß sie ihr integriertes Identitätserleben aufgibt. Sie hat das Gefühl, nicht mehr sie selbst zu sein: Das Bild im Spiegel ist nicht mehr das ihre. Gleichzeitig schwinden die quälenden Gewissensvorwürfe, das Über-Ich gibt gleichsam Ruhe. Das heißt: Um hier noch eine für sie akzeptable Lösung zu finden, muß die Patientin den sehr hohen Preis der Gefährdung von basalen Ich-Funktionen zahlen. Sie spaltet ihr Identitätsgefühl in einen guten und einen bösen Teil. Die gesamte Symptomatik ist jetzt Folge dieses verfehlten Lösungsversuches: Das Gefühl der doppelten Person, das veränderte Umwelterleben, die Ängste.

Eine Störung von dieser Schwere ist meist ein Indikator dafür, daß das Ich relativ schwach ist. Die Therapie (s. unten) kann nicht einfach eine aufdeckende sein, sondern man wird behutsam versuchen, das, was als „Stärkung des Ichs" und „Lockerung des Über-Ichs" bezeichnet wird, vorsichtig anzugehen. Man kann sich vorstellen, daß ein Gewissen, welches 27 Jahre diese Härte hatte, sich kaum schnell wird umstrukturieren lassen. Das ist ein Grund dafür, warum Psychotherapie generell Zeit erfordert. Wahrscheinlich ist mit anhaltenden Struktur- und Einstellungsänderungen bei einer Therapie unter einem Jahr kaum zu rechnen, unabhängig davon, mit welcher Stundenfrequenz die Therapie durchgeführt wird. Symptomveränderungen stellen sich oft sehr viel rascher ein. Man sollte sich allerdings nicht zu sehr auf sie verlassen, denn die Symptome kehren oft genauso schnell zurück, wie sie verschwunden sind.

Im Falle dieser Neurosenentstehung trägt das Modell des unbewußten Konfliktes am weitesten. Ein Anhalt, daß das Symptom Ausdruck einer weitergehenden strukturellen Störung sein könnte, fand sich nicht. Der Gesichtspunkt des Lernens war auch nicht sehr vordergründig, obwohl bereits so etwas wie ein deutliches Arrangement der Ehe der Patientin um ihr Symptom herum stattgefunden hatte: der Ehemann stellte seine Bedürfnisse zurück und behandelte sie sehr „pfleglich". Auch der Lösungsversuch, den das Ehepaar fand, war neurotisch. Als eine Therapie verabredet worden war, wurde die Patientin schwanger. Die Therapie fiel aus, weil beide Ehepartner sich nun erhofften, daß das Kind die Patientin „auf andere Gedanken bringen" würde. Auch

Tab. 3. Das dynamische Neurosenverständnis der Psychoanalyse.

Allgemeine Aussage: Neurosen sind Versuche (Kompromißbildungen), unlösbare Konflikte in einen subjektiv leichter erträglichen Zustand umzuwandeln.

Spezielle Aussagen:

A. Zur Genese

1. Die neurotischen Konflikte sind *unbewußte*
2. biographische, ursprünglich *infantile*
3. *Internalisierungen* ursprünglich sozialer Konflikte
4. *innere*, zwischen psychischen Substrukturen
5. solche zwischen *Triebimpulsen* und *Abwehrversuchen*

B. Zur Finalität

6. Die neurotischen Erscheinungen (Symptome) sind ein „*Kompromiß*" zwischen subjektiv unvereinbaren Tendenzen
7. Versuche, *Angst* (und/oder Unlust) um jeden Preis *zu vermeiden*
8. ein Rekonstruktions- und *Selbstheilungsversuch*
9. die individuell jeweils *bestmögliche Organisationsform* eines psychischen Konfliktes
10. der Versuch einer subjektiv *erträglicheren Selbstwahrnehmung* und Selbstdarstellung
11. als Konfliktlösung letztlich *unzureichend* („unteroptimal")

wenn man die Möglichkeiten solcher Selbstheilungen nicht unterschätzen sollte – in diesem Falle muß man den Spontanverlauf eher ungünstig sehen.

Die angesprochenen therapeutischen Probleme und die nosologischen Probleme im Zusammenhang mit dem Depersonalisationssyndrom werden in den entsprechenden Abschnitten näher behandelt. Ein Versuch zur Bestimmung des Neurosebegriffs unter verschiedenen Gesichtspunkten war bereits oben gegeben worden. Ein Versuch zur näheren Bestimmung des speziell psychoanalytischen Neuroseverständnisses in einer Übersichtsdarstellung soll diese allgemeine Einführung abschließen (s. Tab. 3). Alle einzelnen Punkte sind bereits ausgeführt worden. Beabsichtigt ist eine Synopsis, die dem Leser auf einen Blick eine Übersicht gestattet.

2 Spezielle Neurosenlehre

Die Psychoneurosen

Allgemeine Vorbemerkungen

Nach den in der allgemeinen Neurosenlehre gemachten Ausführungen bilden die Psychoneurosen das Kernstück der Klinik der Neurosen. Als klassische Psychoneurosen oder Übertragungsneurosen (Freud) werden folgende Krankheitsbilder bezeichnet: die Angstneurose und die Phobie, die neurotische Depression und die Zwangsneurose. Die hysterische Neurose (Konversionsneurose) gehört zwar auch zu den Übertragungsneurosen im Freudschen Sinne – wir besprechen sie jedoch wegen des Überwiegens der körperlichen Symptomatik unter den psychosomatischen Krankheiten (4.1.1). Mit einer gewissen Berechtigung kann man auch Bilder wie das hypochondrische Syndrom und das neurotische Depersonalisations- und Derealisationssyndrom hinzurechnen. Diese Aufzählung könnte den Eindruck vermitteln, daß es sich in jedem Falle um klar abgegrenzte und voneinander deutlich verschiedene Krankheitsbilder handelt. Dies ist keineswegs der Fall. Die psychotherapeutische Alltagspraxis zeigt vielmehr, daß *Überschneidungen der verschiedenen Neurosetypen* gegenüber den klar abgrenzbaren Formen *überwiegen*. Oft ist es geradezu unmöglich, eine abgegrenzte Diagnose zu stellen. In der Klinik verfährt man dann so, daß man nach der jeweils am stärksten ausgeprägten Symptomatik diagnostiziert und die begleitenden Erscheinungen mit in die Diagnose einbezieht, was oft sehr ausführliche Diagnosen zur Folge hat. Wenn nachstehend dennoch die klassischen Krankheitsbilder einzeln abgehandelt werden, so geschieht dies aus didaktischen Gründen. Auch die einzelnen in sich abgrenzbaren Neuroseformen sind keineswegs einheitlich, was die Ausprägung und Schwere des Bildes angeht. Praktisch von jedem einzelnen Neurosetyp, sei es nun eine Konversionsneurose, eine Phobie oder eine Zwangsneurose, läßt sich ein breites Spektrum von prognostisch guten, oft spontan wieder verschwindenden Bildern bis hin zu schwersten, therapeutisch kaum angehbaren oder chronifizierten Formen aufzeichnen. Am ausgeprägtesten ist diese Breite des klinischen Bildes bei den Neurosen mit Angstsymptomatik und bei den hysterischen Neurosen. Grundsätzlich trifft diese Aussage für jeden einzelnen Neurosetyp zu.

Die Schwierigkeiten der Diagnostik sind noch größer. Neben den genannten *spezifischen Symptomen,* die eine Zuordnung zu einem Hauptneurosetyp noch gestatten, gibt es solche, die bei allen Neurosen vorkommen. Ambivalenz im Gefühlsleben, Störungen der Arbeitsfähigkeit, Hemmungen, Kontaktstörungen, „Verstimmungen" und andere Beeinträchtigungen sind ausgesprochen *unspezifische Symptome,* obwohl sie allein oder gehäuft bei kaum einem Neurosekranken fehlen.

Auch an anerkannten Klassifikationsansätzen fehlt es. Eine *tiefenpsychologisch inspirierte Klassifikation* stammt von J. H. Schultz. Er orientierte sich an ätiologischen und strukturellen Merkmalen: **Fremdneurosen** sind reaktiv verursacht („exogen", ihre Konflikte sind „alloplastisch"); **Randneurosen** sind mehr körperlich bedingt („physiogen", die Konflikte sind „physiopsychisch"); **Schichtneurosen** sind die Neurosen im engeren Sinne mit „endopsychischen" Konflikten; **Kernneurosen** sind Charakterstörungen mit „autopsychischen" Konflikten. Obwohl der strukturelle Ansatz durchaus konsequent durchgeführt erscheint, wurde das Schema wenig rezipiert.

Andere Bezeichnungen richten sich nach der Art der Entstehung (z. B. „ekklesiogene Neurose" – eine eher schwache Wortschöpfung, weil natürlich nicht die Kirche allein Neurosen verursacht; **„Haftneurosen", „Unfallneurosen", „traumatische Neurosen"** – hiermit sind Krankheiten in der Folge umschriebener Ereignisse gemeint). Auch die Art des bewußt und unbewußt angestrebten Krankheitsgewinns wird zur Bezeichnung herangezogen (z. B. **„Rentenneurose"**). Hinter diesen so gefaßten Etiketten kann sich ein jeweils sehr unterschiedliches Erscheinungsbild darstellen.

Wir haben uns angewöhnt, auf Ein-Wort-Diagnosen, die weder nosologisch abgesichert sind noch dem Patienten gerecht werden, zu verzichten. Stattdessen stellen wir die Diagnose in drei verschiedenen Bereichen:

1. die *klinisch-symptomatische Diagnose*
   (das ist das phänomenologische Bild, das der Patient uns von seiner Symptombildung her bietet, und auch die Ebene, auf der die **ICD-10** ihre Kategorien bildet),
2. die *dynamisch-strukturelle Diagnose*
   (das ist der Versuch, den genetischen Konflikt, dessen Haupt-

abwehr und Verarbeitungsformen und die Persönlichkeitsstruktur zu beschreiben),
3. die *soziale Diagnose*
   (das ist die Aussage über die sozialen Beziehungen, das
   soziale Verhalten und den sozialen Status des Patienten).

Auf diese Art und Weise wird die Diagnose zwar länger und für
den Anfänger auch unübersichtlicher. Mit Sicherheit wird sie
dadurch aber nosologisch weniger anspruchsvoll und der Einzel-
persönlichkeit des Patienten gerechter.

Zur Darstellung der *dynamischen Theorie* der Neurosen ist ebenfalls eine Vorbemerkung nötig. 90 Jahre psychoanalytische Forschung haben nicht nur eine detaillierte Kenntnis der unbewußten dynamischen Abläufe im Rahmen der psychischen Störungsbilder erbracht, sondern auch viele Widersprüche, Ungereimthei-
ten und Eigenwilligkeiten einzelner Autoren. Fenichels klassisches Lehrbuch gibt ein Zeugnis davon. Wir sind bei unserer Darstellung einmal mehr der Linie gefolgt, nur das Gesicherte und
weitgehend Unumstrittene darzustellen. Und dies wieder in einer
reduzierenden Form, bei der psychodynamische Grundmechanis-
men vorgestellt werden und auf alles üppige Rankenwerk, das die
psychoanalytische Theorie sonst auszeichnet, verzichtet wird.

Vor der Darstellung der einzelnen Krankheitsbilder soll eine *Synopsis* eingeschoben werden (s. Tab. 4). Diese Übersicht verdeutlicht, wie das gleiche Symptom – z. B. Angst, Depression – als
zeitlich erstrecktes subklinisches Phänomen (Charakter, Persönlichkeit), als kurzdauerndes Ereignis (Reaktion, Krise), als prä-
gender Zug eines umschriebenen psychoreaktiven Krankheitsbildes (Neurose) oder innerhalb eines schwersten psychischen
Zusammenbruchs (Psychose) auftreten kann. Auch innerhalb
rein organisch bedingter psychischer Krankheitsbilder können die
gleichen Phänomene auftreten, was in der Übersicht aber nicht
ausgeführt ist.

War eingangs bereits mehrfach auf die Unschärfe des Neurosebegriffs eingegangen worden, so soll diese Übersicht noch einmal
optisch verdeutlichen, daß das, was wir Neurose nennen, oft
mühsam und ein wenig künstlich gegenüber anderen nosologischen Gruppen abgegrenzt werden muß. Auch war auf das vielfältige Überschneiden der einzelnen Bilder untereinander (im

Tab. 4. Symptomorientierte Synopsis der neurotischen (*Kursivdruck*) und anderer klinischer Bilder.

Charakterneurose "Abnorme Persönlichkeit"	Kurzzeitige Reaktion	Neurose	Psychose
Paranoider Charakter	Paranoide Reaktion	*Sensitive Entwicklung* (paranoide Neurose)	Paranoide Psychose "Paranoia"
Schizoider Charakter		(schizoide Neurose)	Schizophrene Psychose (simplex, Hebephrenie)
Narzißtischer Charakter	Narzißtische Krise	*Narzißtische Neurose* ("Pan-Neurose") Borderline-Syndrom	
	Episodische Depersonalisation/Derealisation	*Depersonalisation Derealisation bei Neurosen*	Depersonalisation Derealisation bei Psychosen
	Hypochondrische Reaktion	*Hypochondrie*	Hypochondrischer Wahn
Depressiver Charakter	Depressive Reaktion (Trauer?)	*Neurotische Depression*	Depressive Psychose ("endogene Depression") ("Melancholie")
Zwangscharakter	("anankastische Reaktion")	*Zwangsneurose*	Zwangserscheinungen bei verschiedenen Psychosen
(Angstcharakter)	"Angstanfall"	*Angstneurose Phobie* (Angsthysterie)	Angstzustände bei verschiedenen Psychosen
Hysterischer Charakter	(hysterische Reaktion)	*Hysterische Neurose/Konversionsneurose*	("hysterische Psychose")

Schema: vertikal) hingewiesen worden. Die in der Synopsis *in Kursivschrift geschriebenen Krankheitsbilder* werden nachstehend ausführlicher besprochen. Sie sind aus nosologischer Sicht das, was wir traditionell als **Psychoneurosen** bezeichnen.

Epidemiologie

Neurosen machen mit Sicherheit einen relevanten Anteil der Erkrankungen im Sinne der RVO (Reichsversicherungsordnung) in der Bundesrepublik Deutschland aus. Die absoluten Zahlen sind schwer zu erfassen. So wurde geschätzt, daß bis zu 60 % der Patienten, die wegen irgendeiner Beschwerde einen praktischen Arzt aufsuchen, neurotische oder psychogen mitbedingte Erkrankungen hätten (Mitscherlich). Die Schwierigkeit solcher Schätzungen liegt im Fehlen einer verbindlichen Übereinkunft, welche psychischen Abweichungen man als neurotisch oder allgemein als „krank" auffassen will. Das Krankheitskonzept bleibt das Hauptproblem epidemiologischer Forschung im Bereich der Neurosen. Die Mannheimer Arbeitsgruppe von Schepank fand in *Zufallsstichproben der Allgemeinbevölkerung* (also keine Patienten!) 27 % mit nennenswerten psychischen und körperbezogenen Beschwerden (Schepank, 1987). Das ist eine erstaunlich hohe Zahl. Die Studie von Dilling u. Mitarb. (1984) im Landkreis Traunstein kam auf immerhin 18,6 % der Normalbevölkerung mit nennenswerten Anzeichen einer weitergehenden neurotischen Störung. Daß *unspezifische psychosomatische Symptome* in der Allgemeinbevölkerung weit verbreitet sind, ist seit langem bekannt.

In mehreren Untersuchungen fand sich, daß gut 50 % der gesunden Bevölkerung eines der Symptome aus der Gruppe: Kopfschmerzen, Schlafstörungen, Unruhe, Schweißausbrüche, Schwindelgefühle, Nervosität u. a. *auf Befragen* angeben. Unter den eigentlichen Patienten in der Praxis oder Klinik liegt dieser Anteil sicher noch höher. Man wird bei zurückhaltender Einstellung davon ausgehen können, daß bei etwa einem Drittel bis zur Hälfte der Patienten, die den Arzt wegen subjektiver Beschwerden *aufsuchen,* neurotische Probleme beteiligt oder ausschließlich verursachend sind. Von diesen Patienten wird sich nur eine verschwindende Minderheit selbst als psychogen oder neurotisch krank ansehen. Die Aufklärung der Bevölkerung trägt zur Veränderung solcher Daten bei. Die Fähigkeit zur Anerkennung eines

eigenen Symptoms als neurotisches, vor allem aber das Aufsuchen eines Psychotherapeuten setzt bereits eine Überwindung
der Angst vor sozialer Stigmatisierung voraus. (Man wußte ja
schon immer, daß der X. nicht „ganz richtig" sei...) Bessere
Schulbildung, besserer Sozialstatus und liberalere Grundhaltung
sind der Selbstwahrnehmung einer neurotischen Störung und der
Anerkennung von Therapiebedürftigkeit förderlich. Schlechtere
Schulbildung, ein niedriger oder sehr hoher (finanzieller) Sozialstatus, besonders aber eine starre und konservative Einstellung in
allen Lebensfragen sind ihr eher abträglich. Der typische Neurotiker in Psychotherapie ist meist Angehöriger der unteren oder
oberen Mittelschicht. Frauen überwiegen gegenüber Männern.
Das mag damit zu tun haben, daß Frauen sich Krankheiten sozial
eher „leisten" können. Wir haben darüber hinaus den Eindruck,
daß Frauen allgemein introspektionsbereiter, reflektierender und
weniger defensiv sind als Männer, die sich wahrscheinlich dem
Zwang, „groß, stark und gesund" sein zu müssen, stärker unter-
werfen. Soziale Veränderungen sind von großem Einfluß auf die
Epidemiologie der Neurosen. In *Krisenzeiten* (Krieg!), in denen
die Realängste die neurotischen in den Hintergrund drängen,
sinkt die Zahl der Neurosekranken abrupt, in Zeiten des Über-
flusses steigt sie an. Die *Drohung des Arbeitsplatzverlustes* hat
einerseits eine deutliche neurotogene Potenz, zwingt aber andererseits die Patienten zu verstärkter Symptomunterdrückung. Die
reale, längerdauernde *Arbeitslosigkeit* scheint das Ausmaß neurotischer Beschwerden insgesamt zu erhöhen. Schepank faßt 1986
die *epidemiologische Situation für die BRD* folgendermaßen
zusammen:
1. Zwischen 80 und 95% der Erwachsenen kennen irgendwelche
   psychogenen Symptome an sich selbst; diese können kurzdauernd und passager sein.
2. 50% der Bevölkerung zeigen deutliche psychogene Symptome. Suchten sie einen Fachmann auf, was tatsächlich nur ein
   Bruchteil tut, dann ließe sich eine ICD-Diagnose (Int. Classification of Diseases der WHO) stellen.
3. Mindestens 15% und höchstens 30% der Erwachsenen zwischen 20 und 50 Jahren sind weitergehend betroffen; sie
   gehören zu den „echten Fällen" – auch wenn sie keinen Arzt
   aufsuchen. Die Hälfte dieser Gruppe benötigt fachpsychothe-
   rapeutische Hilfe.

4. Frauen sind deutlich häufiger betroffen, insbesondere bei den Psychoneurosen und funktionellen psychosomatischen Störungen. Männer überwiegen bei den Persönlichkeitsstörungen, Alkoholismus, Suiziden (nicht Suizidversuchen!) und Delinquenz.
5. Die Frage, ob sich psychogene Störungen in den unteren sozialen Schichten gehäufter finden, ist noch unentschieden. Es gibt deutliche Hinweise in dieser Richtung; für die Psychoneurosen gilt dies wahrscheinlich nicht.

2.1 Neurosen mit ausgeprägter Angstentwicklung

Angst ist ein ubiquitär menschliches Phänomen. Für die Evolution und die Anpassungsleistungen des Menschen kommt ihm wahrscheinlich eine besondere Bedeutung zu. J. Bowlby stellt fest, daß auffällig nur sei, wenn ein Mensch zuviel oder wenn er zuwenig Angst habe. Angst ist in seinen Worten erst einmal eine „natürliche Disposition des Menschen" (1976). Neurosen, so war definiert worden, dienen der Abwehr von unerträglicher Angst bzw. sind unzureichende Versuche, Angst zu vermeiden. Bei einer Reihe von neurotischen Bildern wird die Angst jedoch zum Leitsymptom und nimmt in der Symptomatik einen wichtigen Rang ein. Die Abwehr der Angst ist hier offensichtlich mißlungen. Die wichtigsten klassischen Krankheitsbilder dieses Typs sind die *Angstneurose,* die *Phobien,* die *Herzangstneurose* und die *Hypochondrie.*

Von biologischen Psychiatern ist seit der Mitte der 70er Jahre betont worden, daß es neben den psychogenen oder psychoreaktiven klinischen Angstformen andere Zustände gibt, von denen angenommen werden kann, daß in ihrer Entstehung genetische und biologische Faktoren beteiligt sind. Dieser Angsttyp wird meist als *Panikattacke* oder als *Panikstörung* bezeichnet – je nachdem, ob die Angstanfälle vereinzelt oder gehäuft auftreten. Dieses „neue" Syndrom überschneidet sich mit den uns bekannten Klassen in vielerlei Hinsicht und reicht weit in den Bereich der Angstneurose und Phobien, insbesondere der Agoraphobien hinein, bei welcher seit langem scheinbar unmotivierte Angstanfälle beobachtet wurden. Insbesondere von Verhaltenstherapeuten ist fundierte Kritik an einem solchermaßen nur biologisch begründeten Angstsyndrom geäußert worden (Hand u. Wittchen, 1986).

Darüber hinaus erscheint auch bedenkenswert, wie im neuen Forschungstrend der **anthropologische Gesichtspunkt der Angst** kaum noch Relevanz behält. In der Depressionsforschung hat die Verarmung menschlicher psychologischer Phänomene durch ihre Reduktion auf behaviouristisch-lerntheoretische Gesichtspunkte einerseits und neurobiologische andererseits genauso sicher zu eindrucksvollen Forschungsergebnissen geführt, wie sie das psychodynamische und anthropologische Depressionsverständnis aus dem Bewußtsein des Arztes weitgehend verdrängt hat. Die sich für die Klinik der Ängste in gleicher Weise abzeichnende Entwicklung (Autoren wie Sheehan sprechen konsequent von einem „endogenen Angstsyndrom") erscheint uns auch aus diesem Grunde nicht ohne Probleme.

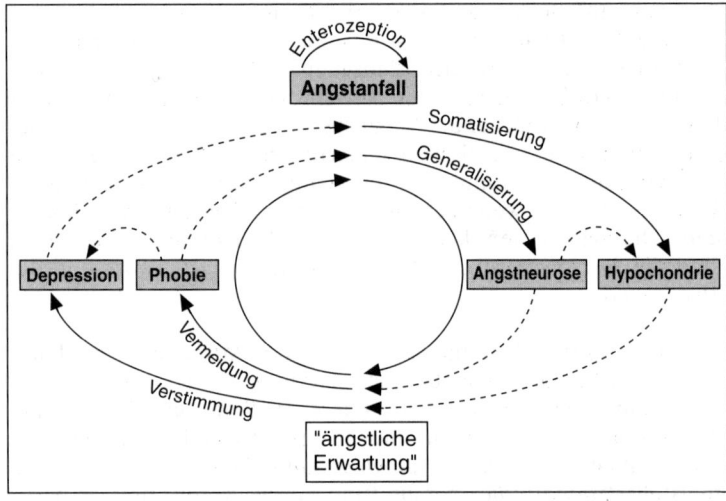

Abb. 5. Die Psychodynamik des Angstanfalls (Panikattacke) in seiner Bedeutung für die Entstehung differentieller Angstkrankheiten. (Stark mod. nach Humble, 1987)

2.1.1 Der Angstanfall (Panikattacke)

Angstanfälle sind nosologisch unspezifisch. Sie kommen bei zahlreichen psychogenen und somatisch begründeten Krankheitsbildern vor und bilden im hier zu behandelnden Zusammenhang ein wesentliches Element aller Angstneurosen sowie der Mehrzahl der Agoraphobien (s.u.). Auch bei den Krankheiten mit gerichteten Ängsten, insbesondere den körperbezogenen Phobien, treten ausgeprägte (gegenstandsbezogene) Angstüberflutungen auf. (Eine Darstellung der *körperlichen Korrelate des Angstanfalls* erfolgt im nachfolgenden Kap. 2.1.2 im Rahmen der Angstneurose.)

Der scheinbar unbegründete *spontane Angstanfall* ist unter dem Namen der Panikattacke zum Paradigma eines biologisch begründbaren Angstmodells geworden. Gehäufte paroxysmale Ängste treten in der Bevölkerung mit 0,5 % – 3 % auf. Neben der schon erwähnten Kritik an einem solchen rein biologischen Angstmodell sind Bedenken auch aufgrund der Phänomenologie angebracht. Der für die *„Panikstörung"* definitorisch im DSM-III-R angenommene fehlende Zusammenhang mit angstmachenden Reizen oder Situationen ist problematisch. Jeder Angstneurotiker hat schon aus Gründen der Abwehr und Erhaltung der Selbstachtung ein Interesse daran, den Angstanfall als ohne jeden Zusammenhang mit seiner Person und seinen Problemen ablaufend zu erleben. Die Angst wird erst einmal als „grundlos" erlebt. Bei kooperativen Patienten in analytischer Therapie ist jedoch ausnahmslos ein Auslöser der Angstattacke objektivierbar. Meist handelt es sich um flüchtige Impulse, Affekte (Ärger!), Ideen, die wegen der subjektiven Bedrohlichkeit rasch unterdrückt/verdrängt werden.

Vergleicht man **Angstattacken** mit phobischen Ängsten (s. dort), dann sind die anfallsartigen Angstüberflutungen fraglos das „archaischere", weniger psychologische Phänomen. Das hat eine amerikanische Arbeitsgruppe (Gorman et al.) dazu gebracht, den hirntopischen Ort der Angstattacken im Stammhirn zu postulieren. Die „ängstliche Erwartung" (Freud) liegt nach diesen Autoren im limbischen System, das generell die Affekte steuert. Die phobische Vermeidungsangst schließlich wäre im präfrontalen Cortex lokalisiert, der kognitiv wirksam wird. Ein solches Modell kann etwa erklären, warum Phobien besser auf Psychotherapie ansprechen als Angstattacken. Die Mehrzahl der Angstphänomene muß man sich als ***komplexe psychobiologische Abläufe*** vorstellen.

Abb. 6. Ein psychodynamisches Modell der Panikstörung. (Shear et al., 1993)

Ein aktueller Erklärungsansatz für die Panikattacken muß deshalb in gleicher Weise die physiologischen, die kognitiven und die psychodynamischen Abläufe erklären. Er muß darüber hinaus auch genetische Komponenten (für Panikstörung gut belegt, für Agoraphobie und generalisierte Angst wahrscheinlich gemacht) einbeziehen, die keineswegs eine nur biologische Genese stützen, denn psychologische Faktoren werden auch vererbt! Vor allem muß ein solcher Ansatz die biographischen Entwicklungsbedingungen und die psychosozialen Fakten der Gegenwart (z. B. Belastungen, Lebensereignisse) als moderierende und auslösende Variablen einbeziehen. Das nachstehende Schema der Arbeitsgruppe von M.K. Shear (1993) versucht den Entwurf eines solchen multifaktoriellen Modells der Entstehung von Panikattacken unter Herausarbeitung der sonst vernachlässigten psychodynamischen Anteile.

Ein wichtiges und mit einigem Recht als gesondert zu erfassendes Ereignis im Rahmen der Angstanfälle ist ihre Kombination mit Hyperventilationsabläufen. Dieses Krankheitsbild wird traditionell als **Hyperventilationstetanie** bzw. als „Kardiorespiratorisch-tetanieformes Syndrom" (Delius) bezeichnet. (Es geht im Sinne der Definition des DSM-III-R ganz in der dort sogenannten Panikstörung auf.) Eine Kombination von Angstanfällen mit einer Hyperventilation ist z. B. für mehr als die Hälfte der Agoraphobien gesichert. Das klinische Bild entsteht durch die massiv verstärkte Atmung, welche dann über die sekundäre Alkalose des Blutes tetanieforme Krämpfe, insbesondere der Hände („Pfötchenstellung") bewirkt. Das Krankheitsbild der Hyperventilationstetanie ist eher häufig. Früher oder später sieht es jeder, der in einer Notfallambulanz tätig ist. Oft haben die Patienten auch keine bewußte Angst, genauso wenig wie sie ihre Hyperventilation selbst wahrnehmen. Von hier aus gibt es einen fließenden Übergang zu einer dramatisierenden Ausgestaltung und Darstellung des Anfalls, was mit einiger Berechtigung seine Betrachtung als ein dann auch *hysterisches Phänomen* gestattet. Nicht selten werden Anfälle dieser Art auch im sozialen Feld erpresserisch eingesetzt.

Die symptomatische *Therapie* ist entsprechend einfach: Wichtig ist ein bestimmtes und ruhiges Auftreten gegenüber dem Patienten. Teilweise kann man ihn rein verbal dazu bringen, die

Hechelatmung einzustellen. Durch die vor den Mund gehaltene Hohlhand wird die Rückatmung von CO_2 verstärkt, was wiederum die Azidose des Blutes und somit den Rückgang der Erscheinungen fördert. Bei schwersten Angstanfällen sollten Anxiolytika gegeben werden.

2.1.2 Die Angstneurose
(Panikstörung und/oder Generalisierte Angststörung)

Als Angstneurose bezeichnen wir eine Neurosenform, bei welcher die Patienten unter diffusen Angstzuständen wechselnder Intensität leiden, welche sich bis zu *Angstanfällen* steigern können. Die Ängste sind nicht gebunden, sondern „frei flottierend" (Freud), und zeigen eine ausgeprägte Tendenz zur Somatisierung. Oft nimmt der Patient anfangs nur die körperlichen Beschwerden und nicht seine Ängste wahr. Das Krankheitsbild wurde 1895 erstmalig von S. Freud beschrieben. Vermutlich ist die Herzangstneurose (s. Kap. 2.1.4) eine relativ distinkte Unterform der Angstneurose.

Das Konzept der Angstneurose faßt *zwei Untertypen* zusammen, die in der Folge der Klassifizierung des DSM-III heute als

- **Panikstörung** = gehäufte Angstattacken, dazwischen im Prinzip Angstfreiheit, und
- **Generalisierte Angststörung** = durchgehend erhöhter Angstpegel („ängstliche Erwartung") ohne paroxysmale Ereignisse

bezeichnet werden. Sie unterscheiden sich etwas im Verlauf und in der Prävalenz (einzelne Panikattacken 10%, Panikstörung 1%–3%, Gen. Angststörung 2,5%–5% i. d. Bevölkerung), sind aber oft im Sinne der Angstneurose kombiniert.

Vorkommen und Verlauf

Die Angstneurose ist ein häufiges Krankheitsbild; generell gehören Ängste neben Depressionen zu den meistgeklagten Beschwerden psychisch Kranker. In der Mannheimer epidemiologischen Studie fanden sich 3,9% Angstneurosen in der Normalbevölkerung. Eine Größenordnung bis zu 5% wurde auch für andere Länder gesichert. Eine klinisch relevante „Ängstlichkeit" ist in der Bevölkerung etwa doppelt so hoch vorzufinden. Der

Krankheitsverlauf zeigt nach Feststellung aller Autoren eine deutliche Tendenz zur Chronifizierung. Im Alter tritt, wie bei vielen neurotischen Symptomen, eine spontane Milderung auf. Offensichtlich ist insgesamt die Behinderung durch die Erkrankung nicht so schwer wie bei vergleichbaren Störungen. Mit gut 40 % stellen depressive Verstimmungen die häufigste Komplikation dar.

Symptomatik

Der Angstneurotiker hat mit wechselnder Intensität ständig vor allem und jedem Angst. Freud stellte in seiner klassischen Beschreibung von 1895 folgende Symptome zusammen, denen spätere Autoren kaum noch etwas hinzufügen konnten:

1. Allgemeine Reizbarkeit wie gesteigerte Erregung, Überempfindlichkeit gegen Geräusche und Schlaflosigkeit.
2. Ängstliche Erwartung. „Die ängstliche Erwartung ist das Kernsymptom der Neurose ... man kann sagen, daß hier ein *Quantum Angst frei flottierend* vorhanden ist, welches bei der Erwartung die Auswahl der Vorstellungen beherrscht und jederzeit bereit ist, sich mit irgend einem passenden Vorstellungsinhalt zu verbinden."
3. Angstanfälle. Diese brechen entweder plötzlich ein (Gefühl des „Schlagtreffens") oder sind an Körperfunktionen (Atmung, Herztätigkeit, Vasomotorik usw.) gebunden.
4. Vegetative Äquivalente des Angstanfalls wie Störungen der Herztätigkeit, der Atmung, Schweißausbrüche, Zittern und Schütteln, Anfälle von Heißhunger, anfallsartige Durchfälle und weitere.
5. Nächtliches Aufschrecken, das einen Angstanfall vertritt.
6. Schwindelphänomene, die man ebenfalls als Angstkorrelate auffassen muß, und die bis zu Ohnmachten gehen können.
7. Phobische Phänomene, die Freud bereits in zwei Gruppen aufteilte, grob in die isolierten Phobien und die Agoraphobie (s. Kap. 2.1.3).
8. Eingeweidebeschwerden (Brechreiz, Übelkeit, Durchfall, Harndrang).
9. Parästhesien, die den Schwindel oder Angstanfall begleiten.

Psychodynamik und Psychogenese

Freuds anfängliches Verständnis ging dahin, daß die Angstneurose durch an der Abfuhr gehinderte sexuelle Erregung verursacht werde. Dieses noch physiologische Modell ließ er selbst wieder fallen. Es gibt Hinweise in der späteren Literatur, daß das Modell der gestauten Erregung für alle Motivationsverarbeitungen der Angstneurotiker auf eine Weise doch zutrifft. Im Gegensatz zum Konversionsneurotiker seien den Angstneurotikern aufgrund ihrer Hemmungen keine entlastenden Handlungen (Agieren) und somit keine motorische Abfuhr möglich. Deswegen seien die Patienten bei stärkeren Reizen dem im Inneren entfesselten Erregungssturm mit seinen Angstaffekten hilflos ausgeliefert (Schwidder, 1986). Mentzos (1984) und Kollegen haben noch einmal energisch für die Verwendung des Konfliktmodells bei der Angstneurose plädiert. Daß dieses Verständnis für eine Reihe von angstneurotischen Patienten das geeignetste ist, steht außer Frage. Inzwischen muß aber als gesichert angenommen werden, daß bei der Angstneurose sehr viel stärker als bei der Phobie früh erworbene Ichstrukturelle Veränderungen pathogenetisch eine Rolle spielen. Der einleitend zitierte Bowlby hat eine große Anzahl von Untersuchungen anderer Autoren über Angstpatienten neu interpretiert. Die traumatisch erheblich belastete Entwicklung, die die Verfasser zwar berichten, aber pathogenetisch nicht beachtet hatten, war in vielen Fällen nachweisbar. Studt (1984) untersuchte 88 Angstpatienten mit Angstneurosen und Phobien. Er fand aufgrund einer Inhaltsanalyse der Entwicklungsbedingungen, insbesondere der frühen Bezugspersonen, der Natur der Objektbeziehungen, des Kindheitsverhaltens, der frühesten Kindheitserinnerungen und traumatisierender Erlebnisse, daß die Angstneurotiker sich in ihrer Ätiopathogenese als deutlich schwerer gestört denn die Phobiker erwiesen.

Folgende Erklärung bietet sich an: Die Ängste des Angstneurotikers persistieren größtenteils, weil seine Entwicklungsbedingungen es ihm nicht erlaubten, eine stabile Persönlichkeit mit stabilen Angstbewältigungsmechanismen zu etablieren. Im oben angeführten Modell der Panikstörung nach Shear et al. hieße dies, daß zur angeborenen erhöhten neurophysiologischen Erregbarkeit eine *psychologische Vulnerabilität* hinzukäme, die in eine *neurophysiologische Vulnerabilität* führte. Der konflikthafte

Umgang mit den Ängsten, das oft hysterieforme Agieren und Dramatisieren könnten in diesem Sinne als sekundäre Versuche der „Neurotisierung" von erhaltenen Entwicklungsschäden interpretiert werden. Die Grenzen zum Borderline-Syndrom sind gerade im Bereich der Angstneurose, wie sie hier konzipiert wird, fließend. Die Ich-Schwäche besteht also nicht nur darin, daß Angst so gut wie gar nicht toleriert wird („Angst vor der Angst"), sondern auch darin, daß die *Abwehr der Angst in der Neurose* praktisch *mißlungen* ist. Die quantitative Reduzierung von Angst, die alle anderen Neuroseformen irgendwie leisten, gelingt bei der Angstneurose am schlechtesten. Die Angst bricht selbst als Symptom durch. Auffallend ist bei allen Patienten mit stärkergradiger Angstentwicklung das Bedürfnis nach starken „Schutzfiguren". Bei der Besprechung der Phobien wird hierauf noch eingegangen werden.

Die *Differentialdiagnose* muß deswegen vor allem von Angstzuständen beim Borderline-Syndrom und bei Psychosen abgrenzen. Panikartige Angstzustände finden sich auch nach Rauschgiftintoxikation („Horrortrip"); die Ursache dieser Zustände wird von den Patienten jedoch meist angegeben.

Modell der Angstentstehung bei der Angstneurose:

> Erlebnis „innere Gefahr" → Angst → unzureichende Abwehrmöglichkeiten → Durchbruch der Angst selbst als Symptom

Der Patient erlebt immer wieder (meist ohne umschriebene auslösende Situation) seine innere „Brüchigkeit", seine Ich-Schwäche. Dieses Erlebnis führt zum Bedrohungsgefühl, dieses löst Angst aus. Da die Angst nur unzureichend abgewehrt werden kann – eben wegen der Ich-Schwäche – kommt es zum mehr oder weniger starken Durchbruch der Angst als Symptom. Angstfreiheit ist nur schlecht für den Patienten herstellbar.

Klinisches Beispiel:

Es handelt sich um eine 21jährige Frau, die in einer Psychosomatischen Klinik aufgenommen wird. Bei der Aufnahme schildert sie, daß sie diffuse Angstgefühle, Ängste vor allem und jedem habe, die sie nicht begründen könne. Diese Ängste überfielen sie schlagartig, sie könne nichts dagegen unternehmen, am schlimmsten seien die Ängste nachts. Sie berichtet dann, daß die Beschwerden ziemlich genau 1 Jahr vor der stationären Aufnahme auftraten. Ihr wurde damals abends immer schlecht, anfangs noch ohne Angstzustände, jedoch habe sie immer gleich an die schlimmsten Krankheiten gedacht und deswegen große Befürchtungen gehabt. Als eine Internistin ihr sagte, daß ihre Übelkeit etwas mit seelischen Ursachen zu tun habe, schwanden die körperlichen Symptome fast schlagartig und der Patientin wurden jetzt Ängste bewußt, die sie vorher als solche nicht wahrgenommen hatte.

Hier kurze Angaben zur Biographie der Patientin: Sie ist das älteste von 4 Kindern einer Frau, die sich als halbprofessionelle Prostituierte im Umkreis von US-Kasernen bewegte. Alle 4 Kinder stammen von einem anderen Vater. Die ersten 3 – 4 Lebensjahre verbringt die Patientin in verschiedenen Pflegestellen, wo sie z.T. mißhandelt wurde. Zwischendurch bestanden auch Heimaufenthalte. Ab dem 4. Lebensjahr lebte sie bei der Großmutter. Jetzt stabilisiert sich das Leben deutlich. Die Patientin schließt die Schule mit der mittleren Reife ab und macht eine Lehre als Industriekauffrau. Sie kümmert sich mit auffallendem Interesse um die jüngeren Geschwister, macht die nötigen Gänge zu den Sozialämtern und setzt auch die Mutter unter Druck, damit diese sich nicht ständig ihren Verpflichtungen entzieht. Nach allem, was wir in Erfahrung bringen konnten, ist sie die Stabilste in dieser so geschädigten Familie. Der Zusammenbruch der Patientin, der mit der Übelkeit beginnt, die während der ersten Wochen noch für die Angst stand, steht in einem unmittelbaren zeitlichen Zusammenhang mit dem Verlust des Arbeitsplatzes.

Obwohl es auch hier einige Hinweise auf Bereiche gibt, in denen man das psychoanalytische Konfliktmodell einsetzen könnte, scheint es uns insgesamt sinnvoller, hier mit dem Defizitmodell zu arbeiten. Fraglos ist die Patientin jemand, der am Beginn seines Lebens massiv geschädigt wurde: wechselnde und wahrscheinlich schlechte Pflegestellen, Heimaufenthalte. Erst mit dem 4. Lebensjahr kehrt eine gewisse Ruhe ein, und wahrscheinlich ist es den Großeltern überhaupt zu verdanken, daß die Patientin sich weiterhin so gut entwickelte. Aber die „innere Brüchigkeit" bleibt. So lange die äußeren Umstände gut sind, so lange die Patientin eine erfolgreiche Schülerin und eine angesehene Mitarbeiterin in ihrer Firma ist, kann sie die strukturellen Defekte ausreichend kompensieren. Als die Firma in Konkurs geht und sie ihren Arbeitsplatz verliert, kommt es in der Patientin zu so etwas wie einem inneren Konkurs.

2.1.3 Die Phobien (Phobische Störungen)

Phobien sind Neurosen mit gerichteten, an einen Gegenstand oder eine Situation gebundenen Ängsten. Diese Begrenztheit unterscheidet sie hauptsächlich von der allgemeinen Angstkrankheit, der Angstneurose. Erwartungsängste spielen bei den Phobien eine entscheidende Rolle. Durch Vermeidung der furchterregenden Situation können die Patienten in der Regel Angstfreiheit erreichen. Diese Beschreibung zeigt gleichzeitig, daß die Abwehr und die Ich-Stärke bei den Phobien deutlich besser sind als bei den Angstneurosen.

Eine Phobie ist durch folgende Charakteristika gekennzeichnet:

- Entstehung von Angst, gebunden an eine reale Situation oder ein Objekt;
- die Angst kann nicht durch die Vernunft erklärt oder beseitigt werden;
- sie ist der Kontrolle des Willens entzogen und unverhältnismäßig;
- sie führt durch Vermeidungen zu einer nennenswerten Einschränkung (Leiden) des täglichen Lebens.

Es erscheint uns von Wichtigkeit, als Phobien nur Ängste von erheblicher Relevanz (bis zur Angstüberflutung) zu bezeichnen. So lassen sich die häufigen, aber banalen Alltagsphobien, die immer subklinisch bleiben, ausgliedern und auch die Befürchtungen der Hypochonder (ohne Panikzustände) von den krankheitsbezogenen Phobien abgrenzen.

Klassifikation

Früher wurden die Phobien durch zahlreiche griechisch-lateinische Wortneuschöpfungen nach dem auslösenden Reiz klassifiziert, was zu umfangreichen, aber nichtssagenden Katalogen geführt hat. Unter dem Einfluß von Marks überwiegt heute eine Aufgliederung, die auf der einen Seite *Agoraphobien, soziale Phobien* und *isolierte Phobien* und auf der anderen Seite *Krankheitsphobien* und *Zwangsphobien* unterscheidet. Bei der ersten

Gruppe handelt es sich um äußere und bei der zweiten Gruppe um innere Angstauslöser. Diese neuere Klassifikation wurde auch durch faktorenanalytische Studien insgesamt bestätigt. Alle neueren Bearbeiter haben die Sonderstellung der Agoraphobie gegenüber den anderen betont, worauf wir unten eingehen. Dies ist schon dadurch berechtigt, daß die Agoraphobie mindestens die Hälfte, wahrscheinlich aber 2/3 der phobischen Erkrankungsfälle ausmacht und die anderen Bilder, was Schwere und Ausmaß angeht, in der Regel übertrifft.

Definiert wird die **Agoraphobie** hier als irrationale Furcht vor oder als intensiver Wunsch nach Vermeidung von Situationen, bei welchen das Haus verlassen und öffentliche Orte aufgesucht werden. Die Furcht vor Hilflosigkeit in der Öffentlichkeit wird besonders im Zusammenhang mit Angstanfällen empfunden. **Soziale Phobien** sind solche, bei denen vor allem die Aufmerksamkeit und kritische Beachtung anderer Menschen situativ gefürchtet wird. Angst vor Beschämung spielt eine entscheidende Rolle. Die Angst, zu erröten (Erythrophobie), öffentlich zu essen, zu sprechen, zu schreiben und weitere sind hier die bekanntesten. Die **einfachen Phobien** schließlich sind ein Sammeltopf für alle klar strukturierten Phobien wie Tierphobien (Zoophobien), Höhenängste (Akrophobien), Ängste vor Gewittern, vor Feuer usw.

Vorkommen und Häufigkeit

Phobien sind regelmäßig vorkommende Erscheinungen. Nach verschiedenen Untersuchungen treten sie in der Gesamtbevölkerung mit 5 bis 10 % auf, erreichen jedoch nur in einem Bruchteil davon ein schweres Ausmaß. Frauen sind allgemein häufiger betroffen als Männer; bei der Agoraphobie macht ihr Anteil 80 bis 90 % aus. Das Ersterkrankungsalter variiert. Tierphobien haben einen Gipfel im Vorschulalter, sie können beim Erwachsenen aber wieder auftreten oder überhaupt persistieren. Schulphobien treten naturgemäß im Schulalter auf. Der Beginn sozialer Phobien häuft sich in der Adoleszenz. Der Beginn der Agoraphobie liegt im dritten Dezennium, kann aber noch deutlich später eintreten. In der Gesamtgruppe der Neurosen im Erwachsenenalter liegt der Anteil der Phobien wahrscheinlich um 10 %. Der *Verlauf* ist variabel. Spontane Rückbildungen werden nach einem Jahr seltener, chronische Verläufe scheinen zu überwiegen.

Symptomatik

Die *an ein Objekt oder eine Situation gebundene Furcht* ist das Leitsymptom der Phobie. Die verschiedenen Befürchtungen wurden bereits bei den Einteilungsentwürfen eingeführt. Insgesamt variiert die Symptomatik deutlich. Dies gilt einerseits für die Intensität der Symptome, die z. B. von der subklinischen Angst vor Spinnen, welche viele Frauen verspüren, und der man Symptomrang kaum zubilligen kann, bis hin zu Zuständen schwerster Behinderung reicht. Andererseits ist auch die Varianz der Symptomqualitäten groß. Sie reicht von den isolierten, stabilen Phobien, mit denen ihre Träger oft einen erträglichen Modus vivendi finden, bis hin zu den schweren, progredienten und chronifizierenden Formen, die sich immer mehr ausbreiten. Die klinisch bedeutsamsten Phobien sind solche vor offenen Plätzen, Menschenansammlungen oder geschlossenen Räumen (Kabinen, Kino, Theater u.a.), Verkehrsmitteln (Bahnen, besonders Flugzeugen). Diese Störungen können sich untereinander vielfältig kombinieren. Bei den Ängsten in geschlossenen Räumen (Klaustrophobien) spielt wohl die Furcht, die Situation nicht jederzeit verlassen zu können, eine wichtige Rolle. Alle Phobien, insbesondere die Agoraphobie und die letztgenannten, können mit panikartigen **Angstanfällen** verbunden sein. Dann richtet sich die Angst oft auf den Punkt, in der Öffentlichkeit einen Angstanfall zu bekommen, in eine hilflose Position zu geraten. Es entsteht das klinisch so bekannte Phänomen der *„Angst vor der Angst",* gewissermaßen eine Phobophobie. Diese Ängste sind in Gegenwart von „schützenden Objekten" deutlich gemildert. Entweder sind dies Personen oder sicherheitsgebende Symbole (ein Hund oder auch nur eine Handtasche oder ein Regenschirm). Durch *Vermeidung* der gefürchteten Gegenstände oder Situationen kann sich der Phobiker im Prinzip Angstfreiheit verschaffen.

Eine Reihe von Ängsten kann durch Vermeidung nur unvollständig begrenzt werden. Es sind dies besonders die Phobien, welche sich auf den eigenen Körper, Organe oder Krankheiten beziehen. Die quälende Befürchtung, in der eigenen Erscheinung (Nase, Haut, Kopfform u. a.) mißgebildet zu sein, wird **Dysmorphophobie** genannt. Sie zeigt fließende Übergänge zur monosymptomatischen Wahnbildung. Die Krankheitsängste, vor allem die **Karzinophobie,** sind gerade wegen der mangelnden Vermeidungsmöglichkeiten oft kaum erträglich und für Patienten und Ärzte gleichermaßen belastend. Sie zeigen zahlreiche Ähnlichkeiten mit hypochondrischen Entwicklungen. Ängste, sich zu beschmutzen oder andere zu verletzen, bilden nicht selten den Übergang zur Zwangsdynamik.

Zugrundeliegende Persönlichkeitsstruktur

Zur Grunddynamik der Angstpersönlichkeiten meint K. König, daß allen diesen Patienten eine Unfähigkeit zur Selbststeuerung in vielen Bereichen, insbesondere aber in der Impulskontrolle gemeinsam sei. Daher neigten alle Phobiker dazu, die Bestimmung über sich selbst an Dritte („schützende Objekte") weiterzugeben. Bei einem Teil der phobischen Patienten handelt es sich um hysterische Persönlichkeiten (siehe dort), das ist aber keineswegs immer der Fall. Die ausgeprägteste Schlangenphobie, die wir jemals sahen, bestand bei einem Mann mit einer ausgesprochenen schizoiden, das heißt affektabspaltenden Persönlichkeit. Eine größere Gruppe von Phobien zeigt auch zwanghafte Charakterstrukturen. Hier überwiegen die Ängste, andere zu verletzen und zu gefährden, und es gibt fließende Übergänge zur Zwangsneurose. Auf die Mittelstellung der Phobien zwischen den Hysterien und den Zwangsneurosen kommen wir noch zurück.

Grunddynamik und Genese

1. Nur bei einer Minderzahl der Phobien handelt es sich um negative Erfahrungen mit dem angstauslösenden Objekt, z. B. mit Schlangen, Fahrstühlen usw., die dann einfach persistieren. 2. Ursache der meisten Phobien ist vielmehr eine *unbewußte Vorstellung,* deren Inhalt verdrängt ist. Diese Phantasie bezieht sich auf intrapsychisch erlebte Gefahren, für die die in der Außenwelt erlebten Gefahren dann stellvertretend eintreten. Die äußere Situation, die gefürchtet wird, steht symbolisch für eine innere Bedrohung. Genaugenommen heißt das: gefürchtet wird eigentlich die unbewußte Vorstellung, die der Patient mit dem Objekt Spinne, Maus, Marktplatz usw. verbindet, und nicht der Gegenstand selbst.

3. Es findet somit als zentraler Vorgang eine *Verschiebung* des Angstobjektes von innen nach außen statt.
4. Das nach außen verschobene Angstobjekt kann nun *vermieden* werden, was zur situativen Angstentlastung führt.
5. Dieser Vermeidungsvorgang wird durch Lernprozesse eingeübt, kann so chronifizieren und sich auf assoziativ „benachbarte" Situationen ausweiten. Aus lerntheoretischer Sicht ist der Phobiker der Kranke, der sich aus Angst weigert, neue und korrigierende Lernerfahrungen zu machen. Wir vermuten, daß gerade bei chronischen Phobien die auslösende Konfliktdynamik nicht selten längst „abgetan" ist und die Symptompersistenz durch Lernprinzipien (Vermeidung von Neulernen, Generalisierung, soziale Verstärkung) gut erklärbar ist.

Nicht selten sind es sexuelle Konflikte, die auf diese Art und Weise in die Außenwelt verlagert werden. Aus einem inneren Konflikt, genaugenommen einem verinnerlichten, wird so ein Konflikt mit der Außenwelt. Beim zwanghaften Typ der Phobie dominieren die Ängste, andere zu gefährden, das heißt aggressive Konflikte.

Dazu ein klinisches Beispiel:

Der oben erwähnte Patient mit der Schlangenphobie z. B. hatte – so zeigte das diagnostische Gespräch – einen massiven homosexuellen Konflikt. Er wußte davon nichts. Seine Ängste vor der Homosexualität handelte er als Ängste vor Schlangen ab. Die Schlangen standen symbolisch für den Penis anderer Männer, und das starke Interesse an den männlichen Genitalien hatte sich in eine Angst verkehrt. Schließlich hatte eine Verschiebung auf den unverfänglichen Gegenstand der Schlangen stattgefunden. Aber das Thema hatte für den Patienten weiterhin eine unglaubliche Faszination behalten; er sprach darüber mit Ärzten, Priestern, Zoologen usw. Er sagte: „Wissen Sie, die Schlange ist wie ein uraltes Symbol ... für Weisheit, Verschlagenheit und anderes." Hinter all seinen Ängsten war noch die Faszination durch den eigentlichen Gegenstand seines unbewußten Interesses spürbar. Das Sexualleben dieses Mannes war, wie nicht anders zu erwarten, erheblich gestört. Frauen gegenüber war er von einer panischen Angst beherrscht, ausgebeutet zu werden; er bewältigte die Angst dadurch, daß er sie auf sexuellem Gebiet wie eine Art Fußabtreter behandelte.

Eine andere Patientin mit multiplen Beschwerden litt unter anderem auch an phobischen Ängsten: „Herr Doktor, insbesondere habe ich Angst vor Vögeln ... brr, wenn ich das Wort schon höre!" Es versteht sich, daß auch bei dieser Patientin die Sexualität massiv gestört war.

Was uns hier erhebliche Schwierigkeiten macht, ist, wie sich die Symbole nach Klangassoziationen richten. Klangassoziationen sind die genetisch ältesten, sie entstehen lange vor den Sachassoziationen. In der Neurose greift das Ich wieder auf solche archaischen Mechanismen zurück. Generell folgt die Verschiebung den subjektiven Assoziationen des einzelnen Menschen. Diese können dem Gesetz der Ähnlichkeit folgen, was von der Lerntheorie betont wird (Generalisierung).

Sexuelle Konflikte bedingen nur eine phobische Untergruppe; heute werden pathogenetisch zunehmend mehr andere Probleme dabei beobachtet, z. B. Ängste vor starker Exposition, Ängste vor Beschämung, Bloßstellung, aber auch existentielle Ängste wie Befürchtungen, sich zu verlieren, Verlustängste und antizipierte Bedrohungserlebnisse. Die *physiologische Verunsicherung,* der „grausliche Kitzel", den man auf hohen Türmen und dergleichen empfindet, kann für den Ich-Schwachen eine solche Bedrohung darstellen, daß er die aufkommenden natürlichen Ängste nicht bewältigt, weil sie ihn an weitergehende innere Bedrohungen erinnern (Akrophobie, Höhenangst). Diese Bedrohungen brauchen keine Triebimpulse zu sein, sondern können gleichsam zu Recht empfundene Erlebnisse der Brüchigkeit des eigenen Ichs darstellen. Auch die Beklemmung, die man in abgeschlossenen Räumen empfindet, die abgeschnittenen Fluchtwege, ist primär erst einmal physiologisch. *Erst die Verkoppelung mit unbewußten Phantasien schafft die pathogene Ausgangssituation.* Man kann formulieren, daß sich die unbewußte Phantasie sekundär an der äußeren angstauslösenden Situation „festmacht". Durch die Beachtung des Signalcharakters konnte die Verhaltenstheorie Signalqualitäten beschreiben, die offenbar über das Vehikel der „natürlichen Verunsicherung" in besonderer Weise geeignet sind, phobisch „ausgebaut" zu werden. Psychoanalytisch könnte man sagen: Signalqualitäten, die besonders zur pathogenen Phantasietätigkeit (Symbolisierung) einladen.

Das dynamische Grundmuster vieler Phobien baut sich wie folgt auf:

Verdrängung umschriebener Impulse oder Wünsche → innerer Konflikt → Erlebnis „innere Gefahr" → Angst → Verschiebung der Angst auf Gegenstand oder Situation der Außenwelt → Vermeidung der äußeren Situation

Aus dem ursprünglichen Impuls, etwas subjektiv Verbotenes zu tun, wird so eine Angst vor etwas Äußerem. Der aktive Vorgang („ich will etwas") ist zu einem passiven Geschehen geworden („mir geschieht etwas"). Um den Preis der entstandenen Angst ist der innere Konflikt entlastet. Die *Vermeidung* der angstmachenden Situation gestattet dem Phobiker die Herstellung von Angstfreiheit – zumindest solange seine Ängste sich nicht allzu sehr ausgebreitet (generalisiert) haben.

Diese Art der Symptomentstehung gilt in erster Linie für Phobien, die auf abgewehrten Wünschen basieren. Dient die Phobie mehr der Aggressionsabwehr, so ergeben sich fließende Übergänge zu den Kontrollfunktionen bei der Zwangsneurose.

Aus unserer Sicht nimmt die Phobie eine echte Mittelstellung zwischen Hysterie und Zwangsneurose ein. Das Bild kann einerseits vorwiegend auf (ödipal-)sexuellen Konflikten beruhen und stellt dann eine Sonderform der Hysterie dar. Das gleiche oder ein sehr ähnliches Bild kann aber auch auf der Abwehr von vorwiegend aggressiven, antisozialen Impulsen beruhen. Dann hat es viel mehr mit einer Zwangsdynamik als mit einer Hysterie zu tun und gestaltet oft jene „Zwangsbefürchtung", die zum Ausgang einer Zwangsneurose werden kann. Und fraglos gibt es Überschneidungen beider Typen, wenn diese nicht sogar die Mehrzahl der Bilder ausmachen. (Diese Erkenntnis ist keineswegs neu und wurde schon 1928 von H. Deutsch herausgearbeitet.) Dabei wird sehr deutlich, wie verschiedenartige Konflikte zu sehr ähnlichen oder gleichen Erscheinungen führen können. Patienten, deren aktive Überkompensation der Angst das Leben zunehmend beherrscht, bezeichnen wir nach Fenichel als **Kontraphobiker.** Diese Menschen sind im gleichen Maße immer gezwungen, das zu tun, was ihnen eigentlich Angst macht, wie der ursprüngliche Phobiker gezwungen ist, eben dies zu vermeiden.

Ein typisch kontraphobisches Verhalten wäre z.B., wenn ein Patient mit Höhenängsten die Bergsteigerei zu seinem Freizeitinhalt Nr. 1 macht, dessen Überwertigkeit ihn in einem anderen Sinne dann ähnlich einengt wie die abgewehrte Höhenangst. Da das aktive Umgehen mit Ängsten fraglos die günstigste Richtung der (Selbst-)Heilung aufweist (A. Freud), sollte man von Kontraphobie nur da sprechen, wo eine erneute Einschränkung der psychischen Möglichkeiten durch die Methode der Angstvermeidung erfolgt.

Die Sonderstellung der Agoraphobie als „Pseudophobie"

Die Agoraphobie ist die häufigste, oft schwerste und deswegen klinisch wichtigste Form der gebundenen Ängste. Dennoch ist sie ein eher uneinheitliches Störungsbild. Während früher die „Platzangst" (griechisch: agora = Marktplatz) im Sinne der Angst vor weiten Flächen und Räumen verwandt wurde, meint der Begriff heute eher klaustrophobe Ängste, z.B. solche in Menschenmassen, beim Schlangestehen, in Kaufhäusern, bevölkerten Straßen, Läden und Verkehrsmitteln. Der Bereich der sozialen Ängste (z.B. vor Ansteckung) geht hier kaum unterscheidbar für eine Reihe von Patienten in die agoraphoben über. Die Furcht beginnt oft damit, das Haus oder die Wohnung ohne Begleitung zu verlassen. Oft besteht eine Angst vor einem Ohnmachtsanfall oder einer Herzattacke in der Öffentlichkeit. Damit verdeutlicht sich auch, daß das Syndrom nicht nur durch Ängste, sondern auch durch *vegetative Angstkorrelate* wie Schwindel, Benommenheit, Kreislauferscheinungen, Herzsensationen, Schweißausbrüche u.a. gekennzeichnet ist. Manchmal nehmen die Patienten längere Zeit nur diese körperlichen Veränderungen und noch gar nicht ihre Angst in den entsprechenden Situationen wahr. Oft kristallisieren sich die agoraphoben Ängste später im Bilde der Herzangstneurose. Auch ist bei mehr als der Hälfte der Agoraphobiker die Phobie mit Hyperventilationsanfällen kombiniert. Wegen dieser auffallenden *Ähnlichkeit mit dem Bild der Angstneurose* ist dafür plädiert worden, das Krankheitsbild als Sonderform der Angstneurose und nicht der Phobie zu verstehen. Dieses phänomenale Argument findet auch von der Psychodynamik her eine deutliche Stütze. J. Bowlby, einer der Autoren, die sich in den letzten Jahrzehnten am intensivsten mit dem Problem

menschlicher Ängste befaßt haben, meint, daß die Gruppe der
eigentlichen Phobien eher klein sei (was auch epidemiologisch zu
belegen ist), daß hingegen eine relativ große Zahl von Erkrankungen bestehe, die man besser als *Pseudophobien* bezeichne. Zu
diesen rechnet er auch die Agoraphobie. Bei der Phobie fürchtet
– nach Bowlby – der Patient die Anwesenheit, Präsenz einer
Situation oder eines Gegenstandes, die/den er dann zu vermeiden sucht. Bei der Pseudophobie hingegen leidet der Patient
unter der *Abwesenheit* oder dem *Verlust* einer Bindungsfigur oder
einer anderen sicheren Basis, auf die er sich normalerweise zu
bewegen würde. Nach Bowlbys Verständnis hat der Agoraphobiker nicht eigentlich Angst vor den Plätzen, den Straßen oder den
Menschenmengen, sondern er vermißt in ihnen eine Beziehungs-
person, die ihm Sicherheit vermittelt. Dies ist der Zustand, der
ihm panische Ängste macht. Deswegen argumentiert Bowlby
auch dafür, die Agoraphobie den allgemeinen Angstzuständen,
die hier als Angstneurosen beschrieben wurden, unterzuordnen.

Auch *lerntheoretisch* läßt sich eine direkte Linie von Angstneurosen mit Panikattacken hin zu den Agoraphobien aufzeigen und
begründen. Man kann davon ausgehen, daß eine Untergruppe
von Agoraphobien dadurch entsteht, daß die anfangs isolierten
Angstanfälle im Rahmen der Angstneurose phobisch organisiert
wurden: Der Patient beginnt – oft unbewußt – generalisierend die
Orte und Situationen zu meiden, an denen er Angsterlebnissen
ausgesetzt war. Im Laufe der Zeit kann so die Angstneurose ganz
in die Agoraphobie übergehen. Die Angstanfälle können schwinden, sind gewissermaßen „erfolgreich" verarbeitet worden. Auch
diese Interpretation spricht dafür, daß die Agoraphobie in ihrer
Pathogenese mehr mit der Angstneurose als mit den Phobien zu
tun hat.

Sicher sind die klinischen Phänomene oft schlecht voneinander
abgrenzbar und ineinander übergehend, wie dies schon mehrfach
betont wurde. Wir sehen jedoch als allgemeines Element der
Phobien die situative Begrenztheit der Angstzustände und die
Möglichkeit, sie durch Vermeidung zu kontrollieren. Diese
Beschreibung gälte dann auch für die Pseudophobien im Sinne
von Bowlby. Dennoch ist aus Bowlbys Entwicklung der Psychodynamik gut ableitbar, daß es sich hier um eine andere Kategorie
von Phobien als bei den sogenannten einfachen handelt (Bowlby

rechnet auch die *Schulphobien* wegen ihrer oft wenig beachteten Bindungsproblematik zu den Pseudophobien in seinem Sinne).

Das nachstehende *klinische Beispiel* zeigt in seiner Ausgestaltung auch manche angstneurotischen Elemente, wiewohl es aufgrund der situativen Begrenztheit der Angst und der guten Ich-Strukturen der Patientin die überwiegenden Kennzeichen einer phobischen Neurose bietet:

> Die Patientin ist eine 33jährige Hausfrau, die wegen folgender Beschwerden in einer Psychosomatischen Klinik aufgenommen wird: Sie leide unter starken Angstzuständen. *Inhalt der Angst* sei, daß sie *fürchte, einen tetanischen Anfall zu* bekommen. Diese Angst trete auf, sobald sie das Haus verlasse. Wenn sie selbst Auto fahre, sei die Angst unerträglich, weswegen sie das Chauffieren ganz aufgegeben habe. Wisse sie Ärzte in der Nähe, gehe es ihr besser. Auch die Brechampulle mit Kalzium „Frubiase", die sie in ihrer Handtasche mit sich herumträgt, sowie ein Plastikbeutel, in den sie bei Bedarf atmen kann, geben ihr eine gewisse Sicherheit. Die Tasche muß sie immer bei sich haben. Orte, an denen Ärzte nicht erreichbar sind, vermeidet sie.

> Man könnte nun nach der bisherigen Schilderung annehmen, daß die Patientin häufiger solche Anfälle hatte und es überrascht zu hören, daß nur einmal, 4 Jahre vor der stationären Aufnahme, eine Tetanie auftrat, die Angst aber vor dem „Anfall" hat sie seither nie verlassen. Die auslösende Situation für diesen ersten Anfall wird sehr genau geschildert: Sie habe damals den Wagen gesteuert und ihr Mann habe neben ihr gesessen. Man war auf dem Wege zur Schwiegermutter. Der Tag war drückend und heiß. Beim Überholen eines Lasters auf der Bundesstraße gerät sie plötzlich in einen Zustand von Panik und muß den Überholvorgang abbrechen. Sie kann den Wagen noch am Straßenrand zum Halten bringen, gerät in eine Hyperventilationstetanie, wird im örtlichen Kreiskrankenhaus aufgenommen und dort 6 Wochen lang behandelt. Auch nach der Entlassung ist die Patientin weiterhin zu Hause krank und muß von ihrer Mutter gepflegt werden.

> Nachdem sich diese Ängste einige Jahre hingeschleppt haben, schickt die Familie sie 3 Jahre nach dem Erstereignis in eine Psychosomatische Klinik. Dort stellen sich in den Gesprächen sehr rasch massive unterdrückte aggressive Empfindungen gegenüber dem Ehemann heraus. Am ausgeprägtesten ist ihr Vorwurf, daß er seine Mutter ihr vorziehe. Das Wahrnehmen und Aussprechen solcher abgelehnter Empfindungen macht ihr erhebliche Schuld-

gefühle. Als die Patientin entlassen wird, kann sie sehr viel mehr von ihrem Unmut gegenüber dem Mann zulassen und auch ihm gegenüber zum Ausdruck bringen. Die phobischen Zustände sind fast ganz abgeklungen.

Zu Hause ändert sich das Bild wieder. Die Ängste vor dem Anfall treten nach einiger Zeit wieder auf. Als die Patientin 1 Jahr später in der gleichen Klinik erneut aufgenommen wird, besteht der Status quo ante. Aber die Patientin berichtet jetzt etwas Interessantes. Ihr Mann habe nicht akzeptieren können, daß sie sich geändert habe. Er habe sie bei Kritik „angefahren", und es sei ihr gar nichts übrig geblieben, als allen Unmut dem Mann gegenüber wieder zu unterdrücken. Er wolle wieder die sanfte Frau, die er geheiratet habe, hätte er geäußert, und auf das, was die Psychotherapeuten aus ihr gemacht hätten, könne er verzichten. Wenn sie das nicht begreife, lasse er sich scheiden und die Kinder bekomme er wegen ihrer Nervenkrankheit ohnehin zugesprochen.

Die Patientin wurde also wieder sanft und im gleichen Maße, wie diese Anpassung gelang, stiegen die Ängste wieder an. Anmerkungen noch zur Anamnese: Die Patientin ist Einzelkind. Die Eltern werden als sehr lieb und sehr protektiv geschildert. Der Vater organisierte immer alles für die Patientin, bis hin zur Berufswahl und Ausbildung. Die Mutter wirkte wie eine graue Maus. Als jedoch der Vater einige Jahre vor dem in Frage stehenden Ereignis starb, „blühte" die Mutter richtig auf. Sie fing an, sich schön zu kleiden, Freundschaften zu pflegen und Reisen zu machen – alles Dinge, die sie sich früher nie geleistet hatte.

Wie könnte man diese Phobie verstehen? Die Patientin hat offensichtlich große Probleme mit ihren aggressiven Äußerungen, und das Ausmaß ihrer aggressiven Bedürfnisse ist ihr vollends unbewußt. Die auslösende Situation, die hier so eindrucksvoll ist, hat eine deutlich wahrnehmbare Beziehung zu den abgewehrten Impulsen. Beim Überholen des Lastwagens hat die Patientin eine ganz konkrete Phantasie. Diese läßt sich etwa folgendermaßen rekonstruieren: „Wenn ich jetzt, wo mir mein Mann ausgeliefert ist, ihn gegen den anderen Wagen fahre, ist er weg". Es gibt keinen Hinweis, daß die Angst der Patientin irgend etwas mit einer Angst um sich selbst zu tun gehabt hätte, wo sie doch in gleicher Weise bedroht war (im Sinne objektiver Realität hatte allerdings gar keine Gefahr bestanden). Angst machte ihr nach allem, was wir später erfuhren, nur, wenn sie Aggressives in bezug auf ihren Mann denkt. Dieses explosive Feld, auf das die Patientin bei der Autofahrt emotional gerät, war bereits vorher bestellt worden. Die Mutter der Patientin lebte unerwarteterweise ganz prächtig ohne ihren verstorbenen Aufpasser. Unbewußte Phantasien der Patientin, die bereits früher stimuliert wurden, könnte man in folgender Weise annehmen: „Wo meine Mutter doch so prima ohne den Vater lebt ... vielleicht stünde ich mich auch nicht so schlecht, wenn mein Mann nicht da wäre ...". Was diese Patientin geradezu in Panik versetzt und was natürlich kein Mensch leicht abtut, ist die Tatsache, daß es sich schlicht um Mordphantasien handelt, die für sie bewußt undenkbar sind – im wahrsten Sinne des Wortes. Die therapeutische Entlastung in der Klinik beruhte darauf, daß gezielt die aggressive Hemmung als Fokus der analytischen Psychotherapie gewählt wurde. Hierdurch wurde etwas von dem erreicht, was wir im Jargon die Auflockerung des Über-Ichs nennen. Dadurch kam es zu einer Entlastung des inneren Konfliktes und zur völligen Rückbildung der Symptomatik. Um Mißverständnisse zu vermeiden: Weder beim ersten noch beim zweiten Aufenthalt in der Klinik wurden der Patientin etwa ihre aggressiven Bedürfnisse als Mordimpulse gedeutet. Zur Erarbeitung so tief abgewehrter Motive ist stationäre Psychotherapie kaum einmal in der Lage. Die Kunst besteht eher darin, das *nicht* zu sagen, was man hiervon versteht. Aber die gezielte Bearbeitung der überstrengen Gewissensregung gegenüber jeglicher Aggression führte auch so zu einem begrenzten Erfolg.

2.1.4 Die Herzangstneurose

Kaum ein Krankheitsbild hat so viele Namen. In Deutschland haben sich die Termini **Herzphobie** (Bräutigam) oder **Herzneurose** (Richter) eingeführt. Da sich der phänomenale Begriff des *Herzangststörung* zunehmend durchsetzt, erscheint uns die Bezeichnung **Herzangstneurose** berechtigt, zumal sie über die Assoziation zur Angstneurose auch das Bild anklingen läßt, mit dem sich die Störung am breitesten überschneidet. Auf das in vielen Bereichen sich überlappende *kardiovaskuläre Syndrom* (s. 4.2) sei hingewiesen. Die ICD-10 ordnet die Herzangstneurose ausschließlich als „somatoforme autonome Funktionsstörung" des kardiovaskulären Systems ein, akzentuiert also klassifikatorisch ganz die kardiale Dysfunktion und nicht die im Vordergrund stehende Angst, was bedauerlich ist.

Dieses Krankheitsbild ist die umschriebenste Phobie, die sich auf den eigenen Körper bezieht. Objekt der Ängste ist jetzt nicht mehr ein Teil der Außenwelt, sondern ein Teil der körperlichen Innenwelt. Im Zentrum der herzneurotischen Ängste steht die *Angst vor der unerkannten Herzkrankheit.* Letztlich geht es um die Befürchtung, am Herztod zu sterben („das Herz könnte stehenbleiben"). Oft wird auch direkt die Angst vor dem Herzinfarkt geäußert.

Die *Symptomatik* zeigt alle vegetativen und subjektiv überbewerteten Begleiterscheinungen der Angst: anfallsartige „Herzattakken", „Herzangstgefühl", Extrasystolen, paroxysmale Tachykardien, Druck- und Schmerzgefühl über dem Herzen (manchmal auch im linken Arm!), Beklemmungsgefühl in der Brust, Schweißausbrüche, Schwindel, Benommenheit. Natürlich muß die *Differentialdiagnose* zuerst die koronare Herzkrankheit und den Herzinfarkt ausschließen. Das dramatisierende Verhalten des Patienten, seine nicht realitätsbezogenen Befürchtungen können, besonders im Falle der Wiederholung, den Erfahrenen diagnostisch schon früh in die entscheidende Richtung weisen. Es ist auch beschrieben worden, daß der Herzneurotiker den Schmerz mit dem Finger über der Herzspitze lokalisiere, während der Infarktkranke ihn mit flacher Hand im linken Brustbereich aufzeige – klinische Phänomene, die im Einzelfall natürlich nur Hinweise sein können. *Ängstliche Überbewertung aller herzbezogenen Körpererscheinungen* (Rhythmus, besonders Extrasystolen! Stärke des Herzschlags! Körperpuls!) und anhaltende Sorge um das Herz sind noch der konstanteste Befund, der diagnostisch auf die Herzangstneurose verweist.

Die Intensität der Ängste ist unterschiedlich. **Herzphobiker** i.e.S. sind diejenigen mit starken, panikartigen Angstanfällen. Patienten mit Sorgen und Befürchtungen wären **Herzhypochonder** i.e.S. Eine Unterform stellen hier die sogenannten **Herztodhypochonder** dar, die zwar keine Angstdurchbrüche erleiden, aber von der Gewißheit, am Herztod zu sterben, gequält werden.

Die Patienten neigen zu häufigem Arztbesuch und Arztwechsel, um sich immer wieder beruhigen zu lassen. Der organische

Befund ist unauffällig, das EKG in der Regel ohne jeden Befund oder vegetativ überlagert, was angesichts der Ängste nicht verwundert. Während die Häufigkeit der allgemeinen Phobien ein Überwiegen der Frauen zeigt, sind bei der Herzneurose die Männer eher überrepräsentiert. Bevorzugt ist das dritte und vierte Lebensjahrzehnt. Die organische Prognose der Herzangstneurose ist gut. Die statistische Wahrscheinlichkeit, einen Herzinfarkt zu bekommen, ist für den Herzangstneurotiker gegenüber anderen nicht erhöht. Der Mitralklappenprolaps verursacht keine Herzangstneurose! Diese voreilig verkündete „Erklärung" ist inzwischen eindeutig widerlegt.

Groß ist allerdings die *Gefahr der iatrogenen Fixierung* der psychischen Symptomatik. Viele Ärzte können der Erwartung des Patienten, der sich an sie klammert und eine starke Herausforderung an ihre ärztliche Kompetenz darstellt, nicht widerstehen. Sie neigen dazu, „Minibefunde" mitzuteilen oder organische Scheinerklärungen abzugeben. Die psychotherapeutische Prognose ist besonders bei längerem Verlauf weniger gut. Vor allem deswegen, weil der Patient in der somatischen Medizin und in seiner Umgebung so viel (instrumentelle) Zuwendung erfährt, daß er unbewußt gar nicht einsehen kann, warum er seine eindrucksvolle Krankheit zugunsten einer frustrierenden Gesundheit aufgeben sollte. Das ist das Problem aller psychosomatischen Erkrankungen im weiteren Sinne. – Am sinnvollsten ist für den Arzt eine *klare und eindeutige Stellungnahme* gegenüber dem Patienten, daß sein Herz organisch gesund sei. Gleichzeitig ist es wichtig, dem Patienten zu vermitteln, daß man ihn für *krank* halte, daß man die Genese seiner Beschwerden aber eher im Bereich der Ängste und nicht am Herzen selbst sehe. Die organische Abklärung sollte so gründlich wie erforderlich sein, dann aber nicht bei jedem neuen Angstanfall wiederholt werden. *Die Aussage des Arztes, daß das Herz gesund sei, wirkt unglaubwürdig, wenn ständig neue Untersuchungen erfolgen!* Das gilt noch mehr für die Verordnung herzspezifischer Medikamente. Der Herzneurotiker benötigt weder Koronarerweiterer noch Digitalis! Diese Medikamente schaden ihm vielmehr, weil sie seine „Krankheit" fixieren. Diesbezügliche Wünsche der Patienten sind zurückzuweisen. Wenn erforderlich können *im Anfall* Anxiolytika oder Tranquilizer verabreicht werden. An die Suchtgefahr muß hier immer gedacht werden.

Beckmann und Richter haben anhand testpsychologischer Untersuchungen zwei Typen der Herzneurose unterschieden: den A-Typ und den B-Typ. Der A-Typ zeigt eher ein depressiv-anklammerndes Verhalten und eine Konzentration auf seine Symptomatik. Der B-Typ neigt zu verleugnender Aktivität und „Flucht in die Gesundheit". Diese zweite Gruppe von Patienten versucht, im Sport und in Leistungen aller Art die Krankheit zu überspielen. Wahrscheinlich entspricht der A-Typ mehr der phobischen, der B-Typ mehr der hypochondrischen Form.

Psychogenetisch sind vor allem unbewußte ambivalente Trennungskonflikte wahrscheinlich geworden. Es besteht eine Nähe zur depressiven Anlehnungsthematik und zur Gefühlsambivalenz (gleichzeitige Haßgefühle und Liebeswünsche gegenüber dem Partner), die auch für die Depression bezeichnend ist. Herzphobiker sind vermehrt Einzel- und jüngste Kinder, denen die Trennung von der Mutter ohnehin schwerfällt. Die Mutter wird gewöhnlich als verwöhnend, dabei aber bestimmend bezeichnet, der Vater scheint eher streng und aggressiv ungehemmt zu sein. Dieser Kontrast aus Verwöhnung und Aggressivität verhindert offensichtlich eine innere Selbständigkeit, mit der später drohende Verlusterlebnisse der verwöhnenden Mutter (und ihrer Nachfolgerinnen) verarbeitet werden könnten (Studt et al., 1982). *Krankheitsauslösend* sind nach allen Beobachtungen Situationen des realen oder phantasierten Verlassen- und Alleingelassenwerdens, von Trennungen und Verlusten und häufig Fälle von Herztod im Bekanntenkreis oder im öffentlichen Leben (Leitfiguren!). Der Herzanfall, mit dem diese Situation zu beherrschen versucht wird, schafft aufgrund seiner Dramatik rasch neue Ersatzpersonen, an die sich der Patient klammern kann.

Wichtig ist der Anteil der *Fehlverarbeitung enterozeptiver Reizwahrnehmungen*. Ein ängstlicher Patient, der einen plötzlichen Angstanfall erleidet, kann seine ganze Aufmerksamkeit auf die kardialen Dysfunktionen (Herzrasen, Herzstolpern usw.) fixieren. Die Organisation der allgemeinen Angst (s. o. Angstneurosen) erfolgt nun um körperliche Wahrnehmungen, um enterozeptive Reize. So wird dann auch das Herzklopfen beim Treppensteigen zum Angst auslösenden Signal mit der Folge, daß körperliche Belastungen vermieden werden. Dieser Mechanismus spielt generell bei der Entstehung hypochondrischer Phänomene (2.1.5) eine bedeutsame Rolle („kognitiv-emotionale Fehlinterpretation" körpereigener Signale). Er ergänzt sich mit der Bedeutung psychodynamischer Faktoren bei der Entstehung von Herzangstphänomenen.

Abb. 7. Die enterozeptive Selbstverstärkung im Angstanfall.

2.1.5 Das hypochondrische und das neurasthenische Syndrom (Hypochondrische Störung; Neurasthenie)

Die Herzneurose wurde früher allgemein auch als Herzhypochondrie bezeichnet. Die **Hypochondrie** ist eine neurotische Störung mit ausgeprägter *Selbstbeobachtung* des eigenen Körpers und *starker Krankheitsfurcht*. Die Mehrzahl der zeitgenössischen Autoren hält sie nicht für ausreichend abgrenzbar, um sie als Neurose (im Sinne eines eigenständigen Krankheitsbildes) zu verstehen. So spricht viel für den Vorschlag von Kenyon „hypochondrisch" nur noch als beschreibendes Adjektiv zu benutzen. In der ICD-10 wird jedoch wieder die separate „Hypochondrische Störung" eingeführt. Eine besondere Altersverteilung hypochondrischer Beschwerden besteht nicht.

Die allgemeine Verwendung des Konzepts zeigt heute folgende Charakteristika:

- Ein übersteigertes Interesse an Fragen der Gesundheit.
- Die Befürchtung, an einer Krankheit zu leiden oder an dieser noch zu erkranken. Dieser Zustand ist mit bewußten Ängsten verbunden.
- Eine Neigung, aus Krankheit inneren oder äußeren Gewinn zu ziehen.
- Damit hängt ein bestimmtes Krankheitsverhalten („Kult") bzw. ein bestimmter Stil der Arzt-Patient-Beziehung zusammen.

Hypochondrische Beschwerden können sich, ähnlich wie die oft nur schwer abgrenzbaren Konversionssymptome, praktisch auf jedes denkbare Phänomen beziehen. Ängste begleiten das Bild häufig. Gegenüber den massiven Angstanfällen des Phobikers zeigt der Hypochonder jedoch keine Angstüberflutung, sondern wird von ständigen *Befürchtungen und Besorgnissen* um seine Gesundheit beeinträchtigt. Beim Hypochonder ist das Angstobjekt auch nicht mehr in der Außenwelt – wie beim Phobiker -, sondern es ist sozusagen in die allernächste Außenwelt, in den eigenen Körper gerückt. Wie bei der Phobie jeder Gegenstand der Außenwelt, so kann bei der Hypochondrie jegliches Organ des Körpers Gegenstand der Ängste werden. Aber auch die Furcht vor bestimmten Erkrankungen (von Bedeutung ist insbesondere die Angst vor Krebs, die Karzinophobie) kann man, wenn sie nicht direkt panisch-phobisch ist, den Hypochondrien zurechnen. Patienten mit der Befürchtung, an einem bestimmten Organleiden erkrankt zu sein oder mit der Angst vor einer bestimmten Krankheit, stellen für ihre Angehörigen und die behandelnden Ärzte oft massive Belastungen dar. Alle Versicherungen, daß die befürchtete Störung nicht vorliege, fruchten nicht oder sind nur kurze Zeit wirksam, bevor die Ungewißheit sich wieder durchsetzt und neue Arztbesuche erzwingt. *An die Stelle einer Empfindung ist eine Wahrnehmung getreten* (Schilder). Diese Formulierung aus den 20er Jahren nimmt die heute betonte *Fehlsteuerung der Kognition* bei der Hypochondrie vorweg. Unter emotionalem Druck verändern sich die Kognitionen und Wahrnehmungen vom eigenen Körper. Es kommt zu einer *„emotional-kognitiven Fehlinterpretation"* normaler Körperphänomene. Das ist

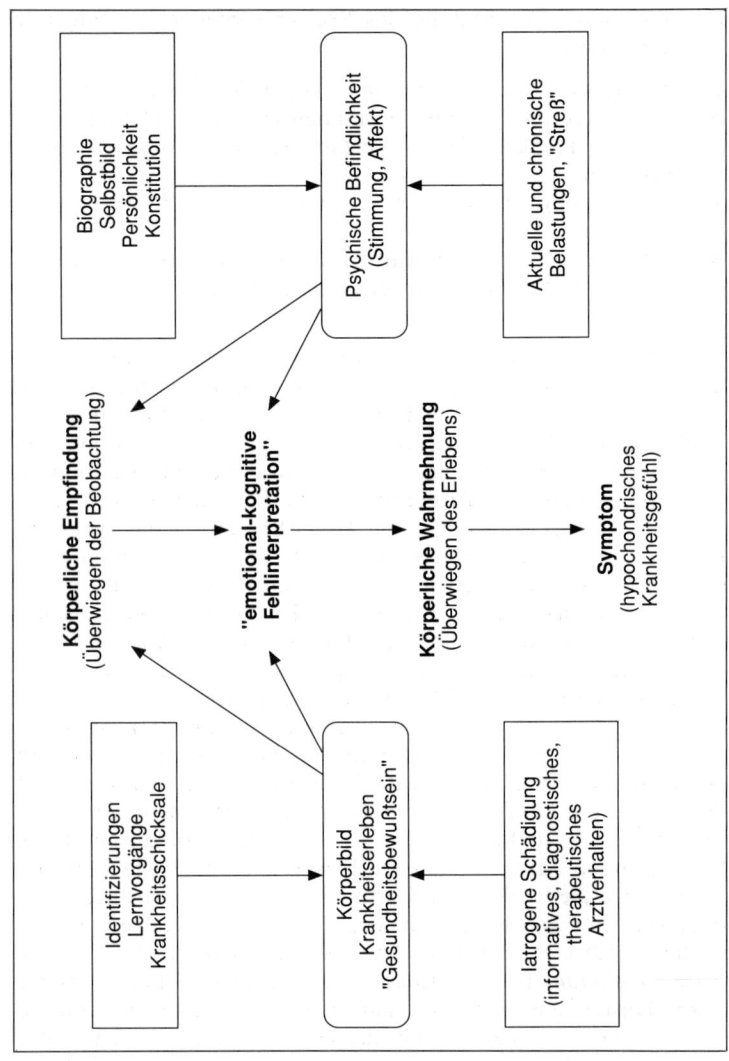

Abb. 8. Pathogenese der hypochondrischen Krankheitsbefürchtungen.
(In Anlehnung an Überlegungen von P. Schilder 1925 und R. Mayou 1989)

die Grunddynamik bei der Selbstbeobachtung. Wie bei den Phobien kann es auch bei den Hypochondrien zu einem ausgeprägten *Realitätsverlust* kommen (vgl. Abb. 8).

Diese Fähigkeit zur Distanzierung von den eigenen Befürchtungen ist ein gewisser Indikator für die Prognose: Die Hypochondrie kann leichtes und vorübergehendes Ausmaß haben, sie kann aber auch Zeichen einer schweren psychopathologischen Veränderung sein. Eine chronische Hypochondrie ist immer eine prognostisch schlechte Erkrankung. Nach Benedetti ist die Hypochondrie fester Bestandteil des Borderline-Syndroms (s.u.), das er mit der Trias: Beziehungserleben, Hypochondrie und Depersonalisation symptomatisch umreißt.

Psychogenetische Basis einer weitergehenden Hypochondrie ist ein gestörtes Körperbild (Schilder). Das Körperbild war oben als in der Parallele zur Ich-Entwicklung entstehend beschrieben worden. Das Körperbild der Hypochondrie ist magisch konzipiert. Über den Körper und seine Funktionen herrschen phantastische Vorstellungen. Der Körper wird nach den psychischen Eigenbedürfnissen und nicht nach Anatomie und Physiologie konzipiert. Die gesunden Ich-Funktionen sind genetisch parallel zum Körperbild entstanden und entsprechend unzureichend gereift. Insofern verwundert nicht, daß auch die sozialen Beziehungen des Hypochonders deutliche Störungen aufweisen. Freud meinte, daß bei der Hypochondrie das Körperorgan an die Stelle der sozialen Objekte trete: Die ganze Aufmerksamkeit ist von den Mitmenschen abgezogen und z.B. dem Magen zugewandt. Dieser *Ersatz der sozialen Beziehung durch Hinwendung zu Teilvorstellungen vom eigenen Körperbild* ist eine Grunddynamik der Hypochondrie. Zwischenmenschliche Konflikte können so „verschleiert", diffuse Angst kann so „gebunden" werden. Weitere Bedeutung scheint auch der unbewußten Verarbeitung von Schuldgefühlen zuzukommen. Dafür soll die folgende Kasuistik stehen.

Klinisches Beispiel:

Ein 78jähriger Patient wurde 1960 in einer inneren Klinik aufgenommen. Der Mann war im körperlichen Befund altersentsprechend. Grund der Aufnahme war eine Herzinsuffizienz, was hier nicht von Bedeutung ist. Während seines Aufenthaltes bat der alte Mann die behandelnden Ärzte immer wieder vertraulich, sie möchten ihn doch auf die Folgen einer Geschlechtskrankheit hin untersuchen. Er sei ganz sicher, eine Lues zu haben, die aber immer wieder von den Ärzten übersehen werde, obwohl er seit Jahren ständig auf Abklärung dränge. Organisch fand sich kein Hinweis auf eine solche Erkrankung. Die serologischen Reaktionen waren alle völlig unauffällig. In einem Gespräch gestand der alte Mann dann unter Tränen, daß er „ein einziges Mal, Herr Doktor" im ersten Weltkrieg in Flandern in einem Bordell gewesen sei. Vor seinem Gewissen büßte der Patient bei Aufnahme schon über vierzig Jahre mit der hypochondrischen Befürchtung, die Franzosenkrankheit zu haben.

Dieser Verlauf war zwar für den Mann sehr quälend, aber eigentlich noch relativ „benigne". Die ganze Zeit bestand die Angst zirkumskript auf die Geschlechtskrankheit bezogen. Oft weiten sich diese Ängste jedoch aus und erstrecken sich am Ende fast auf jedes Organ und auf jede Krankheit. Die prognostisch schlechtesten Formen wechseln ständig in der Art der hypochondrischen Befürchtungen. Es sieht bei diesen Patienten so aus, als ob ihr Ich zu schwach sei, eine „regelrechte" körperbezogene Phobie auszubilden und an ihr festzuhalten. Diese ständig fließenden hypochondrischen Befürchtungen sind daher auch am ehesten beim Borderline-Syndrom anzutreffen.

Nur bei monosymptomatischen Hypochondrien, deren Struktur hierin der der Phobien ähnelt, lassen sich umschriebene auslösende Situationen erfassen. Sonst ist der Beginn eher diffus („immer schon ängstlich gewesen") und ein äußerer Anlaß mag die Befürchtungen allenfalls kanalisieren. Die Verschiebung auf den eigenen Körper verunmöglicht eine Vermeidung zur Ausschaltung der Ängste. Während der Phobiker der äußeren Angstquelle entgehen kann, trägt der Hypochonder den Grund seiner Angst ständig mit sich herum. Oder mit anderen Worten: Die hypochondrische Organisation der Angst ist, was die Herstellung von Angstfreiheit angeht, insuffizienter als die phobische (wobei wir die eigentlichen Krankheitsphobien, die aber bereits auf Ich-strukturelle Schwächen hinweisen, einmal vernachlässigen).

Die **Neurasthenie** oder das *neurasthenische Syndrom* wird vielfach als der Hypochondrie nahestehend angesehen und ist ebenfalls nicht als nosologische Einheit („neurasthenische Neurose") sondern nur als deskriptives Syndrom erfaßbar. Der Terminus Neurasthenie (Beard, 1880) war früher weitverbreitet und hat eine große Reichweite. *Leitsymptome* sind jedoch die „nervöse Erschöpfbarkeit", Gefühle von Unfähigkeit, Müdigkeit („fatigue"), geringe Leistungsfähigkeit, allgemeines Schwächeempfinden und Schlafstörungen. Im Laufe der Zeit wurden aber auch alle Beschwerden, die zum weiteren Begriff der funktionellen Syndrome (psychovegetative Syndrome) gehören, auch als Neurasthenie bezeichnet. Die *Pathogenese* wird entweder als reaktiv bedingt oder als psychogen verursacht aufgefaßt. Eine reaktive Neurasthenie kann etwa Folge einer chronischen Überarbeitung oder starker körperlich-seelischer Belastungen sein. Schwäche und Fatigue sind häufig auch symbolische Abwehrkonfigurationen, die in gleicher Weise Schuldentlastung (z. B. gegenüber Gewissensvorwürfen) wie Appell nach Hilfe anderer darstellen. Eine Psychogenese dieser Art erinnert bereits an konversionsneurotische Vorgänge, von denen die Neurasthenie natürlich auch nur schlecht abgrenzbar ist. Der Begriff der Neurasthenie war weitgehend aus dem klinischen Gebrauch geschwunden. Durch seine Wiederverwendung in der ICD-10 der WHO erfährt er eine gewisse Reaktualisierung. Gleiches gilt auch für das sog. **„chronic fatigue-Syndrom"**, ein Bild chronischer Müdigkeit und Erschöpfung, das Ende der 80er Jahre „entdeckt" wurde und klinisch nur schwer von der Neurasthenie abzugrenzen ist.

Therapie der Neurosen mit Angstsymptomatik

Aus psychodynamischer Sicht sollte man sich eine Konzeption darüber machen, ob die Angstsymptomatik eher Folge innerer Konflikte oder eher Folge von Defiziten ist; auch das Ausmaß der Lernfaktoren (z. B. soziale Verstärkung durch Partner und nicht selten durch Ärzte; Grad der Generalisierung) sollte vor einer Therapie evaluiert werden. Bei schweren Störungen sind medikamentöse Behandlungen mit hochdosierten Antidepressiva oder Anxiolytika indiziert. Häufig besteht bei den Patienten bereits eine medikamentöse Abhängigkeit, besonders von Diazepinen, die schwer anzugehen ist. *Therapie der Wahl* bei den meisten Angstkrankheiten ist jedoch die Psychotherapie. Als besonders effizient hat sich bei allen Phobien, aber auch bei Angstattacken, die Verhaltenstherapie erwiesen. Für generalisierte Ängste und Patienten mit gleichzeitiger Persönlichkeitsstörung ist analytische Psychotherapie indiziert. Entscheidend für die *Differential-*

indikation ist, ob der Patient eher sich selbst (analytisch) oder sein Symptom (VT) behandeln möchte. Wirksam sind beide Hauptformen der Psychotherapie (s. Kap. 6). Bei der Herzneurose ist die Prognose des B-Typs besser als die des A-Typs. Die Psychotherapie der hypochondrischen Störungen ist ein ungelöstes Problem, da diese Patienten meist auf ihre Organbeschwerden fixiert sind und jede Form der Psychotherapie als Fehlbehandlung empfinden.

Das leitet über zu der *Arzt-Patient-Beziehung* bei den angsthaften Störungen. Der Hypochonder erlebt jeden Arzt, der diagnostisch und pharmakotherapeutisch auf seine Beschwerden eingeht, als kompetenten Verbündeten, und jeden, der ihn auf die Psychogenese hinweist, als insuffizienten Gegner. Das verleitet viele Ärzte zur Mitteilung von „Mikro-Diagnosen", Vermutungen und ähnlichem, was wiederum die Krankheit des Patienten bestärkt. Allen Neurosen mit Angstsymptomatik ist gemeinsam, daß die Patienten eine Neigung haben, sich an Ärzte als „Schutzfiguren" emotional anzuklammern. Für den Arzt ist zu bedenken, daß alle Entlastung, die er dem Patienten im Moment aufgrund seiner Autorität verschafft, letztlich die Abhängigkeit des Kranken von seinen „Beschützern" verewigt. Deshalb ist der Rückverweis auf die eigenen Möglichkeiten zur Angstbewältigung, die Information über Psychotherapieformen und die Stärkung der Verantwortlichkeit des Patienten für sich selbst sinnvoller.

2.2 Neurosen mit ausgeprägter Autoaggression

2.2.1 Die neurotische Depression (Dysthymia)

Als neurotische Depression wird ein Krankheitsbild mit einer chronischen depressiven Verstimmung bezeichnet, das sich hinsichtlich seiner Phänomenologie und Epidemiologie ausreichend von der endogenen Depression (im DSM-III-R: Major depression, melancholischer Typ) abgrenzen läßt. Dem psychoreaktiven Moment in der Entstehung wird besondere Bedeutung beigemessen. Ängste aller Formen sind die häufigste Begleitsymptomatik. Der Begriff neurotische Depression (oder depressive Neurose) kam im ersten Drittel des Jahrhunderts auf, als der alte Terminus der Melancholie zunehmend durch den der Depression (Kraepelin) ersetzt wurde. Er entspricht im klinischen Gebrauch häufig der sogenannten depressiven Reaktion (reaktive Depression; in DSM-III und ICD-10 nicht mehr enthalten). Die nosologische Diskussion der 70er und 80er Jahre tendiert dazu, wegen der Vieldeutigkeit des Konzepts der neurotischen Depression diesen Begriff überhaupt fallenzulassen und von einer **„dysthymen Störung"** (DSM-III) zu sprechen. Nun ist fraglos die Vieldeutigkeit des Etiketts „depressiv" ein altes Problem. So werden vorübergehender Kummer, reale Trauer, Unzufriedenheit mit den Lebensumständen, pessimistische Grundeinstellung, überwältigende Verstimmung und anderes mehr einheitlich bezeichnet. Die amerikanischen Psychiater Klerman u. Mitarb. empfahlen daher 1979 den Begriff „neurotische Depression" fallenzulassen, weil er mit systematischen Kriteriumsanalysen nicht zu fassen sei. Aus unserer Sicht scheint dies ein sehr puristischer und übereilter Umgang mit einem bewährten diagnostischen Konzept, denn der Begriff der neurotischen Depression reicht weiter als der der im DSM-III straff definierten „dysthymen Störung". Innerhalb der gesamten nosologischen Argumentation sind die meisten älteren und neuen Beiträge schulisch festgelegt. Übergreifende Ansätze wie der von Akiskal und McKinney (1975), die die Depression als den Abschlußprozeß verschiedenster auf die dienzephalen Verstärkungsmechanismen störend einwirkender funktionaler Vorgänge sehen, sind selten. In der *ICD-10* wird die neurotische Depression durch die **Dysthymia** ersetzt. Nach dem Ausgeführten überrascht nicht, daß die bisherigen Validierungsstudien dieser neuen Diagnose sehr unbefriedigend ausfielen.

Vorkommen und Häufigkeit

Nach verschiedenen amerikanischen Studien scheint die Morbidität bei etwa 5 bis 10 % der Bevölkerung zu liegen. In der Neurosegruppe machen neurotische Depressionen zwischen 10 und 20 % aus. Zusammen mit den Angstpatienten, mit welchen sie sich oft unabgrenzbar überschneiden, umfassen neurotisch Depressive mehr als die Hälfte aller Neuroseerkrankungen. Die Erkrankung bevorzugt eindeutig Frauen gegenüber Männern. Es wurden für die USA und auch Europa Verhältnisse von 1:2-3 angegeben. Englische Untersuchungen zeigen auch eine eindeutige Altersverteilung, bei der die neurotische Depression Patienten im 3. und 4. Lebensdezennium, die psychotische Depression im 5. und 6. Lebensdezennium bevorzugt befällt. Diese zweigipfelige Verteilung ist auch für deutsche Patienten gesichert worden. Der Gesamtverlauf tendiert zu einer schwankenden, wellenförmigen Chronifizierung mit Rezidiven und freien Intervallen. Bezeichnend ist auch ein schleichender Beginn und ein langsames Abklingen der Verstimmung.

Symptomatik und Differentialdiagnose

Leitsymptom ist ein *chronischer, depressiver Verstimmungszustand,* oft von wechselnder Intensität. Er wird begleitet von den typischen *Hemmungen* von Aktivität, Interesse, Antrieb, Willenskraft sowie einer ausgeprägten Neigung zu Selbstunsicherheit, Selbstzweifel und schwachem Selbstwertgefühl. Neben der allgemeinen Zurücknahme der eigenen Person bestehen zum Teil ausgeprägte ambivalente Tendenzen mit versteckten oder offenen Vorwürfen, Forderungen, unerfüllbaren Erwartungen und direkten Äußerungen von Aggression. Manifeste oder somatisierte *Ängste* begleiten häufig das Bild und tragen zur Entstehung von Gefühlen von Unruhe und Insuffizienz bei. Die Motivation ist insgesamt „regressiv" und passiv, was nicht ausschließt, daß manche Patienten sich in altruistischen Aktivitäten geradezu erschöpfen. Phasische Verstimmungen sind die Ausnahme, was auch für ausgeprägte Tages- und Jahresrhythmen zu gelten scheint. An *vegetativen Erscheinungen* werden vor allem die Schlafstörungen (überwiegend Einschlafstörungen) und im weiteren Sinne Eßstörungen (Inappetenz, Bulimie) mit den Folgen des Gewichtsverlustes oder der Zunahme („Kummerspeck") beobachtet. Müdigkeit, Abgeschlagenheit, Kopfdruck und weitere Begleitsymptome sind häufig. Die Fähigkeit zu allgemeiner Traurigkeit ist genauso wie die Reagibilität auf die psychosoziale Umwelt erhalten.

In der Praxis der *Differentialdiagnose* geht es im wesentlichen um die Abgrenzung von depressiver Neurose und depressiver Psychose. Aus dem Querschnittsbild, das heißt ohne Kenntnis der Anamnese, ist der Typ der Depression häufig nicht sicher bestimmbar. Die *psychotische Depression* (endogene Depression, *Melancholie*) zeichnet sich durch eine starke Vitalisierung (Betroffenheit des Körpererlebnisses), Tages- und Jahresrhythmen, oft plötzlichen Beginn, rezidivierende Phasen (gegebenenfalls zyklischer Verlauf mit manischen Phasen) und familiäre Häufung aus. In den USA werden depressive Psychosen seltener als in Deutschland diagnostiziert. Der *neurotischen Depression* fehlen die klaren Phasen, gewöhnlich verläuft sie nicht zyklisch, eher ist sie durch eine chronische depressive Verstimmung von schwankender Intensität ausgezeichnet. Der Beginn ist selten abrupt.

Eine Cluster-analytische Studie (besonderes statistisches Verfahren) macht es wahrscheinlich, daß die neurotische Depression auch deskriptiv als eigenständiges Krankheitsbild erfaßbar ist. Matussek u. Mitarb. fanden besonders folgende charakteristischen Züge: allgemeine Zeichen von „Neurotizismus", normale Traurigkeit, erhaltene Reaktionsfähigkeit gegenüber der Umwelt, hypochondrische Züge und offen geäußerte Aggression. Diese Phänomene sind in der Tat bei psychotischen Depressionen eher selten. Auch der schleichende Beginn ist nach dieser Studie für neurotische Depressionen charakteristisch.

Die Suizidalität ist häufig, aber insgesamt chronischer und weniger akut als bei der depressiven Psychose. Während man bei der depressiven Psychose nach Abklingen der Phase sagen kann, daß auch die Suizidalität geschwunden ist, ist es bei den neurotischen Depressionen so, daß eigentlich ständig mit Suizidgedanken gespielt wird, oft ernsthafter, oft weniger konkret. Je stärker die *hysterische Komponente* in der neurotischen Depression ausgeprägt ist, desto appellativer werden die Suizidversuche, desto stärker nimmt das „Agieren" zu und desto größer wird die Belastung für die Umwelt, die oft mit den Suiziddrohungen geradezu erpreßt wird. Diese nicht seltenen *depressiven Verstimmungen bei hysterischen Neurosen* werden von dem amerikanischen Psychiater Spitzer als „hysteroid dysphoria" bezeichnet.

Die depressive Persönlichkeit

Die *zugrundeliegende Persönlichkeit* ist klinisch immer wieder als fordernd und abhängig (engl. „dependent and demanding") beschrieben worden, d. h., es besteht eine starke Abhängigkeit von den Liebes- und Zuneigungsbeweisen der Umwelt, und aus der Abhängigkeit und Unselbständigkeit ergibt sich oft eine ausgeprägt fordernde Haltung. Die Frustrationstoleranz gegenüber den Versagungen des täglichen Lebens ist gering, in den Partnerbeziehungen besteht eine Tendenz zum Anklammern. – Die ausgeprägte und oft rigide Gewissensbildung (Über-Ich) der depressiven Patienten hat schon früh an die Beziehung zur Zwangsneurose denken lassen. Bereits in den 20er Jahren meinte K. Abraham, daß er die Persönlichkeit seiner depressiven Patienten nicht gut von der Zwangspersönlichkeit abgrenzen könne (s.u.). In Untersuchungen von Tellenbach ist der zwanghafte Charakter bei der depressiven Psychose wieder herausgearbeitet worden („Typus melancholicus"). Da das klinische Bild der Depression in sich ausgesprochen schwankend und vielfältig ist, kann man sich vorstellen, daß die Charakterstruktur, auf der sich das Bild entwickelt, ebenfalls eine Reihe von Facetten zeigt. Da „fordernde Abhängigkeit" auch bei der hysterischen Persönlichkeit nachweisbar ist, spricht einiges für die Feststellung Kuipers, der die sogenannten „Jammerdepressionen", die die Umwelt stark belasten, als „altgewordene" Hysterien auffaßt, deren Symptombild sich wandelte. Vielleicht sind es *zwei „Grundtönungen"*, in die und von denen aus depressive Erkrankungen sich entwickeln: auf der einen Seite eine mehr hysterische („abhängig und fordernd") und auf der anderen Seite eine mehr zwanghafte (pedantisch, skrupulös, gewissenhaft).

Psychodynamik und Psychogenese

Als Generalnenner der depressiven Phänomene war oben die *Anhedonie,* die Unfähigkeit, Glück, Zufriedenheit, Ausgeglichenheit, Ruhe usw. zu finden, genannt worden. Anhedonie hat auch etwas zu tun mit dem, was gelegentlich als Anästhesie des Gefühlslebens bezeichnet wurde: Etwas Bestimmtes in einem Menschen kann nicht erlebt, nicht wahrgenommen werden. Es ist ein Zugang nach innen versperrt, die Kommunikation mit dem Innen ist gestört. Der Depressive hat die Beziehung zu einem Teil von sich selbst verloren. Er hat überhaupt etwas verloren – auf der phänomenalen Ebene erst einmal sein Glück, seine Zufriedenheit. Freuds heute noch bemerkenswerte Analyse „Trauer und Melancholie" geht von diesem Verlust aus. Er spricht von einer Ich-Verarmung und beschreibt sehr genau das, was wir heute als narzißtisches Defizit, als Verlust im Bereich des Selbstwertgefühls bezeichnen würden. Seine Untersuchung vergleicht dann die Depression mit der Trauer, wobei er das Desinteresse an der Umwelt, die Leistungsinsuffizienz und die depressive Verstimmung bei beiden Erscheinungen beobachtet. Als charakteristischer Unterschied erscheint ihm jedoch, daß das *Selbstwertge-fühl* bei der Depression massiv gestört (Ich-Verarmung), bei der Trauer dagegen kaum beeinträchtigt ist. Der Trauernde stellt sich selbst nicht in Frage, der Depressive tut dies sehr ausgeprägt. Die Leithypothese Freuds ist nun seine Annahme, daß der Verlust, den der Trauernde real erlitten hat, beim Depressiven als unbewußte Phantasie abläuft.

1. Diese *unbewußte Phantasie vom Verlust* erscheint uns von entscheidender Wichtigkeit zum Verständnis der inneren Dynamik bei der Depression. Dazu ein Beispiel:

Ein 9jähriger Junge mit einer gewissen Bereitschaft zur depressiven Erlebnisverarbeitung erzählte einmal, wenn er so im Winter auf seinem Bett liege, dann denke er oft an „früher", wo er in der warmen Sonne so gemütlich in die Schule gegangen sei, und dann werde er traurig. – Hier gibt es in dem Kinde offenbar Erinnerungen, Phantasien von einem „früher", das verloren gegangen ist, das es heute nicht mehr gibt. Nicht zufällig schließt sich das Erleben dieses Kindes an die Jahreszeiten an, an den wärmenden Sommer und an den kalten Winter, in dem die Sonne verloren gegangen ist. (In den Mythen vieler Völker spielt die verlorengegangene Sonne, die auf so tröstliche Weise am nächsten Morgen, im nächsten Frühling wiederkehrt, eine wichtige Rolle.) Der Depressive trägt in sich Vorstellungen von etwas, was früher gut war und jetzt schlecht ist. Er hat einen Verlust erlitten. Oft meint er, diesen Verlust durch eigene Schuld verursacht zu haben, als Strafe dafür, daß er so schlecht ist. Bei einem bestimmten Typ depressiver Störungen müssen wir von realen Verlusten des Kindes ausgehen. Aus der Deprivationsforschung wissen wir, daß in der Anamnese bestimmter depressiver Erkrankungen reale Entbehrungen an mütterlicher Zuwendung in der frühen Entwicklung stattfanden. In diesen Fällen ist die Phantasie vom Verlust eine *Erinnerung* an etwas, was man nicht oder zu wenig gehabt hat, das schmerzliche Wahrnehmen, daß einem etwas Grundlegendes fehlt. Ein Großteil der psychischen Aktivität des Depressiven richtet sich daher auf die *Sicherung gegenüber möglichen Verlusten* – realen und imaginären.

Die eingesetzten Mechanismen und Schutzversuche differieren. Zwei Möglichkeiten sind besonders zu erwähnen.

2. Die *Herstellung von ausgeprägten Abhängigkeitsbeziehungen* ist eine charakteristische Form. Irgendwo gibt es in den meisten depressiven Menschen die Vorstellung, daß einem andere das geben können, dessen man selbst entbehrt. Das heißt, natürlich ist diese Vorstellung in jedem Menschen vorhanden, aber bei der Depression ist sie offensichtlich stark ausgeprägt. Die Amerikaner sprechen von einer Persönlichkeitsgrundhaltung, die „dependent and demanding" – also abhängig und fordernd – sei und welche die Mitmenschen als „bedürfnisbefriedigende Objekte" gebrauche. Dies gilt wohl in besonderer Weise für die hysterische Variante der depressiven Verstimmung, wo wir auch die appellativen Suizidversuche gehäuft treffen. Die Essenz aber gilt für fast alle Depressiven: Der andere soll einem das geben, was man selbst entbehrt. Dieser Versuch, das Problem der Verlustangst durch „Anklammern" in den sozialen Beziehungen zu lösen, trägt den Keim des Scheiterns bereits in sich. Der soziale Partner hält den Druck nur begrenzt aus, und die Trennung, die der Depressive fürchtet, das schreckliche Verlassenwerden, ist die sichere Folge. Begreift der Mensch diesen Zirkel, dann sinkt das Selbstwertgefühl noch rascher: „So wie ich bin, kann mich ja keiner lieben", lautet dann die innere Schlußfolgerung. Das kann dann zum *sozialen Rückzug* und zur Isolierung führen. Da eine andere Möglichkeit als die anklammernde im sozialen Bezug nicht zur Verfügung steht, stellt sich als Alternative die selbstgesuchte Vereinsamung. Diesen Zusammenhang meinen auch Begriffe wie „symbiotische Objektbeziehung" oder „Verschmelzungswünsche". Im anderen aufzugehen, mit dem anderen zu verschmelzen, erscheint als die probateste Sicherung gegenüber der Befürchtung, von anderen verlassen zu werden.

Diese oft unbewußten Wünsche sind therapeutisch um so schlechter zugänglich, je mehr sie *reale Entbehrungen* kompensieren. Aber auch da, wo sie Folge exzessiver Verwöhnung sind, wo der Mensch nie die emotionale Lektion lernte, daß er unabhängig sein darf, auch da ist die therapeutische Korrektur oft nicht einfach.

3. Ein weiterer Weg ist die *Ausbildung von unbewußten Größenphantasien*. Gegenüber dem Verletztwerden durch den Verlust wird ein Wall von bewußtseinsfernen Größenvorstellungen aufgerichtet. Die unbewußte Quintessenz könnte man so formulie-

ren: „Wenn ich groß und mächtig bin, dann sind die anderen auf
mich angewiesen und nicht ich auf die anderen." Wenn ein
Patient sozusagen erfolgreich diese innere Welt gegen die äußere
durchsetzt, dann sagen wir, daß er an einem Größenwahn leidet,
eine Psychose hat. Beim Depressiven liegt die Sache anders. Sein
Kontakt zur Außenwelt ist nicht so gestört, als daß er nicht täglich und stündlich erführe, daß die Welt sich ohne ihn sehr gut zu
behelfen weiß. Er macht die tatsächlich deprimierende Erfahrung
die überhaupt keinem Menschen erspart bleibt, daß er entbehr-
lich ist, daß er in fast jeder Funktion ersetzbar ist, daß ihn kaum
einer in Wirklichkeit braucht. (Das ist die Problematik, die oft
hinter Depressionen in der Zeit von Berentung und Pensionie-
rung steht.) Wie geht der Depressive damit um? Oft lernt er nicht
aus der Vergeblichkeit seiner Phantasien, sondern verstärkt sie
geradezu, versucht das „zuwenig" zu einem „noch mehr" zu
gestalten. Manchmal wird die Größenphantasie auch bewußt, ist
dann aber gleichsam in ihre negative Form gekippt. Klinisch tritt
das auf, was wir den Kleinheitswahn nennen, den man als eine
Art negativen Größenwahn beschreiben kann. Der Patient
besteht in der depressiven Psychose dann wahnhaft darauf, der
„größte Verbrecher", der „letzte Mensch", der „Schlechteste auf
der Erde" usw. zu sein. Größenphantasien sind für jeden Menschen eine Möglichkeit der Tröstung gegenüber Kränkungen.
Manche Menschen leben ihre Größenphantasien auch in
erstaunlicher Weise aus. Für den Depressiven ergibt sich hier
aber wieder ein unheilvoller Zirkel: Wer sich groß phantasiert,
will auch als groß behandelt werden. Die Verletzbarkeit, die herabgesetzt werden sollte, steigt tatsächlich an.

Herstellung ausgeprägter Abhängigkeitsbeziehungen, sozialer
Rückzug sowie die Entwicklung von Größenphantasien lassen
sich also als Ursache und Folge von Kränkungserlebnissen
beschreiben. Auf den Konflikt bezogen sind es jedoch – wie alle
Neurosen – unzureichende Problemlösungs- und Restitutions-
versuche. Die ständigen Versagungserlebnisse des Patienten, die
Frustrationen, führen zum Affekt der Aggression. Dieser als
Gereiztheit, Ärger, Wut auftretende Affekt wird jedoch nicht nach
außen gerichtet und meist nicht einmal wahrgenommen, obwohl
es in der analytischen Psychotherapie manchmal überrascht,
wie bewußtseinsnah bei einigen Depressiven das Ausmaß ihrer

Enttäuschung und ihrer Wut ist. Ursache für diese Unterdrük-
kung der aggressiven Affekte ist das strenge Gewissen des
Depressiven.

4. Dieses *rigide Gewissen,* das in seiner Ausprägung eigentlich
nur noch dem des Zwangsneurotikers vergleichbar ist, unterhält
die eigentliche depressive Dynamik. Aufgrund der hohen
Ansprüche von Gewissen und Idealvorstellungen des depressiv
Kranken kann – als wichtigstes Ergebnis – keinerlei aggressive
Empfindung toleriert werden, die dem sozial anderen gilt. (Es
scheint hier einen gewissen Unterschied zwischen psychotisch
und neurotisch Depressiven zu geben, die zweite Gruppe kann
eher aggressive Empfindungen zulassen.) Da einerseits durch die
ständige Frustration des passiven Liebes- und Abhängigkeitsver-
langens – eben den „Verlusten" – unablässig mannigfaltige
Aggression aufsteigt, da diese andererseits aber unter keinen
Umständen geäußert werden darf, gerät der Depressive in eine
emotionale Zwickmühle.

5. Die pathologische Lösung besteht in einer *Wendung der
Aggression gegen die eigene Person,* in eine Wendung der Aggression gegen das Selbst, wie es heute meist formuliert wird. Das
Selbstgefühl erleidet so seine charakteristischen Einbrüche, welche wiederum die spezifische depressive Verstimmung zur Folge
haben. Man kann Freuds Verständnis, der diesen Vorgang vor
über 70 Jahren erfaßte, in seiner Wichtigkeit kaum überschätzen.
Es ist sinnvoll, hier noch einmal an die infantile Entstehung der
depressiven Reaktionsbereitschaft zu erinnern. Das Kleinkind ist
auf die soziale Umwelt existentiell angewiesen, es kann seine
Wut nicht äußern, weil das zu einer objektiven Verschlechterung
seiner Situation führen würde. Das Kind ist gezwungen, eine
Umgangsform mit seinen aggressiven Impulsen zu finden, die

● keine Konflikte mit denen hervorruft, von welchen es abhängt
und
● die Schuldgefühle beschwichtigt, welche sekundär wegen dieser Wut in ihm entstehen.

Die Lösung dieser emotionalen Zwickmühle ist die geschilderte
Wendung der Aggression gegen die eigene Person. Die entscheidenden Punkte dieses Depressionsverständnisses heißen demnach: Frustration – reaktive Wut – Wendung der Aggression

gegen das Selbst. Das depressive Symptom ist dann Folge der anhaltenden Autoaggression.

6. Auf die Kränkbarkeit, die Verletzung des Selbstwertgefühls, die narzißtische Beeinträchtigung war bereits mehrfach hingewiesen worden. Tatsächlich sieht es so aus, daß beim Vorgang der Depression eine *erhöhte Verletzbarkeit des Selbstwertgefühls* zugrunde liegt. Dieser Gesichtspunkt ist besonders von dem österreichisch-amerikanischen Psychoanalytiker E. Bibring betont worden. Das Erlebnis „Depression" umreißt Bibring als durch drei Bedingungen beherrscht: Ich-Hemmung, Absinken der Selbstachtung und Hilflosigkeit. Dabei kommt dem Erlebnis der Hilflosigkeit, also der Ohnmacht, seines Erachtens eine besondere Bedeutung zu. Dieses Erlebnis entsteht insbesondere beim Versagen gegenüber Ansprüchen, die eigentlich jeder Mensch in irgend einer Form in sich trägt. Bibring benennt diese Ansprüche folgendermaßen:

- der Wunsch, geliebt, geachtet und vollwertig zu sein; d. h., nicht minderwertig zu sein;
- der Wunsch, stark zu sein; d. h., nicht schwach zu sein;
- der Wunsch, gut und liebevoll zu sein; d.h., nicht aggressiv und destruktiv zu sein.

Bibring postuliert also, daß es im Menschen so etwas wie Urwünsche gibt, nämlich das Bedürfnis, geliebt zu sein, stark zu sein und gut zu sein. Man kann wohl zustimmen, daß die Erfüllung dieser Bedürfnisse eigentlich zu jedermanns Wohlbefinden beiträgt. Immer dann, so lautete die Beobachtung Bibrings, wenn es zu einem Klaffen zwischen diesem Anspruch und der Selbsteinschätzung kommt, immer dann erfolgt beim zur Depression Neigenden eine depressive Verstimmung.

Damit ist bereits das Entscheidende über die *auslösende Situation* gesagt. Kränkungen der geschilderten Art bezeichnen wir als narzißtische Kränkungen. Depressive sind gegenüber narzißtischen Kränkungen außerordentlich sensibel. Häufig steht auch am Beginn einer Depression eine Enttäuschung des passiven Liebesbedürfnisses, oft infolge des drohenden oder realisierten Verlustes in einer Partnerbeziehung. Kuiper betont für die Auslösung der Depression ein frustriertes, passives Liebesverlangen, Aggressionshemmung oder frustrierte Größenphantasien. Damit werden in anderen Worten ähnliche Kränkungen angesprochen, wie sie Bibring ausgeführt hat.

Die Interaktion der dargestellten psychodynamischen Elemente bei der Depression läßt sich im Modell (Abb. 9) wie nebenstehend zusammenfassen.

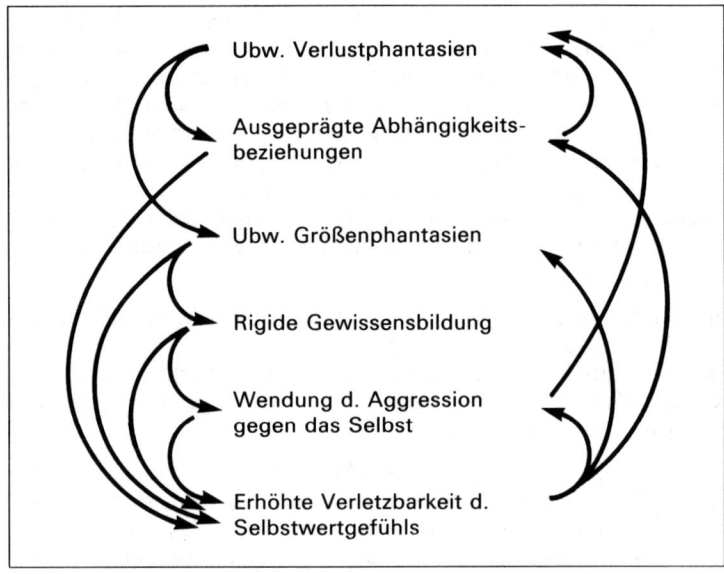

Abb. 9. Die Interaktion von depressiven Motiv-Elementen.

Der nachstehende Ausschnitt aus der Krankengeschichte einer 50jährigen depressiven Patientin versucht besonders die abhängige und fordernde Grundhaltung zu zeigen, die bei vielen Menschen mit dieser Erkrankung nachzuweisen ist.

Klinisches Beispiel:

Als die 50jährige Lehrerin in einer psychotherapeutischen Klinik aufgenommen wird, ist sie schon seit 2 Jahren bei einer Ärztin in einer nicht näher bestimmbaren Behandlung. Da diese Kollegin offenbar nicht recht weiterkommt, weist sie die Patientin in eine Fachklinik ein.

Die Patientin lebt allein und sehr zurückgezogen. Sobald sie mit Menschen zusammen sei, verkrampfe sie sich und rege sich auf, also stehe sie sich besser allein – sagt sie. Bei den Konferenzen im Kollegium schweige sie meist. Bei jüngeren Schülern habe sie keine Probleme im Unterricht, jedoch viele bei älteren, die schon wie Erwachsene wirkten.

Der *Tagesablauf* der Patientin ist von einem ausgeprägten Gefühl der Erschöpfbarkeit bestimmt. Nach der Schule fühlt sie sich derart ausgelaugt, daß sie sich bis weit in den Nachmittag hinein davon im Bett ausruhen muß. Von 16 bis 20 Uhr arbeitet sie, korrigiert Hefte und bereitet den Unterricht vor, dann beginnt sie „sich auf den Schlaf vorzubereiten". Ein Telefonat oder eine Fernsehsendung danach sei nicht mehr möglich, weil sonst der Schlaf ernsthaft gefährdet werde. So verwundert nicht, daß die Patientin schon seit 15 Jahren auch erhebliche *Schlafbeschwerden* hat, die seinerzeit zusammen mit offensichtlich *psychogenen Herzbeschwerden* erstmals auftraten (während des Referendariats).

Obwohl es heute im Leben der Patientin kaum noch andere Menschen gibt, schildert sie *sehr starke Bedürfnisse nach Nähe* und intensiver, enger Beziehung zu anderen. Aber, so fügt sie resigniert an, die Sache sei für sie ja gelaufen; was solle sie noch hoffen. Seit dem Tode ihrer Schäferhündin vor 3 Jahren sei sie vollends enttäuscht. „Damals habe ich Liebe gefunden". Dem gegenüber fühlt sie sich in der Klinik von den Mitpatienten ausgebeutet. Nicht „Menschenliebe" lasse die ihre Nähe aufsuchen, sondern das Bedürfnis sich auszuquatschen bei jemand, der selbst nicht viel rede. Wolle sie etwas über sich erzählen, hörten die anderen ihr kaum zu. – Hier wird ein ausgeprägtes Gefühl deutlich, daß sie offenbar nur Menschen trifft, die ihrer Liebe nicht wert sind. Hinter dieser resignierten Haltung werden plötzlich erhebliche *Ansprüche* sichtbar, die sie selbst jedoch nicht wahrnimmt. Wenn der Therapeut sie daraufhin anspricht, antwortet sie sofort mit Selbstanklagen: Bei ihr sei nichts dahinter, hinter ihrer „Fassade" sei Leere; sie kann immerhin akzeptieren, daß sie „einen ungeheuren Liebeshunger" habe. Wir können ergänzen, daß dieser wegen seines Ausmaßes wohl immer enttäuscht werden muß. Also steckt die Patientin lieber gleich zurück. Der Gesamteindruck ist der einer schwer verletzten und leicht verletzbaren Frau.

Aus ihrer *Biographie* erfährt man, daß sie sich gegenüber den 3 Geschwistern von der Mutter immer zurückgesetzt gefühlt hat. Sie hat das Empfinden, alles sei „auf ihre Kosten" gegangen. Dafür ist ein Ereignis paradigmatisch, das sie überscharf in Erinnerung behalten hat: 14jährig wurde sie von den Russen vergewaltigt. Sie fühlte sich in dieser Situation sehr dezidiert von der Mutter „vorgeschoben", damit die selbst davonkomme. Dabei ist für die Patientin gar nicht so sehr dieses Ereignis das Problem, sondern die Tatsache, daß die Mutter diese Szene später in kränkender Weise genußvoll weitertratscht. Die Patientin erlebt in dieser Erzählung der Mutter moralische Entrüstung und unausgesprochene Befriedigung nebeneinander. Diese Ambivalenz der Mutter ihr gegenüber beherrscht dann auch ihre Einstellung der Mutter gegenüber und – wichtiger – ihre Einstellung zu sich selbst. Einerseits fühlt sie sich in ihrem tristen Leben als Opfer, andererseits ist ihre Autoaggression, ihre Selbstbestrafungstendenz so ausgeprägt, daß sie während der Therapie konsequent alle Versuche, ihr zu helfen, für unmöglich erklärt. Ihr ausgeprägter Haß auf die Mutter, den sie sich unbewußt sehr vorwirft, ist verdrängt und im Gespräch völlig unzugänglich.

Eindrucksvoll ist, wie diese Patientin zwischen ihrer eigenen Ambivalenz der Mutter gegenüber und ihrer Autoaggression keinen Zusammenhang erlebt. Genauer: Sie nimmt ihre eigene Wut gar nicht wahr, so ausgeprägt sie für das Gegenüber auch spürbar ist. So tendiert sie wie viele Depressive dazu, die Verstimmung als etwas von ihren intrapsychischen Vorgängen Unabhängiges zu sehen. Hier wird die depressive Verstimmung als „über Nacht" entstanden, völlig grundlos, unerklärlich erlebt. Die Auslösesituationen sind eher der Art, wie Bibring sie beschreibt, rühren an die strukturelle Störung (die, wie Freud bereits erkannte, sehr oft eine narzißtische, das Selbstwertgefühl zentral berührende, ist) und bleiben unbewußt.

2.2.2 Der psychische Masochismus

Eine neurotische Störung, die einerseits viel mit der Depression zu tun hat, andererseits gut von ihr abgrenzbar ist, ist der psychische Masochismus. Man spricht auch von *masochistischer Reaktion,* was aber eine recht unzutreffende Bezeichnung ist, weil gerade diese Störung wenig mit akuten Reaktionen und viel mit einer Grundhaltung zu tun hat. Die dynamische Erfassung des Bildes geht auf Freud zurück, der von *„moralischem Masochismus"* sprach. Freud ging es um die Abgrenzung von der masochistischen Perversion, wo Leiden und Bestraftwerden in sexuelle Lust umgesetzt werden, und er begriff, daß beide Formen offenbar etwas mit einem bestimmten Umgang des Ichs mit dem Über-Ich zu tun haben.

Vom Phänomen her bezeichnet man als psychischen Masochismus ein Lebensarrangement, das dem Menschen ständig Leiden, Unglück und Schicksalsschläge „beschert". Mag es auf den ersten Blick noch so scheinen, als ob die Häufung besonders unglücklicher Zufälle hier eine Rolle spielte, so wird bei näherer Betrachtung deutlich, daß eine unbewußte Einstellung vorliegt, die diese Situation immer wieder aktiv konstelliert. Das Ich dieser Menschen hat im Umgang mit dem strengen Gewissen eine Formel entwickelt, die man vielleicht so umschreiben könnte: „Solange ich mich ständig selbst bestrafe, habe ich vor meinem Gewissen Ruhe." Tatsächlich haben diese Menschen häufig *keine bewußten Schuldgefühle*. Ihr Schuldgefühl ist vielmehr unbewußt, verdrängt, was sie von den Depressiven unterscheidet, die meist bewußt unter ihren Schuldgefühlen leiden. Beim psychischen Masochismus wird die Rechnung mit dem Gewissen durch *autoaggressive Handlungen* beglichen. Hat der Mensch darin „Erfolg", dann brauchen seine Schuldgefühle nie bewußt zu werden. Die Beziehung zwischen Depression und Masochismus läßt sich so formulieren: Jeder Depressive hat masochistische Züge, aber nicht jeder Masochistische ist depressiv.

Die Psychotherapie von masochistischen Persönlichkeiten stellt ein großes Problem dar, weil sie sich auch nicht die Besserung ihres Befindens durch die Behandlung „leisten" können. Bei einer solchen Dynamik verschlechtert sich das Befinden regelmäßig, wenn es dem Patienten eigentlich besser gehen müßte. Man spricht von einer *negativen therapeutischen Reaktion*.

Ein klassisches Beispiel für psychischen Masochismus („masochistische Charaktere") stellen oft Frauen von Alkoholikern dar. Hier fiel es immer wieder auf, daß solche Frauen, wenn es – meist fremdem Engagement – gelingt, sie aus der zerrütteten Ehe zu befreien, sich rasch wieder einen Alkoholiker als Partner suchen. Die Einsicht in die unausweichliche neue Qual stellt offenbar keinerlei Schutz vor dem Zwang dar, das eigene Gewissen durch ein autoaggressives Lebensarrangement zu beschwichtigen.

Vom psychischen Masochismus führt eine direkte Linie zu den sogenannten **Artefakterkrankungen** (unglücklich der engl. Begriff *factitious disorder,* dt. vorgetäuschte Störung, im DSM-III-R). Dabei führt der Patient bewußt und heimlich eine körperliche

Schädigung aus oder gibt ein Beschwerdebild an, welches die Ärzte zu Verwechslungen mit bekannten Krankheitsbildern verleitet. Wir können hier nicht auf die Hintergründe dieses pathologischen Krankheitsverhaltens eingehen. Ärztlicherseits wird in der Regel nur der sekundäre Krankheitsgewinn (Krankenrolle, Versorgung, Betreuung, „Krankenhauswanderer") gesehen, und man fühlt sich so hereingelegt, wie es von dem Patienten auch beabsichtigt ist. Zumindest aber bei denen, die sich in oft chronischer und lebensbedrohlicher Weise selbst verletzen und auch alle diagnostischen und „therapeutischen" Eingriffe in Kauf nehmen, scheinen uns *masochistische Motive* – dann durchaus perversen Charakters – naheliegend. Diese verbinden sich mit dem sekundären Krankheitsgewinn in einer nicht mehr auflösbaren Form.

Therapie

Während die Therapie des psychischen Masochismus, wie schon erwähnt, ein erhebliches Problem darstellt, stellt die Therapie der neurotischen Depression ein breites Feld von Indikation für alle Formen der *Psychotherapie* dar. Sie ist als Mittel der Wahl anzusehen. Für motivierte Patienten vor allem mit inneren Konflikten kommt die psychoanalytische Psychotherapie in Frage. Die kognitive Therapie nach Beck und die kognitive Verhaltenstherapie haben eine Reihe von Therapietechniken entwickelt, die vor allem auf die Einstellungsveränderung abzielen. Bei leichten Formen kann auch die Gesprächstherapie angezeigt sein. Die (eventuell gleichzeitige) Behandlung mit antidepressiven Medikamenten ist seltener tatsächlich erforderlich als sie in der Praxis eingesetzt wird. Ist eine Psychopharmakotherapie jedoch indiziert, sollte sie gezielt und mit ausreichender Dosis angewandt werden. Die Kombination von antidepressiver Pharmakotherapie und Psychotherapie ist unproblematischer als früher behauptet.

Die *Arzt-Patient-Beziehung* unterliegt bei allen Störungen mit einer starken autoaggressiven Komponente einer problematischen Verführung. Die passive, abhängige, unterwürfige Haltung des Patienten induziert in der Gegenübertragung bisweilen unbewußten Sadismus. Viele Ärzte fühlen sich aufgerufen, dem „lahmen" Patienten mal zu zeigen, wie ein aktiver Mensch seine Probleme meistert. Die Frustration des Arztes verleitet diesen zu aggressivem Verhalten, dieses – unbewußt vom Patienten wegen seiner Schuldgefühle gesucht – verstärkt wiederum den autoaggressiven Zirkel des Kranken. Einsicht des Arztes oder Psychologen in diese Dynamik ist hier sehr viel effektiver als ein „Sichzusammennehmen", denn unbewußt nimmt der Patient auch die averbale Gereiztheit des Gegenüber wahr. Trennungserlebnisse (Arztwechsel!) sind von besonderer Schwierigkeit für diese Patienten. Auch die Wünsche des Patienten nach Verwöhnung stellen für viele Ärzte eine Verführung dar, der sie unreflektiert nachgeben, ohne zu bemerken, daß so die Abhängigkeit des Patienten vom Arzt verstärkt wird. Die Verhaltenstheorie hat in diesem Zusammenhang die *„erlernte Hilflosigkeit"* (Seligman) betont, welche bei der Verhaltenstherapie der Depression eine besondere Rolle spielt. Es ist keine Frage, daß depressives Krankheitsverhalten, wie alles Verhalten, ständigen sozialen Verstärkungs- und Auslöschungsprozessen unterliegt.

2.3 Die Zwangsneurose (Zwangsstörung)

Als Zwangsneurose wird die seltene Ausprägung eines Krankheitsbildes bezeichnet, bei welchem das zentrale Symptom in einem Gefühl subjektiven Zwanges besteht, bestimmte Vorstellungen haben, bestimmte Gedanken denken und bestimmte Handlungen tun zu müssen. Dieses Zwangsgefühl ist trotz voller Einsicht in seine Unsinnigkeit nicht unterdrückbar.

Vorkommen und Häufigkeit

Die Zwangsneurose ist eine wesentlich seltenere Erkrankung als die bisher besprochenen Neurosebilder. Nach verschiedenen Übersichten liegt der Anteil an Zwangsneurosen in der psychotherapeutischen Ambulanz regelmäßig unter 5 %. Die Gesamtmorbidität in der Bevölkerung ist sogar mit nur 0,05 % hochgerechnet worden (Woodroff und Pitts). Während früher die Meinung bestand, daß die Zwangsneurose Männer bevorzuge, ist sie nach neueren Übersichten bei Männern und Frauen gleich verteilt. Die Intelligenz zwangsneurotischer Patienten liegt meist über dem Schnitt der übrigen Neurosen; Patienten aus mittleren und oberen Schichten scheinen bevorzugt zu erkranken.

Synonyme und Verlauf

Zwangssyndrom, anankastisches Syndrom. Als **Zwangskrankheit** wird meist die schwere und prognostisch schlechte Form der Zwangsneurose bezeichnet. Die ICD-10 spricht im Rahmen ihrer Logik von **Zwangsstörung.**

Wohl wegen des sehr eindrucksvollen Krankheitsbildes existiert eine Reihe von epidemiologischen und Verlaufsuntersuchungen. Der überraschende Befund vieler der neueren sorgfältigen Katamnesen, die mit den Arbeiten von C. Müller und E. Rüdin am Beginn der 50er Jahre einsetzten, ist, daß die Prognose der Zwangsneurose sich als deutlich besser erwies, als allgemein angenommen worden war. Nach diesen Befunden muß man die Zwangsneurose als eine ernste, aber keineswegs hoffnungslose Erkrankung ansehen. Die oft beschriebenen „Endzustände" machen wahrscheinlich weniger als 20 % der Gesamtgruppe aus. Der Verlauf der Zwangsneurose ist insgesamt chronisch, aber variabel. Vier Verlaufsformen lassen sich in etwa unterscheiden:

- die nicht eigentlich zur Zwangsneurose gehörende **anankastische Reaktion** von kurzer Dauer und guter Prognose;
- der episodische, wellenhafte, phasische Verlauf;
- die chronische Verlaufsform, die für die Zwangsneurose am charakteristischsten ist;
- die progredient maligne Verlaufsform.

Die Prognose ist um so schlechter, je mehr sich die Zwangsdynamik auf die Gesamtpersönlichkeit erstreckt, je mehr alle psychischen Funktionen des Menschen in die Pathodynamik einbezogen werden.

Symptomatik

1. **Denkstörungen** stehen im Mittelpunkt des Bildes. Dabei ist das Denken sowohl formal gestört (unablässiges Grübeln, ständiges Wiederholen der gleichen Abläufe, Weitschweifigkeit, Verlust des Blickes für das Wesentliche), als auch inhaltlich. Das zwangsneurotische Denken läßt sich am ehesten als durch einen alles dominierenden *Zweifel* beherrscht beschreiben. Ein Denkinhalt kann auch das ganze Leben bestimmen. Oft handelt es sich um sehr abstrakte Vorstellungen (z. B. die Idee der Gerechtigkeit), die nicht selten ideologisch organisiert sind. In entsprechenden Milieus ist diese Symptomatik lange gut integriert. Schwieriger ist für den Patienten die Verarbeitung von Zählzwängen (alles muß gezählt, geordnet, sortiert werden), Zahlen stehen für die Buchstaben des Alphabetes, Worte werden in Zahlen aufgelöst und verrechnet; Zahlen stehen für Menschen und Dinge der Umwelt. Es dominiert eine *magische Grundeinstellung:* Gedanken, Zahlenkombinationen, Farben, Dinge müssen vermieden werden, weil sie Unglück bringen. „Gegengedanken" müssen gedacht werden, damit die negative Wirkung neutralisiert wird. Dem Gedanken wird eine *magische Allmacht* zugesprochen: ein falscher Gedanke kann töten, hat vielleicht schon getötet. Aber ist er überhaupt schon gedacht worden, oder sollte er erst gedacht werden? Nichts ist sicher, alles muß bezweifelt werden.

2. **Zwangsantriebe, Zwangsimpulse, Zwangseinfälle** sollte man von den inhaltlichen Denkstörungen abgrenzen. Dabei handelt es sich um einschießende Vorstellungen meist aggressiven und sexuellen Charakters. Es sind dies als dranghaft erlebte Gedanken und Gefühle, einen anderen angreifen, verletzen, ermorden, anspucken, anurinieren, ansprechen, anschreien, anstarren, unsittlich anfassen, vergewaltigen usw. zu müssen. Zu den quälendsten unter diesen Erscheinungen gehören wohl die Impulse, (die eigenen) Kinder umbringen zu müssen. Die Realisation all dieser Impulse ist jedoch bei den Zwangsneurosen ausgesprochen selten.

3. **Zwangshandlungen** sind in der Regel Folge der inhaltlichen Zwangsideen. Magische *Rituale* sollen das Böse bannen, welches das eigene Denken und Wünschen heraufbeschwört: sie erstrecken sich auf Denkvorgänge, Sprache und Handlungen. *Kontrollzwänge* (ob das Licht aus-, das Wasser abgestellt ist usw.) sichern vor den Folgen der Gedanken, müssen aber wiederholt werden, weil sich Zweifel rasch durchsetzen. *Ordnungszwänge:* Stundenlang, den ganzen Tag wird das Bett glattgestrichen, der Schrank überprüft, ein Gegenstand von einem Ort zum anderen bewegt. Der *Waschzwang* bedingt bis zu 100 und mehr Handwaschungen am Tage; das Gefühl, daß die Hände schmutzig sind, ist jeweils nur für kurze Zeit zu beseitigen. Im Gegensatz dazu steht oft eine auffallende Verschmutzung des übrigen Körpers, der Bettwäsche, der Umgebung.

Mit Recht wurde bestritten, daß es so etwas wie „Zwangsgefühle" gibt. Allerdings wird immer wieder die ängstlich getönte Gefühlslage der Patienten beschrieben, wobei die Angst um so ausgeprägter ist, je stärker das phobische Element in der Zwangsneurose hervortritt. (Über die Beziehung zwischen Zwangsneurose und Phobie siehe unten.) Die Unterdrückung des Rituals von außen führt regelmäßig zu panischer Angst.

Für das **Phänomen des Zwanges,** das sich für diese Symptome als gemeinsamer Nenner erweist, ist charakteristisch, daß sich das Ich des Patienten intensiv, jedoch vergeblich gegen sich bahnbrechende Impulse oder als aufgezwungen empfundene Leistungen wehrt. Die Zwangsinhalte werden jedoch als im Menschen selbst entstanden erlebt und nicht wie beim Wahn projektiv in die Außenwelt verlagert. Gleichzeitig besteht jedoch ein ausgeprägtes Fremdheitsgefühl der Symptomatik gegenüber. Ich-Fremdheit bei gleichzeitiger Einsicht in das Unsinnige des Verhaltens ist wohl der phänomenale Generalnenner, dem fast alle Definitionsansätze des Zwanges gefolgt sind (K. Schneider).

Zwangsphänomene sind prinzipiell ubiquitär. Sie treten innerhalb der normalen psychischen Funktionen und innerhalb der normalen Entwicklung des jungen Kindes als vorübergehende Erscheinung auf. Sie können sich zu einer besonderen Form der Neurose, eben der Zwangsneurose organisieren. Sie sind auch bei bestimmten Psychosen (insbesondere der depressiven Psychose und der Schizophrenie) zu finden, und sie finden sich schließlich bei hirnorganischen Erkrankungen. Hier soll nur auf die Zwangsneurose als eigenständige Erkrankung eingegangen werden.
Eine besondere Beziehung besteht zwischen *Zwang und Phobie.* Über die Art dieser Beziehung herrschen widersprüchliche Ansichten. Einige Autoren meinen, daß viele Zwangsneurotiker in bezug auf den ihnen bekannten, angstauslösenden Gegenstand eine Phobie entwickelten. Dem entgegengesetzt ist die Meinung anderer Untersucher, nach deren Verständnis eine am Beginn der Zwangsneurose stehende Phobie erst sekundär zu Zwangshandlungen und Vermeidungsritualen führt. Benedetti unterscheidet bei der Phobie eine räumliche, bei der Zwangsneurose eine zeitliche (Zukunft) Projektion der Angst. In der Praxis kann man sagen, daß kaum eine Zwangsneurose ohne phobische Züge ist. Aus psychotherapeutischer Sicht sind es die phobischen

Elemente der Zwangsneurose, die der Therapie am besten zugänglich sind. Aus klinischer Sicht sollte man jedoch nur dann von einer Phobie sprechen, wenn das bewußt erlebte Angstmoment ausgeprägt ist.

Psychodynamik und Psychogenese

Generell sind die *pathogenen Impulse* archaische Triebanteile, die keinen Anschluß an differenzierte Ich-Bedingungen gefunden haben. Speziell handelt es sich um Impulse, die dem analen Organerleben des Kindes entstammen. Dies sind vor allem anallustvolle (Wünsche, sich zu beschmutzen usw.) und analsadistische (antisoziale, aggressive Wünsche). Daneben bestehen deutlich genitale Impulse (Onanieproblematik, homo-, heterosexuelle Wünsche). Der Akzent liegt auf den **antisozialen Bedürfnissen.** Die spezifische anale Dynamik wird als ein regressives Ausweichen vor den ödipalen Konflikten aufgefaßt. Die eigentlich pathogenen Impulse sind kaum einmal echt unbewußt, auch wenn sie nicht verbalisiert werden. Eher ist für die Zwangsneurose charakteristisch, daß die Impulse ins Bewußtsein durchgebrochen sind, so daß die Abwehr weniger auf einer Verdrängung (im engeren Sinne) basiert, sondern vielmehr auf einer Isolierung (inhaltlich und affektiv) dieser Bedürfnisse. Fenichel sagt: „Der Zwangsneurotiker isoliert, wo der Hysteriker verdrängt". Kern des zwangsneurotischen Symptoms ist die auf einen Triebimpuls zurückgehende *bewußte Zwangsvorstellung* (Quint, Kuiper) ebenfalls im charakteristischen Gegensatz zur hysterischen Neurose, wo das Symptom auf einer unbewußten Phantasie aufbaut.

Die *moralische und idealbildende psychische Struktur* des Zwangsneurotikers ist immer als in besonderem Maße streng und rigide beschrieben worden. Tatsächlich ist die Zwangsneurose die Neurose, die sich (neben der masochistischen und der depressiven Dynamik) durch ihre Über-Ich-Strenge auszeichnet. Den als antisozial erlebten Triebwünschen steht die Hypermoralität des Gewissens gegenüber. „Die ganze Zwangsneurose besteht eigentlich aus dem Bestreben, diesen beiden Tendenzrichtungen gerecht zu werden" (Alexander).

Auf der *Ich-Seite* zeigt die Symptomatik des Kranken jeweils das Überwiegen des Trieb- oder des Gewissensfaktors, bzw. des

„Befriedigungscharakters" oder des „Buß- und Strafcharakters" (Fenichel). In jedem Falle sind beide Komponenten im Symptom enthalten. Z.B. das Waschen der Hände reinigt einerseits magisch von Schuld und kann andererseits gleichzeitig eine neue Form von dem Gewissen unverdächtiger Onanie sein. Die Abwehr, von der die Symptombildung abhängt, basiert bei der Zwangsneurose auf 4 oder 5 Mechanismen, die als klassisch angesehen werden: Reaktionsbildung, Regression, Isolierung, Ungeschehenmachen, Intellektualisierung. Hinter dem Zweifel, der das Denken des Zwangsneurotikers so sehr charakterisiert, steht auf der affektiven Seite die Ambivalenz. Diese Ambivalenz bewirkt eine *Handlungsstörung.* Auf diese zentrale *Ich-Störung* baut Quint sein Verständnis der Zwangsneurose auf. Die Unfähigkeit des Ichs zur freien, eigenwilligen Handlungsführung macht es subjektiv höchst gefährlich, Triebimpulse zuzulassen. Dem Über-Ich steht kein funktionsfähiges Ich zur Verfügung, das durch probierende Handlungen gelernt hätte, Denken und Tun zu unterscheiden. Wünschen ist gleich Tun, der aggressive Affekt allein kann in der Phantasie des Patienten schon töten. Der Magie von Handlung und Worten sind Tür und Tor geöffnet. Die Zwangsdynamik kann sich so über alle Ich-Funktionen ausbreiten, und die Anzahl der möglichen Abwehrkonstellationen ist praktisch unbegrenzt. Die Zwangsneurose ist die „elastischste" aller Neurosen, woraus wiederum die nicht gute Therapierbarkeit verständlich wird.

Es sind offenbar *zwei Wege, auf denen die Symptomatik entsteht.* Die eine Form geht von einem ins Bewußtsein eingebrochenen, verpönten, meist antisozialen Impuls aus. Er führt – als Versuch der abwehrenden Verarbeitung – zu Zwangsgedanken und -handlungen. Schematisch läßt sich dieser Modus folgendermaßen darstellen:

Der zweite Weg muß von unbewußt gebliebenen verpönten Wünschen und Bedürfnissen ausgehen. Bewußt werden dann erst die der sekundären Bearbeitung entsprechenden Zwangsbefürchtungen, die den Charakter phobischer Ängste tragen. Diese Zwangsbefürchtungen führen dann ihrerseits zum Reparationsversuch der Zwangsgedanken und -handlungen.

Die *Psychogenese* der Zwangsneurose ist gut bearbeitet. Den Beobachtern fiel regelmäßig im Familienmilieu eine Häufung von zwanghaften oder zwangsneurotischen Personen auf. Insgesamt bestehen strenge, rigide, legalistische, sachbezogene, teilweise aggressive oder auch willkürliche Entwicklungsbedingungen. Spontaneität, Eigenwille, lebhafte Motorik und Aggressivität müssen früh unterdrückt und mit Angst- und Schuldgefühlen abgewehrt werden. Der äußere Zwang wird so zu einem inneren. Statt eines Autonomiegefühles entstehen im Kinde Scham und Zweifel (Erikson). – „Beim Zwangsneurotiker fehlt eine ausreichend positive Beurteilung des ausprobierenden Handelns" (Quint). Das Bedürfnis des Kindes nach Autonomie interferiert mit seiner Einsicht in die existentielle Abhängigkeit von den Eltern. Das Kind reagiert auf die mütterliche Einengung mit Wut, die Mutter induziert reaktiv im Kinde Schuldgefühle, das Kind muß die Schuld-Angst und mehr noch die ohnmächtige Wut verdrängen, was ihm nur unvollständig gelingt. Es behilft sich, indem es die formale Übererfüllung an die Stelle der inhaltlichen setzt. In dieser Perpetuierung des infantilen Konfliktes zwischen den autonomen Wünschen nach Selbstverwirklichung und den noch stärkeren nach Sicherheit und liebevoller Versorgung durch die anderen, sieht Rado die eigentliche Dynamik.

Ohne daß ein bestimmter Erbgang nachgewiesen wurde, konnte eine biogenetisch mitbedingte Verursachung der Zwangsneurose wahrscheinlich gemacht werden. Am naheliegendsten ist die Annahme einer Ergänzungsreihe von einerseits psychosozialen und andererseits biogenetischen Faktoren.

Zugrundeliegende Persönlichkeitsbasis

Bei nur wenigen Neurosen ist die Beziehung zwischen zugrunde-liegender Charakterstruktur und entsprechendem Symptombild so eng wie bei dem **Zwangscharakter** und der Zwangsneurose. In der überwiegenden Mehrzahl der Fälle entwickelt sich das Bild der Zwangsneurose bei Menschen, die sich durch Pedanterie, Rigidität und Enge in ihren Denkfunktionen auszeichnen. Ein starkes Bedürfnis nach Sauberkeit auf der körperlichen Seite ent-spricht häufig ausgeprägten und dominierenden Moralvorstellun-gen im seelischen Bereich. Ängstlichkeit, Unzulänglichkeitsge-fühle, Skrupulosität, Entschlußunfähigkeit, peinliche Genauigkeit und Gewissenhaftigkeit, Unfähigkeit, das Unwesentliche zu ver-nachlässigen und fruchtloser Kampf mit Nichtigkeiten sind wei-tere Formeln, mit denen versucht wird, die Eigenart dieser Cha-rakterstruktur zu beschreiben. (Zur Psychogenese des überstren-gen Gewissens und der dadurch bedingten Persönlichkeitsstruk-tur wird auf die Ausführung in Kapitel „Allgemeine Neurosen-lehre" verwiesen.)

Die *dynamische Struktur des Zwangscharakters* (in Anlehnung an Shapiro) zeigt drei ausgeprägte Eigenheiten:

● *Emotionale Autarkie:* „Ich brauche niemanden." Der Zwang-hafte ist ein „affektiver Selbstversorger" – in charakteristi-schem Gegensatz zum Hysteriker.
● *Vermeidung echt autonomer Handlungen,* das ist Vermeidung jeder Fehlermöglichkeit.
● Gefühl des *Getriebenseins.* Dem Zwanghaften sitzt immer ein imaginärer Aufpasser im Nacken. Die Befriedigung über das Geleistete ist begrenzt.

Klinisches Beispiel (für eine ausgeprägte zwanghafte Charakter-struktur):

Ein 26jähriger Ingenieur, der symptomatisch an „panischer Angst", Pollakisurie und Durchfällen leidet, bietet als Charakter-struktur ausgesprochen zwanghafte Elemente. Seine Absicherung vor emotionaler Zuwendung zu anderen beschreibt er so: „Wenn jemand mir Zuneigung entgegenbringt, dann sehe ich sofort eine Absicht dahinter und bin auf der Hut." Die Leistungen, die er erbringt, dienen nicht seiner Zufriedenheit. Er sagt: „Ich fühle mich dauernd gezwungen, Leistungen zu erbringen." Noch deutlicher: „Ich stehe unter einem Muß-Zwang." - Dieser „Muß-Zwang" läßt einen schon von der Wortwahl her an das infantile „ich muß mal" denken. „Ich muß mal" sagt ja schon deutlich, daß diese Art von Leistung nicht freiwillig, sondern unter Druck von innen (Triebdruck) oder von außen (Erziehung) erfolgt. Dieser Patient hatte die organische Komponente noch voll erhalten: Wenn er sich „unter Druck" fühlte, etwas zu leisten, zu schaffen, dann ging es ihm besser, wenn er urinierte. Er beschreibt den Vorgang: „Das ist mein Ventil. Wenn ich das Ventil vorne zumache, dann geht der Durchfall los. Ich darf nie beide Ventile zumachen." - Der gleiche Patient demonstrierte auch eindrucksvoll die Vermeidung autonomer Entscheidungen. Er war von Beruf Statiker. Statik war für ihn *die* Wissenschaft, denn: „1. brauche ich *nie Entscheidungen zu* treffen, sondern führe Berechnungen durch, 2. erfolgen alle Berechnungen nach festen, *vorgegebenen Regeln*. Da gibt es keine Abweichungen. Und 3. sind die Sicherheitsspielräume auch sehr groß, so daß jedes *Risiko entfällt*." Das ist die Basis der Zufriedenheit für den zwanghaften Menschen bzw. der Grund seiner Unzufriedenheit.

Therapie

Die Zwangsneurose stellt unter allen Neurosen das therapeutisch unbefriedigendste Problem dar. (Ein Patient sagt: „Ich bezweifle sehr, daß es eine Therapie gibt, die mir hilft. Und wenn es sie gäbe: Wer sagt mir, daß während der Zeit, die ich diese Therapie mache, ich nicht eine andere, wirkungsvollere versäume?") Die psychoanalytische Therapie ist einheitlich als schwierig und mit spezifischen Problemen verbunden angesehen worden. Allerdings hat Quint über eindrucksvolle Erfolge bei sorgfältiger Indikationsstellung berichtet. Die Verhaltenstherapie scheint insbesondere mit der Implosionstechnik, was die Symptomatik angeht, befriedigende Erfolge zu erzielen. Pharmakotherapeutisch kommt am ehesten dem Clomipramin (Anafranil®) eine gewisse Spezifität zu. In jedem Fall ist ein Behandlungsversuch mit dieser Substanz bei allen schwereren Verläufen angezeigt – manchmal sind erstaunliche Entlastungen der Patienten zu erzielen. Neurochirurgische Interventionen (stereotaktische Operationen) bedürfen einer strengen Indikationsstellung, woran es in der Vergangenheit gefehlt hat. Die *Arzt-Patient-Beziehung* ist oft dadurch belastet, daß die Symptomatik des Patienten als lächerlich oder aufreizend erlebt wird.

2.4 Das Depersonalisationssyndrom

Anhand der größeren kasuistischen Darstellung zur Erläuterung der Vorgänge bei der Symptomentstehung (s. o. Kap. 1.8) war bereits etwas über das Wesen der **Depersonalisation** ausgesagt worden. Als Depersonalisation bezeichnen wir eine Reihe von Störungen, die sich sowohl als kurzzeitige Reaktion als auch im Rahmen von Neurosen als auch bei Psychosen nachweisen lassen. Depersonalisationserscheinungen können, insbesondere wenn sie kurzdauernd verlaufen, von benigner Natur sein. Oft aber sind sie Hinweise auf eine weitergehende Störung des Ichs und daher auch gehäuft bei jenen Grenzzuständen zwischen Neurose und Psychose, die wir Borderline-Syndrom nennen, anzutreffen. Die Gleichsetzung von Depersonalisationserscheinungen mit der Diagnose einer Psychose ist sicher unzulässig. Depersonalisationserscheinungen haben einen fließenden Übergang zu den **dissoziativen Störungen,** (s. Kap. 4.1.1), denen sie mit Recht zugeordnet werden könnten. Wir folgen hier der eher traditionellen Annahme einer Selbständigkeit des Syndroms, wie dies auch in der ICD-10 geschieht.

Symptomatik: Das Erleben in der Depersonalisation bezieht sich auf eine massive Störung des Erlebens der eigenen Identität. Der Mensch fühlt sich gegenüber seinem früheren Zustand verändert. Das Erlebnis von *Unwirklichkeit* und *Verfremdung* steht dabei im Mittelpunkt. Oft ist das Körperbild in das Veränderungsempfinden einbezogen. Der Patient erlebt sich als nicht er selbst, als gedoppelt, als neben sich stehend, als in sich gespalten. Dies kann ganz figürlich so sein, daß der Patient ständig das Gefühl hat, hinter oder neben sich selbst zu stehen oder in sich selbst in doppelter Ausführung vorhanden zu sein. Wichtig und entscheidendes *Kriterium zur Verwendung der Diagnose* ist das durchgreifende Erlebnis des Verfremdet- und Verändertseins gegenüber früher, was eine massive Störung des Identitätsgefühls nach sich zieht. Manchmal berichten die Patienten, daß sie sich im Spiegel nicht mehr als sich selbst erkennen, sich verändert vorkommen usw. Diese Depersonalisationszustände sollte man abgrenzen von dem veränderten Erleben der Umwelt, das wir als **Derealisation** bezeichnen. Depersonalisations- und Derealisationszustände treten in etwa der Hälfte der Fälle zusammen auf und gehören offenbar zu dem Unangenehmsten, was Menschen erleben können. Sie beunruhigen in jedem Falle den Patienten erheblich und sind oft von starker Angst begleitet.

Über die *Psychodynamik* war schon anhand der oben erwähnten Falldarstellung einiges ausgeführt worden. Summarisch läßt sich formulieren, daß für den Menschen der Vorgang der Persönlichkeitsspaltung die subjektiv letzte Möglichkeit darstellt, seinen narzißtischen, das heißt Selbstwertkonflikt zu lösen. Störungen in der Entwicklung des Körperbildes müssen ähnlich wie bei der Hypochondrie vorausgegangen sein, damit eine solche Spaltung später wieder möglich wird.

Depersonalisationsvorgänge können auch Teil einer *hysterischen Psychodynamik* sein. Man wird sie dann als zum **dissoziativen Typ der Hysterie** gehörend ansehen. Das leuchtet auch deswegen schon ein, weil die Dissoziation, die Bewußtseinsspaltung auf irgendeine Weise bei jeder Depersonalisation wirksam werden muß (s. auch Kap. 4.1.1). Andere motivationale „Hintergründe" der nosologisch unspezifischen Depersonalisation können eine depressive, eine narzißtische und vor allem eine *angsthafte Form von Psychodynamik* darstellen. Diesen letzten Zusammenhang meint der englische Psychiater Roth mit seinem Begriff des **„phobic anxiety depersonalization syndrome".** Es ist der klinisch wohl relevanteste. Massive und chronische Ängste haben fraglos eine „strukturauflösende" Wirkung.

Die *Prognose* des *neurotischen* Depersonalisationssyndroms ist in der Regel gut. Die *Therapie* der Wahl ist die analytische Einzelpsychotherapie im Sitzen mit niedriger Wochenstundenfrequenz (1- bis 2mal die Woche). Die klassische Psychoanalyse im Liegen ist wegen der Regressionsneigung kontraindiziert. Problematischer sind die Fälle von Depersonalisationsneigung beim Borderline-Syndrom, wo Patienten über ständige, kaum noch einmal von einer intakten Selbstwahrnehmung unterbrochene Depersonalisationszustände berichten. Die Prognose des Despersonalisationssyndroms bei Psychosen oder beim kombinierten Auftreten mit anderen Neurosen (z. B. der Zwangsneurose) hängt von der Prognose der Grundkrankheit ab. Körperaktivierende Maßnahmen (Sport, Gymnastik) haben bei allen Depersonalisationszuständen einen positiven Einfluß.

2.5 Das Borderline-Syndrom (Borderline-Persönlichkeitsstörung)

Seit den 70er Jahren wurde der Begriff des *Borderline-(Grenzlinien-)Syndroms* zunehmend aktueller. Es geht um die Erfassung von Krankheiten, die auf der Grenze zwischen Neurosen und Psychosen liegen. Dieses Interesse ist fraglos aus den USA nach Deutschland gelangt. Wahrscheinlich liegen zwei Gründe für das starke Anwachsen der Verwendung des Borderline-Begriffs vor: Zum einen wird man zunehmend auf klinische Bilder aufmerksam, die tatsächlich nur mit Gewalt entweder den Neurosen oder den Psychosen zuzuschlagen sind. Zum anderen hat wohl auch das schlechte Ansprechen bestimmter Krankheitsbilder auf die Therapie zur Ausbreitung des Begriffes beigetragen. Man behandelte diese Störungen, die wie Neurosen aussehen, in der gleichen Weise, wie man sonst Neurosen behandelt, aber der vergleichbare Erfolg blieb aus.

Es ist keine Frage, daß die Störungen, die W. Reich 1925 als „triebhafte Charaktere" beschrieb, heute von uns zum Borderline-Syndrom gerechnet würden. Die erste gründlichere Bearbeitung stammt von M. Schmiedeberg. Von dieser Autorin stammt der Versuch, die äußeren Erscheinungen als *„Stabilität in der Instabilität"* zu beschreiben. Diese Formel von Schmiedeberg hat sich wohl deswegen durchgesetzt, weil sie etwas Wesentliches an diesen Patienten bezeichnet: Eigentlich müßten sie laufend psychotisch dekompensieren, aber merkwürdigerweise tun sie es nicht. In diesem Sinne hält das DSM-III-R knapp (und zutreffend) fest: „Hauptmerkmal dieser Störung ist ein durchgängiges Muster von Instabilität hinsichtlich des Selbstbildes, der zwischenmenschlichen Beziehungen und der Stimmung."

Die *Symptomatik* kann man kaum spezifisch beschreiben. Zu Versuchen in dieser Richtung gehört der von Benedetti, der eine Trias von Hypochondrie, Beziehungserleben und Depersonalisation beschrieb. „Panneurose" könne hinzukommen. Nach unserer Erfahrung liegt Benedetti damit noch am ehesten im Zielbereich.

So weisen dissoziative Symptome (Depersonalisation, Derealisation, Dämmerzustände u.ä.) häufig auf weitergehende psychische Störungen hin, was auch für das Beziehungserleben gilt. Zumindest liegt eine ausgeprägte Ich-Schwäche dabei vor. Patienten, die sich auf keine klassische neurotische Symptomatik „festgelegt" haben, sondern wahllos und wechselnd jedes Symptom produzieren, insbesondere solche mit großer Angst – Panangst –, sind nach unserer Erfahrung noch die mit den klarsten äußeren Hinweisen. Der Eindruck des Untersuchers ist häufig der einer „chaotischen Persönlichkeit". Panangst, Panneurose und Pansexualität (sexuelle Störungen jeder Art) waren auch die Leitsymptome gewesen, unter denen der Psychiater Hoch die von ihm sogenannte „pseudoneurotische Schizophrenie" beschrieb. Hoch steht stellvertretend für eine Gruppe von Autoren, die die Grenzzustände als eigentlich doch psychotisch und nur fälschlich als neurotisch diagnostiziert auffassen.

Unsere eigene Position ist praxisorientiert: Als Borderline-Syndrom betrachten wir *jene Fälle, die phänomenologisch keine Psychose haben, bei denen aber die Psychodynamik und/oder die Ich-Verzerrung der von Psychotikern entspricht.* Wir glauben, daß es Patienten mit umreißbaren Kriterien gibt, die diesem Syndrom angehören. Wir verwenden die Diagnose aber zurückhaltend und versuchen, die Störung immer zuerst in die bekannten Kategorien einzuordnen.

Die Diskussion der spezifischen Erscheinungen des Borderline-Syndroms, insbesondere der *Struktur der Erkrankung* und ihrer **Pathodynamik,** hat heute einen sehr speziellen Diskussionsstand erreicht, auf welchem mit einer eigenwilligen Spezialsprache argumentiert wird. Diese Entwicklungen können hier nur angedeutet werden. Kernberg, der wichtigste Autor auf diesem Gebiet, geht in seiner strukturellen Analyse des Borderline-Syndroms von folgenden Parametern aus: 1. Die unspezifischen Manifestationen von Ich-Schwäche (fehlende Angsttoleranz, mangelnde Impulskontrolle, mangelnde Sublimierungsfähigkeit). 2. Die Verschiebung vom sekundär- zum primärprozeßhaften Denken. 3. Spezifische Abwehroperationen.

An dieser Stelle soll noch einmal an die Beiträge von P. Schilder erinnert werden, der in den 30er Jahren auf die Bedeutung des Körperbildes für die Entwicklung des Ichs hingewiesen hatte. Für Schilder baut sich das Ich im Laufe der frühen Entwicklung als eine Synthese der autonomen Reifungs- und der frühen Identifizierungsvorgänge auf. Das ist im wesentlichen auch unsere heutige Sicht. Hier setzt Kernberg an. Er meint, daß das frühe Ich vor allem zwei Funktionen habe: 1. Die Differenzierung des Bildes von einem selbst (Selbst-Bild) und des Bildes der anderen in sich (Objekt-Bild) und 2. die Integration von Selbst-Bildern und Objekt-Bildern, die einander entsprechend jeweils unter dem Einfluß libidinöser und aggressiver Triebtönungen entstanden sind. Hiermit ist gemeint, daß am Beginn der Entwicklung das Ich unfähig sei, eine zugewandte und eine versagende Person als eine einheitliche wahrzunehmen. Das heißt, am Anfang besteht ein Unvermögen des Ichs, Objektbilder gegensätzlicher Qualität in sich zu vereinen. Das Erlernen der Syntheseleistung gehört zu den wesentlichen frühen Funktionen des Ichs, und diese bleibt in ihrer Wichtigkeit das ganze Leben bestehen. Die Unfähigkeit des frühen Ichs, Objektbilder mit gegensätzlichen Qualitäten zu vereinen, ist zuerst eine spezifische Form der Ich-Schwäche des jungen Ichs, bevor es ein spezieller Mechanismus wird, den man am besten als *Spaltung* bezeichnet. Kernberg sagt von diesem Spaltungsmechanismus, daß er anfangs auf einem Versagen der Integrationsmöglichkeiten des Ichs beruhe und dann später aktiv für andere Ziele eingesetzt werde. Dieses eigentlich einleuchtende Entwicklungsmodell ist durch die objektivierende Forschung an Säuglingen und Kleinkindern wieder in Frage gestellt worden: eine einheitliche, integrierte Wahrnehmung von Anfang an ist deutlich wahrscheinlicher als eine „synthetische", die erst durch das Zusammenfügen gegensätzlicher Kognitionen entsteht. Daß „Spaltungen" beim Borderline-Syndrom klinisch vorkommen, ist eine andere Sache. Die Erklärung ihrer Ursachen ist aber weiterhin offen. Eine Ursache zeichnet sich in der Form eines *inkonsistenten, widersprüchlichen mütterlichen Zuwendungsverhaltens* überhaupt ab, was aber nur pathogen zu sein scheint, wenn es gleichzeitig mit *Überengagement* (maternal overinvolvement) gekoppelt ist. In einer Verlaufsstudie an 776 Jugendlichen erwies sich nur die Kombination beider Stile als die Entwicklung des Borderline-Syndroms begünstigend (Bezirganian et al. 1993).

Die Folge anhaltender „Spaltungen" gegenüber Affekten und Impulsen im Ich und der damit verbundenen Bilder vom Selbst und von den anderen sind mannigfaltig. Vor allem werden genannt: geringe Möglichkeiten der realistischen Einschätzung anderer, fehlende Empathie, Flachheit der Emotionen als Selbstschutz, mangelnde Wahrnehmung von Schuldgefühlen, Vermeidung emotionalen Engagements, Unwissenheit darüber, daß andere Menschen differenziertere Empfindungen haben können.

Ebenfalls bedeutsam ist beim Borderline-Syndrom eine ausgeprägte *Identitätsdiffusion.* Man kann sich vorstellen, daß wenn Spaltungsvorgänge im Ich aktiv aufrechterhalten werden, es nicht zu jener Syntheseleistung kommt, die zu einem stabilen Ich- und Selbstbild führt. Charakteristischerweise zeigen diese Patienten, wie von allen Untersuchern bestätigt wird, eine ausgesprochene instabile Wahrnehmung und Einschätzung ihrer selbst und das Fehlen eines ausgeprägten Gefühls der Identität ihrer Person.

Letztlich wichtiger als diese theoretischen Überlegungen ist das *therapeutische Problem,* vor das diese Patienten uns stellen. Auch wenn diese Patienten oft durchaus therapiemotiviert sind, stellt die Therapie ein erhebliches Problem dar. Es werden maximale Ansprüche an Verständnis, Einfühlungsvermögen und Belastbarkeit des Therapeuten gestellt. Heute scheint sich abzuzeichnen, daß stationäre analytische Psychotherapie der ambulanten Therapie zumindest am Beginn überlegen ist. Dieses Ergebnis des großen Forschungsprojektes der Menninger Klinik in den USA entspricht unseren eigenen Erfahrungen. Die stationäre Psychotherapie sollte die Funktion eines „Therapieorganisators" haben und eher kürzer als länger (nicht über 3 Monate, was für Psychotherapie kein langer Zeitraum ist) konzipiert sein. Die Art der ambulanten Therapie muß von Fall zu Fall geklärt werden. Nach unserer Erfahrung bietet sich eine langjährige, aber niederfrequente (nicht mehr als eine Stunde pro Woche) psychoanalytisch orientierte Therapie als die geeignetste Form an. Pharmakotherapeutisch werden kleine Dosen von Neuroleptika über lange Zeiträume empfohlen.

2.6 Charakterneurose/Persönlichkeitsstörung

Die Begriffe der *Persönlichkeit* und des *Charakters* sind weitgehend austauschbar. Der Charakterbegriff ist der ältere, gewissermaßen unmodernere, wird aber von uns wegen der stärker dynamischen Konnotation, die sich mit ihm verbindet, bevorzugt.

Eine Definition könnte folgendermaßen lauten: Als Charakter wird die Gesamtheit der stabilen und konsistenten psychischen Eigenheiten eines Individuums bezeichnet, mit denen es sich mit der Welt seiner Triebe und Emotionen einerseits und der seiner psychosozialen Gegebenheiten andererseits auseinandersetzt. Durch diese „charakteristischen" Eigenheiten unterscheiden (oder gleichen) sich die einzelnen Menschen.

Die Beschreibungen von Störungen der Persönlichkeit (oder des Charakters) erfassen ein breites Spektrum, das sich von der Gesundheit (Normalität) bis zur Krankheit (Pathologie) erstreckt. Der Bereich der Normalität ist für Psychiatrie und Psychotherapie insofern interessant, als er den Bezugspunkt für die pathologische Abweichung darstellt. Die Persönlichkeit des Menschen, sein Charakter, wird als die Basis für die pathologischen Erscheinungen angesehen, denen wir in den Neurosen oder Psychosen begegnen. Auch die psychopathologischen Phänomene bei hirnorganisch bedingten Erkrankungen gehen letztlich von der vorgegebenen Persönlichkeit aus. Was anderes als das, was vorher schon war, sollte sich unter traumatischen, toxischen oder anderen Einflüssen in veränderter Form darstellen? Der Bezug auf die „eigentliche", nicht pathologisch veränderte Persönlichkeit wird auch als Bezug auf die *Grundpersönlichkeit* bezeichnet.

Die Einteilung der Persönlichkeitsstörungen ist von den korrespondierenden schweren Krankheitsbildern (Neurosen, Psychosen) abgeleitet, ist also eine rechte „Patho-Charakterologie", wie K. Schneider kritisch bemerkt. An einer gewissen „Pathophilie", wie diese Tendenz auch bezeichnet worden ist, leidet im übrigen die gesamte klinische Persönlichkeitslehre. Es ist bis heute nicht gelungen, Grundpersönlichkeiten zu definieren, in die nicht direkt oder indirekt die Krankheitsbilder, von denen sie abgeleitet werden, eingegangen sind.

Am deutlichsten ist dies bei der paranoiden, der zyklothymen und bei der schizoiden Persönlichkeit sichtbar. Diese Persönlichkeitstypen beziehen sich direkt auf Paranoia, Zyklothymie und Schizophrenie. **Paranoide Persönlichkeiten** sind durch ihr starkes Beziehungserleben ausgezeichnet: Sie haben eine Neigung, die verschiedensten Vorgänge auf sich zu beziehen („alle haben etwas gegen mich ..."). Als **zyklothyme Persönlichkeiten** werden

Menschen bezeichnet, die stärkeren Stimmungsschwankungen unterliegen. Die **schizoide Persönlichkeit** zeichnet sich durch eine ausgeprägte Unterdrückung von Emotionen und Affekten aus, die oft mit sozialem Rückzug einhergeht.

Im Rahmen der Besprechung der charakteristischen Neurosebilder wurde bzw. wird auf die **hysterische** (histrionische), die **depressive** und die **zwanghafte** (anankastische) **Persönlichkeit** eingegangen. Dies braucht hier nicht wiederholt zu werden.

Als **asthenische Persönlichkeit** werden antriebsarme, oft rasch versagende und in ihrer Affektivität matte Menschen bezeichnet. Die **antisoziale** oder **dissoziale Persönlichkeitsstörung** schließlich beschreibt die kriminelle Persönlichkeit mit fehlender sozialer Einsicht und Verantwortung, Mißachtung allen normativen Verhaltens und ausgeprägter affektiver Kälte. Es kann heute als gesichert angesehen werden, daß Menschen mit einer solchen Charakterverfassung aus einem ablehnenden und emotional kalten psychosozialen Milieu stammen. Die Beobachtung, daß Generationen von Kriminellen sich in der Gesetzesübertretung ablösen, hat früher zu der fraglichen Ansicht geführt, daß ein genetischer Faktor vorliegen müsse.

Die Persönlichkeitsbeschreibungen der gegebenen Art sind deskriptive Syndrome, die von der Psychoanalyse teilweise dynamisch interpretiert wurden. Insbesondere wurde die Übereinstimmung der Abwehrstruktur bei der Grundpersönlichkeit und der darauf sich aufbauenden Neurose erfaßt. Für die *Neurose des Charakters,* der Persönlichkeit selbst, hat sich phänomenologisch folgendes herausgestellt: Die Betroffenen leiden weniger an umschriebenen Symptomen („symptomlose Neurosen"), als an einem allgemeinen Gefühl der Unzufriedenheit, des Unglücks und der Unfähigkeit zu befriedigenden Erlebnissen. Insbesondere in den sozialen Beziehungen bestehen mannigfache Konflikte *(„Aktionen statt Symptome").* Aus psychoanalytischer Sicht sind diese Persönlichkeitseinschränkungen (Freud: „Ich-Verzerrungen") genauso Lösungsversuche innerer Konflikte wie es die Symptomneurosen auch sind. Warum es zu den so verschiedenen Verarbeitungsformen auf dem Wege der Charakterverzerrung einerseits oder dem Wege der Symptombildung andererseits kommt, ist im Detail noch nicht geklärt. Für die Untersuchung kommt erschwerend hinzu, daß regelmäßig Symptom- und Charakterneurose in einem gewissen Ausmaß kombiniert sind.

Die Bezeichnung von pathologischen Persönlichkeitssyndromen schwankt je nach wissenschaftlicher Ausgangsposition. Die Psychiatrie hat früher den heute stark kritisierten **Psychopathie-Begriff** bevorzugt. Zum Begriff der Psychopathie gehört eine Betonung des genetischen und konstitutionellen Moments. Psychopathen sind nach der berühmten Definition von K. Schneider Menschen, die an ihrer Abnormität leiden oder an deren Abnormität die Gesellschaft leidet. So definiert wäre der Psychopathie-Begriff in keiner Weise von den dynamischen Konzepten der *Charakterneurose* oder des *neurotischen Charakters* abzugrenzen. Das subjektive Leiden und die Störung der sozialen Beziehungen war schon als regelmäßig bei der Charakterneurose vorkommend erwähnt worden. Am verbreitetsten sind in der gegenwärtigen Psychiatrie wohl die Begriffe der **abnormen Persönlichkeit** oder der **Persönlichkeitsstörung** (ICD-10). Bei diesen Begriffen wird versucht, die Persönlichkeitsabweichung vorwiegend deskriptiv zu erfassen, wobei allerdings, je nach Autor, verschiedene pathogenetische Konzeptionen mitschwingen. Für die praktische Verwendung läßt sich sagen, daß zumindest in Deutschland die Begriffe der abnormen Persönlichkeit und der Psychopathie weitgehend die gleiche Störungsgruppe erfassen, die die Psychoanalytiker als Charakterneurosen bezeichnen. Oft wird der Begriff der Charakterneurose auch als diagnostischer „Sammeltopf" verwendet, wenn man nicht mehr so recht weiter weiß (vor allem, weil die typischen Symptome fehlen). Dies Verfahren hat offenbar eine lange Tradition. So schreibt Alexander 1928 in bezug auf die Diagnose Charakterneurose: „Ich meine jene Fälle von symptomlosen Neurosen, die der psychoanalytisch geschulte Blick ohne Zweifel als neurotisch erkennt, ohne sie in irgendeine bekannte nosologische Gruppe einreihen zu können." Diese Formulierung verrät etwas von der Unsicherheit, die der Diagnose von Störungen der Gesamtpersönlichkeit bis heute anhaftet.

Vergleicht man psychodynamisch die Symptomneurosen mit den Charakterneurosen, dann läßt sich formulieren, daß die Störung bei der Charakterneurose *ichsynton* ist, das heißt, das Ich empfindet nicht jene Fremdheit, die sein Erleben den Symptomen *(ichdyston)* gegenüber auszeichnet. Offensichtlich ist hier ein Stück

Störung vom Ich integriert worden – um den Preis des allgemeinen psychischen Wohlbefindens. Dies soll an einem Beispiel deutlich gemacht werden: Das gleiche objektive Verhalten kann einmal Ausdruck einer Charakterneurose und ein andermal Ausdruck einer Symptomneurose sein. Wenn ein pedantischer Bürokrat seine Bleistifte alle der Größe nach ordnet und in die gleiche Richtung legt, dann ist dies Ausdruck einer Persönlichkeitseigentümlichkeit, die man als zwanghafte Ordentlichkeit (Pedanterie) bezeichnet. *Psychodynamisch* gesehen liegt kein Symptom vor, weil der Mann so sein will, weil das Verhalten ichsynton ist. Ein anderer Mensch schildert nun folgendes: „Ich muß morgens immer meine Bleistifte alle der Größe nach sortieren und sie mit den Spitzen in die gleiche Richtung legen. Tue ich es nicht, dann werde ich sehr unruhig. Ich habe schon oft versucht, dieses Verhalten zu unterdrücken, aber es gelingt mir einfach nicht. Ich bin einfach gezwungen, das zu tun." Obwohl das äußere Verhalten gleich ist, ist die dynamische Struktur grundverschieden. Dieser Patient erlebt sein Tun als ichfremd, ichdyston, er hat ein Symptom (Ordnungszwang). Dieser Zusammenhang ist gemeint, wenn man davon gesprochen hat, daß die Charakterneurose einer Symptomneurose entspreche, die nicht mehr abgewehrt werden konnte und deswegen ins Ich integriert wurde.

Die *Therapie* der Persönlichkeitsstörungen stellt ein besonderes Problem dar. Da wegen des Fehlens von Symptomen verhaltenstherapeutische und übende Maßnahmen weitgehend entfallen, kommen in der Praxis eigentlich nur die Verfahren der analytischen Psychotherapie und der Gesprächstherapie in Frage. Dabei sind von vornherein nur solche Störungen behandelbar, bei denen eine Motivation des Patienten, das heißt ein subjektives Gefühl von Leiden und der Wunsch nach Veränderung, vorliegt. Diese Störungen könnte man als *Charakterneurosen* im engeren Sinne bezeichnen. Alle jene Charakterstörungen, deren Träger sich nicht krank fühlt und auch keinerlei Einsicht in seine Belastung für die Umwelt zeigt – und das dürfte die Mehrzahl sein – sind praktisch nicht therapierbar. Sie entziehen sich der Psychotherapie ganz und sind auch dann (oder gerade dann) nicht behandelbar, wenn sie Psychotherapie als richterliche Auflage bei Verwicklung in Straftaten erhalten. Solche Auflagen sind gut gemeint, aber sinnlos, da die Motivation des Betroffenen sich dann im höchsten Fall auf die Erfüllung der Auflage erstreckt, die in der Regel mit Haftverschonung gekoppelt wird. Es erscheint sinnvoll, Störungen dieser Art gegenüber den therapiemotivierten Charakterneurosen als neurotische Charaktere abzugrenzen, wie das besonders in Frankreich praktiziert wird. – Auf die weitergehenden Probleme im Zusammenhang von Charakter und Neurose geht das weiterführende Buch von einem von uns ein (S. O. Hoffmann: Charakter und Neurose. Frankfurt: Suhrkamp, 1984).

2.7   Die sog. narzißtische Neurose (narzißtische Persönlichkeitsstörung)

Der Begriff der narzißtischen Neurose bzw. Persönlichkeitsstörung hat sich zunehmend eingebürgert. Auch wenn dies eine aus verschiedenen Gründen nicht zu begrüßende Entwicklung ist, soll das Konzept, das nicht in die ICD-10 aufgenommen wurde, kurz besprochen werden.

Ursprünglich hatte Freud die Psychosen als narzißtische Neurosen den sogenannten Übertragungsneurosen (das sind die Psychoneurosen) gegenübergestellt. Die heutige Verwendung des Begriffs, die vor allem auf den Einfluß von H. Kohut zurückgeht, meint in keinem Falle mehr eine Psychose. Stattdessen wird als narzißtische Neurose eine Neuroseform bezeichnet, bei welcher *im Zentrum der Psychodynamik eine* **Krise des Selbstgefühls** *steht.* Das heißt, von anderen gängigen Neurosebezeichnungen unterscheidet sich diese dadurch, daß sie nach einer Psychodynamik und nicht nach einer Phänomenologie benannt wird. Das ist ein entscheidener Nachteil, der zu Verwirrungen führen muß und auch ständig führt.

In der Praxis wird von manchen Kollegen ein Großteil aller Neurosen als narzißtisch klassifiziert, und dies geschieht nicht einmal ohne Berechtigung, denn bei welcher Neurose wäre nicht das Selbstgefühl in irgendeiner Form betroffen?! Persönlichkeitstendenzen wie schizoider Rückzug oder hysterisches Agieren, depressive Introvertiertheit und zwanghafte Selbstgenügsamkeit sind in ihrer Psychodynamik genauso narzißtisch wie die Symptombilder, die sich aus solchen Grundpersönlichkeiten entwickeln. Im Kern geht es – wie oben schon ausgeführt – um unbefriedigende und unzureichende Versuche, zu einem besseren

Selbstgefühl zu gelangen. Sie alle als „narzißtische" zu diagnostizieren, ist von der Klassifikation her so unsinnig, wie es von der Psychodynamik her zutreffend ist. Bei Darstellung der einzelnen Neuroseformen war auf die Selbstwertproblematik auch immer Gewicht gelegt worden.

Symptomatik: Wenn man sich klarmacht, daß die Symptomatik für diese Diagnose nicht das Bestimmende ist, dann kann man folgende *Phänomene* in den Vordergrund der Bilder stellen: Gefühle von Leere und Sinnlosigkeit, Störungen des Identitätsgefühls und ausgeprägte Selbstwertunsicherheit. Leeregefühle werden von Menschen, die unter ihnen leiden und vergleichen können, unangenehmer als Angstzustände bezeichnet. Offensichtlich hängt das damit zusammen, daß bei der Angst „etwas da ist", mag es auch noch so quälend sein, beim Gefühl von Leere dies „etwas" aber gerade fehlt. Der Mensch hat das Gefühl, nichts in sich zu haben, nichts zu sein, nichts wert zu sein. Diese Phänomene weisen auf entscheidende Störungen des Persönlichkeitsteils hin, den wir heute das Selbst nennen (s. dazu die Ausführungen über das Selbst in Kapitel 1.2 und die Entwicklungsgesichtspunkte von Selbst, Selbstgefühl, Identität und Narzißmus in Kapitel 1.4.1 und den nachfolgenden!). Eine entscheidende Störung des Selbsts macht weitere Phänomene nachvollziehbar, die sich bei dieser Art von Störungen regelmäßig finden: Gefühle von Minderwertigkeit und Selbstunsicherheit, erhöhte Verletzlichkeit und Kränkbarkeit, Unsicherheit und manchmal Mißtrauen.

Narzißtisch wird also meist nicht im Sinne von Selbstverliebtheit verwandt, wie man aus dem Mythos vom schönen Knaben Narziß ableiten könnte, sondern sehr viel häufiger als *Bedrohtheit des Selbstgefühls.* Dieses regelmäßige Mißverständnis des mit der terminologischen Mode nicht Vertrauten sollte unbedingt vermieden werden. Unglücklicherweise wird der Begriff jedoch auch zur Beschreibung von selbstverliebten, egozentrischen, egoistischen Menschen verwandt, etwa beim Bild des „narzißtischen Künstlers", dessen Glaube an sich, seine Genialität und seine Möglichkeiten nur zu oft Voraussetzung seiner Kreativität zu sein scheint. Der Maler Salvador Dali wäre in diesem Sinne fraglos eine narzißtische Persönlichkeit, und er war gewiß einsichtig genug, dieses Attribut als schmeichelhaft zu empfinden. Die einzige Berechtigung, die überhaupt eine einheitliche Bezeichnung so widersprüchlicher Phänomene gestattet, ist natürlich die Psychodynamik: hinter dem Minderwertigkeitsgefühl des Selbstunsicheren wie hinter dem überzogenen Selbstgefühl des Arroganten steht ein so oder so gestörtes Selbstgefühl – ein narzißtischer Konflikt oder eine narzißtische Spannung.

Differentialdiagnostisch wird man die symptomarmen narzißtischen Neurosen schwer von den Charakterstörungen abgrenzen können, zu denen man sie auch zählen kann. Der Begriff der **narzißtischen Persönlichkeitsstörung** ist daher in vielem geeigneter als der der narzißtischen Neurose. Die schwerer gestörten Patienten sind oft nur mit Mühe vom *Borderline-Syndrom* abzugrenzen. Als Leitlinie gilt hier, daß die narzißtische Persönlichkeit insgesamt intakter, Ich-stärker und in der sozialen Anpassung erfolgreicher ist als die Grenzzustände.

Wir verwenden den Begriff der narzißtischen Neurose wegen der erwähnten und weiterer Probleme mit Zurückhaltung. Statt dessen klassifizieren wir hier nach der Phänomenologie und versuchen bei der Beschreibung der Psychodynamik die Problematik des Selbstgefühls möglichst genau zu erfassen. Wir stellen die Diagnose, wenn die Dynamik um das Selbstgefühl so im Vordergrund steht, daß sie alle übrigen neurotischen Phänomene überlagert. Das ist nicht selten, aber doch nur bei einer kleineren Gruppe von Neurosen der Fall. Um jedes Mißverständnis auszuschließen: Die Krise um das Selbstgefühl ist in ihrer Bedeutung für die Neurosen gar nicht zu überschätzen. Und es gibt auch keinen Menschen, der in diesem Sinne nicht allgemeine und ubiquitäre narzißtische Probleme hätte.

3 Allgemeine Psychosomatische Medizin

3.1 Definition der Psychosomatik
(siehe auch Definitionsansätze zur Neurosenlehre)

Der Ausdruck „psychosomatisch" wurde erstmals 1818 von J. Heinroth verwandt. Der Begriff Psychosomatische Medizin umfaßt folgende drei Bereiche:

1. Psychosomatische Medizin beinhaltet eine ärztliche **Grundeinstellung,** die bei der Diagnostik und Therapie von Krankheiten seelische und soziale Faktoren mit berücksichtigt. Das ist die allgemeinste Bedeutung des Begriffes und entspricht dem verbreitetsten Gebrauch von „psychosomatisch" (siehe auch 1.1).
2. Psychosomatische Medizin ist weiterhin eine **Forschungsrichtung,** die mit biologischen, psychologischen (darunter psychoanalytischen) und sozialen Methoden (sowie einer großen Anzahl von Hilfswissenschaften) die Bedeutung seelischer und sozialer Vorgänge für die Entstehung, Erhaltung und Therapie von körperlichen Krankheiten untersucht.
3. Psychosomatische Medizin ist schließlich die Bezeichnung eines anhaltend expandierenden ärztlichen **Versorgungsgebietes,** das vor allem mit psychotherapeutischen Methoden eine Klientel von Patienten betreut, deren Beschwerden von rein psychogenen Störungen einerseits, über echt psychosomatische Krankheitsbilder (in der großen Mehrzahl) bis zu den Folgezuständen schwerer und chronischer körperlicher Krankheiten reichen.

Als *Kurzdefinition* hat sich für uns die folgende bewährt:

> Psychosomatische Medizin ist die Lehre von den körperlich-seelisch-sozialen Wechselwirkungen in der Entstehung, im Verlauf und in der Behandlung von menschlichen Krankheiten. Sie muß ihrem Wesen nach als eine personenzentrierte Medizin verstanden werden.

Der zweite Satz dieser Definition ist mehr als ein Nachsatz; er hat vielmehr in unserem Verständnis Psychosomatischer Medizin essentielle Bedeutung. Während der erste Teil der Definition in neueren Etiketten, die z.T. gleichbedeutend mit „psychosomatisch" verwandt werden („psychosoziale Medizin", „bio-psycho-soziale Medizin"), gut aufgehoben ist, droht das *personenzentrierte Wesen der Psychosomatischen Medizin,* das sie von Anfang an charakterisierte, immer mehr zu schwinden. In den wissenschaftlich tonangebenden angelsächsischen Ländern heißt „psychosomatics" kaum mehr als Psychophysiologie. Die Versorgungsaspekte werden dort u.a. als „Liaison-Psychiatrie" angesehen. Das hängt eng damit zusammen, daß es in den meisten Ländern keine eigenständige Psychosomatische Medizin gibt, die – als unabhängiges Fach an den Universitäten – ein weitgehend deutscher Vorstoß geblieben ist. Auch das seit etwa 1985 aus den USA eingeführte Konzept der *Verhaltensmedizin* kennt originär keine personenzentrierte Betrachtung, sondern basiert auf dem behaviouristischen Modell.

Der Name Psychosomatische Medizin sollte deshalb für *die* Medizin reserviert bleiben, welche Krankheiten des Menschen als bio-psycho-soziale Vorgänge versteht, aber seine Person in den Mittelpunkt ihres Interesses stellt. Das kann für ein Spezialfach gelten, wie es z.Zt. der Fall ist, sollte im Prinzip aber Zielanspruch der gesamten Medizin sein.

3.2 Das Leib-Seele-Problem

Das zentrale Problem der Psychosomatischen Medizin ist das Leib-Seele-Problem. Es geht um die Frage, wie sich seelische und körperliche Vorgänge gegenseitig beeinflussen und verändern können. Es geht um den „rätselhaften Sprung" (Freud) vom Psychischen ins Körperliche und umgekehrt. Für diese Frage gibt es bis heute keine befriedigende Antwort. Die verschiedenen theoretischen Konzepte und therapeutischen Ansätze sind als Versuche aufzufassen, der Lösung dieses Problems näherzukommen. Auf der anderen Seite ist die *Trennung von Leib und Seele,* Körper und Geist, eine abendländische Eigenart mit langer Tradition (Leib-Seele-Dualismus), deren Notwendigkeit immer wieder hinterfragt werden sollte.

3.3 Psychosomatische Modelle

3.3.1 F. Alexander: Die Theorie krankheitsspezifischer psychodynamischer Konflikte

Alexander (1891–1964), einer der Begründer moderner Psychosomatik, unterschied 1950 zwei psychodynamische Grundmuster, die die Ursache von körperlichen Symptomen darstellen können.

● Die Konversionssymptome: Unter einem Konversionssymptom versteht Alexander in Anlehnung an S. Freud körperliche Symptome, die unbewußt als symbolischer Ausdruck chronischer unerträglicher emotionaler Konflikte entstehen (s. a. Kap. 3.3.2, 3.4 und 4.1).

● Die Symptome der vegetativen Neurose (Organneurose): Hier werden die körperlichen Symptome als funktionelle Begleiterscheinungen von chronisch unterdrückten emotionalen Spannungen verstanden (s. a. Kap. 3.4).

Bei dem Verständnis der Konversionssymptome schließt Alexander sich dem Freudschen Modell an. Für die Symptome der vegetativen Neurose hat er folgendes Verständnismodell entwickelt. Hauptaufgabe des Organismus ist die Aufrechterhaltung der Homöostase. Das vegetative Nervensystem ist hierbei für die inneren Angelegenheiten des Organismus zuständig. Bei neurotischen Störungen im Bereich des vegetativen Nervensystems ist die Arbeitsteilung zwischen dem parasympathischen Anteil und dem sympathischen Anteil des vegetativen Nervensystems gestört. Dabei unterscheidet Alexander zwei wesentliche Grundstörungen:

1. Der Organismus bleibt im Zustand der *Bereitstellung* zu einer notwendigen Handlung bestehen.
2. Der Organismus reagiert auf die Notwendigkeit zum Handeln mit *Rückzug*.

Zu Punkt 1: Hierbei überwiegen die sympathischen Anteile. Die für die jeweilige Situation notwendigen adaptativen vegetativen Reaktionen werden bei dieser Störung in Gang gesetzt. Die Störung liegt darin, daß es nie zur Ausführung der vorbereiteten Handlung kommt. Der Zustand der Vorbereitung auf das Handeln bleibt chronisch bestehen.

Zu Punkt 2: Hierbei überwiegen die parasympathischen Anteile. Alexander sieht in dieser Störung einen vollständigen Rückzug vor der Lösung äußerer Probleme. Das Individuum reagiert auf die sich ergebende Notwendigkeit von Selbsterhaltungstendenzen mit einem gefühlsmäßigen Sichzurückziehen vor der Handlung in einen Abhängigkeitszustand.

3.3.1.1 Das Problem der Spezifität emotionaler Faktoren bei psychosomatischen Störungen

Die Spezifität der bei vegetativen Störungen wirksamen psychodynamischen Faktoren muß nach Alexander in der Konfliktsituation gesucht werden, in der die verschiedenen psychologischen Faktoren wie Angst, verdrängte feindselige und erotische Antriebe, Versagungen oder Abhängigkeitsbestrebungen, Minderwertigkeits- und Schuldgefühle in Erscheinung treten. Weiter führt der Autor als bedeutsame Faktoren für die Spezifität die Konstitution und die Anamnese des beteiligten Organsystems auf, die eine spezifische erhöhte Ansprechbarkeit auf emotionale Reize bedingen können.

Alexander sieht in dem *Abhängigkeitskonflikt* den zentralen Konflikt psychosomatischer Krankheiten. Die entwicklungsgeschichtliche Wurzel der psychosomatischen Störung besteht s. E. in der Störung der frühen Mutter-Kind-Beziehung, in deren Rahmen sich ein spezifischer Konflikt mit entsprechender Abwehr ausbildet, wobei konstitutionelle Faktoren eine unterschiedliche Rolle spielen. Die Manifestation der Erkrankung erfolgt in einer Lebenssituation, in der es zu einer erneuten Aktualisierung des Konfliktes oder zu einer Infragestellung oder Schwächung der ausgebildeten Abwehr kommt („auslösende Situation").

Gegen die Annahme krankheitsspezifischer Konflikte wurden schon zu Alexanders Lebzeiten Argumente vorgetragen. Ein besonders stringentes und dann wieder vergessenes Modell stammt von E. Stern (zitiert nach Putzke und Brähler, 1992). Stern geht von drei Prämissen aus:

1. Der „Grundkonflikt", das ist die allgemeine affektive Traumatisierung in allen Formen und Schweregraden während der Entwicklung.

2. Der „auslösende Konflikt", das ist das vielfältige Störungsmuster, das die erwachsene Persönlichkeit verletzt und die Krankheit auslöst.

3. Die Organlokalisation, die Stern in der Folge Adlers durch konstitutionelle „Organminderwertigkeit" bestimmt sieht. Hier könnte man heute eine Organprägung durch Konditionierung oder Symbolisierung anfügen.

„Aus diesem Geflecht von Grundkonflikt, auslösendem Konflikt und der Organlokalisation entsteht ein somatisches und psychisches Terrain, auf dem eine psychosomatische Krankheit sich manifestiert." Eine Spezifität von Konflikt, Trauma und Symptombildung entfällt.

Auch wir sehen uns eher in der Gruppe derer, die an der Spezifitätshypothese zweifeln. Zu ähnlich sind sich letztlich alle Beschreibungen, die das vermutlich jeweils Spezifische in der Psychodynamik verschiedener Krankheitsbilder darstellen. Auf der anderen Seite kann sich kein erfahrener Kliniker dem Eindruck entziehen, daß viele solcher „typischer" Beschreibungen tatsächlich etwas Entscheidendes bei der jeweiligen Störung erfassen. Uns erscheint es sinnvoll, für die Praxis sich weiterhin in lockerer Form der Spezifitätsannahme zu bedienen, dabei aber immer die grundsätzliche These zu beachten, daß letztlich jeder Konflikt zu jedem Störungsbild führen kann. Die Neurosewahl liegt beim einzelnen Individuum. Sie hat bei körperlichen Krankheitsbildern auch viel mit Konstitution und Erbbiologie zu tun.

3.3.2 S. Freud: Das Konversionsmodell

Die Konversion besteht nach Freud in der Umsetzung der Erregungssumme eines seelischen Konfliktes in körperliche, insbesondere in sensorische und motorische Innervation. Die Symptombildung stellt den Lösungsversuch eines Konfliktes dar und verfolgt psychoökonomisch einen Zweck, nämlich die Vermeidung von unangenehmen oder peinlichen, mit den Vorstellungen des Bewußtseins unverträglichen Affekten. Das Konversionsmodell entspricht damit weitgehend dem unter 1.6.1 dargestellten neurotischen Konfliktmodell.

Mit der klassischen konversionshysterischen Symptomatik ist nach Freud meist ein sexueller Konflikt, der auf der ödipalen

Ebene liegt, verbunden. Freud sah den Konversionsbegriff nicht als allgemeines Modell für psychosomatische Krankheiten an, wie es in seiner Nachfolge zum Teil (Groddeck) vertreten wurde (s. auch 4.1 und 4.1.1).

Das Krankheitsbild der Angstneurose, auf das oben (2.1.2) bereits eingegangen wurde, stellt Freuds zweites „psychosomatisches Modell" dar. Zu diesem Zeitpunkt seiner Theoriebildung folgte er ganz dem Triebmodell (Libido-Theorie). Er faßt die somatischen Symptome als Äquivalente der Angst auf, dabei erfolgt die Umsetzung von Angst in körperliche Symptome oft ohne Beteiligung psychischer Prozesse. Die körperlichen Symptome entstehen demnach *quasi-physiologisch durch „Triebstau"* und sind zum Teil nicht im Bewußtsein enthalten. Die aktuelle Bedeutung dieses zweiten Modells ist gering.

3.3.3 M. Schur: Die Theorie der De- und Resomatisierung

M. Schur beschreibt die Entwicklungs- und Reifungsvorgänge des gesunden Kindes als einen fortlaufenden Prozeß der *Desomatisierung*. Während das Neugeborene aufgrund seiner noch unentwickelten, nicht ausdifferenzierten psychischen und somatischen Strukturen auf Störungen seiner Homöostase körperlich, unkoordiniert, unbewußt, primärprozeßhaft reagiert, erlaubt die zunehmende Reifung und Strukturierung des Ichs im Laufe der Zeit mehr psychisch bewußte, sekundärprozeßhafte Verarbeitungsformen.

Unter bestimmten Bedingungen ist der Reifungsvorgang der Desomatisierung umkehrbar. Wenn z. B. eine bestimmte innere oder äußere Gefahr nicht mehr mit den frei verfügbaren Energien bewältigt werden kann, so kommt es unter dem Druck der dadurch entstehenden Angst zu einer Regression in somatische Reaktionen. Das ist der Vorgang, den Schur als Resomatisierung bezeichnet. Dieses Konzept ist u.E. sehr aktuell.

3.3.4 A. Mitscherlich: Das Konzept der zweiphasigen Verdrängung

Grundvoraussetzung menschlichen Lebens und also auch menschlicher Krankheit ist für Mitscherlich die Gleichzeitigkeit leiblicher und seelischer Prozesse. Er weist darauf hin, daß nicht nur die bewußten Affekte ihre körperlich korrespondierenden

Erregungskorrelate haben, sondern daß dies ebenso für unbewußte Prozesse und Affekte gilt. Mitscherlich ist der Meinung, daß der Mensch zur Lösung einer gravierenden Konfliktsituation die Möglichkeit hat, auf eine körperliche Antwort im Sinne einer somatischen Erkrankung auszuweichen. Dieses Ausweichen ins Körperliche kann prinzipiell einen erfolgreichen Lösungsversuch darstellen. Die erste Phase der Bewältigung einer chronischen Belastung besteht nach Mitscherlich in der Mobilisierung psychischer Abwehrkräfte mit *neurotischer* Symptombildung um den Preis der Einengung des Ichs. Kann das eingeengte Ich die weiter anhaltende Dauerbelastung nicht mehr bewältigen, erfolgt die zweite Phase der Verdrängung, die eine Verschiebung in körperliche Abwehrvorgänge zur Folge hat und zur Ausbildung eines *körperlichen* Symptoms führt. In jedem Fall geht der organischen Symptombildung der Konfliktlösungsversuch mit psychischen Mitteln voraus.

3.3.5 Die Französische Psychosomatische Schule: Das Alexithymie-Modell

Bis vor wenigen Jahren viel diskutiert wurden die Konzepte der Französischen Psychosomatischen Schule (Marty, de M'Uzan, David, Fain). Diese Autoren stellen die Hypothese auf, daß Patienten mit psychosomatischen Krankheiten eine spezifische Persönlichkeitsstruktur besitzen. Das wesentlichste Merkmal dieser Struktur ist die Unfähigkeit dieser Patienten, ihre Gefühle wahrzunehmen und mit Worten zu beschreiben. Folgende Merkmale der psychosomatischen Struktur werden genannt:

1. *Operationales Denken.* Es ist gekennzeichnet durch eine mehr oder weniger ausgeprägte qualitative Armut dieser Patienten in ihrer Beziehung zu seelischen Inhalten. Die Patienten haben eine schlechte sprachliche Ausdrucksfähigkeit und keinen Zugang zu ihren Phantasien.
2. *Ich-Störungen* treten auf im Sinne einer partiellen psychischen Unreife und einer rigiden, aber brüchigen Abwehrorganisation. Dazu zählen mangelhafte Symbolisierungsfähigkeit, eine Beziehungsleere in den Objektbeziehungen, die Unfähigkeit zu einer echten Übertragungsbeziehung. Die Patienten erscheinen von ihrem unbewußten Erleben in besonderer Weise abgeschnitten zu sein.

3. Als *psychosomatische Regression* wird eine Regression auf ein primitives Abwehrsystem mit aggressiven und autodestruktiven Tendenzen in Form der Somatisierung beschrieben.
4. Die *projektive Verdoppelung*. Der psychosomatische Patient sieht den anderen stereotyp so, wie er selbst ist. Das Subjekt verneint seine eigene Originalität ebenso wie diejenige des anderen, in den es sich projiziert und in dem es eine genaue Entsprechung seiner selbst sieht.

Dieses Konzept der „psychosomatischen Struktur" deckt sich weitgehend mit dem der *Alexithymie* amerikanischer Autoren (Sifneos, Nemiah). Auch wenn die Fähigkeit, Gefühlsvorgänge zu „lesen" (= Alexithymie) bei vielen Patienten mit psychosomatischen Krankheiten beschränkt zu sein scheint, fehlen bis heute Belege für die Spezifität einer solchen Persönlichkeit, die berechtigten, sie als „psychosomatisch" zu bezeichnen. Der fehlende Zugang zur Welt der Gefühle und Phantasien kennzeichnet zahlreiche Menschen, Gesunde wie Kranke.

3.3.6 Das lerntheoretische Konzept

Das lerntheoretische Konzept (s. 1.6.3: Das Lernmodell) geht von der Annahme aus, daß bei der Entstehung und beim Fortbestehen psychischer Störungen Lernprozesse von entscheidender Bedeutung sind. Psychische Störungen werden als Verhaltensstörungen verstanden, die entweder durch unerwünschte oder durch fehlende Lernprozesse entstanden sind und deswegen auch durch erneute Lernprozesse beseitigt werden können. Die meisten Lerntheoretiker halten die Angst für einen zentralen Faktor bei neurotischen Störungen. Sie interpretieren die neurotische Angst als eine gelernte emotionale Reaktion, die durch das Zusammentreffen eines vormals neutralen äußeren oder inneren Reizes mit einem aversiven Reiz im Sinne des Lernens von Signalen entstanden ist. Die Lerntheorie geht auch davon aus, daß das affektive Verhalten körperliche Reaktionen auf dem Gebiet des autonomen Nervensystems und im endokrinen Bereich einbezieht und unter Umständen zu einer Gewebeschädigung führen kann. Das Problem der Organwahl erklären die Lerntheoretiker durch das Vorhandensein von individuellen Unterschieden in den Mustern vegetativer Reaktionsbereitschaft auf Belastungen. Die Lerntheorie hat verschiedene Formen von

Verhaltenstherapien entwickelt, auf die im Kapitel 6.5 „Psychotherapie" eingegangen wird. Seit durch brillante Experimente belegt wurde, daß nicht nur das vegetative, sondern auch das Immunsystem konditionierbar ist, hat dieses Konzept an Bedeutung gewonnen. Die Anwendung der Lerntheorie auf den genannten Bereich der Medizin hat zu dem mit der Psychosomatischen Medizin konkurrierenden Modell der *Verhaltensmedizin* geführt.

3.3.7 Das Streßmodell

Obwohl eines der unspezifischsten, hat sich das Streßmodell in der Psychosomatischen Medizin breit durchgesetzt. Am Anfang dieser Forschung stand Cannon mit der Beschreibung der *Notfallreaktion* am Beginn dieses Jahrhunderts. Er verstand sie als Ergebnis einer komplexen vegetativen Steuerung, welche eine „Homöostase" im Organismus zu erhalten bestrebt ist. H. Selye, der der eigentliche Autor des Streßkonzeptes ist, entwickelte im Laufe mehrerer Jahrzehnte die Theorie des *Allgemeinen-Anpassungs-Syndroms* (engl. general adaptation syndrome, GAS). Das GAS umfaßt normalerweise drei nacheinander ablaufende Phasen:

1. Alarmreaktion (der Körper zeigt Folgen der Stressoreinwirkung, die Leistung fällt ab),
2. Widerstand (der Körper beginnt auf den Stressor zu reagieren, Anpassungen erhöhen die Leistungsfähigkeit) und
3. Erschöpfung (wenn der Stressor unverändert einwirkt, kommt es zum Zusammenbruch und Tod des Organismus).

Hinsichtlich der Wirkungen des Streß unterschied Selye auf der einen Seite eine stimulierende Wirkung, die den Organismus trainiert und Leistung fördert („Eustreß") und den schädigenden Einfluß („Dysstreß"). Welche Organe von der Schädigung betroffen sind, d. h. *welche Krankheiten* sich unter Streßbedingungen entwickeln, hielt Selye für das zufällige Ergebnis vorangegangener Konditionierungen. Es bricht jeweils das schwächste Glied der Kette. Es wird ersichtlich, daß es sich um eine einfache und unspezifische Theorie handelt, die vielleicht gerade daraus ihre Attraktivität zieht. Gleichzeitig besteht auch eine verborgene Konvergenz mit frühen psychoanalytischen Auffassungen, die H. Mayer (1983) in seiner klaren Übersicht zum Streßbegriff, der auch wir hier teilweise folgen, herausarbeitet.

Schritt 1

2

3

4

5

6

Lebens-
situation

Wahr-
nehmung

Abwehr-
mecha-
nismen

Psycho-
physische
Reaktion

Bewältigung
der psycho-
physischen
Situation

Krank-
heits-
verhal-
ten

Krank-
heits-
maß

Abb. 10. Das Streßmodell von Rahe und Arthur.

In diesem modernen, für die Entstehung psychosomatischer Krankheiten ent-
worfenen Konzept verwenden Rahe und Arthur (1978) ein Modell des optischen Strahlengangs. Erfaßt ist ein komplexer Anpassungsablauf, welcher von
der Schutzfunktion der Wahrnehmung über die Abwehr und psychophysische
Reaktion bis hin zur Krankheitsbewältigung reicht. Dieses Modell macht in
gleicher Weise Anleihen bei der Psychoanalyse, der Verhaltenstheorie und der
Streßtheorie. (Entnommen bei Mayer 1983)

Das Streßmodell ist heutzutage stark – nach unserem Verständnis
fast sinnlos – ausgeweitet worden. Streß ist gewissermaßen alles,
was aufregt. Levi und seine Mitarbeiter sprechen von „psychoso-
zialem Streß", womit soziale Spannungen einbezogen sind. Hol-
mes und Rahe entwickelten ein additives Modell der Belastung
durch soziale Faktoren, welches sich in der Life-event-Forschung
niederschlägt, und Zander bezeichnet als „Strain" das Streßpoten-
tial aus inneren Konflikten. Durch solche Anpassungen des
Modells gewinnt das Konzept, verglichen mit seinen kruden
Anfängen, natürlich an Breite, gleichzeitig sinkt aber der erkläre-
rische Wert und der Terminus Streß wird immer nichtssagender.
Eines der differenzierteren Modelle ist das Streßmodell von
Rahe u. Arthur (Abb. 10).

3.3.8 Psychoimmunologie
Psychoimmunologie ist der Forschungsbereich, der sich mit den
zahlreichen Wechselwirkungen zwischen seelischem Erleben und
Verhalten einerseits und der Immunsystemaktivität andererseits
auseinandersetzt.

Unter Immunität versteht man die Fähigkeit des Organismus, sich gegen körperfremde Substanzen, speziell gegen Krankheitserreger, erfolgreich zur Wehr zu setzen. Eine der grundlegenden Eigenschaften des Immunsystems besteht darin, daß es zwischen „Selbst" und „Nicht-Selbst", also zwischen körpereigenen und körperfremden Strukturen (= Antigenen), unterscheiden kann.

Man geht von zwei Grundformen der Immunität aus:

● Die angeborene oder natürliche Immunität. Sie ist von vornherein vorhanden, unabhängig davon, ob das jeweilige Individuum mit den entsprechenden Krankheitserregern in Berührung gekommen ist oder nicht.
● Die spezifische Immunität. Sie wird im Laufe des Lebens durch Auseinandersetzung mit bestimmten Antigenen erworben.

Bei beiden Formen unterscheidet man zwischen humoraler und zellgebundener Abwehr.

Lange wurde das Immunsystem als ein autonomes System betrachtet, das mit Abwehraufgaben betraut ist. Neuere Beobachtungen belegen, *daß dem zentralen Nervensystem* bei der Regulation und Modulation der Abwehrmaßnahmen eine *entscheidende Rolle* zukommt. Als Schaltstation zwischen höheren zentralnervösen Zentren und der Peripherie hat der Hypothalamus über Neurotransmitter und Neurohormone Einfluß auf viele Körperfunktionen und somit auch auf das Immunsystem. Eine große Zahl von tierexperimentellen Arbeiten weist auf seine Mediatorfunktion bei der Immunantwort hin. Dabei fällt den Kortikoidspiegeln, aber auch den Hypophysenhormonen eine wichtige Rolle zu. Sogar eine direkte Faserverbindung vom neuralen zum lymphozytären System wurde in der Milz nachgewiesen.

Durch klinische Beobachtungen ist seit langem bekannt, daß psychische Verfassung und psychische Belastungsfaktoren einen entscheidenden Einfluß auf die Empfänglichkeit und den Verlauf verschiedener Krankheiten haben. Über das Immunsystem ist die Psyche an der Genese und dem Verlauf der meisten Krankheitsbilder direkt oder indirekt beteiligt. Offensichtlich können psychische Faktoren die Abwehrlage sowohl im Sinne einer Verstärkung wie einer Schwächung beeinflussen (s. Abb. 11).

Abb. 11. Psychoimmunologische Wechselwirkung. (In Anlehnung an Ferstl u. Müller-Buchholz 1987 und Rüger et al. 1990)

Modell der Interaktion psychischer Faktoren mit dem ZNS und dem Immunsystem, soweit sich die Interaktionswege derzeit sichern oder wahrscheinlich machen lassen.

In akuten menschlichen Konfliktsituationen treten als Lösungsversuch oft Infektionskrankheiten auf, z. B. eine Grippe oder eine Angina tonsillaris, die dann je nach der Konfliktsituation als Männer-Kindbett, Hochzeits-, Prüfungs-, Verlobungs- oder Junggesellen-Angina beschrieben wurde. Auch bei der Tuberkulose wurden psychische Faktoren für den Verlauf der Krankheit als entscheidend mitbestimmend beschrieben. Auch hier bedingen günstige psychische Entwicklungen offensichtlich eine Verbesserung der Abwehrlage und somit eine bessere Ausgangslage in der Auseinandersetzung mit der Krankheit (GAS, s. Streß-Modell, Kap. 3.3.7). Mehrfach wurde nachgewiesen, daß psychische Belastungen wie Verlust durch Tod, Trennung oder Scheidung oder besonders aufwendige pflegerische Tätigkeiten an schwerkranken Partnern zu einer Depression des Immunsystems führen (Reduktion der T-Lymphozyten, der Helferlymphozyten und höhere Antikörper-Werte bezüglich Epstein-Barr-Virus-Antigen). Streß bewirkt eine schlechtere Reparaturfähigkeit geschädigter DNS, außerdem wird die Aktivität von Killerzellen herabgesetzt und dadurch eine schlechtere Zerstörung und Elimination mutanter Zellen bewirkt. So könnte man sich eine Mitwirkung belastungsbedingter Faktoren auf eine Krebsentstehung vorstellen.

Auch wenn die wissenschaftliche *Psychoonkologie* (s. Kap. 4.4.2) bis heute über *keine valide Theorie* zum psychogenen Faktor in der Ätiologie von Karzinomen verfügt, wird die Frage der Verknüpfung zwischen Krebsentstehung, Krebspersönlichkeit und der dadurch bedingten Schwächung des Immunsystems diskutiert. Es gibt dabei die sogenannte Verlust-Depressions-Hypothese, der zufolge erschütternde Verlust- und Trennungserlebnisse Reaktionen der Depressivität, Hilf- und Hoffnungslosigkeit auslösen und dadurch die Manifestation von bösartigen Tumoren begünstigen. Diese Hypothese wurde von C. B. Bahnson dahingehend differenziert, daß nur bei Vorhandensein einer typischen Biographie des Krebskranken und der spezifischen psychodynamischen Prozesse, die von frühkindlichen Konfliktkonstellationen und den entsprechenden „unreifen" Abwehrstrategien des Ichs gekennzeichnet sind, spätere Verlust- und Frustrationserlebnisse eine Krebserkrankung bedingen können („Komplementaritätshypothese"). Diese Hypothese geht somit von einer erworbenen individuellen prämorbiden Persönlichkeitsstruktur des

Krebskranken aus. Die Krebskrankheit bricht nach diesem Modell dann aus, wenn die Strategie der abwehrenden Konfliktlösung zusammenbricht und für das Selbst des Menschen die Krankheit leichter zu ertragen ist als die künstliche Fassade des Gesundseins. Vermittler wäre dabei das Immunsystem. Wie erwähnt, werden diese Zusammenhänge z. Zt. noch kontrovers diskutiert.

Auch bei Autoimmunkrankheiten und bei der rheumatoiden Arthritis spielt eine inadäquate Immunantwort bei der Auslösung und der Weiterentwicklung der Krankheit eine entscheidende Rolle. Inwieweit belastende Lebensereignisse der Krankheit vorausgehen und das Immunabwehrsystem zum Kippen bringen, ließ sich bisher in kontrollierten Studien nicht abschließend klären.

Seit den 80er Jahren gelang auch wiederholt die klassische *Konditionierung menschlicher Abwehrzellen.* Im Experiment konnte man z. B. an den Geschmack saurer Drops eine Immunantwort konditionieren (Lymphozytenanstieg). Hieraus ergeben sich sowohl zahlreiche ätiologische Fragen (wie steht es mit der Assoziation/ konditionierten Verknüpfung von biographischen Ereignissen mit dem Immunstatus?) als auch denkbare therapeutische Anwendungen bzw. Rückschlüsse auf psychobiologische Vermittler der Wirkung von Psychotherapie. Gesichert etwa ist, daß Menschen, die eine erfolgreiche psychoanalytische Therapie abgeschlossen haben, insgesamt weniger krank sind als eine Vergleichsgruppe der Normalbevölkerung (Dührssen u. Jorswieck 1965). Die weiteren Perspektiven sind derzeit noch schwer überschaubar.

3.4 Versuch einer Einteilung der psychosomatischen Krankheitsbilder

Auf das Problem der Klassifikation von psychogenen Erkrankungen wurde mehrfach hingewiesen. Die strenge Unterscheidung in psychosomatische Erkrankung und somatische Erkrankung ist heute weitgehend verlassen. Wir betrachten die Krankheiten als multifaktorielles Geschehen, bei denen psychische Faktoren eine unterschiedliche Bedeutung haben. In der klinischen Praxis und aus didaktischen Gründen ist es jedoch oftmals hilfreich, eine Einteilung vorzunehmen, in der jene Krankheiten berücksichtigt sind, bei denen psychische Faktoren eine größere Rolle spielen.

Die einfachste Einteilung der die Psychosomatische Medizin am häufigsten beschäftigenden Krankheitsbilder ist eine Gliederung nach den Organsystemen oder Fachgebieten:

- Verdauungstrakt
  a) Oberer Verdauungstrakt: Schluckstörungen, Ulcus pepticum, funktionelle Magenbeschwerden.
  b) Unterer Verdauungstrakt: Colitis ulcerosa, funktionelle abdominelle Beschwerden (Obstipation, Diarrhö), Colon irritabile, Ileitis terminalis.
- Respirationstrakt
  Asthma bronchiale, nervöses Atemsyndrom, Tuberkulose, Schnupfen.
- Herz-Kreislauf-System
  Herzangstneurose, koronare Herzkrankheit, essentielle Hypertonie, Rhythmusstörungen des Herzens, synkopale Zustände.
- Endokrines System
  Hyperthyreose, Diabetes mellitus.
- Hautkrankheiten
  Atopisches Ekzem, Urtikaria, Erythema fugax.
- Bewegungsapparat
  Rheumatoide Arthritis, Weichteilrheumatismus, Fibromyalgie, Konversionslähmung, Torticollis spasticus, Schreibkrampf, Tic.
- Urogenitaltrakt
  Primäre und sekundäre Amenorrhö, Pseudogravidität, Dysmenorrhö, psychogene Sterilität, Impotenz.
- Zentrales Nervensystem
  Kopfschmerz, Migräne, sensorische Störungen. Lähmungen, Anfälle.
- Psychosomatik des Eßverhaltens
  Anorexia und Bulimia nervosa, Fettsucht.

Bei dieser Einteilung ist der Faktor der Psychogenese naturgemäß sehr unterschiedlich ausgeprägt. Die – hier gar nicht aufgeführten – psychosomatischen Arbeitsfelder der *Unfallfolgen,* Betreuung *chronisch Kranker* und *Tumorkranker* haben nicht oder allenfalls mittelbar mit einer Psychogenese zu tun. Daneben gibt es den Versuch, die Krankheiten, bei denen psychische Faktoren eine größere Rolle spielen, nach psychodynamischen Gesichtspunkten einzuteilen (siehe auch Kap. 1.1a: Körperliche Symptomatik).

1. Gruppe: Die **psychosomatischen Krankheiten** im engeren Sinne (**„Psychosomatosen"**). Sie werden nach Engel *Somato-Psychosomatosen* (eigentlich, um die Wechselwirkung zu verdeutlichen: *„somatopsychische psychosomatische Erkrankungen")* genannt. Uexküll bezeichnet sie als **Bereitstellungserkrankungen,** weil sie pathogenetisch mit vegetativen Bereitstellungsreaktionen (Flucht, Aggression) verknüpft sind. Die Begriffe der *Organ-Neurose* (Fenichel) und der *vegetativen Neurose* (Alexander) reichen hingegen noch weit in die funktionellen Störungen hinein und sind weniger spezifisch. Im Gegensatz zu den anderen Gruppen von psychosomatischen Erscheinungsbildern, also den Ausdruckskrankheiten (Konversionsneurosen) und den funktionellen Syndromen, lassen sich bei den Psychosomatosen im engeren Sinne auch Organveränderungen nachweisen. Die Psychosomatosen drücken im Symptom keinen verinnerlichten Konflikt aus, sondern stellen die physiologische Reaktion der vegetativen Organe auf anhaltende oder periodisch wiederkehrende emotionale Zustände dar. Sie werden damit quasi, aus psychosomatischer Sicht, als Folge eines primär im körperlichen Bereich gebliebenen Konfliktes aufgefaßt (im Gegensatz z. B. zum Konversions- und zum Resomatisierungsmodell).

In diese Gruppe gehören das Ulcus pepticum, die Colitis ulcerosa, das Asthma bronchiale, die essentielle Hypertonie, die atopische Neurodermitis, die Hyperthyreose und die rheumatoide Arthritis („holy seven"). Diesen sieben von F. Alexander ursprünglich genannten Krankheiten müßte eine viel größere Anzahl mit ähnlich ausgeprägten seelisch-körperlichen und körperlich-seelischen Wechselwirkungen zur Seite gestellt werden.

Als 2. Gruppe sind die **Konversionsneurosen** oder die **Ausdruckskrankheiten** (Uexküll) anzuführen. Diese Erkrankungen symbolisieren im Symptom einen verinnerlichten Konflikt, gehören somit zu den Neurosen im engeren Sinne. Aus einem unbewußten psychischen Konflikt ist ein körperliches Geschehen geworden. Hierzu gehören die monosymptomatischen Konversionen, wie z. B. die psychogenen Lähmungen, Sensibilitätsstörungen, die psychogenen Ertaubungen und Erblindungen (siehe 4.1.1).

Als 3. Gruppe sind die sogenannten **funktionellen Syndrome** anzuführen, die von den Konversionsneurosen oft nur schwer abzugrenzen sind. Sie werden auch als **psychovegetative Störungen** (Delius) bezeichnet. Ihr wesentliches Kennzeichen ist, daß trotz jahrelangen Bestehens keine organpathologischen Veränderungen auftreten. Bei diesen Erscheinungsbildern nimmt man einen Kampf von verschiedenen Handlungsmotivationen an mit starken Stimmungsschwankungen und wechselnden vegetativen Bereitstellungen. Der Ausdrucksgehalt im Symptom ist geringer, oft nicht zu erkennen. Bei den vegetativen Syndromen verfügt das Ich nicht über eine ausreichende Integrationsfähigkeit, die widerstrebenden und sich ausschließenden Motive in Einklang zu bringen. Psychodynamisch kann man diese Syndrome zum Teil auch als Angstäquivalente auffassen. Funktionelle Syndrome treten auf im Bereich des Magen-Darm-Traktes, des kardiovaskulären Systems, des Respirationstraktes, in Form von Kopfschmerzen und in Form von diffusen, in ihrer Intensität und Lokalisation wechselnden Symptomen (Kap. 4.2).

Als 4. Gruppe schließlich soll der Begriff der *sekundären psychosomatischen Erscheinungen und Krankheiten* bzw. der **somatopsychischen Störungen** erwähnt werden.

Hierbei sind die Patienten bereits Träger einer primär organischen Erkrankung, wie z.B. eines schweren organischen Herzfehlers. Durch diese Krankheit entsteht für den Patienten eine neue Situation, eine Veränderung des Selbstwertgefühls, eine Veränderung der Motivkonstellationen. Die primär organische Krankheit bekommt für den Träger in der Auseinandersetzung mit sich selbst und seiner Umwelt einen sekundären Ausdrucksgehalt (sekundärer Krankheitsgewinn, „psychogene Überlagerung").

Diese Einteilung in vier große Gruppen von Störungsbildern ist pragmatisch und hat sich so bewährt. Abbildung 12 verdeutlicht modellhaft, wie diese vier Einheiten auch in sehr unterschiedlichem Maß als „psychogen" bzw. „somatogen" zu verstehen sind.

Folgende Anmerkungen erscheinen uns wichtig: Auch wenn wir aus didaktischen Gründen in der Darstellung und Gliederung den klassischen Einteilungen psychosomatischer Krankheitsbilder folgen, haben wir gegenüber dieser Vorgehensweise auch Bedenken. Ein Magenulkus z.B. wird in der Regel, was seine Dynamik und Genese angeht, eine psychosomatische Erkrankung im engeren Sinne sein (Bereitstellungserkrankung). In gar

Abb. 12. Tendenzielle Gewichtung von somatischen und psychischen Faktoren in der Pathogenese psychosomatischer Krankheiten im weiteren Sinne. (Aus: Hoffmann, S.O. medwelt 1993; 44: 154)

nicht so seltenen Fällen aber ist das symptomatisch völlig identische Ulkus, was seine Dynamik und Genese betrifft, ganz anders strukturiert. Schon im ersten Gespräch kann es sich als klassischer verinnerlichter Konflikt (s.o.), als symbolische Darstellung einer verdrängten Phantasie, somit also als ein Konversionssymptom (Ausdruckskrankheit) erweisen. Ebenfalls war schon erwähnt worden, daß „funktionelle Störungen" Ausdruckscharakter tragen können, auch wenn dies meist in deutlich geringerem Maße als bei den Konversionssymptomen der Fall ist.

In einigen Punkten sind wir dennoch von der traditionellen Einteilung abgewichen. Die Herzangstneurose (Kap. 2.1.4) haben wir wegen der zentralen Funktion der Angst unter den Neurosen mit ausgeprägter Angstentwicklung (Kap. 2.1) abgehandelt; desgleichen die Hypochondrie (Kap. 2.1.5). Andererseits handeln wir die Anorexia nervosa (Kap. 4.3.8) unter den psychosomatischen Krankheitsbildern ab, obwohl wir sie für die Sonderform einer Psychoneurose halten. – Es erscheint uns wichtig, daß der Leser im Auge behält, wie sehr jede nosologische Einteilung nur Ausdruck des aktuellen Verständnis- und Diskussionstandes sein kann.

4 Spezielle Psychosomatische Medizin

4.1 Konversionsneurotische (Ausdrucks-) Erkrankungen

Das Prinzip der *Konversion* ist das zuerst (Freud, 1895) beschriebene und heute noch in weiten Bereichen gültige der Umsetzung (lat. conversio: Umwandlung) seelischer Konflikte in körperliche Phänomene. Es handelt sich im Prinzip um ein allgemeines Erklärungskonzept, und G. Groddeck, der Vorläufer einer wissenschaftlichen Psychosomatik, setzte es in den 20er Jahren unseres Jahrhunderts radikal zum Verständnis einer Vielzahl von Erkrankungen ein. Das kann so heute nicht mehr vertreten werden. Dennoch läßt sich eine Reihe psychosomatischer Phänomene weiterhin optimal durch das Konversionsprinzip erklären, besonders alle Funktionsstörungen der Willkürmuskulatur und der Wahrnehmungsorgane einschließlich der Haut. Wir haben bereits oben (s. Kap. 3.4) ausgeführt, daß das Konversionsverstndnis darüber hinaus auch mit der notwendigen Sorgfalt bei psychovegetativen Störungen und Psychosomatosen eingesetzt werden kann, wenn sich aus der zugehörigen Psychodynamik die erforderlichen Bedingungen anbieten.

Der *dynamische Grundgehalt* liegt beim Konversionssymptom in der Symbolisierung von Konflikten, Wünschen, Befürchtungen oder Phantasien in einer für den Patienten nicht mehr verständlichen Körpersprache. Aus diesem Grunde scheint uns der Begriff der **Ausdruckskrankheit** von Uexküll glücklich gewählt. Im Symptom wird also ein psychischer Konflikt sekundär ins Körperliche konvertiert. Abbildung 13 über die Symptombildung bei Konversionen versucht die Dynamik von unbewußten und bewußten Tendenzen und die Symptombildung als Kompromiß zwischen beiden darzustellen.

Das Konversionskonzept ist aufs engste mit dem der *Hysterie* verbunden. Ursprünglich wurde davon ausgegangen, daß jeder Konversionsvorgang auch ein hysterischer sei. Inzwischen hat sich eine gewisse Unabhängigkeit des Konversionsprinzips auf der einen und des Hysteriekonzeptes auf der anderen Seite ergeben. Konversionsabläufe sind regelmäßig auch neben und außerhalb der hysterischen Neurose zu beobachten, auch wenn sie bei dieser rein quantitativ überwiegen (s. auch Kap. 4.1.1).

Determinanten des Konversionskonzepts

Die Symptome sind:

phänomenal:	„pseudoneurologische" Erscheinungen (Störungen)
kommunikativ:	körpersprachliche Ausdrucksphänomene
psychodynamisch:	Symbolbildungen zur Lösung eines unbewußten Konfliktes

---

Für die psychodynamische Konzeption steht hinter dem Konversionssymptom eine umschriebene *unbewußte Phantasie,* die dargestellt wird (z. B. bei der Armlähmung eines aggressiv gehemmten Patienten ließe sich diese so formulieren: „Ich will die Hand gegen niemanden erheben.") Diese Störungen haben also einen umschriebenen *sinnbildlichen Ausdrucksgehalt.* Die Umsetzung (Konversion) dieses Konflikts in eine Lähmung wäre dann die sekundäre Somatisierung. Der (neue) Ausdruck des Konflikts erfolgt in einer dem Patienten nicht mehr verständlichen *Körpersprache.* Die eigentliche Symptombildung entspräche damit im Kern einer *Symbolisierung.* Ihr unbewußtes Ziel wäre die Abfuhr von psychischer Spannung im Symptom (während nach dieser Konzeption die Psychosomatosen Spannungen nicht abführen, sondern Folge von Spannungszuständen sind). Weitere Aufführungen zum Konversionsvorgang im nachstehenden Kapitel 4.1.1.

Wir vertreten, wie schon erwähnt (Kap. 3.4), einen *breiteren Gebrauch* des Konversionsmodells. In dessen ursprünglicher Form läuft die Kausallinie vom Konflikt zur Symbolisierung, die sich als Dysfunktion im Symptom darstellt. Man kann nun die Kausalität gedanklich in den Bereich der somatischen Schädigung hinein fortführen. Die körperliche Läsion, z. B. beim Ulcus duodeni, wäre eine zwar nicht für die Konversion typische und wohl auch nicht häufige, aber doch vorkommende Weiterführung dieser Linie. Denkbar ist aber auch, daß zuerst die körperliche Läsion da ist – überwiegend somatisch verursacht – und diese dann *sekundär Bedeutungshaltigkeit* für die Person gewinnt, d.h., daß sich Phantasien, Gefühle, Besetzungen und Konflikte an die

Abb. 13. Symptombildung über den Konversionsmechanismus. (Leicht modifiziert nach Adler und Hemmeler 1986)

Das Konversionsmodell in der Abbildung von Adler und Hemmeler geht von der unbewußten Vorstellung aus, die über eine konfliktauslösende Situation aktiviert wurde. Diese unbewußte Spannung drängt auf Ausdruck (Aussprache). Dieser Wunsch führt jedoch zu einem Konflikt mit der Abwehr, die ihrerseits eine Verdrängung bewirkt. Nun erfolgt eine Verbindung von psychischer Vorstellung und körperlichem Vorgang. Das ist der Kern des Konzepts der „Somatisierung". Dann kommt es entscheidend zu einer Aufspaltung von seelischem und körperlichem Erleben („Dissoziation"), so daß der körperliche Vorgang allein, von der Abwehr gewissermaßen unerkannt, sich Ausdruck verschaffen kann. Der Ausdruck ist jetzt körpersprachlich, die eigentliche Vorbedingung dafür, daß er nicht mehr unmittelbar „verstehbar" ist.

entstandene Krankheit knüpfen. Das Symptom hätte dann sekundär einen Ausdruckscharakter gewonnen. Das ist der Weg der Erweiterung des Konversionsmodells, den die amerikanischen Psychosomatiker G. Engel und A. Schmale vorgeschlagen haben. In diesem Sinne gewinnt Engels penible Bezeichnung für die psychosomatischen Krankheiten im engeren Sinne (Bereitstellungserkrankungen) als „somatopsychische-psychosomatische Krankheiten" ihren eigentlichen Gehalt.

4.1.1 Die hysterische Neurose (dissoziative Störung, Konversionsstörung)

Als hysterische Neurose wird ein seit altersher als uneinheitlich und facettenreich beschriebenes Krankheitsbild bezeichnet, bei welchem Konversionssymptome und dissoziative Phänomene eine wichtige Rolle spielen. Unbewußte Motive werden sowohl für den Symbolisierungscharakter der Konversionssymptome wie für die Bewußtseinsveränderungen angenommen. Symptomatik und Grundpersönlichkeit tragen oft expressive, agierende und dramatisierende Züge. Ein ausgeprägter sekundärer Krankheitsgewinn ist bei vielen Patienten zu beobachten.

Neben den Angstkrankheiten wurde das Krankheitsbild der Hysterie in den Jahren nach 1970 dem weitestgehenden Konzeptwechsel unterworfen. Die Kritik an der Annahme einer nosologischen Einheit „Hysterie" ist alt, war oft jedoch wenig begründet. Da die Diagnose der Hysterie seit langem diskriminierenden Charakter hat, fanden zahlreiche Um- und Neubenennungen statt, die das Problem der Diskriminierung naturgemäß nicht lösen konnten. Diskriminierung rührt von Bedürfnissen zur psychischen Ausgrenzung und von Vorurteilen her – gestörte Einstellungen, die nicht durch Änderung der Nomenklatur aus der Welt zu schaffen sind.

Als gewichtiger ist denn auch die Kritik an der *nosologischen Konzeption* anzusehen. Als hysterisch wurden und werden bezeichnet eine Vielfalt somatischer Symptome, bestimmte Störungen des Erlebens und der Sexualität, zahlreiche Bewußtseinsveränderungen, ein unpräzise gefaßtes Charakterbild, phobische Angstphänomene (Freud: Angsthysterie), eine Form psychosomatischer Umsetzung von Symptomen (Freud: Konversion) und weiteres.

Da Freud gemeint hatte, alle diese Phänomene auf die gemeinsame Wurzel des pathologisch wiederbelebten Ödipus-Komplexes zurückführen zu können, war es wahrscheinlich der Einfluß der Psychoanalyse, der den Auflösungsprozeß des nosologisch sichtlich überfrachteten Syndroms so lange verzögerte.

Es war vor allem der amerikanische Psychiater Guze, der sich für eine Unterscheidung der pseudoneurologischen Konversionssymptome und der Hysterie (womit er ein polysymptomatisches Bild bezeichnete) einsetzte. Wie schon erwähnt, reichen Konversionssymptome offensichtlich viel weiter als die hysterische Dynamik. In einer Reihe von Studien fand sich beim Vorliegen von Konversionssymptomen nur in 7 bis 55% der Fälle eine hysterische Persönlichkeit.

Durch epidemiologische Studien gestützt tendiert die zeitgenössische Nosologie, wie sie sich am ausgeprägtesten im Diagnostic and Statistical Manual (DSM-III-R) darstellt, derzeit zu folgenden Unterformen des hysterischen Syndroms:

1. **Somatisierungsstörung.** Diese Bezeichnung ist identisch mit dem, was Guze als *Hysteria* bezeichnete und was von anderen als *Briquet-Syndrom* benannt wird. Es handelt sich um einen *polysymptomatischen Typ der Hysterie,* der vor allem bei jungen Frauen anzutreffen ist und eine flüchtige, rasch wechselnde Symptomatik zeigt. Dieses Störungsbild überschneidet sich sehr breit mit dem, was in Deutschland *psychovegetative Störung* oder *funktionelles Syndrom* genannt wird (s. Kap. 4.2). Hier stehen also zwei nosologische Konzeptionen unverbunden nebeneinander.
2. **Konversionsstörung.** Mit diesem Begriff wird der *Konversionstyp der Hysterie* erfaßt, der auch jenseits des 4. Jahrzehnts anzutreffen ist und kein so ausgeprägtes Überwiegen von Frauen zeigt wie der polysymptomatische Typ. Deskriptiv handelt es sich um *„pseudoneurologische" psychogene Störungen,* vor allem Anfälle, Störungen der Motorik, der Sensibilität und der Wahrnehmung.
3. **Dissoziative Störung.** Hiermit ist der *dissoziative Typ der Hysterie* bezeichnet, der sich durch seine charakteristischen Bewußtseinsstörungen ausprägt.

4. **Histrionische Persönlichkeit.** Diese Bezeichnung ist eine schlichte Neubenennung der *hysterischen Persönlichkeit*.

5. Schließlich wird noch eine *hysterische Dysphorie* diskutiert, die der *hysterieformen Depression* entspricht. Sie gilt als noch unzureichend validiert, so daß sie nicht im DSM-III aufgenommen wurde.

Untertypen der hysterischen Neurose im DSM-III-R

Konversionstyp	**Dissoziativer Typ**
(„Konversionsstörung")	(„Dissoziative Störung")
– Anfälle	– psychogene Amnesien
– motorische Störungen	– psychogene Trancen
– sensorische Störungen	– psychogene Dämmerzustände
– Darstellung anderer	– Fugue
körperlicher Erkrankungen	– multiple Persönlichkeit
– Komplikationen bei	[– neurotische Depersonalisation]
körperlichen Erkrankungen	
Polysymptomatischer Typ	**[Hysterische Dysphorie]**
(„Somatisierungsstörung")	(wurde nicht aufgenommen)
(„Briquet-Syndrom")	– agitiert-appellative
– multilokuläre, rasch	Depressionsform
wechselnde Beschwerden	
	Hysterische Persönlichkeit
	(„Histrionische Persönlichkeits-
	störung")
	– extravertiert-egozentrisches
	Persönlichkeitsbild

Wir haben es heute also mit einer Sammlung von klinisch ausreichend abgrenzbaren Unterformen der Hysterie zu tun, die in der Zukunft wahrscheinlich immer mehr an die Stelle des verbindenden Konzeptes der hysterischen Neurose treten werden. Aus unserer Sicht ist diese Aufgliederung auf der einen Seite sicher verdienstvoll. Auf der anderen Seite muß man sich ernsthaft fragen, ob psychogenetisch und psychodynamisch diese deskriptiv wohl überwiegend berechtigten Unterscheidungen relevant sind. Wir tendieren bis auf weiteres dazu, die hysterische Neurose psychodynamisch als etwas in sich Zusammengehöriges anzusehen, auch wenn sich begründet und hilfreich Unterformen herauskristallisieren. Gerade nachdem sich gezeigt hat, daß die Zurückführung auf den Ödipus-Komplex als genetische Basis offensichtlich nicht zur Zusammenfassung aller Erscheinungen ausreicht, sind in den letzten Jahren psychodynamische Alternativmodelle und Ergänzungen zu den Hypothesen Freuds herausgearbeitet worden, die den Anspruch einer vereinheitlichenden Betrachtung durchaus rechtfertigen können (s. u.).

Festzuhalten ist schließlich eine den Anfänger wie den Fachmann betreffende *nomenklatorische Verwirrung* für die Hysterie in den neuen diagnostischen Glossaren: Das *DSM-III-R* (ebenfalls das *DSM-IV*) betont die Konversionsstörung und ordnet sie – wie auch die Somatisierung – unter den *somatoformen Störungen* ein. Die dissoziative Störung erhält eine eigene Kategorie. *Die ICD-10* faßt Konversions- *und* dissoziative Störung unter der Gesamtrubrik **Dissoziative Störungen** zusammen. Bei den somatoformen Störungen (das sind Störungen, die wie körperlich verursachte aussehen) bleibt nur die Somatisierungsstörung. Für die klinische Einheit hysterischer Phänomene ist die Lösung der ICD-10 fraglos ein Fortschritt, aber der Oberbegriff „Dissoziative Störung" schafft Irritation.

Häufigkeit und Krankheitsverteilung

Über die objektive Häufigkeit des Vorkommens hysterischer Neurosen gibt es so gut wie keine verläßlichen Angaben. Die Zahlenangaben hängen unmittelbar davon ab, wie eng oder weit (s .o.) das Konversionskonzept angewandt wird. Die **„pseudoneurologischen", monosymptomatischen Konversionserscheinungen** machen wahrscheinlich unter 10 % aller psychogenen Körpersymptome, die **polysymptomatischen Phänomene der „Somatisierungsstörung"** ein Mehrfaches davon aus. Die Mehrzahl der Patienten wird sich im Bereich der Inneren Medizin, der Neurologie und der Gynäkologie auffinden lassen.

Bei *Frauen* wird die Diagnose mehrfach häufiger als bei Männern gestellt. Wahrscheinlich hat dies zwei Gründe: a) Unser traditionelles Bild von Weiblichkeit – Schwäche, Hilflosigkeit, Emotionalität und anderes – gestattet vermutlich Frauen eher, dieses Krankheitsbild zu entwickeln als Männern, die groß, stark und gesund sein müssen; b) Ärzte sind überwiegend Männer, die offenbar die Diagnose am eigenen Geschlecht nur ungern stellen; c) vielleicht kommt auch ein geschlechtskonstitutioneller Faktor hinzu, obwohl bei Jugendlichen entsprechende Symptome noch gleich verteilt scheinen, was mehr für eine soziogene Prägung spricht.

Von allen Autoren wird immer wieder die Vielgestaltigkeit des klinischen Bildes betont. Bräutigam: „Die Symptomatik der Hysterie ist bunt. Sie kann beinahe jede Krankheit vom Hirntumor bis zum Ileus, vom Gelenkrheumatismus bis zum epileptischen Anfall imitieren". In der alten französischen Psychiatrie hieß es daher: „La Hysterie imite les maladies!" Neben der Vielgestaltigkeit des klinischen Bildes ist ein zweites, verwirrendes Moment die auffallende Bandbreite der hysterischen Störungen: „Hysterische Symptome können auf einer breiten Skala der verschiedensten pathologischen Zustände vorkommen, angefangen von kaum gestörten Patienten bis hin zu solchen, deren Realitätskontakt prekär ist" (Redlich und Freedman). Diese letzte Aussage gilt prinzipiell für alle neurotischen Mechanismen, bei der Hysterie ist sie aber besonders auffällig.

Nach dem Gesagten spielt die *Differentialdiagnose* zur Konversionsneurose bei jeglicher organischer Krankheit eine Rolle, die einem „merkwürdig", appellativ, unklar usw. vorkommt. Am wichtigsten ist die Differentialdiagnose wohl in der Neurologie.

Symptomatik:

I. Konversionssymptome

1. *Anfälle*

Der klassische Anfall ist der „arc de cercle" genannte *große hysterische Anfall.* Dabei bäumt sich der Patient im Liegen massiv nach hinten, der Nacken wird in die Kissen gebohrt, der Rumpf überstreckt, die Fersen oft unter den Körper genommen. Meist ist dieser Anfall nur tonisch, selten auch tonisch-klonisch.

Die wichtige Differentialdiagnose muß hier vom *epileptischen Anfall* abgrenzen: Beim hysterischen Anfall ist die Pupille weit, die Pupillenreaktion aber erhalten, die Hautfarbe eher blaß, nicht zyanotisch. Zungenbiß (Spitze!) und Einnässen kommen vor, sind aber selten. Häufig ist der Patient durch energisches Ansprechen aus dem Anfall herauszuholen. Diese Form des Anfalls war früher *die* klassische Form der hysterischen Neurose. Innerhalb der letzten 80 Jahre hat sich das Bild stark gewandelt. Im westeuropäisch-städtischen Raum begegnen wir Anfällen dieser Art nur noch *sehr selten.* Häufiger sind diese jedoch noch in ländlichen Gegenden, insbesondere in Süd- und Osteuropa. Noch häufig soll der große Anfall in Südamerika, Indien und anderen Entwicklungsländern sein. Hier zeigt sich deutlich, in welcher Form die fortschreitende Zivilisation ihrerseits das Erscheinungsbild der Neurosen ändert, das heißt, mit welcher Direktheit Neurosen in ihrer Ausprägung von dem soziokulturellen Milieu, in dem sie entstehen, abhängig sind. Bei der hysterischen Neurose kommt immer ein expressives Moment hinzu, wie es sich in den lateinisch-romanischen Ländern häufiger findet. Der angelsächsisch-germanische Norden und Westen tendieren eher zu zwangsneurotischen Verarbeitungsweisen.

Die häufigsten anfallsartigen Erkrankungen mit gesicherter hysterischer Ätiologie gleichen weiterhin neurologischen Krankheitsbildern. Wir sahen „Anfälle", die *Absencen* glichen, auch die charakteristische Bewußtseinsveränderung aufwiesen, und andere, die mehr wie *psychomotorische Anfälle* wirkten. Insgesamt haben die motorischen Phänomene bei psychogenen Anfällen eine große Breite: diese reicht von *starker Bewegungsunruhe* einerseits bis zu Zuständen reaktionsloser Erstarrung *(Stupor). Ticartige motorische Entladungen* treten ebenfalls als Konversionssymptome auf. Diagnostische Hinweise kann das Ausdrucksverhalten der Patienten geben, das manchmal auf eine bezeichnende Art „expressiv" und extravertiert wirkt. Auch das Gefühl des Arztes, daß „an der Erkrankung etwas nicht stimmt", kann auf die richtige Spur führen. Der Ausschluß aller möglichen organisch bedingten Anfälle versteht sich von selbst.

Ein auch heute noch häufiges Anfallsgeschehen stellen die *psychogenen Synkopen* (Ohnmachten) dar, die vor allem von internistischen Krankheitsbildern abgegrenzt werden müssen.

Klinisches Beispiel:

> Der Patient ist ein 34jähriger Mann, von Beruf Kranführer. Als er in einer psychosomatischen Klinik aufgenommen wird, ist er bereits ein dreiviertel Jahr arbeitsunfähig. Ursache dieser Arbeitsunfähigkeit sind „Anfälle", die auftreten, wenn er seinen Auto-

kran besteigen will: er bekommt dann ein massives Zittern, fängt mit den Armen an zu schlagen, „das steigt dann auf und ab, das geht dann zum Herzen, das ganze Nervenkostüm ist zerrüttet": Aus diesen unpräzisen Beschreibungen des Patienten läßt sich am ehesten wohl eine verstärkte anfallsartige Hyperkinese mit starker emotionaler Betroffenheit heraushören. Äußerlich sieht der Patient wie das blühende Leben und kerngesund aus. Er selbst erlebt sich sehr unterschiedlich. Auf der einen Seite hat er eine bestimmte magische Krankheitskonzeption („die Nerven liegen alle bloß und sind entzündet"), auf der anderen Seite tut er alles, um aus sich einen Superman zu machen, trainiert mit entsprechenden Kraftgeräten usw. „Ich komme etwas, aber dann baue ich wieder ab."

In der Sprache fällt eine starke Sexualisierung auf (seine Schwächeanfälle sind für ihn „Höhepunkte", die Medikamente sind für ihn „anmachend") und gegenüber der behandelnden Ärztin verhält er sich massiv und direkt verführend. Seine Autokräne, die er fährt, legt er ihr in Bilderserien mit ausgefahrenem Lastarm vor, um dann unvermittelt in Schilderungen seines seelischen Zustandes überzuwechseln, daß bei ihm „die Luft raus" sei. Über seine offensichtlichen Potenzstörungen ist es ihm unmöglich zu sprechen.

Die *Anamnese* zeigt, daß er 14 Jahre vor dem jetzigen Ereignis bereits schon einmal Schwierigkeiten mit seinem Beruf hatte und glaubte, nicht mehr Kräne fahren zu können. Damals hatte er einen Unfall mit seinem Kran, der ihn zutiefst beeinträchtigte; er wurde zum Feinmechaniker umgeschult, konnte aber dann nach einiger Zeit doch wieder im alten Beruf, der ihm sehr viel bedeutet, arbeiten. Der Patient hat eine hochbelastete Entwicklung durchgemacht. Seine Eltern ließen sich scheiden, als er 1 Jahr alt war. Er selbst kommt zur früheren Frau des Vaters, deren damals 17jährige Tochter, seine Halbschwester, sich im wesentlichen um ihn kümmert und später dann auch die Vormundschaft übertragen bekommt. Seinen Vater hat er nie wieder gesehen, seine leibliche Mutter sieht er erstmals mit 12 Jahren wieder; zu diesem Zeitpunkt ist sie erneut verheiratet und hat 5 weitere Kinder. Die Halbschwester, die ihn großzog und Mutterstatt an ihm vertrat, starb in unmittelbarem zeitlichen Zusammenhang mit dem Ausbruch der Symptomatik an einem Herzinfarkt. Bereits auf dem Begräbnis erleidet er einen Schwächeanfall. Danach beginnt eine Odyssee durch Kliniken und die Praxen von Fachärzten, die wohl aufgrund seines ausgeprägten Agierens und den Schwierigkeiten, die er in der *Arzt-Patient-Beziehung* macht, so relativ rasch in eine Fachbehandlung führt. Auf der einen Seite verhält er sich devot, unterwürfig, ist aber gleichzeitig gegenüber Ärzten und besonders Ärztinnen sehr abwertend. Seine Diagnosen zimmert er sich mit Hilfe seiner Freundin und Laienliteratur selbst. Er betrachtet sich als „seelisch gesund", ist kein „Psychopath" wie die anderen in der Klinik, sondern hat es „nur an den Nerven". Ein therapeutisches Arbeitsbündnis ist mit ihm schwer eingehbar, fast wirkt er an einer Veränderung seines Zustandes, unter dem er nicht leidet, wenn er nicht Kran fahren muß, gar nicht interessiert. Der primäre und sekundäre Krankheitsgewinn ist sichtlich hoch. (Wir kommen im Abschnitt über Psychogenese und Psychodynamik bei diesem Krankheitsbild auf den Patienten zurück.)

2. Ausfälle und Dysfunktionen der Motorik

Die Ausfälle der Motorik sind in der Regel *schlaffe Lähmungen,* häufig besteht ein Hinken. Obwohl in der typischsten Form die Lähmungen sehr appellativ vorgetragen werden und das neurologische Substrat völlig fehlt, sind Kranke mit mehreren Aufenthalten in Neurologischen Kliniken aufgrund ihrer Lernfähigkeit, was neurologische Erkrankungen angeht, in der „Perfektion" ihres Symptoms nur schwer von neurologisch Kranken zu unterscheiden. Hier wird der Arzt dann durch die Stringenz der Symptomatik oft verführt, eine organische Krankheit anzunehmen, obwohl eine solche Genese nicht verifizierbar ist. Sehr dramatisch ist die akute *Dysbasie* (Gangstörung). Manchmal werden die Patienten durch die von ihnen beherrschten Angehörigen jahrelang wegen ihrer psychogenen Gangunfähigkeit im Bett gepflegt. Sekundär kommt es dann zu entsprechenden Atrophien der Muskulatur und Versteifung der Gelenke. Gegenüber der Schwere solcher und der anderen Störungen besteht eine auffallende **affektive Indifferenz** des hysterischen Patienten. Die Franzosen nannten diese Einengung die „belle indifférence". Die psychodynamische Ursache für dieses Phänomen ist der „primäre Krankheitsgewinn" aus dem Leiden. *Astasien* und *Abasien* (Stand- und Gangunfähigkeit) sowie Lähmungen der Extremitäten treten oft einseitig, bevorzugt links, auf. Im Krankengut der Psychiatrischen Universitätsklinik Münster waren sie unter den Konversionserscheinungen – vor den psychogenen Anfällen – am häufigsten (Mester, 1974). Auch die *psychogene Dysphonie* und *Aphonie* ist meist den Konversionsstörungen zuzuordnen. Als Konversionssymptom relativ selten sind spastische Störungen. Das nachstehende Fallbeispiel ist ein eindrucksvolles Bild, weil die Patientin in ihrem sprachlichen Ausdruck den Symbolgehalt des Symptoms darstellen kann.

Klinisches Beispiel:

> Eine 24jährige Studentin leidet an einem Schiefhals (Torticollis spasticus). Dem Therapeuten, den sie aufsucht, schildert sie rasch biographische Aspekte. Die Eltern hätten einen kleinen Laden gehabt. Deswegen sei immer nur wenig Zeit für sie selbst dagewesen. Sie habe auch oft im Laden aushelfen müssen. In den letzten Semesterferien sei sie wieder zu Hause gewesen, und man habe wieder wie selbstverständlich erwartet, daß sie im Laden mit bediene. Dabei sei ganz plötzlich das Symptom aufgetreten: „Ich rein in den Laden, der erste Kunde kommt rein und der Hals zieht zur Seite ... und ich natürlich von dem Moment an kein' Schritt mehr in den Laden! Stellen Sie sich die Aufregung vor!" Hier hat das Konversionssymptom des Schiefhalses noch ganz klassisch die Ausdrucksbewegung der Verneinung: Die Patientin verweigert sich als erwachsene Frau den Eltern. Diese Verweigerung wird direkt im Symptom symbolisiert. Die Patientin hat dabei ein eindrucksvolles Gespür für die unbewußte Determinierung ihres Symptoms. Zum Therapeuten: „Sie meinen doch nicht, daß ich deswegen die Schmerzen im Hals habe, weil ich etwas Unangenehmes damit abbiegen will!" Genauso, wie sie es in der Verneinung ausdrückt, verhält es sich in diesem Beispiel. Die Patientin verbiegt den Hals, um etwas für sie Unangenehmes damit abzubiegen. Es sei erwähnt, daß die weitere Therapie noch erhebliche, insbesondere ödipale Konflikte aufdeckte, die in charakteristischer Weise das Symptom mit determinierten.

3. Ausfälle und Dysfunktionen des Sensoriums

Klassisch sind die *psychogene Blindheit* und *Taubheit.* Manche Lehrbücher weisen auf eine charakteristische Gesichtsfeldeinengung (Skotomisierung) hin. Diese Bilder sind gegenüber früher sicher sehr viel seltener geworden. Aber oft werden sie verkannt und gelegentlich sogar als Mittelohrschwerhörigkeit operiert. Sehr häufig sind dagegen noch heute die *sensiblen Dysfunktionen,* insbesondere die Parästhesien (Mißempfindungen), Hypästhesien (herabgesetzte Sensibilität) und Hyperästhesien. Von den neurologischen Erkrankungen lassen sie sich differentialdiagnostisch meist dadurch abgrenzen, daß sie der Vorstellung von der sensiblen Versorgung (im Sinne des *„Kleidungsschemas"* handschuh-, strumpfartig) entsprechen und nicht dem segmentalen

Nervenverlauf. Die hysterische Hemianästhesie (die Halbseiten-unempfindlichkeit) des Körpers verläuft streng in der Mittellinie und erfaßt auch die Genitalien, während die organisch bedingte *Hemianästhesie* in der Regel noch einige Zentimeter über die Mittellinie hinaus von der Gegenseite nervös versorgt wird und die Genitalien ausspart.

Schmerzen aller Art sind Symptome, denen wir häufig bei hysterischen Störungen begegnen. Dabei nehmen die *Zephalgien,* die Kopfschmerzen, und unter diesen wieder der sogenannte Spannungskopfschmerz und der dumpfe Druckkopfschmerz eine besondere Rolle ein. Auch bei der echten Hemikranie (Migräne) bestehen zum Teil ausgeprägte psychogene Faktoren, die bei entsprechender Motivation des Patienten manchmal analytische Psychotherapie rechtfertigen. Was die Kommunikation mit den Patienten erschwert, die an psychogenen Schmerzzuständen leiden, ist, daß diese Menschen offenbar Schmerz, Pein und Leid nicht unterscheiden können (Groen). Während der Gesunde nur den zirkumskripten, oberhalb einer bestimmten Reizschwelle liegenden Unlustzustand als Schmerz bezeichnet, ist bei dieser Gruppe von Patienten das Spektrum deutlich erweitert. Auch die Intoleranz gegenüber jeglicher Art von Beeinträchtigung ist gesteigert (s. auch Kap. 4.2.2).

Klinisches Beispiel:

Ein knapp 30jähriger Patient wandert wegen multipler Schmerzen von Arzt zu Arzt. Schließlich gelangt er in eine psychotherapeutische Ambulanz. Als ihn die Ärztin, mit der er spricht, nach der genauen Art dieser Schmerzen fragt, und als sie ihr Erstaunen darüber äußert, daß diese immer gleichmäßig stark seien, nie schwankten, auch im Schlaf anhielten, da erregt sich der Patient, der sich mißverstanden fühlt: „Also, Sie können sagen, was Sie wollen. Ich habe meine Schmerzen, und ich lasse sie mir von keinem Arzt nehmen." Die Ärztin wiederholt diese Worte freundlich dem Patienten gegenüber ohne jeden weiteren Kommentar. Daraufhin reagiert der Patient, der plötzlich zum ersten Mal begreift, was er ausgesprochen hat, mit einem affektiven Durchbruch. Im Wutanfall schreit er die Ärztin an, droht mit Beschwerde beim Direktor. Drei Tage später erfolgt der nächste Anruf von einem Nervenarzt, in dessen Behandlung er sich jetzt begeben hat. Von der unbewußten Dynamik her „wollte" dieser Patient lieber seine Schmerzen behalten als therapiert werden.

Wegen der Wichtigkeit konversionsneurotischer Schmerzzustände soll noch ein zweites Beispiel hierzu gebracht werden. Es handelt sich um eine Migräne, die sich außerhalb der eigentlichen Anfälle als dumpfer Druckkopfschmerz äußert.

Klinisches Beispiel:

Eine 25jährige Frau, die Mitglied einer karitativen Organisation ist, leidet seit 9 Jahren an schweren Kopfschmerzen, die vorzugsweise in der Form eines dumpfen Dauerschmerzes bestehen. Sekundär trat ein Abusus von Medikamenten auf. Den behandelnden Arzt begrüßt sie mit den Worten: „Sie wollen wohl alles Schlimme von mir hören." Eigentlich erstaunlich rasch beginnt die Patientin dann während des Erstgesprächs ein Ereignis zu berichten, das in ihrem 14. Lebensjahr stattfand: Sie saß auf dem elterlichen Bauernhof zusammen mit der 4jährigen Schwester vor dem Fernseher. Die Mutter schickte sie in ein anderes Zimmer, um etwas zu holen. Währenddessen fuhr der Vater draußen mit dem Traktor vor, und die Kleine lief hinaus. Das Kind versuchte von hinten unbemerkt auf den Traktor zu klettern, rutschte ab und wurde beim Zurücksetzen des Traktors vom Vater tödlich verletzt. Dabei fährt der Traktor über den Kopf des Kindes. Der Vater versinkt nach diesem Unfall tagelang in einem depressiven Stupor. Die Mutter schweigt, und die Leute im Haus schieben der Patientin direkt die Schuld zu: Sie habe nicht auf das Kind aufgepaßt. Die Patientin schildert diese Geschichte relativ ruhig und sagt dann zum Arzt: „Nun werden Sie sicherlich denken, das habe etwas mit meinen Kopfschmerzen zu tun. Aber da irren Sie sich." Weitere Gespräche erbringen dann, daß die Patientin sich durch diese jüngere Schwester erheblich gebunden fühlte. Die stark beschäftigten Eltern zwangen sie, sich fast ganztägig um das Kind zu kümmern. Deswegen konnte die Patientin auch ihre eigentlichen Berufspläne nicht realisieren. Sie hatte gerade dieser Schwester gegenüber höchst ambivalente Empfindungen. Auch zeigt sich in der ganzen Biographie ein gespanntes Verhältnis zwischen der Patientin und dem Vater. Den Eintritt in die karitative Organisation etwa mußte sie später gegen seinen Willen erzwingen. – *Psychodynamisch* wird dieser Kopfschmerz rasch als ein schweres Konversionssymptom auf der Basis von Schuldgefühlen und verinnerlichten Vorwürfen deutlich. Man könnte die Formel, die innere Logik, nach der sich das Symptom strukturiert, vielleicht folgendermaßen beschreiben: „Wenn mein Kopf so wehtut, dann ist mein Kopf zerbrochen und nicht der der Schwester." Der eigene Kopfschmerz wird zur Existenzgrundlage gegenüber den heftigen unbewußten Anklagen des eigenen Gewissens. Er wird die Basis dafür, daß die Patientin ohne Depression weiterleben kann – solange es nur ausreichend genug im Kopfe wehtut.

4. Darstellung multipler Krankheiten und Körperzustände

Hier ist an das bereits eingangs Gesagte zu erinnern: Die Neurose kann jede Erkrankung darstellen oder imitieren. Bekannt geworden ist im Rahmen einer hysterischen Dynamik insbesondere die Scheinschwangerschaft, die sogenannte „Grossesse nerveuse". Regelmäßig läßt sich auch bei vielen hysterischen Patienten ein charakteristisches Druck- oder Kloßgefühl im Hals, der sogenannte „Globus hystericus" eruieren. Auch das häufige psychogene Erbrechen gehört hierher. Das „Clavus"-(Nagel-)Gefühl bezeichnet eine umschriebene schmerzhafte Stelle am Schädeldach. Diese und andere Phänomene wurden auch als hysterische „Stigmata" bezeichnet. Vor allem das „Kloßgefühl" findet sich aber auch bei vielen Angstkrankheiten, so daß die Spezifität solcher Phänomene für die Hysterie heute kritisch gesehen werden muß.

II. Bewußtseinsstörungen und dissoziative Phänomene

Hierunter fallen die hysterischen **Dämmerzustände, Traumzustände, Trancen,** „Ohnmachten", Unwirklichkeitserlebnisse, die bis hin zur Depersonalisation und Derealisation reichen können. Dabei ist diesen Phänomenen eine große Bandbreite zu eigen, die von spielerischen, fast subklinischen Phänomenen einerseits bis zu schwersten Bewußtseinsveränderungen andererseits reicht. Eine solche schwere, aber doch seltene Störung ist die **Fugue** (lat. fugues) – ein dranghaftes Verlassen von Heimat und Identität, oft mit Annahme einer neuen Identität anderswo und Amnesie für die vorangehende. Die eindrucksvollste und schwerste dissoziative Störung ist die ebenfalls sehr seltene **multiple Persönlichkeit.** Zentrales Phänomen ist hier die Existenz zweier oder mehrerer (auch testpsychologisch) abgrenzbarer Persönlichkeiten in einem Menschen, welche alternieren und wechselseitig füreinander amnestisch sind. Dieses Störungsbild zeigt starke Überschneidungen zum Borderline-Syndrom, zu Abusus von Drogen und Alkohol, Suizidhandlungen, Selbstverletzungen und impulshaftem Verhalten. Ätiologisch ist durch die intensive Arbeit der amerikanischen Forschergruppe um Braun die Häufung von Extrembelastungen in der Entwicklung gesichert. Braun schreibt: „Multiple Persönlichkeiten entstehen durch wiederholte Bewußtseinsdissoziationen unter extremem Streß; meist handelt es sich um Kindesmißbrauch". – Dieses *Dissoziationsmodell* reicht sehr viel weiter als für die multiple Persönlichkeit und gilt im Prinzip auch für die weniger gravierenden Störungen. So wurde die pathogene Bedeutung des Kindesmißbrauchs, vor allem aggressiver und sexueller Art, auch für die anderen, klinisch nicht so seltenen dissoziativen Erscheinungen gesichert (Chu und Dill, 1990).

Dynamisch geht es um den Versuch der Vermeidung einer unerträglichen Wirklichkeit. Die Realität und die Kontrolle der Realität werden ausgeschaltet. Es wird versucht, das Problem mit Nichtwissen zu lösen. Eine Patientin faßt dies so zusammen: „Dummheit macht glücklich." A. Freud hatte unter dem Gesichtspunkt insbesondere der starken Verleugnung von Realität formuliert: „Neurose macht dumm." So wie z. B. der Strafgefangene bewußt eine **Pseudodemenz** vortäuscht, um Straferlaß zu bekommen, so erlebt der hysterische Neurotiker innerlich quasi eine Pseudodemenz, um sich etwa von den Schuldgefühlen, von den inneren Richtern, zu befreien oder die Versuchungssituationen in der Außenwelt, die ihn quälen, nicht wahrzunehmen. Analog ermöglicht die Bewußtseinsveränderung auch ein Ausweichen vor unerträglichen Realsituationen in der Biographie oder in der Gegenwart.

III. Gedächtnisstörungen

Hier steht die hysterische **Amnesie** an erster Stelle. Die qualvolle Vergangenheit wird durch Verdrängung beiseite geschoben. Sieht man die Amnesie genauer an, dann zeigt sich, daß häufig der Inhalt wohl wahrgenommen, aber die Verfügbarkeit irgendwie versperrt wurde. Da, wie die nachstehende Kasuistik zeigt, amnestische Phänomene oft mit Bewußtseinsveränderungen einher gehen bzw. diese bedingen, ist es auch berechtigt, diese im Prinzip den *dissoziativen Störungen* zuzuordnen.

Klinisches Beispiel:

> Eine Patientin, die zu massivem hysterischem Agieren neigt, stellt ihren Wagen auf den Parkplatz vor ihrem Haus, begibt sich

in die Wohnung und vermißt 5 Minuten später den Autoschlüssel. Sie macht ihrem Mann eine dramatische Szene, sucht mit seiner Hilfe die ganze Nacht durch, an allen möglichen Orten, findet den Schlüssel aber nicht. Am nächsten Morgen, zum Zeitpunkt, als sie das Haus zur Arbeit verlassen muß, geht sie mit schlafwandlerischer Sicherheit hinter einen Busch in der Nähe des Autos, greift dort den Schlüssel, setzt sich in den Wagen und fährt zur Arbeit.

Die gleiche Patientin zeigte auch eine große Neigung zu psychogenen Fehlhandlungen, insbesondere Autounfällen. Ihren letzten Unfall erklärt sie dem Psychotherapeuten mit folgenden Worten: „Sie werden sicher meinen, ich hätte das wieder extra gemacht. Aber da irren Sie sich: Ich konnte gar nicht langsam genug bremsen, um den Unfall zu verhindern." Hier handelt es sich sowohl beim Unfall wie auch bei dessen Darstellung um klassische Fehlleistungen – also unbewußt motivierte Fehlhandlungen.

IV. Angstphänomene und Phobien

Im Rahmen des hysterischen Syndroms sind oft Angstphänomene nachweisbar. Manchmal ist es nur eine Frage der Ausprägung, ob man sich zur Diagnose einer Phobie oder einer Konversionsneurose entschließt. Die Patienten können alle Symptome nebeneinander zeigen, und man diagnostiziert dann nach dem am stärksten ausgeprägten. Wie schon erwähnt, nannte Freud die Phobie auch *Angsthysterie,* weil er davon ausging, daß beide Erkrankungen genetisch auf den Ödipus-Komplex zurückzuführen seien. Mit den schweren Angstphänomenen können auch Bewußtseins- und Identitätsveränderungen einhergehen, wie beim *Depersonalisationssyndrom* (s. Kap. 2.4).

V. Sexuelle Störungen

Es war schon bemerkt worden, daß bei keiner zweiten Neurose sexuelle Konflikte eine so weitgehende Bedeutung haben wie bei den Hysterien und Phobien. Das sexuelle Leben ist praktisch bei allen Hysterikern gestört. Dabei sind die Störungen in ihrer Art sehr divergierend. Es besteht Anorgasmie aller Stadien, die von der Frigidität, der generellen Interesselosigkeit an der Sexualität, bis zur Verbindung von sexueller Lust mit starken aggressiven und Angstaffekten reicht. Wegen der Dyspareunie, den Schmerzen beim Geschlechtsverkehr, wird in der Regel der Gynäkologe aufgesucht. Häufig bestehen auch bei Frauen Störungen der Menses, die auf eine Störung des Identitätserlebens als Frau zurückgehen können. Erscheinungen mit vermehrter Sexualität sind die Pansexualisierung, die Erotomanie und die Nymphomanie. Diese Begriffe meinen alle ein verstärktes sexuelles Agieren. Sehr oft kann man diese Hypersexualität als kontraphobische Abwehr verstehen, die einen verzweifelten Versuch darstellt, mit der mangelnden sexuellen Befriedigungsfähigkeit zurechtzukommen. An die Stelle der Befriedigung an der Intensität sexueller Erlebnisse tritt dann die Befriedigung an deren Quantität. Bei Männern mit ausgeprägter hysterisch-narzißtischer Komponente besteht oft eine Befriedigungsimpotenz. In diesem Fall ist die erektive Potenz intakt, es entfällt jedoch das emotionale Befriedigungserlebnis. Auch hier wird oft versucht, durch häufigen Partnerwechsel und renommierende Männlichkeit mit dieser Einschränkung fertigzuwerden (s. auch Kap. 4.2.6).

Die hysterische (histrionische) Persönlichkeitsstörung

Die Grundpersönlichkeit, auf der die Hysterie und viele Phobien sich aufbauen, ist der sogenannte **hysterische Charakter.** Das Bild, das zur Bezeichnung sowohl einer völlig im Normbereich liegenden Persönlichkeitsstruktur als auch einer ausgeprägten Charakterneurose verwandt wird, ist schon in der alten Psychiatrie beschrieben worden. Die beschreibenden Termini beinhalten alle eine etwas unfreundliche Tendenz dem Patienten gegenüber, was ein Ausdruck des für den Arzt und Psychologen oft schwierigen Umgangs mit diesen Patienten sein kann. Kuiper umreißt die hysterische Persönlichkeit mit den Termini: Infantilität, Egozentrik, Unechtheit und Geltungssucht. Andere Autoren nennen aufgrund von Literaturübersichten: fordernde Abhängigkeit, Egozentrismus, Exhibitionismus, Angst vor Sexualität, Labilität des Affektes, sexuelle Provokation und Suggestibilität (Lazare und Klerman). Chodoff und Lyons, die den Begriff der hysterischen Persönlichkeit als erste systematisch und kritisch untersuchten, kommen aufgrund ihrer Literaturstudien zu folgendem Ergebnis: „Der Terminus hysterische Persönlichkeit kann auf Personen angewandt werden, die eitel und egozentrisch sind, die eine labile und reizbare, aber oberflächliche Affektivität zeigen, deren dramatisches, aufmerksamkeitsheischendes und theatralisches Verhalten bis zu den Extremen des Lügens oder der Pseudologie gehen kann, die von sexuellen Dingen sehr eingenommen sind, sich sexuell provokativ verhalten, jedoch selbst frigide und in den zwischenmenschlichen Beziehungen abhängig und fordernd sind." Diese etwas umständliche Definition mag darauf hinweisen, daß die Aufarbeitung der hysterischen Grundpersönlichkeit noch manches zu wünschen übrig läßt – insbesondere in der Beschreibung mit nicht diskriminierenden Begriffen.

Von besonderer Bedeutung sind die *Partnerbeziehungen* der hysterischen Persönlichkeit. Unbefriedigende Erlebnisse in diesen Beziehungen mit häufigen „Szenen" und einem immer wieder erneuten Herstellen der als problematisch erkannten Arrangements sind charakteristisch. Die hysterische Ehe nimmt oft die Form der sogenannten „sadomasochistischen Kampfehe" an. Die beste literarische Darstellung dieser Form des Zusammenlebens findet sich bei E. Albee in „Wer hat Angst vor Virginia Woolf?" Zur Veranschaulichung sehr zu empfehlen sind die eindrucksvollen Beschreibungen, die J. Willi in seinem Buch über die „Zweierbeziehung" gibt. Willi führt die klinisch sehr valide Beobachtung aus, daß sich hysterische Frauen oft zwanghaft-depressive Männer bzw. diese Männer („Hysterophile") sich entsprechende Partnerinnen aussuchen. Die Hysteriker bedürfen offenbar einerseits der zwanghaften Verläßlichkeit und Sicherheit, sind aber andererseits durch die „Biederkeit" und Langeweile, die damit verbunden ist, enttäuscht. Die eher introvertierten Partner sind ihrerseits vom Aufregend-Extravertierten ihrer Partnerinnen fasziniert, sind aber unfähig zu verstehen, daß dies der Preis für die Affären und ständigen Szenen im Zusammenleben sein soll. Willi hat zur Charakterisierung dieser und anderer Paarkonstellationen den Begriff „Kollusion" (Zusammenspiel) vorgeschlagen.

Psychogenese und zugrundeliegende Dynamik

Man kann davon ausgehen, daß bei der hysterischen Neurose eine gewisse körperliche Bereitschaft vorliegt. Diese Bereitschaft mag konstitutionell verankert sein, hat aber wohl auch viel mit *eigenen Krankheitserlebnissen zu* tun. So findet sich in der Vorgeschichte vieler Konversionshysterien eine Krankheitsanamnese mit organisch verursachten Leiden. Nicht selten wird auf diesen Krankheitstyp in der psychogenen Neugestaltung zurückgegriffen. Die Diagnose der Psychogenie der „neuen Erkrankung" wird dadurch erheblich erschwert – genauso wie durch die vom Patienten oft zahlreich mitgeführten Unterlagen und früheren Befundberichte. – Entwicklungsstörungen lassen sich insbesondere in der oralen Phase, dort besonders bei der *Abhängigkeitsthematik,* nachweisen. Man muß heute als sehr wahrscheinlich annehmen, daß es in der Kindheit dieser Patienten nicht nur pathogene Konflikte, sondern auch *Entwicklungsschäden* (s. Kap. 1.6) im Sinne von Traumen, Verlusterlebnissen und schlecht verarbeiteten Bedingungen des sozialen Milieus gab. Small u. Nicoli (1982) fanden bei einer **hysterischen Epidemie** von Schulkindern, daß bei den Symptomträgern Scheidung der Eltern und Tod von Familienangehörigen signifikant höher als bei den nicht von der Epidemie Erfaßten lag. Für die schweren dissoziativen Störungen des Bewußtseins ist die ätiologische Rolle von *Kindesmißbrauch* gesichert. Bei psychogenen Krampfanfällen ist an die Möglichkeit von realem Inzest bei den Patientinnen zu denken. Die Störungen der ödipalen Entwicklung mit der Fixierung an den gegengeschlechtlichen Elternteil sind die von der Psychoanalyse zuerst erarbeiteten Zugänge zum Verständnis dieses Krankheitsbildes. Bei der Konversionsneurose (nicht der hysterischen Persönlichkeit) scheint auch ein gewisses intellektuelles Defizit gegenüber anderen Neuroseformen vorzuliegen.

1. Im Zentrum der hysterischen Dynamik stehen *unbewußte Vorstellungen und Phantasien.* Demgegenüber besteht bei der Zwangsneurose eine bewußte Zwangsvorstellung. Aus allen Äußerungen des gesunden und des kranken Hysterikers lassen sich solche Phantasieinhalte ausreichend wahrscheinlich machen. Häufig handelt es sich um sexuelle Inhalte. Oft liegt eine klassische ödipale Problematik vor. Mag für die klinische Diagnostik dieser Punkt vielleicht als nicht so relevant erscheinen, so wird er im Rahmen der Therapie, die diese Phantasien zu klären und aufzuarbeiten versucht, von zentraler Bedeutung. Daß eine pathologische Realität – etwa sexueller Kindesmißbrauch – noch pathogener wirkt als Vorgänge im Bereich von Vorstellung und Phantasie, läßt sich unmittelbar nachvollziehen.

2. Die *Hauptabwehrmechanismen* der hysterischen Neurose sind die Verdrängung und Verleugnung. Diese sind insbesondere für die Amnesien und für die Wahrnehmungsstörungen verantwortlich. Die Verschiebung spielt eine große Rolle, insbesondere im

Bereich der Affekte. Auch der Projektion kommt vor allem im Bereich nicht akzeptierbarer Triebimpulse eine besondere Wichtigkeit zu.

3. Gut geklärt sind auch eine Reihe anderer Punkte. Beim hysterischen Patienten spielt die *Identifizierung* mit anderen eine grundlegende Rolle. Hysteriker haben eine profuse ***Identifizierungsneigung.*** Identifizierung ist die Grundlage von einfühlender Begabung, Sensibilität, schauspielerischen Fähigkeiten einerseits; andererseits werden – und das ist für die Klinik wichtig – durch Identifizierung *Krankheitsmuster* perfekt übernommen. Oft sind gerade solche Krankheiten nachweisbar, die irgendwo in der Familie oder in der Öffentlichkeit wahrgenommen werden konnten. Auf Identifizierung geht auch die Suggestibilität des hysterischen Patienten zurück. Das neue Krankheitssymptom im „Grünen Blatt" kann der Patient sofort bei sich erleben. Auch das Gefühl des Labilen, Unscharfen, Unzuverlässigen des hysterischen Charakters ist eine Folge seiner profusen Identifizierungsneigung. – Auf die Bedeutung der *eigenen Krankheitsvorgeschichte,* im Sinne der „Bahnung" psychogener Störungen, wurde schon hingewiesen.

4. Die Rolle der ***Hyperemotionalität*** zur Abwehr von nicht akzeptablen Umwelteindrücken und Schuldgefühlen ist von größter Wichtigkeit. Bei der hyperemotionalen „Szene", dem affektiven Durchbruch, dem „Anfall", dem „Nervenzusammenbruch", versucht sich der hysterische Patient auf eine spezifische Art und Weise mit seinem „inneren Beobachter" (Gewissen) und seinem „äußeren Beobachter" (soziales Gegenüber) auseinanderzusetzen. Weil er sich so erregt, weil er so betroffen ist, weil ihn alles so sehr mitnimmt, weil alles so fürchterlich anstrengend ist, hofft der Hysteriker von innen und außen Vergebung zu erfahren und erreicht so oft das Gegenteil. Das ist wohl mit dem Etikett des „Unechten", „Aufgesetzten", „Theatralischen" gemeint, das diese Patienten rasch erhalten. Der hysterische Patient ist auch der agierende Patient par excellence. Als ***Agieren*** beschreiben wir ein Handeln aus unbewußter Motivation. Die Fehlhandlungen der oben geschilderten Patientin sind klinisch als typisches Agieren zu beschreiben. Jene Patientin, von der der Ausspruch stammte, „Dummheit macht glücklich", erklärte ihr Agieren folgendermaßen: „Ich muß immer zuerst handeln und dann nachdenken.

Wenn ich erst nachdächte, dann könnte ich mir das Handeln gar nicht leisten." Das Agieren des Hysterikers verleitet in hohem Maße die Umwelt zum Mitagieren. (Wenn man als Psychotherapeut 5 Telefonanrufe von Verwandten und Bekannten eines Patienten erhält, bevor man diesen zum ersten Mal gesehen hat, dann kann man mit einiger Sicherheit die Diagnose einer hysterischen Dynamik stellen.)

5. Die *Veränderung des Selbstbildes* durch die hysterische Neurose ist ein ebenfalls relevanter Teilvorgang. Der Patient verändert sein Selbsterleben in der Krankheit auf eine Weise, daß ein für ihn günstigeres Bild von sich selbst entsteht. Günstig ist – wie Mentzos klären konnte – meist die regressive Veränderung des Selbstbildes. Also: „Ich bin klein, hilflos, armselig, auf euch angewiesen, unterstützungswürdig usw." Dieser Appell, der die eigene Hilflosigkeit in den Vordergrund stellt, wird an die Umwelt gerichtet und appellativ vorgetragen: Ich hinke so, ich fühle nichts, ich kann nicht gehen, mein Herz ist ganz krank, meine Augen versagen den Dienst … Mentzos schreibt: „Der Betreffende versetzt sich innerlich (dem Erleben nach) und äußerlich (dem Erscheinungsbild nach) in einen Zustand, der ihn *sich selbst quasi anders erleben* und in den Augen der umgebenden Personen *anders als er ist erscheinen läßt".* An dieser Veränderung des Selbstbildes sind die Hyperemotionalität, die hysterische „Szene", der „dramatische Auftritt" – nicht zuletzt im ärztlichen Umfeld – oft entscheidend mitbeteiligt. Hysteriker können aufgrund des Druckes, den sie emotional ausüben, sehr schwierige Patienten sein.

Gleichzeitig erfolgt über diese regressive Veränderung des Selbstbildes auch eine Kommunikation nach innen, an das Gewissen: „Wenn die Umwelt mich tatsächlich für so schwach und gebrechlich hält, dann kann an meinen Gewissensbissen, die mir Überheblichkeit vorwerfen, nichts dran sein". „Wer so krank ist wie ich, kann nicht sündigen." Wahrscheinlich ist diese Doppelgründigkeit der hysterischen Argumentation. die quasi gleichzeitig ein Selbstgespräch und ein Gespräch mit den anderen ist, Ursache für das Gefühl des Unechten, Unaufrichtigen, das in den sozialen Partnern entsteht und das wiederum diesen Patienten das Leben so schwer macht, denn sie werden regelmäßig abgelehnt.

6. Die Umwandlung der *eigentlichen* **Konversion** *ins Körperliche,* die Frage also, wie es dazu kommt, daß aus einem psychischen Konflikt ein körperliches Symptom wird, ist unklar geblieben. Es gibt eine Reihe von Theorien, die hier nicht referiert werden sollen. Eine wichtige Rolle spielt die **Symbolisierung.** Das ist die ausdruckshaltige Darstellung von unbewußten Konflikten, Wünschen und Bedürfnissen im Symptom. Die Darstellung der Hilfsbedürftigkeit, von der im vorangehenden Abschnitt die Rede war, ist etwas, das regelmäßig – meist sogar ausgesprochen appellativ – symbolisiert wird. Auch scheint das Verständnis legitim, daß diese Symptombildung den Patienten stark entlastet, psychische Spannungen abführt. Die bisher ausgeführten Faktoren wirken wohl auf differenzierte und unterschiedliche Art im Einzelfall zusammen. Soviel scheint sicher: Der Konversionsmechanismus ist eher komplex als einfach, und er ist nicht so eng mit der Hysterie verknüpft, wie man es bislang annahm. Vielmehr ist wahrscheinlich geworden, daß jeder Konflikt auf jeder Entwicklungsstufe auch ins Körperliche konvertiert werden kann. Allerdings tritt bei der hysterischen Dynamik eine besondere Häufung ein.

7. Die *Rolle der* **Dissoziation** (urspr. Bewußtseinsspaltung) für die hysterischen Phänomene ist seit langem bekannt und wurde bei den Bewußtseinstörungen auch schon besprochen. Der amerikanische Psychosomatiker J. Nemiah schlug 1980 vor, die Dissoziation als einen *integrierenden und basalen Mechanismus* bei allen hysterischen Erscheinungsbildern zu betrachten. Tatsächlich beinhalten die bisher geschilderten Teilmechanismen wie Verdrängung, Verleugnung, Hyperemotionalität, Identifizierung und Selbstbildveränderung einen ausgeprägt „bewußtseinsspaltenden" Effekt. Man könnte argumentieren, daß für die Erklärung dieses Zustandes der klassische Mechanismus der Verdrängung, wie ihn Freud vor allem an der Hysterie entdeckte und beschrieb, vollends ausreiche. Wir möchten aber Nemiah hier zustimmen, daß der Mechanismus der Dissoziation (die ja gleichermaßen Vorgang wie Folgezustand ist) begrifflich doch weiterreicht. Ein so schweres Störungsbild wie die multiple Persönlichkeit ist sicher nicht allein durch Verdrängung zu erklären. Dieser Vorschlag von Nemiah würde auch Richtungen in der Psychoanalyse, die verstärkt mit dem Konzept der Spaltung arbeiten (vor allem Kernberg bei den Borderline-Zuständen), entsprechen. Gegen-

wärtig sieht es so aus, als ob durch die vermehrte Auseinandersetzung mit dem Konzept der Dissoziation ein produktives und lange Zeit wenig beachtetes erklärendes Konstrukt für die Hysterie wieder aktualisiert würde (der Begriff wurde ursprünglich von dem französischen Psychiater P. Janet im ausgehenden 19. Jahrhundert eingeführt).

Zum Abschluß sollen diese psychodynamischen und psychogenetischen Überlegungen noch einmal auf den *oben geschilderten klinischen Fall des Kranführers* bezogen werden. Allein die äußere Betrachtung der Anamnese zeigt, daß der Patient bereits in früher Kindheit den Verlust der Eltern erlebt hat, zu Fremden kam, wobei ein junges Mädchen, die Halbschwester, sich seiner besonders annahm. Die emotionalen Probleme eines solchen Lebensschicksals kann man leicht nachfühlen. In der Folge scheint der Patient seine Bedürfnisse nach Bindung und Sicherheit vor allem an die Halbschwester gerichtet zu haben, wobei die Abhängigkeitsbedürfnisse mit den sexuellen (hier inzestuösen) Wünschen sich wohl stark überschnitten. Sein Selbstbild war und ist zutiefst verunsichert, aber der Patient versucht es durch phallische Männlichkeit zu kompensieren (Krafttraining), und auch seine Faszination durch die gewaltigen Autokräne, die er zu seinem Beruf macht, zeigt deutlich kompensatorische Züge. Dennoch ist er potenzgestört, was er im Umgang wiederum durch verführerisches Verhalten gegenüber Frauen, die darauf nicht eingehen können (Ärztinnen), zu kompensieren versucht. Gleichzeitig fürchtet er das weibliche Geschlecht, wertet es ab und vermeidet deutlich den Kontakt mit „starken" Frauen, die ihn in seiner Männlichkeit fordern könnten. Die Symptomauslösung wird durch ein Verlusterlebnis (Tod der Halbschwester) direkt vermittelt. Jetzt bricht das bereits schon einmal erheblich bedrohte Kartenhaus zusammen, das der Patient sich gleichsam aufgerichtet hat. Er erlebt sich nur noch als schwach, bekommt angesichts männlicher Ansprüche (Arbeit, Potenz) das Zittern und arrangiert sich rasch in der sozialen Nische der Arbeitslosigkeit. Er ist, wie z. B. Mentzos es beschreiben würde, in seinem Selbstbild anders, als er nach außen wirkt. Nach außen wirkt er kerngesund, innerlich fühlt er sich nur insuffizient. Zu diesem primären Krankheitsgewinn kommt der sekundäre durch das soziale Umfeld (Arbeitslosengeld, krankheitsfixierende Rolle der Freundin) hinzu. Dem ärztlichen Angebot, ein ernsthaftes Therapiebündnis in der Klinik einzugehen, weicht er entweder verführerisch oder dramatischgekränkt, sich über die Zumutung erregend (Hyperemotionalität), aus. Er sieht sich auch psychisch kerngesund, hat nur eine unerkannte Nervenkrankheit, die die Ärzte in ihrer Dummheit nicht fassen können. Die Prognose ist unklar. Entweder gelingt ihm, z. B. beim Auslaufen des Arbeitslosengeldes, die „Selbstheilung", wie er es schon einmal in seinem Leben zustande gebracht hat. Dann bliebe ihm der Triumph, daß nicht die Ärzte, sondern er allein wußte, was für ihn gut war. Oder, und das ist leider wahrscheinlicher, er chronifiziert, belastet auf Dauer sich selbst, sein soziales Umfeld und das gesundheitliche Versorgungssystem.

Therapie

Lange Zeit galt in der Psychoanalyse die Ansicht, daß die Therapie hysterischer Patienten das erfolgreichste Feld dieser Methode darstelle. Nachdem sich aber zeigte, daß unter der Rubrik Hysterie gleichzeitig therapeutisch sehr gut und sehr schlecht zugängliche Fälle erfaßt wurden, schwand dieser anfängliche Optimismus. Generell läßt sich sagen, daß die Therapierbarkeit um so besser ist, je „reifer" die Neurose ist, je mehr die ödipalen Konfliktanteile gegenüber den frühen, je mehr die Welt krankmachender Vorstellungen (Konfliktmodell!) gegenüber der Welt realer Traumatisierungen (Defizitmodell!) dominiert. Das ist nichts anderes als eine Beschreibung der Tatsache mit anderen Worten, daß Ich-starke Patienten besser als Ich-schwache zu behandeln sind. Möglichkeiten für die Verhaltenstherapie ergeben sich in den Fällen, wo es zu einer fixierten Symptomatik gekommen ist, jedoch gerade bei der hysterischen Neurose ist ein häufiger Symptomwechsel zu beobachten. Die *Arzt-Patient-Beziehung* ist vor allem durch das *Agieren* des Patienten gekennzeichnet (siehe oben: Kap. 1.5 Abwehrmechanismen). Der erotischen Verführung weiblicher Patientinnen erliegen viele männliche Ärzte in allen Graden der Abstufung. Daß damit die ohnehin begrenzten Möglichkeiten der Psychotherapie weiter sinken, ist verständlich, weil der pathogene Konflikt auf diese Weise wiederholt und nicht reflektiert wird. Auf das fordernd-infantile Verhalten mancher Patienten wird meist mit Ärger und Ablehnung reagiert. Wahrscheinlich ist bei keiner anderen Neurose das unbewußte Zusammenspiel von Arzt und Patient in Klinik und Praxis so ausgeprägt wie bei der hysterischen Neurose. Der amerikanische Psychiater Berblinger sagt, daß hysterisches Verhalten jeglicher Art „fast universell zu emotionaler Einbeziehung, zu handelnder Aktivität und zu angstgetriebenen Maßnahmen bei jedem führt, der mit den Patienten in Kontakt kommt".

4.2 Funktionelle oder psychovegetative Syndrome (Somatoforme autonome Funktionsstörung)

Bei der Definition funktioneller Syndrome schließen wir uns im wesentlichen der Auffassung von Uexkülls an, der auf die Problematik der Abgrenzung dieses Krankheitsbildes hinweist, aber trotz der Vielfalt der Erscheinungsbilder die Einheit und Gemeinsamkeit des Krankheitsbildes nachdrücklich betont.

Folgende Bezeichnungen werden von vielen Ärzten *synonym mit funktioneller Störung gebraucht* – auch wenn sie zum Teil ursprünglich anders eingeführt wurden: Sympathikotonie, Vagotonie, vegetative Dystonie, vegetative Neurose, funktionelle Erkrankung, psychogenes Syndrom, Organneurose, Neurasthenie, vegetative Labilität, psychovegetative Störung, neurozirkulatorische Dystonie, Vasolabilität. Die ICD-10 hat statt all dessen den neuen Begriff **somatoforme autonome Funktionsstörung** diktiert.

Die entscheidende *klassifikatorische Abgrenzung* muß von der *Somatisierungsstörung* erfolgen, die zusammen mit der *somatoformen autonomen Funktionsstörung* in der ICD-10 unter dem Oberbegriff der **Somatoformen Störungen** auftritt. Dieser Begriff „Somatisierungsstörung" umfaßt, so wie er operationalisiert ist, den polysymptomatischen Typ der Hysterie (s. Kap. 4.1.1). Eine weite Überschneidung hat sicher immer vorgelegen; durch den „somatoformen Sammeltopf" entfällt allerdings jede Möglichkeit, konzeptuell zwischen den stärker ausdruckshaltigen Symptombildungen (Symbolisierungen) der Hysterie und den von der Symptomstruktur her „diffuseren" psychovegetativen Störungen zu unterscheiden. Wir bevorzugen diagnostisch weiterhin die Begriffe der *funktionellen oder psychovegetativen Störung* (Delius) (bzw. des Syndroms).

Unter einem **funktionellen Syndrom** verstehen wir ein von Fall zu Fall nach Zusammensetzung und Intensität wechselndes Bild körperlicher Beschwerden an vegetativ versorgten Organen ohne organisches Substrat, das von genau lokalisierbaren Symptomen wie Kopf-, Herz- und Magenschmerzen bis zu vagen Gefühlen eines Bedrücktseins oder Beeinträchtigtseins reicht. Die Beschwerden gehen ohne feste Grenze in rein seelisch empfundene Spannungszustände wie Angst, Unruhe oder Unlust über.

Nachdem aber die Untersuchungen von Ermann (1987) eine deutliche Abgrenzung der psychovegetativen Störungen von den Neurosen mit (auch) körperlicher Symptomatik aufwiesen, erscheint sowohl die Beibehaltung des Konzepts des funktionellen Syndroms als auch der Versuch einer Klärung berechtigt und erforderlich.

Häufigkeit und Vorkommen

Exakte Angaben über die Häufigkeit funktioneller Syndrome sind, wie sich aus den oben geschilderten Definitionsproblemen ergibt, nur schwer zu erstellen. Häufigkeitsangaben für Praxen und allgemeine Ambulanzen schwanken zwischen 25 % und 80 %. Der gemeinsame Nenner der zahlreichen Statistiken über das Vorliegen funktioneller Syndrome kann nach von Uexküll etwa so formuliert werden: Sie stellen zahlenmäßig eine sehr große Gruppe dar, die sicher nicht viel kleiner, vielleicht sogar größer ist, als alle anderen Krankheitsgruppen zusammen. Man kann also davon ausgehen, daß sowohl bei den praktischen Ärzten als auch bei allen Fachärzten und auch in vielen Kliniken 40 % bis 50 % aller Patienten unter funktionellen Beschwerden leiden. Jüngere Frauen scheinen insgesamt zu überwiegen.

Diese Zahl ist niedergelassenen Ärzten wohlvertraut und wird als Schätzung auch genannt – sie wird allenfalls gegenüber Krankenkassen und Kassenärztlichen Vereinigungen bestritten, wenn von dieser Seite in „kostendämpfender" Absicht auf eine so große „nicht ernstlich kranke" Patientengruppe hingewiesen wird. Damit ist bereits ein gravierendes Problem der *Arzt-Patient-Beziehung* bei solchen Störungen in der Praxis benannt. Sie stellen einerseits für Ärzte (und in der Klinik für das Pflegepersonal) eine Problemgruppe dar, die mit ihren nie endenwollenden Beschwerden therapeutisch wenig Befriedigung vermittelt. Andererseits sind diese Patienten treue „Krankenscheinzuträger", die „nicht eigentlich krank sind", die man nicht ganz ernst zu nehmen braucht, abspeisen kann, die aber für das Basiseinkommen des Arztes eine nicht unbeträchtliche Rolle spielen. Der iatrogene Beitrag zur Erhaltung eines Patientenpools als funktionell Kranke soll mit diesen Anmerkungen angesprochen werden. Er ist nach unseren Erfahrungen beträchtlich.

Wichtig erscheint uns noch, darauf hinzuweisen, daß bei einer Befragung aller Patienten einer allgemeinen Ambulanz nach funktionellen Beschwerden 93,6% mindestens ein Symptom und etwa 68% aller Gesunden einer Kontrollgruppe mindestens ein Symptom angaben. Das heißt, daß, wie zu erwarten, es bei den funktionellen Störungen eine breite Überschneidung zu dem Bereich der „Patienten" gibt, die ärztliche Hilfe nicht in Anspruch nehmen, jedoch Symptome aufweisen.

Es sieht demnach so aus, als ob die Beschwerden, unter denen Patienten mit funktionellen Syndromen leiden, einen fast ubiquitären Befund darstellen. Die entscheidende Frage ist, *warum und wann solche Beschwerden mit einem Krankheitserleben gekoppelt werden*. Dafür scheint die Intensität der Beschwerden keine entscheidende Rolle zu spielen.

Wir wissen aus eigener Erfahrung, daß jeder Mensch in einer Situation, die mit entsprechenden seelischen Belastungen einhergeht, mit vegetativen Störungen reagiert, z.B. Durchfall oder Magenschmerzen im Examen, Herzklopfen bei freudigen oder angstvollen Erwartungen. Es handelt sich nach Cannon um Bereitstellungsvorgänge auf Ansprüche äußerer Aktivität. Im Unterschied zu den situationsbedingten vegetativen Reaktionen ist den Patienten mit funktionellen Syndromen die auslösende Ursache der auftretenden Beschwerden unbekannt. Inzwischen ist auch als gesichert anzusehen, daß Patienten mit psychovegetativen Syndromen *nicht mehr* unter meßbaren vegetativen Dysfunktionen leiden als eine vergleichbare Gruppe der Normalbevölkerung. So naheliegend der Verdacht ist, besteht zwischen meßbarer Dysfunktion und psychovegetativer Störung kein kausaler Zusammenhang (Fahrenberg). Funktionell Gestörte sind aber testpsychologisch durch ihren erhöhten „Neurotizismus" von Patienten mit begrenzten vegetativen Regulationsstörungen deutlich abgrenzbar.

Pasamanik und Mitarbeiter fanden funktionelle Syndrome in den *Altersklassen* zwischen 14 und 34 Jahren doppelt so oft wie zwischen 35 und 64 Jahren. Jenseits des 65. Lebensjahres schwinden sie weitgehend, worauf auch Cremerius (1968) schon hinwies. Die wahrscheinlichste Begründung dafür, daß die funktionellen Syndrome im Alter so signifikant abnehmen, scheint die

Annahme zu sein, daß die Symptome organischer Krankheiten oder degenerativer Beschwerden die funktionellen Syndrome psychodynamisch überflüssig machen bzw. sie psychoökonomisch einfach überlagern. Daneben spielen sicherlich Selbstheilungstendenzen und Syndromwandel eine gewisse Rolle.

In der Regel wird die *Diagnose* funktionelles Syndrom dann angenommen, wenn man keine organischen Veränderungen findet. Hier ist die Forderung zu erheben, daß das funktionelle Syndrom keine Ausschlußdiagnose sein darf, sondern eine *positive Diagnose* darstellen sollte. Es ist also der *positive Nachweis der seelischen Entstehung oder Unterhaltung zu führen.* Das funktionelle Syndrom ist ein somatisches Zustandsbild, welches in den meisten Fällen seine Ursache in seelischen Erlebnisstörungen hat bzw. von einer seelischen Dynamik unterhalten wird. Wenn man dem Patienten genauer zuhört, wird man fast immer finden, daß psychische Symptome (Ängste, Depressionen, Schuldgefühle usw.) bei diesen Patienten eine wesentliche Rolle spielen, auch wenn sie nur undeutlich oder nebenbei geschildert werden. Meist findet der dazu bereite Arzt auch anamnestisch aktuelle Belastungssituationen des Patienten, wenn es ihm gelingt, jenseits einer 5-Minuten-Medizin den Patienten behutsam darauf anzusprechen.

Wichtig erscheint uns die Betrachtung der Symptomwahl von **medizinsoziologischer Seite** her. In den Fällen, in denen funktionelle Symptome diagnostiziert werden, kommt es besonders häufig vor, daß sich Arzt und Patient, so wie es Balint beschrieben hat, auf eine Diagnose einigen. Der Arzt, dem zunächst eine große Menge ungestalteten Materials angeboten wird, strukturiert dieses gemäß seinem eigenen persönlichkeits- und zeitbedingten Vorentwurf. Der Patient spürt und ahnt untergründig, was gefragt und worin er ernstgenommen wird und pflegt dann sehr rasch genau das Erwartete anzubieten. *Er antwortet im Sinne der sozialen Erwartung.* Hier geht auch seine Tendenz zum „Ja-Sagen" unreflektiert in die ärztliche Anamneseerhebung ein. Ein „gefügiger Patient" legt großen Wert auf diagnostischen Konsens mit seinem Arzt.

Naturwissenschaftliche Entdeckungen und Modeerscheinungen beeinflussen massiv die Diagnosestellung. Wir finden, so können wir ganz allgemein sagen, die Zeichen einer Störung dort, wo wir sie suchen, und wir suchen sie dort, wo wir sie dank einer bestimmten Auffassung und der dazugehörigen Methodik suchen können. Verbreitet sich eine neue diagnostische Methode, so folgen ihr „Krankheitsbilder", die nur mit dieser Methode zu erfassen sind. Der Arzt, der nicht über das entsprechende Gerät verfügt, stellt diese Diagnose auch nicht. Auf diese Problematik sei besonders hingewiesen. Sie spielt für die iatrogene Erhaltung funktioneller Störungen eine entscheidende Rolle.

Klassifikation und Verlauf

Es gibt Statistiken, aus denen eine Bevorzugung bestimmter Organsysteme hervorzugehen scheint. Übereinstimmung herrscht aber nur insoweit, als das *kardiovaskuläre* und das *gastrointestinale* System besonders häufig betroffen sind. Im übrigen gibt es kein Organ, das nicht im Mittelpunkt funktioneller Beschwerden stehen könnte. Im internistischen bzw. allgemeinärztlichen Bereich bestehen einige profilierte Beschwerdebilder, deren Kenntnis die Vermutungsdiagnose funktionelles Syndrom ermöglicht. Dazu gehören die Syndrome des chronischen Schmerzes, des Schwindels, der Sexualstörungen, des Reizkolons und das Herzangstsyndrom, die wir in gesonderten Kapiteln ansprechen.

Die Symptomgestaltung und Symptomzusammensetzung ist bei allen Patienten äußerst unterschiedlich. Die folgende Einteilung bzw. der nachstehende Charakterisierungsversuch geschieht in erster Linie aus didaktischen Gründen, daneben als Orientierungshilfe für die diagnostische Einordnung. Wir weisen jedoch nachdrücklich auf die Notwendigkeit des individuellen Eingehens auf jeden einzelnen Kranken hin, da die Gefahren, den Patienten in irgendeine „bequeme" diagnostische Schublade zu stecken, groß sind. Die ersten fünf Kategorien sind in der ICD-10 separat klassifizierbar.

- Funktionelle Störungen des *oberen Gastrointestinaltraktes:* Globusgefühl, Schluckstörungen, Luftschlucken, Schluckstörungen mit Erbrechen, Appetenzstörungen, funktionelles Magensyndrom (nervöser Reizmagen).
- Funktionelle Störungen des *unteren Gastrointestinaltraktes:* Obstipation, Diarrhö, Colon irritabile.

- Funktionelle Störungen des *respiratorischen Systems:*
  Hyperventilationstetanie, nervöses Atemsyndrom, kardiorespiratorischer Symptomenkomplex.
- Funktionelle Störungen des *kardiovaskulären Systems:*
  Paroxysmale Tachykardie, supraventrikuläre/ventrikuläre Extrasystolie, synkopale Zustände, Da-Costa-Syndrom, Effort-Syndrom, Herzangstneurose.
- Funktionelle Störungen des *urogenitalen Systems:*
  Pollakisurie, Dysurie, abakterielle Prostatitis, Adnexitis, Sexualstörungen.
- Funktionelles Kopfschmerzsyndrom:
  Vasomotorischer Kopfschmerz, Migräne.
- Funktionelle Syndrome als Begleitsymptomatik bei anderen Grundkrankheiten.
- Funktionelle, diffus wechselnde, nicht dauernd an einem Organ lokalisierte Syndrome; nachstehend eine unvollständige Aufzählung der dabei geklagten Beschwerden: Schlafstörungen, Schweißausbrüche, Heißhunger, Schwindel, leichte Ermüdbarkeit und Erschöpfbarkeit, Kopfschmerzen, Magenschmerzen, Zittern, Blässe, Erröten, Herzklopfen, Unruhe, Nervosität, Mundtrockenheit, Lidflattern, Ängstlichkeit, Unkonzentriertheit, Libidoschwäche etc. (Diese engere Beschwerdegruppe wird als „Allgemeines psychosomatisches Syndrom", Bräutigam u. Christian, bezeichnet.)

Stellt man die Zahlen der älteren „Inanspruchnahme-Population" und der neueren Zufallsstichprobe aus der Stadtbevölkerung gegenüber, so ergeben sich erstaunliche Einsichten: Die an der Spitze stehenden allgemeinen Phänomene wie Unruhe, Alkohol- und Nikotinabusus, Depressionen, Ängste u. a. aus der allgemeinen Befindlichkeit traten beim Aufsuchen des Arztes zurück. Er bekommt spezifische Beschwerden wie Kopfschmerzen und Schlafstörungen vorgetragen bzw. organbezogene Dysfunktionen, die auf der Liste der Beschwerden der Stadtbevölkerung noch gar nicht auftauchen. Fragt man die Normalbevölkerung allerdings nach über das Leben verteilten subjektiven Leitbeschwerden, dann treten die *funktionellen Magen-Darm-Störungen* an die erste Stelle (Schepank, 1987). Worunter die Menschen am häufigsten leiden und was davon sie für an ihre Ärzte *mitteilenswert* halten, differiert offensichtlich erheblich.

Tab. 5. Symptomhäufigkeit organisch nicht begründeter Beschwerden bei 2000 ambulanten und stationären Patienten (Schnabl, 1966).

35 %	Schlafstörungen
34 %	Kopfschmerzen
29 %	Herzbeschwerden
23 %	Allgemeine Schwäche, Mattigkeit
23 %	Magen- und Darmbeschwerden
21 %	Angstzustände
21 %	Schwindel, Ohnmacht
15 %	Sexualstörungen
12 %	Depressive Verstimmungen
12 %	Atembeschwerden
10 %	Kreuz- und Rückenschmerzen
10 %	Affektinkontinenz
10 %	Hyperhidrosis, Schweißausbruch
9 %	Appetitlosigkeit
8 %	Gewichtsabnahme
7 %	Gliederschmerzen 7 % Erbrechen
6 %	Tremor, Zittern
6 %	Konzentrations- und Gedächtnisschwäche
26 %	Sonstige Beschwerden

In dieser Übersicht bestanden bei 20 % multiple (> 5 Symptome) Beschwerden. Die Frauen überwogen gegenüber den Männern in 16 Bereichen; lediglich bei den Magen- und Darmbeschwerden (2:1!), den Schweißausbrüchen, der Gewichtsabnahme und den Konzentrations- und Gedächtnisstörungen waren die Männer stärker vertreten.

Wegen der Häufigkeit des Vorkommens soll hier exemplarisch auf das Beschwerdebild des funktionellen kardiovaskulären Syndroms etwas näher eingegangen werden. Die Beschwerdebilder im Bereich der anderen Organe ließen sich in ähnlicher Weise darstellen und ordnen. Nach von Uexküll läßt sich das Beschwerdebild des **kardiovaskulären Syndroms** in fünf Hauptgruppen einteilen. Diese Störung überschneidet sich teilweise mit der Herzangstneurose (s. Kap. 2.1.4), läßt sich aber von deren Vollbild anhand der dabei deutlicheren Zentrierung von neurotischen *Ängsten* und Befürchtungen auf das Herz abgrenzen.

Tab. 6. Die 10 häufigsten psychogenen Symptome in der Stadtbevölkerung (Zufallsstichprobe!) n = 600 (Schepank, 1987).

● Allgemeine innere Unruhe	33 %
Suchtverhalten	32,2 %
Depressive Verstimmung	31,2 %
● Ermüdung, Erschöpfung	26,2 %
Ängste	24,5 %
● Kopfschmerzen	23,5 %
Konzentrations-/Leistungsstörung	23,5 %
Zwangsgedanken	23,3 %
● Schlafstörungen	22,7 %
Zwangshandlungen	21,7 %

● = Funktionelle Störungen.

Untersucht wurde die Prävalenz der letzten sieben Tage. Nur 26 von 600 Personen hatten in diesem Zeitraum keine Beschwerden! Im gleichen Prävalenz-Zeitraum hatten 41% der Probanden Symptome primär somatischer Erkrankungen (Skelett, NS, Magen-Darm, Herz, Infekte).

1. Auf das Herz bezogene Beschwerden:
   Herzklopfen, Extrasystolen = Herzstolpern, Herzjagen, Drükken und Stechen in der Brust, z.T. mit Ausstrahlung.
2. Allgemeine Beschwerden:
   Abgeschlagenheit, Schwarzwerden vor den Augen, Müdigkeit, Erschöpfung.
3. Auf die Atmung bezogene Beschwerden:
   Beklemmungsgefühle beim Atmen, erschwertes Atmen, Atemnot in Ruhe oder bei Belastung.
4. Vegetative Beschwerden:
   Schlaflosigkeit, Parästhesien, Zittern, nervöses Kältegefühl, Schwindelgefühle, Schwitzen, Kopfschmerz.
5. Psychische Beschwerden:
   Reizbarkeit, Angst, innere Unruhe, niedergedrückte Stimmung.

Wie bereits eingangs erwähnt, gibt es kein Organ, das nicht im Mittelpunkt funktioneller Beschwerden stehen könnte. Auf die *vielgestaltigen funktionellen Syndrome im Bereich der verschiedenen Fachdisziplinen der Medizin* kann hier nur stichwortartig hingewiesen werden. Die Aufstellung ist sicherlich nicht vollständig.

● Funktionelle Syndrome im Bereich der *Gynäkologie:*
Blutungs- und Zyklusstörungen (primäre und sekundäre Amenorrhö), psychogener Fluor, psychogener Pruritus, chronische Adnexitis, Sexualstörungen.

● Funktionelle Störungen im Bereich der *Pädiatrie:*
Psychogene Eßstörungen, psychogene Schlafstörungen, Enuresis, Enkopresis, Verdauungsstörungen.

● Funktionelle Störungen im Bereich der *Dermatologie:*
Pruritus, Erröten, Hyperhidrosis, ekzematöse Erscheinungsbilder, Urtikaria, Ödeme.

● Funktionelle Störungen im Bereich der *HNO-Heilkunde:*
Globusgefühl, Otalgie, Tinnitus, Schwindel, nervöser Schnupfen, psychogener Gesichtsschmerz, Taubheit (Hörsturz!), Verlust der Stimme (Aphonie).

● Funktionelle Syndrome im Bereich der *Ophthalmologie:*
Augenflimmern, Sehstörungen, Doppelbilder, verschwommenes Sehen, periodisches Schielen, vorübergehende Blindheit.

● Funktionelle Syndrome im Bereich der *Urologie:*
Chronische Prostatitis, abakterielle Prostatitis, Reizblase bei Mann und Frau, Harninkontinenz, Störungen der Blasenentleerung, Harndrang, Pollakisurie, Harnverhaltung, Sexualstörungen.

● Funktionelle Syndrome im Bereich der *Neurologie:*
Lumbago-Ischialgie-Syndrom, Gesichtsschmerz, Kokzygodynie, restless legs; verschiedene Schmerzsyndrome, vor allem Kopfschmerzen, Schwindel.

● Funktionelle Syndrome im Bereich der *Psychiatrie:*
Somatisierte Depression, hypochondrische Zustände, zönästhetische Schizophrenie.

Zwei hauptsächliche Verlaufsformen müssen bei den funktionellen Syndromen unterschieden werden:

1. Die meist reaktive, kurzdauernde und gewöhnlich spontan ausheilende Form und

2. die chronifizierende Form mit einer Reihe mehr oder minder umschriebener Symptome.

(3.) Eine Verlaufsform mit kurzdauernden, dafür aber diffus wechselnden Symptomen, wird heute als „Somatisierungssyndrom" (DSM-III) beschrieben und muß als polysymptomatische Unterform der Hysterie verstanden werden.

(4.) Das vage, nur aus Störungen des Allgemeinbefindens bestehende „Psychosomatische Syndrom" überschneidet sich wohl mit allen genannten Verlaufsformen.

Für die Volksgesundheit am relevantesten ist die „essentielle", chronifizierende Form des funktionellen Syndroms. Symptomwandel und Chronifizierung stellen die eigentlichen Probleme dieser Störungen dar. Cremerius hält nach seinen Langzeitkatamnesen von 10–30 Jahren die Syndromprognose für gut und die Gesamtprognose für schlecht. Etwa *ein Drittel* der Patienten chronifiziert, etwa *zwei Drittel* leiden nach 10 Jahren nicht mehr an den ursprünglichen, dafür aber an anderen funktionellen oder (im Alter zunehmend) organischen Beschwerden. Wie auch Christian, fand er langfristig nur eine Minderheit beschwerdefreier Patienten.

Warum chronifizieren psychovegetative Störungen?

1. Die Beschwerden passen nicht in den nosologischen Katalog der modernen technologischen Medizin. Sie habe keine oder keine adäquate organpathologische Grundlage.
2. Die Symptome werden trotzdem in eine der gerade verfügbaren Diagnosen dieses Katalogs gepreßt.
3. Therapeutische Mißerfolge führen zur ständigen Wiederholung oder Intensivierung sowohl der somatischen Diagnostik als auch der medikamentösen oder operativen Eingriffe mit dem Effekt einer iatrogenen Krankheit oder zumindest einer weiteren Somatisierung und Chronifizierung der Beschwerden.
4. Der Zusammenhang mit psychosozialen Problemen wird weder erwogen noch überhaupt für möglich gehalten.
5. Die Kosten für die organmedizinischen Verfahren werden ungeachtet ihrer Höhe und ihrer Auswirkungen anstandslos übernommen. Psychotherapeutische Verfahren werden (für den Allgemein- oder Facharzt) nicht oder nur mit Schwierigkeiten und in zeitlich eng begrenztem Rahmen vergütet.

Aus: Thure von Uexküll: Patientenkarrieren (1989)

Psychogenese und Psychodynamik

Wie beschrieben, kommen vegetative Beschwerden sowohl bei
Gesunden als auch bei Kranken sehr häufig vor. Damit aus der
physiologischen Variationsbreite eine Krankheit wird, bedarf es
eines zusätzlichen Faktors. Das *Funktionsstörungsmodell* (von
Uexküll, 1962) gestattet hier eine einfache Vorstellung, wie eine
organische Dysfunktion sich selbstverstärkend durch Einbeziehung der Emotionen (Angst) zum funktionellen Syndrom entwickeln kann (vgl. Abb. 14).

Wir gehen also davon aus, daß es sich um einen psychischen, vorwiegend emotionalen Faktor handelt, der die Fixierung als
Krankheitserlebnis aufrechterhält. Die Antwort des vegetativen
Systems ist unabhängig von der Art eines der angewandten Stres-
soren. Sie ist aber bestimmt durch die individuelle und in wieder-
holten Versuchen stets reproduzierbare Reaktionsform, d.h., jeder
Mensch reagiert auf Belastungen sehr persönlich im weitesten
Sinne. Hereditäre Faktoren spielen dafür sicherlich eine bedeutsame Rolle („locus minoris resistentiae"). Psychoanalytisch gesehen ist zu fragen, ob es nicht auch besondere ontogenetische
Fixierungsstellen der psychischen Entwicklung bei Patienten mit
funktionellen Syndromen gibt, die im Falle der Überlastung und
Überforderung diese spezielle Form von Regression auslösen
können.

W. Loch führt die Zunahme vegetativer Syndrome in unserer
Zeit auf einen übergeordneten Bedingungszusammenhang
zurück. Für unsere Gegenwart spielt wegen des Mangels „echter"
Kontakte die Hinwendung zum Leib und zur Autonomiebewe-
gung der Primitivperson mit mehr Selbständigkeit elementarer,
primitiver Antriebe und Reaktionsformen eine große Rolle. Es
folgt daraus eine Erhöhung des Narzißmus mit der Möglichkeit,
anfallende Konflikte nur autoplastisch, d.h. ohne deutlichen
Bezug auf die Umwelt – wie z.B. das Agieren bei der Hysterie –
abzureagieren. Diese Hinwendung zum Leib kann als Folge
eines generellen Objektverlustes gedeutet werden, wobei das
Aufgeben von Gruppenbindungen verschiedenster Art zu einer
korrespondierenden Erhöhung des sekundären Narzißmus führen muß.

Abb. 14. Funktionelle Symptombildung nach von Uexküll.

Alexander und von Uexküll sind der Ansicht, daß es sich bei den körperlichen Symptomen der funktionellen Syndrome *nicht* um intentionale Akte handelt, in denen eine unbewußte Problematik auf körperlicher Ebene einen verschlüsselten Ausdruck findet. In dieser nach Zepf heute vorherrschenden Sicht kann eine funktionelle Störung einmal zustande kommen als *Affektkorrelat* (Angst

Psychovegetatives Korrelat

Der vom Patienten wahrgenommene Affekt (z. B. Angstattacke) wird vom vegetativen Phänomen **begleitet**
[Symptomatik eher akut]

Psychovegetatives Äquivalent

Das vegetative Phänomen **vertritt** den nicht wahrgenommenen Affekt („Dysfunktion anstatt Angst")
[Symptomatik eher chronisch]

wird dabei erlebt) oder als *Affektäquivalent* (Angst besteht, wird aber nicht bewußt erlebt), das im Gefolge einer Situation auftritt, die an infantile, unbewußte Konflikte appelliert. Zum anderen kann eine Störung zustandekommen aufgrund eines *unbewußten Bedeutungszuwachses,* der im Zuge einer sog. Verschiebung hergestellt wird, z. B. einer „Sexualisierung" einer Funktion. Ein erstes allgemeines Modell der Entstehung der psychovegetativen Störungen könnte also von einer *Umsetzung* („Resomatisierung") bewußter und unbewußter *Affekte in vegetative Spannungen* ausgehen, die dann ihrerseits zu den symptomatischen Dysfunktionen führen. Der entwicklungspsychologische Weg hatte die Affekte nach und nach aus dem ganzheitlichen Körper-Psyche-Zusammenhang herausgelöst – obwohl auch reife Affekte niemals *nur* psychische Phänomene sind. Dieser Vorgang wird hier gewissermaßen umgekehrt. Eine so konzipierte Somatisierung, die also genau genommen eine Resomatisierung ist, versteht im oben ausgeführten Sinne die psychovegetative Störung als *Affektäquivalent.* Das grafische Schema eines solchen Modells könnte wie in Abbildung 15 dargestellt aussehen.

Von O. Fenichel, einem frühen Psychoanalytiker, stammt der nur noch wenig gebrauchte Begriff der *Organneurose,* der allerdings – genauso wie Alexanders vegetative Neurose – weiter reicht, als der der funktionellen Störung. Fenichel meint, daß bei der hysterischen Form der libidinösen Organbesetzung die Verbindungen mit phantasierten sozialen Bezügen erhalten blieben, während sie bei den funktionellen Störungen ganz oder teilweise verloren gegangen seien. Ähnlich wie bei der Hypochondrie spielten sich dann die Konflikte des Menschen nicht mehr zwischen ihm und seiner sozialen Umwelt, sondern zwischen ihm und seinem funktionsgestörten Organ ab. Diese Ansicht wird durch das Verhalten vieler Patienten auffallend bestätigt. Sie haben mit zunehmender Chronifizierung eine Neigung, sich nur noch mit sich und ihrer Krankheit zu beschäftigen, und *sprechen von ihrem Organ oft in einer anthropomorphen Sprache:* Der Darm wird zum „Kerl, der mich nicht in Ruhe läßt", der Magen „kneift mich, als ob er sauer wäre", das Herz „schlägt wie toll, als ob es einen drüber gekriegt hätte", die Knie schmerzen, „als ob sie nicht mehr laufen wollten." Die Liste dieser nicht fingierten Beispiele ließe sich unbegrenzt fortführen.

Abb. 15. Modell der Entstehung psychovegetativer Symptome (funktionelle Syndrome).

Die zentrale Aussage dieses Modells liegt in der Annahme einer direkten Umsetzung affektiver Spannungen in die physiologisch zugehörigen Spannungen. Es handelt sich dabei um ein *allgemeines Modell*. Der kognitiv-emotionalen Fehlinterpretation der empfundenen Dysfunktion kommt wohl eine wichtige Rolle zu (s. auch Kap. 2.1.5: Hypochondrie).

In der neueren Bearbeitung der Psychodynamik funktioneller Störungen werden Ich-psychologische Überlegungen stärker betont. Wir folgen hier Ermann, von dem die wichtigsten empirischen und konzeptuellen Studien hierzu stammen. Patienten mit psychovegetativen Störungen haben nach Ermann eine bestimmte Art einer strukturellen Ich-Störung (Defizit-Modell) gemein, die auf eine spezifische Ich-Pathologie zurückgeht. Sie ergibt sich aus einer *mangelhaften Desomatisierung von Affekten*, die meist mit einer *erhöhten affektiven Besetzung von Körperfunktionen und Organen verbunden* ist. Je nach Ausmaß der Entwicklungsstörung des Ichs kann sie durch eine mehr oder minder stabile Charakterabwehr überbaut sein. Ist die Charakterabwehr relativ stabil, so kommt die Ich-Pathologie erst zum Tragen, wenn die Abwehr in spezifischen Konfliktsituationen versagt. Die psychovegetative Symptombildung dient dann der Konfliktabwehr durch Ich-Regression in den Bereich der strukturellen Ich-Störung. Ist die Charakterabwehr dagegen labil, so entstehen psychovegetative Symptome unter unspezifischen Belastungssituationen. Die Beschwerden dienen in diesen Fällen der Entlastung eines strukturell stark eingeschränkten Ichs. Es handelt sich also um eine doppelte Pathologie (Abb. 16). Die Konfliktpathologie besteht darin, daß im Rahmen mißglückter Konfliktlösungen Störungen im affektiven Erleben auftreten, zum Beispiel Angst, Erschöpfung, Depressionen als seelisch-körperliche Gesamtreaktion; die Ich-Pathologie darin, daß der seelische Anteil dieses Erlebens unterbewertet, in der Wahrnehmung vernachlässigt wird, so daß sich die Aufmerksamkeit auf die begleitenden körperlichen Störungen konzentriert. Diese psychopathologischen Kerne sind durch den Mechanismus der Ich-Regression miteinander verknüpft, der von Schur als Re-Somatisierung und von Mitscherlich unter dem Gesichtspunkt der Regression auf die Stufe einer biologischen Intelligenz beschrieben worden ist: Reicht die charakterneurotische Abwehr zur Konfliktbewältigung nicht aus, so kommt es mit dem Auftreten pathologischer Affekte zur *Aktivierung der körperzentrierten Wahrnehmung.*

Im Verlauf von psychovegetativen Störungen folgt auf eine Phase mit starker körperlicher Symptombildung eine Beruhigungsphase, in der die Symptomatik nachläßt und eine Sekundärbearbeitung des vegetativen Geschehens beginnt. Bei dieser Bearbeitung entsteht Angst vor den Körpersymptomen als Zeichen eines Versuchs der Ich-Stabilisierung auf Kosten einer Ich-Einengung. So ist das Verhalten vieler Patienten mit chronischen psychovegetativen Störungen weniger durch die tatsächlichen dauerhaften

Abb. 16. Pathogenese psychovegetativer Störungen nach Ermann (1987).
Gegenüber dem oben dargestellten Modell handelt es sich hier fraglos um ein sehr *spezielles*. Siehe dazu die Ausführungen im Text.

Beschwerden gekennzeichnet als durch ihre Tendenz, sich aufgrund ihrer Wahrnehmungsfixierungen mit Hilfe äußerer Objekte (Lebenspartner, Ärzte, Medikamente) Sicherheit vor möglichen Risiken zu verschaffen.

Die **Diagnosestellung** eines funktionellen Syndroms ist oft schwierig und immer verantwortungsvoll. Der Gefahr, ein beginnendes organisches Leiden zu übersehen, steht die Gefahr gegenüber, durch fortgesetzte klinische Untersuchungen einen Neurotiker auf ein organisches Leiden zu fixieren. Hinzu kommt, daß die Kosten, die diese Patienten für die Allgemeinheit bedeuten, riesig sind. Sedativa, Tranquilizer und Schmerzmittel stehen an der Spitze aller Verschreibungen! Folgendes *diagnostisches Prinzip* erscheint uns bei den funktionellen – wie auch bei anderen psychogenen Symptomen – unerläßlich: Durch exakte Beachtung der Beschwerden des Patienten und gewissenhafte medizinische Abklärung muß ein Maximum an erreichbarer diagnostischer Sicherheit für Arzt und Patient geschaffen werden. *Gleichzeitig* muß mit ähnlicher Sorgfalt nach emotionalen Belastungen und psychosomatischen Problemen gesucht werden, die erst zusammen mit dem fehlenden organischen Befund die positive Diagnose des funktionellen Syndroms sichern können.

Positive diagnostische Hinweise auf eine Psychogenese

1. Charakteristische Symptome (z. B. Sensibilitätsstörung nach dem „Kleidungsschema")
2. Darstellung des Symptoms (Schilderung ist „diffus", „bildhaft", „bunt"; Merkliste auf Zettel u. a.)
3. Interaktionsverhalten (z. B. appellativ, fordernd, anklammernd)
4. Häufiger Arztwechsel in der Vorgeschichte
5. Unklare (und wechselnde) frühere Erkrankungen
6. Anamnestische Hinweise auf eine gestörte biographische Entwicklung
7. Aktuelle Hinweise auf eine belastende Lebenssituation (beruflich, familiär, Partnerprobleme, Verlusterlebnisse u. a.)
8. Mißverhältnis zwischen subjektiver Beschwerde und objektivierbarem Befund
9. Fehlen eines hinreichend erklärenden organischen Befundes.

Hoffmann, 1994

4.2.1 Der Umgang mit dem funktionell/psychogen Kranken

Die Therapie beginnt damit, daß man dem Patienten Gelegenheit gibt, seine Symptome ausführlich „darzustellen". Nicht selten erlebt man, daß ein Patient, der fast eine Stunde nur sein Symptom schildert, im zweiten Gespräch das Gefühl hat, das Wesentliche noch gar nicht gesagt zu haben.

Hier ist es erforderlich, durch die subjektiven Klagen „hindurchzusehen" und aus der Art, wie diese Beschwerden vorgebracht werden und wie sie im Kontext des gesamten zwischenmenschlichen Verhaltens des Patienten eingeordnet sind, zu erkennen, in welcher Weise der Patient mit sich und seiner Umwelt umgeht. Wenn dies gelingt, wird sich oft herausstellen, daß die geklagten Symptome ein dem Kranken selbst verborgenes Anliegen zunächst mehr verhüllen als freigeben. Daß es möglich ist, auch in einer Allgemeinpraxis die hinter den Symptomen liegenden Konflikte aufzuzeigen, hat Balint ausführlich beschrieben. Dies geht jedoch nicht ohne Technik, nicht ohne Kenntnis und Erfahrungen tiefenpsychologischer Zusammenhänge, denn es ist ja nicht eine einfache Exploration, die allzuoft zur Abfragetechnik entartet, sondern ein handelnder und behandelnder Umgang mit dem Kranken. Es gilt also: *vom ersten Kontakt an parallel die somatischen Befunde, die psychischen Prozesse und die soziale Situation bei jedem Patienten individuell zu klären zu versuchen.*

Die Parallelität einer solchen Erhebung (s. Kap. 5.2: Anamneseerhebung in der Psychosomatischen Medizin) hat für den Patienten den unmittelbaren Vorteil, daß er die Gleichrangigkeit somatischer, biologischer und sozialer Fakten für den Arzt erkennt. Das ist als Praxis natürlich weit weg von der medizinischen Alltagsrealität. Traditionell werden erst alle organischen Abklärungen durchgeführt, und wenn's damit „nichts ist", dann ist es halt „psychisch". *Eine Sozio-Psychogenese* wird damit zur *medizinischen Restkategorie,* zum wenig respektierten Überbleibsel nach einer gewissenhaften Ausschlußdiagnostik. Der Patient wird damit auch zum Ausschluß-Patienten, zu einem, der „nichts Richtiges hat, aber viel klagt", und was hätte der Patient lieber als eine richtige Krankheit, die Doktor und Patient im wechselseitigen Verständnis vereint?! Also muß er sich weiter bei anderen Ärzten bemühen. Ansätze einer *positiven Diagnostik* funktioneller/psychogener Beschwerden bietet der Kasten auf S. 216. Eine grundlegende Umakzentuierung der diagnostischen Situation stellt etwa eine bereits nach Anamneseerhebung gemachte Feststellung folgender Art dar: „Nach Ihrer Schilderung gibt es für mich Hinweise, daß Ihre Beschwerden etwas mit den erwähnten seelischen Belastungen zu tun haben/eine körperliche Verarbeitung dieser Belastungen darstellen. Ich komme ggf. darauf zurück, will aber alle möglichen weiteren Ursachen erst einmal ausschließen."

Die Analyse der **Beziehung zwischen Arzt und Patient** bildet die zweite Grundlage für therapeutische Ansatzmöglichkeiten. Die Art und Weise, wie der Patient mit dem Arzt umgeht, kann wichtige Hinweise auf die Art gestörter Beziehungsmuster geben, wie sie in der psychogenen Erkrankung nicht selten „wiederholt" werden. Ein entscheidendes Moment bei der Behandlung dieser Patienten ist die Mitteilung der Diagnose nach Abschluß der Untersuchung (von Uexküll). Die Art, wie diese Mitteilung erfolgt, entscheidet darüber, ob der Patient sein Mißtrauen überwindet und ein therapeutisches Bündnis mit dem Arzt eingeht oder ob er den nächsten Arzt bzw. die nächste Klinik aufsucht.

Hierzu muß man sich noch einmal klar machen, daß der Patient *zugleich fürchtet und hofft,* daß ein organischer Befund, der seine Beschwerden erklärt, entdeckt wird. Er ist also der Sache nach durch keinen Befund und keine Diagnose zu befriedigen. Findet man bei der Untersuchung etwas, dann ist er beunruhigt, findet man nichts, dann ist er enttäuscht. Nach unserer Erfahrung steht die Enttäuschung des Patienten im Vordergrund seiner Arztkontakte: Die Mediziner sind nicht fähig, ihn so zu untersuchen, daß endlich der Grund seiner Beschwerden gefunden wird. Es ist ein entscheidendes Charakteristikum psychogener Störungen, daß der Patient letztlich lieber die Feststellung eines auch schwerwiegenden organischen Befundes akzeptiert als den Hinweis auf die verursachende Wirkung seelischer Probleme. Findet man nichts, so reiht man sich in die Reihe der unfähigen Ärzte ein. – Wenn es hier gelingt, *Erwartung, Befürchtung und Enttäuschung des Patienten anzusprechen,* dann kann viel gewonnen sein.

Der Patient leidet fraglos, ihm geht es schlecht. Wenn für den Arzt der funktionell oder psychogen Kranke genauso **krank** ist wie der organisch Betroffene, dann hat der Patient eine erste Chance, akzeptiert zu werden und sich mit seiner individuellen Krankheit auseinanderzusetzen. Spürt er hingegen, daß der Arzt ihn auch für „eigentlich nicht krank" hält, dann wiederholt sich der Zirkel.

Der Arzt, der nachvollziehen kann, wie **beschämend** und stigmatisierend es für den Patienten oft ist, zum „psychosomatischen Fall" zu werden, findet am ehesten die Worte, die dem Patienten eine Veränderung seiner Einstellung ermöglichen. Robert Koch formulierte einmal in etwas anderem Zusammenhang: „Die Diagnose stimmt, aber dem Patienten fehlt etwas anderes." Das Lippenbekenntnis des Arztes genügt sicher nicht; nur wenn er auch selbst davon **überzeugt** ist, daß dem Patienten psychosomatische/psychotherapeutische Methoden weiterhelfen können, hat der Patient auch eine Chance, ihm hier zu folgen. Die randständige Empfehlung („Manchmal hilft auch Psychotherapie...") ist schlicht wertlos. Es geht also um die *innere Haltung des Arztes* – sie ist wegweisende Variable für den weiteren Verlauf.

Der **entscheidende therapeutische Zugang** liegt demnach darin, daß der *Patient „als Kranker", „als Leidender"* angenommen wird und nicht mit Scheindiagnosen getäuscht, Scheinbefunden beunruhigt und Scheintherapie vertröstet wird. Daß die Krankheit des Patienten andere Ursachen hat, als der Patient annimmt, sollte man nach einer Vertrauensbildung des Patienten dann auch deutlich, in einer für den Patienten angemessenen Form, *aussprechen.* Auch wenn der Kranke sich jetzt mißverstanden fühlen sollte, kann er sich unbewußt sehr wohl angenommen fühlen – in keinem Fall jedoch erlebt er sich als getäuscht oder nicht ernstgenommen.

Die größten therapeutischen Probleme bieten naturgemäß Patienten, die den Zusammenhang zwischen ihren Symptomen und emotionalen bzw. psychischen Problemen – auch bei bedachtester ärztlicher Vorgehensweise – nicht wahrnehmen können, ja, denen häufig überhaupt der Zugang zu ihrem emotionalen Erleben verschlossen zu sein scheint. Nach den Ermannschen Studien ist dies für Patienten mit funktionellen Syndromen noch mehr der Fall als für die Konversionsneurotiker.

Auch der von seinem Arzt nicht enttäuschte funktionell Kranke bleibt in der Praxis ein therapeutisches Problem. Festzuhalten ist, daß erstaunlich viele Patienten dieser Gruppe „zufrieden" sind, wenn sie in gewissen Abständen zum Arzt kommen dürfen und angehört werden. Läßt man ihnen jeweils eine gewisse Zeit, dann kann man diese Patienten manchmal erstaunlich stabilisieren und mit ihnen zu festen Verabredungen kommen („Frau Doktor, wann darf ich wiederkommen?"). Dekompensationen können so verhindert werden, was bei chronischen Leiden ja bereits ein Fortschritt ist. *Physiotherapie* (Massagen, Gymnastik) verstärkt das Zuwendungserlebnis, entspannt und schadet sicher weniger als spezifische Medikamente. Oft geht es natürlich nicht ohne *Psychopharmaka.* Diese sollte man aber dem Patienten als gegen seine **Ängste, Unruhe, Verstimmungen** usw. gerichtet erklären und sie *nicht* für Herz, Magen oder Leber verschreiben. (Auf das Problem der Abhängigkeitsverursachung sei ausdrücklich hingewiesen – Schlafmittel, Sedativa, Anxiolytika!) Dem erfahrenen Arzt, der z. B. in Balint-Gruppen gelernt hat, etwas von den emotionalen und Beziehungsproblemen des Patienten zu erfahren, gelingt es darüber hinaus auch immer wieder, solche Probleme beim Patienten „am Rande" anzusprechen.

In jedem Fall ist darauf zu achten, daß eine *iatrogene Schädigung* des Patienten, die meist durch Frustration des Arztes oder durch Selbstüberschätzung oder ehrgeizigen Übereifer hervorgerufen wird, vermieden wird. Der Patient muß das Gefühl haben, daß der Arzt seine Beschwerden ernst nimmt. Der Arzt muß jedoch entschieden versuchen, den Patienten vor einer diagnostischen und therapeutischen Odyssee zu schützen. Er sollte ihm geduldig näherbringen, daß keine organische Schädigung vorliegt, und sollte versuchen, mit ihm zusammen den Ausdrucksgehalt der Beschwerden zu verstehen. Selbst wenn der Patient an dieser „Aufklärung" seiner Krankheit unbewußt gar nicht interessiert ist, kann die Zuwendung des Arztes für ihn eine ausreichende „Behandlung" darstellen, um nicht zu dekompensieren. Das ist offenbar das Geheimnis von Naturheilkundigen, denen die Patienten manchmal mit eindrucksvoller Anhänglichkeit über Jahre die Treue halten, obwohl sich an dem Grundsymptom nichts ändert.

Schädlich für den Patienten ist in jedem Falle der unreflektierte, aktive, operationsfreudige Arzt, für den alle Beschwerden organische Ursachen haben und psychosoziale Kategorien nicht existieren. Wir haben im Laufe von Jahrzehnten große Zahlen solcher Patienten gesehen, die nach vielen Operationen unsinniger Art als „Querulanten" oder „Spinner" dann zum Psychosomatiker geschickt wurden, wenn sich niemand mehr an den nächsten Eingriff traute. *Der Schaden für die Volkswirtschaft* liegt ein Vielfaches über den Kosten, die durch das – auch vorkommende – Übersehen einer organischen Erkrankung durch psychosomatisch eingestellte Ärzte entstehen.

Die Indikationen für eine *psychotherapeutische Behandlung* im eigentlichen Sinne ergeben sich aus den allgemeinen Kriterien, die dieser Therapieform zugrunde gelegt werden (s. Kap. 5). Die vergleichsweise kleine Zahl motivierbarer Patienten profitiert hier ganz erheblich. *Entspannungsverfahren* stellen oft einen ersten Schritt dar, der die Patienten zum „Weitermachen" bringt.

4.2.2 Das psychogene Schmerzsyndrom (Anhaltende somatoforme Schmerzstörung)

Dieses Syndrom wird zunehmend in der Literatur als ein eigenständiges Krankheitsbild angesehen. Die Bezeichnungen sind noch uneinheitlich. Funktionelles Schmerzsyndrom, Syndrom des unbehandelbaren Schmerzes (Groen), Pain-Prone-Patient (Engel), Intractable Pain und weitere Namen sind im Gebrauch. Im DSM-III-R wird von der *somatoformen Schmerzstörung* gesprochen, die ICD-10 erweitert den Terminus zur *anhaltenden somatoformen Schmerzstörung,* um die Chronizität zu betonen.

Auf die mögliche Psychogenese von Schmerzen wurde bereits im Kapitel über die hysterische Konversionsneurose hingewiesen. Tatsächlich stellen konversionsneurotische Schmerzzustände eine Fraktion der psychogenen Schmerzen dar. Häufigkeit und Bedeutung dieser Phänomene reichen aber weiter als die oben dargestellten hysterischen Mechanismen. Es sieht so aus, als ob Schmerzsyndrome ohne eine organisch faßbare Ursache eher zunehmen.

Der Schmerz ist eine in weiten Bereichen noch immer ungeklärte Erscheinung, die wie kaum ein zweites Phänomen von psychischen und somatischen Faktoren in gleicher Weise unterhalten wird. Jeder kennt die Tatsache, daß durch Abzug der Aufmerksamkeit („Ablenkung") Schmerzen verschwinden können. Befürchtungen und Ängste verstärken den Schmerz. Schwerstverletzte bei vollem Bewußtsein zeigen oft erstaunlich wenig Schmerzen. Im letzten Weltkrieg fiel bereits auf, daß Schwerverletzte, die Aussicht hatten, aus einem Brückenkopf ausgeflogen zu werden, sehr viel weniger Opiate brauchten als die Gruppe der Leichtverletzten, wo diese Aussicht nicht bestand. Schmerzen haben aber auch etwas mit einer sozialen Lerngeschichte zu tun. Es gibt Familien, in denen der Schmerz einfach kein Thema ist, und andere, in denen jedes Mitglied darauf besteht, mehr Schmerzen zu haben als das andere. (Die Migränetradition in Familien, die meist als Beweis für die erbliche Belastung angesehen wird, gewinnt so noch einmal andere Interpretationsmöglichkeiten.) Schimpansen, deren Arme während ihrer Entwicklung in Papphülsen steckten, hatten nach Befreiung davon eine deutlich herabgesetzte Schmerzempfindlichkeit, verletzten sich stärker usw. Neurophysiologisch wird man hier von einem fehlenden Synapsentraining sprechen, aber eine einheitliche Schmerztheorie, die psychische und somatische Phänomene gleich erfaßte, fehlt bis heute, auch wenn erste Modelle inzwischen vorliegen (Melzack).

Diese Zwischenstellung des Schmerzes zwischen den körperlichen und seelischen Phänomenen ließ bereits 1933 den Psychoanalytiker E. Weiss die Vermutung äußern, daß die Patienten mit psychogenen Schmerzen *seelische Probleme* offensichtlich *in der Form körperlicher Schmerzen* erlebten. Solche Patienten verwechseln gewissermaßen „Seelenschmerz" mit „Körperschmerz". Diese These von Weiss ist wenig beachtet geblieben, obwohl sie uns von besonderer Modernität scheint. Der holländische Psychosomatiker Groen sprach einmal davon, daß diese Patienten gleichsam *Schmerz, Pein* und *Leid* verwechselten. Wir kennen dies aus unserer eigenen Kindheit: Das subjektive Erlebnis „Bauchweh" kann gleichermaßen eine Appendizitis, eine Magenüberfüllung, ein schlechtes Gewissen oder Angst vor einer Klassenarbeit bedeuten.

G. Engel, dessen Studie über die Psychosomatik des Schmerzes aus dem Jahre 1959 die meisten späteren Untersuchungen an Klarheit und Stringenz übertrifft, meint, daß Schmerz per se immer zu affektiven Einbindungen des Menschen führe. Schmerz ist niemals neutral. Engel geht von folgenden Gesichtspunkten aus:

- Schmerz schützt den Körper vor Verletzungen. Er trägt entscheidend bei zur Entstehung des Körperbildes und zur Erfahrung der Umwelt. Jeder Körper hat ein eigenes „Schmerzgedächtnis".
- Schmerz hat eine sehr enge Beziehung zur Entstehung sozialer Beziehungen überhaupt: Schmerz führt zum Weinen, das Weinen ruft die Mutter, die Mutter tröstet und nimmt so den Schmerz. Für manchen Erwachsenen ist gewissermaßen die Hoffnung auf Tröstung den chronischen Schmerz wert.
- Schmerz und Strafe werden ebenfalls in der frühen Entwicklung verbunden. Schmerz wird zum Signal, daß man „böse" ist, wird so zum Zeichen für Schuld und kann in der Form der Sühne die Voraussetzung zur Entlastung von Schuld werden. Auch dieser Mechanismus scheint bei vielen Schmerzpatienten von großer Wichtigkeit zu sein.
- Schmerz hat auch eine frühe Beziehung zur Aggression und Macht. Der Schmerz der anderen befriedigt unsere Aggression. In der Wendung des Schmerzes gegen das eigene Selbst des Patienten wird viel Aggression befriedigt, nur ist er selbst jetzt das Opfer.

- Damit hängt eng zusammen die Verbindung zwischen Schmerz und realem oder befürchtetem Verlust einer geliebten Person. Verluste schmerzen den Menschen, der Schmerz kann aber wiederum auch die Qual des Verlustes lindern. Der Patient leidet sozusagen mehr unter dem Schmerz als unter dem Verlust. In der Umgangssprache wird dieser Zusammenhang als „schmerzhafter Verlust" beschrieben.
- Schmerz kann eine Beziehung zu sexueller Erregung haben. Die Kombination mit Schmerz kann zu einer Verstärkung der Erregung führen. Die entsprechenden sexuellen Empfindungen werden als sadistische und masochistische beschrieben (siehe Kap. 4.2.6).

Symptomatik: Obwohl das Bild des psychogenen Schmerzsyndroms *keineswegs einheitlich* ist und obwohl die Genese mit Sicherheit genauso uneinheitlich ist, tauchen in den Beschreibungen der Patienten in den meisten Untersuchungen immer wiederkehrende Züge auf. Häufig handelt es sich um eher arbeitsame und leistungsbetonte Menschen, die bis zu einem bestimmten Ereignis, wie etwa einem Bagatellunfall, wenig oder überhaupt nicht krank waren. Hierin gleichen sie zwanghaften oder depressiven Persönlichkeiten. Mit dem Ausbruch der Schmerzen beginnt eine charakteristische Odyssee von Arzt zu Arzt, von Klinik zu Klinik mit immer wieder unbefriedigenden Behandlungserfolgen, die nur allzu oft in die Arbeitsunfähigkeit mündet. Die Wünsche an die Ärzte sind immer gleich: Es soll etwas „Eingreifendes" geschehen, die Schmerzen seien nicht mehr zum Aushalten, für das Ziel der Schmerzfreiheit sei man bereit, alles zu erdulden. *Die Patienten bevorzugen in auffallender Weise „harte" und „eingreifende" Therapiemaßnahmen.* Sie sind zu jeder Massage, Streckung, Aufhängung, zu jedem operativen Eingriff bereit, und die meisten von ihnen werden trotz höchst fragwürdiger Befunde mehrfach operiert, so daß am Ende wahrscheinlich schon die Operationsfolgen genügen, um das Schmerzsyndrom zu unterhalten. Die Patienten sprechen gern und ausführlich über ihre Schmerzen, sind aber eher unwillig, eine psychische Genese überhaupt in Erwägung zu ziehen. „Die Lebensprobleme sollen mit Hilfe der Chirurgie gelöst werden" (Blumer u. Heilbronn). Trotz einer primär großen Gesprächsbereitschaft ist es ausgesprochen schwer, mit den Patienten über mögliche nichtorganische Ursachen ins Gespräch zu kommen (vgl. Abb. 17).

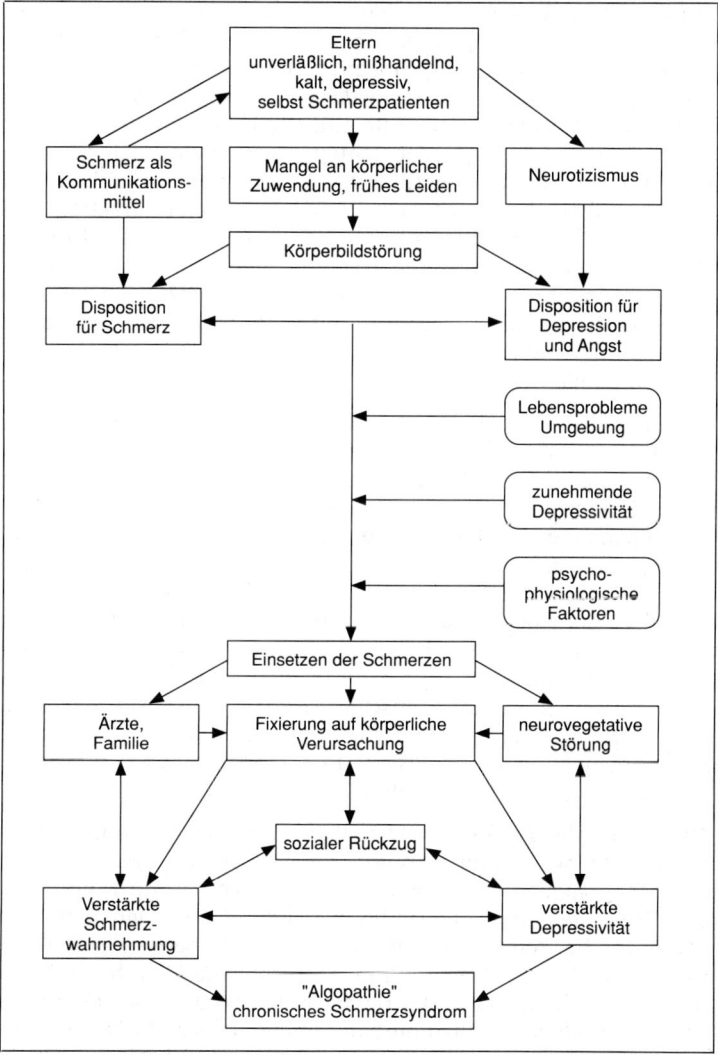

Abb. 17. Entwicklungsprozeß zum chronischen Schmerzpatienten (durch U.T. Egle modifiziert nach A. Violon, 1982).

Psychodynamik und Psychogenese: Das autoaggressive Moment, das dieser Erkrankung innewohnt, hat bei vielen Autoren die Tendenz verstärkt, die psychogenen Schmerzsyndrome in ihrer Mehrheit als *Depressionsäquivalente,* als sogenannte larvierte Depressionen aufzufassen. Für eine Reihe dieser Patienten ist dieses Verständnis fraglos berechtigt. Engel meint, daß bewußte und unbewußte Schuldgefühle eigentlich niemals fehlten. Bei manchen Patienten spürt man geradezu in der Interaktion den Selbstbestrafungsaspekt der Erkrankung. Die Gruppe der Konversionsneurotiker wird unseres Erachtens jedoch von den meisten Autoren in ihrer Bedeutung eher unterschätzt. Bei einigen Patienten liegen auch Psychosen mit verändertem Körpererleben (sogenannte zönästhetische Schizophrenien, monosymptomatische Wahnbildungen) vor.

Die eigentliche *Psychogenese* wird man unterschiedlich konzipieren müssen. Wohl die größte Gruppe der Erkrankten folgt nach unseren eigenen Untersuchungen dem Modell der Umsetzung von Affekten in vegetative Spannungen („Affektäquivalente"; s.o. allgemeines Modell funktioneller Störungen, Kap. 4.2). Eine deutlich kleinere Gruppe ist am besten über den Konversionsmechanismus beschreibbar („körpersprachliche Symbolisierung", s. Kap. 4.1). Bei einer weiteren Untergruppe von Patienten stellt das Schmerzsymptom eine „Ersatzbildung" dar, was vor allem der Selbstwertstabilisierung durch die Krankheit dient („psychoprothetische Funktion"; narzißtischer Mechanismus). Mit allen drei genannten Konzepten überschneidet sich die Annahme von Lernvorgängen in der Genese und Chronifizierung der Beschwerden (Hoffmann u. Egle, 1989a).

Diagnostische Probleme: Die Patienten suchen wegen ihrer Schmerzen, wie schon erwähnt, niemals einen Psychiater oder Psychotherapeuten auf, sondern wenden sich natürlich immer an den Organmediziner, den sie für zuständig halten. Der sorgfältige diagnostische Ausschluß von organischen Ursachen läßt dann meist schon den Verdacht auf eine psychogene Ursache aufkommen. In der Schilderung der Beschwerden können sich aber auch bereits vorher Verdachtsmomente ergeben: Je einfacher, ökonomischer und unkomplizierter eine Schmerzbeschreibung ist, je mehr sie in Übereinstimmung mit anatomischen Daten steht, desto wahrscheinlicher ist ihre organische (periphere) Genese. Je bildhafter, plastischer und insgesamt vager sie dargestellt wird, je mehr sie sich von den Gegebenheiten der Anatomie entfernt, desto eher weist sie auf eine psychische (zentrale) Genese hin (Engel). Allgemein fällt auf, daß *problematische Lebensumstände, die mit dem Schmerz nicht direkt in einem Zusammenhang stehen, generell geleugnet werden* (Pilowski u. Basset). Der Schmerzpatient fühlt sich vom Arzt so lange verstanden, wie sich dieser direkt dem Phänomen Schmerz zuwendet. Das Interesse für das allgemeine Leben des Patienten, für seine Entwicklung und seine Beziehungen wird von vielen erst einmal so aufgefaßt, als ob ihre Krankheit in Frage gestellt würde. Diese Tendenz steht neben der allgemeinen Tendenz, gern und ausgiebig über die Schmerzen zu reden.

Auch wenn der Ausschluß der organischen Störung von großer Wichtigkeit ist, braucht die Diagnose des psychogenen Schmerzsyndroms keineswegs nur per exclusionem gestellt zu werden. Der Wert einer ausführlichen biographischen Anamnese, der Versuch des Arztes, sehr genau zu verstehen, in welchen psychosozialen Bedingungen der Patient zu Beginn der Erkrankung oder der Verschlechterung stand, wie er lebte, wen er verlor, was ihn „verletzte" – der Wert dieses „Nachvollziehens" kann gar nicht hoch genug veranschlagt werden, auch wenn es sehr zeitaufwendig ist. Nur zu oft ist dann rasch von Situationen die Rede, die den Patienten psychisch massiv traumatisierten und die in einem unübersehbaren zeitlichen Zusammenhang zur Schmerzsymptomatik stehen. Man sollte sich auch dann nicht enttäuscht fühlen, wenn der Patient im nächsten Gespräch gleichsam das Gesagte wegwischt und versichert, das alles sei längst vergessen, und mit seinen Schmerzen habe es schon gar nichts zu tun.

Die *Arzt-Patient-Beziehung* ist in ihrer Problematik damit bereits schon skizziert worden. Die Patienten erwarten eingreifende Maßnahmen und schaffen es in ihrer Mehrzahl, die behandelnden Ärzte trotz vager Befunde zu erstaunlich weitgehenden diagnostischen und therapeutischen Maßnahmen zu verleiten. Obwohl, zumindest nach einem langjährigen Verlauf, eigentlich allen Beteiligten klar ist, daß es sich um eine psychogene Störung handelt, werden die Patienten weiter so behandelt, als ob sie organisch krank wären. Auch aus diesem Grund ist ein *Medikamentenabusus* bei vielen Schmerzpatienten anzutreffen. Der unreflektierte ärztliche Kompetenzanspruch („Ich muß jedem helfen") verschränkt sich in verhängnisvoller Weise mit der sehr dringlichen Forderung des Patienten („Es muß um jeden Preis etwas geschehen"). Die konformistische Symptomwahl des Patienten („Hier tut es weh") verleitet den Arzt, im Rahmen seiner diagnostischen Modelle zu denken („Schmerz hat eine Ursache, die Ursache muß aufzufinden sein"), und läßt ihn übersehen, daß die Ursache des Schmerzes psychogen sein, daß hinter dem Schmerz ein unbewußtes Motiv stehen kann. Hilfe für die Patienten bleibt in jedem Falle schwierig, aber sie ist um so eher möglich, je früher daran gedacht wird, daß es sich um eine Erkrankung sui generis, um ein psychogenes Schmerzsyndrom handeln kann.

Die *Differentialdiagnose* ist besonders am Anfang schwierig. Wie schon ausgeführt, muß, nachdem organische Ursachen ausgeschlossen wurden, an die Möglichkeit depressiver und schizophren-wahnhafter Psychosen gedacht werden, bei denen solche Zustände seit langem bekannt sind. Die hypochondrische Beschwerde ist durch ihren stärkeren Befürchtungscharakter vom Schmerzsyndrom mit seiner Gewißheit relativ gut abzugrenzen, obwohl es auch hier Überschneidungen gibt. Bei nach mehrjährigem Verlauf bereits eingetretener Chronifizierung ist allerdings die richtige Diagnose für den Fachmann auf Anhieb zu stellen. Bedauerlicherweise werden die meisten Patienten, wenn überhaupt, erst dann an den Psychosomatiker verwiesen, was die ohnehin ungünstige Prognose noch weiter verschlechtert. (Auf die zwei Kasuistiken konversionsneurotischer Schmerzpatienten im Abschnitt über die hysterische Neurose in Kap. 4.1.1 sei besonders verwiesen.) Den Versuch eines umfassenden bio-psychosozialen Verständnisses des „Schmerzkranken" unternimmt das gleichnamige Buch von U. T. Egle und S. O. Hoffmann (1993).

4.2.3 Der psychogene Schwindel

Der Schwindel ist ein weitverbreitetes und nosologisch unspezifisches Symptom. Im Patientengut der Deutschen Klinik für Diagnostik fanden sich bei über 16 000 Patienten 19%, die Schwindelzustände angaben (Maass). Diese Rate entspricht der Einschätzung anderer Autoren und dürfte für die Patienten im Bereich der Psychosomatischen Medizin eher noch höher liegen.

Dennoch ist aus psychosomatischer Sicht wenig über den Schwindel gearbeitet worden. Das Übersichtsreferat von Modestin (1983), an dem auch wir uns orientieren, bildet hier eine Ausnahme.

Die lateinische und die deutsche Bezeichnung spiegeln die beiden Pole, zwischen denen die *variierende Symptomatik* erlebt wird: *Vertigo,* die lateinische Bezeichnung, leitet sich ab von vertere, drehen, während sich das deutsche Wort *Schwindel* aus dem Althochdeutschen von der körperlichen Schwäche bzw. dem Schwinden der Kräfte und der Sinne herleiten läßt. Gerade das ist das Bedeutsame am Wort Schwindel, daß es nicht nur den physischen und auch nicht nur den psychischen, sondern auch den moralischen Verlust des Gleichgewichts auszudrücken vermag. Bei der Behandlung von Patienten mit Schwindelanfällen hat uns eher überrascht, wie sehr offenbar die Konnotation des Schwindels mit dem Schwindeln im Sinne des Lügens oder des Betrügens für unseren Kulturkreis assoziativ verknüpft ist.

Der Schwindel ist ein Phänomen, das im Gegensatz etwa zur Angst oder Depression niemals ein rein psychisches sein kann, sondern wesenhaft immer eine körperliche Dimension mit einbezieht und erleben läßt. Nach P. Schilder ist dies auch nicht anders möglich. Wahrnehmungen, welche durch den vestibulären Apparat vermittelt werden, bilden nämlich den Hintergrund jeglicher Erfahrung. Unsere Existenz ist nur in den Dimensionen des Raumes und der Zeit denkbar, und es ist deshalb klar, daß jegliche vestibuläre Funktionsstörung auch Auswirkungen in der psychischen Sphäre des Betroffenen zeitigen muß, sowie auch umgekehrt der Schwindel, d.h. eine Dysfunktion des vestibulären Apparates, in jeder Neurose zu erwarten ist. Auch wenn diese letzte Feststellung von Schilder vielleicht etwas übertrieben erscheint, so kann man ihm in seinen Ausführungen nur zustimmen. In einem merkwürdigen Gegensatz dazu steht die *organisch orientierte Forschung* über den Schwindel, die auch bis in die neueste Zeit in den Übersichtsreferaten und Zusammenfassungen die psychologische Komponente allenfalls am Rande erwähnt.

Psychogenese und Psychodynamik: Den psychogenen Schwindel können wir in zwei große Klassen einteilen. Auf der einen Seite steht der Schwindel als *Symptom sui generis,* der oft ***monosympto-***

matisch bleibt, und auf der anderen Seite der Schwindel im Rahmen eines *Symptomenkomplexes,* der immer von anderen Erscheinungen begleitet ist und mit ihnen oft eine charakteristische Verbindung eingeht.

Der *Schwindel als Konversionssymptom* ist die wohl häufigste Form des psychogen verursachten Schwindels, wenn er als Leitsymptom oder monosymptomatisch auftritt. Im Konversionssymptom wird auf eine unbewußte Weise etwas symbolisiert, was dynamisch zu einer emotionalen Entlastung führt. Hinter dem Konversionssymptom Schwindel stünde im psychodynamisch-psychoanalytischen Verständnis eine umschriebene unbewußte Phantasie, die dargestellt wird. Das Symptom hat damit einen beschreibbaren sinnbildlichen Ausdrucksgehalt. Überraschend häufig steht das Schwindelsymptom für eine *existentielle Verunsicherung.* Das ist fraglos die psychologische Basis des Höhenschwindels: Der Verlust der optischen Absicherung, „der verlorene Boden" ist hier der Auslöser, der auf physiologischer Basis den Patienten gewissermaßen an seine verlorene emotionale Basis erinnert. Dieses Prinzip gilt natürlich noch mehr für den „Verlust des Bodens" im rein psychologischen Sinne. Die Patienten sind in emotionale Krisen geraten (z. B. Abhängigkeiten, Ambivalenzen, Gewissenskrisen) und entlasten den emotionalen Konflikt unbewußt durch die Symptombildung des Schwindels. Wiederholt beobachteten wir Patienten, bei denen die Verunsicherung hauptsächlich auf massive wirtschaftliche Schwierigkeiten, in die sie geraten waren, zurückzuführen war. In einem Falle kam eine sehr labile Partnerschaft hinzu, die dann auch bald zerbrach. Aber die Überdeterminierung des Symptoms, seine Bestimmung aus einer Vielfalt bewußter und unbewußter Motive, wird gerade in diesem Falle deutlich. Dieser Mann war ein ziemlich hazardierender Unternehmer. In dem kurzen Behandlungsversuch, der unternommen wurde, entstand der Eindruck, daß vieles, was er tat, vom Betrügerischen nicht sehr weit ablag. Das „Beschwindeln" spielte auch in seinem Umgang mit Ärzten eine Rolle. So hat er z. B. einen Teil seiner Rechnungen nie bezahlt, auch wenn er dem Therapeuten augenzwinkernd angedeutet hatte, daß er im Falle eines Konkurses noch genügend beiseite schaffen würde, um angemessen leben zu können. Bei anderen Patienten spielten passive und regressive Lebensbedürfnisse eine ausgeprägte Rolle. Der Schwindel ermöglichte ihnen, ihre Ansprüche sowohl zu symbolisieren als auch auszuleben. Der primäre und der sekundäre Krankheitsgewinn lagen hier dicht beisammen.

In einem gewissen Sinne von der Konversionsdynamik abgrenzbar ist das Verständnis des Schwindels als *Abwehr eines quälenden Affektes.* Hier erfolgt die Entlastung für den Patienten dadurch, daß er vor allem starke Angst oder Schuldgefühle gewissermaßen durch das Gefühl des Schwindels *ersetzt* („Affektäquivalent"). Die Entlastung besteht darin, daß ein unerträglicher Affekt, der dazu auch noch beschämend ist, durch das quasi neurologische Symptom substituiert wird. Solche Patienten klagen dann nur über den Schwindel, „alles ist verwirrt", aber sie spüren vom eigentlich zugrundeliegenden Affekt nichts mehr. Der im Kapitel 1.8 „Symptombildung" abschließend geschilderte Fall zeigte im Rahmen seiner Depersonalisationserscheinungen auch einen ausgeprägten Schwindel. Der quälende Affekt war hier zeitweise (wenn auch unvollständig) durch den hartnäckigen Schwindel ersetzt worden. Gleichzeitig lag die Symbolisation im geschilderten Fall auch im „verdrehten Kopf", den der andere Mann bewirkt hatte. Dieser Ersatz der Angst durch den Schwindel und die Entlastung des Ichs durch diesen Ablauf ist durch experimentelle Untersuchungen (Magnusson u. Mitarb. 1977) gut belegt worden.

Das Auftreten des psychogenen Schwindels im *Rahmen eines Symptomenkomplexes* ist das quantitativ sicher häufigere und hinsichtlich der Volksgesundheit relevantere Symptom. Die Genese dieser Störung ist, wie bereits die komplexe Symptomstruktur erwarten läßt, diffuser und nicht so zirkumskript wie bei den Konversionsymptomen. So bestehen beim psychovegetativen Syndrom, in dem der Schwindel eine besondere Bedeutung hat, enge Beziehungen zur emotionalen Labilität, die sich testpsychologisch als erhöhter Neurotizismus messen läßt. Hinzu kommen Einflüsse der infantilen Sozialisation, die sowohl familienspezifisch (krankheitszentrierte Kommunikation) als auch schichtspezifisch (Überwiegen entsprechender Syndrome in unteren Sozialschichten) bestimmt zu sein scheinen. Schließlich kommen für den Symptombeginn diffuse Überlastungs- und Belastungssituationen in Ehe, Familie und Arbeitsplatz als Symptomauslöser hinzu. Der Ausdrucksgehalt des Schwindels in einem solchen Zusammenhang ist dann naturgemäß weniger präzise und am ehesten als ein *allgemeines Erschöpfungs- und Überforderungssyndrom zu sehen.* Schwindel ist so als Folge von Streß, als *Streßreaktion* am einfachsten erklärbar.

Konkreter ist die Genese des Schwindels im Zusammenhang der *Angstneurose* und der *Agoraphobie* geklärt. Hier begegnen wir dem Symptom überwiegend als vegetatives Korrelat des Angstereignisses. War bei der Abwehr eines quälenden Affektes die Formel möglich gewesen, daß der Schwindel an die Stelle der Angst trete, so läßt er sich hier überwiegend als ihre Folge erfassen. In seiner Erstbeschreibung der Angstneurose im Jahre 1895 schrieb Freud bereits, daß der Schwindel „eine hervorragende Stellung in der Symptomengruppe der Angstneurose" einnehme.

Schließlich finden wir eine zahlenmäßig nennenswerte Anzahl von Schwindelerscheinungen bei dem von uns im Klinikjargon sogenannten *„regressiven Syndrom".* Damit sind Zustände wie Rentenbegehren, Erschöpfungszustände, depressive Rückzüge, neurasthenische Erscheinungen und weitere gemeint. Der gemeinsame dynamische Nenner ist, daß die Patienten sich überfordert fühlen und seltener unbewußt, meist sogar ziemlich bewußt, einen eindeutigen Rückzug aus der Welt der Arbeit, Verantwortung und Anforderung erstreben. Dabei erleben sie das Symptom des Schwindels subjektiv nicht selten als die stimmigste Begründung für ihren Wunsch: „Ich würde ja so gerne noch weiterarbeiten, aber ich kann ja einfach nicht mehr. Wie soll ich denn arbeiten, wenn ich dauernd umzukippen drohe!?" Uns liegt daran, zu betonen, daß auch im Zusammenhang eines offensichtlichen Rentenbegehrens dem Symptom Krankheitswert zukommt, denn der Patient leidet sicher darunter. Daß er das Symptom unbewußt erhält und im Rahmen seiner neurotischen Dynamik „braucht", kann man ihm schlecht zum Vorwurf machen.

Abschließend ist noch auf eine *somatopsychische Wechselwirkung* hinzuweisen, der wir auch bei den Schwindelphänomenen begegnen. Etwa nach langdauernden Verläufen der Menièreschen Erkrankung scheinen eindeutig psychogen ausgelöste Anfälle aufzutreten, wie dies in gleicher Weise von den zerebralen Anfallsleiden bekannt ist. Hier spielen natürlich soziale Prozesse eine entscheidende Rolle. Der Kranke lernt, daß sein Leiden ihm hilft, sich bestimmten Situationen zu entziehen und andere sekundäre Vorteile zu erhalten. Fast immer sind Spannungs- und Belastungssituationen als Auslöser solcher sekundär psychosomatischen Anfälle erfaßbar. Bei den psychogenen Anteilen der Menièreschen Krankheit verhält es sich im Prinzip nicht anders.

Schwindelzustände können auch im Rahmen erheblicher Persönlichkeitsstörungen, vor allem bei Psychosen und bei Borderline-Patienten auftreten. Wegen der zentralen Betroffenheit der Ich-Struktur (Ich-Leistungen, Selbstgefühl) sind Schwindelphänomene hier regelmäßig zu erwarten. Die oben erwähnte Störung des Körperbildes, die Schilder bei allen Patienten mit weitergehenden Ich-Störungen voraussetzte, findet sich naturgemäß gerade hier regelmäßig. Die Körperbildstörung ist wohl in gleicher Weise Basis und Folge des chronischen psychogenen Schwindels.

Wir wollten hier am Beispiel des psychogenen Schwindels noch einmal exemplarisch verdeutlichen, daß unter dem Gesichtspunkt von Psychogenese und Psychodynamik sich das so ubiquitäre Symptom des Schwindels in eine Reihe pathogenetisch abgrenzbarer Unterformen aufgliedern läßt. Besonders deutlich werden an diesem Beispiel auch die im Detail schwierigen Abgrenzungsmöglichkeiten von Konversionssymptom und funktionellem Symptom. Der Schwindel entsteht wesentlich, wie viele andere Symptome auch, nicht auf eine einzige und allgemein gültige Weise.

4.2.4 Das Colon irritabile

Als Colon irritabile wird das Auftreten von abdominellen Schmerzen im Zusammenhang mit einer gestörten Stuhlentleerung verstanden. Leitsymptom ist in der Regel die Schmerzbeschwerde. Dabei können Durchfall und Obstipation im Wechsel oder auch alleine auftreten. Oft klagen die Patienten auch über Meteorismus und über das Auftreten von schleimhaltigen Stuhlabgängen („Colica mucosa"). Die Diagnose ist eine Ausschlußdiagnose, d.h., sie wird gestellt, wenn die Symptomatik weder durch organische noch biochemische Veränderungen erklärt werden kann.

Die Erkrankung ist durch einen chronischen und/oder rezidivierenden *Verlauf* gekennzeichnet, wobei die Symptome einzeln oder in variabler Kombination auftreten können. Da bei einer Vielzahl von Erkrankungen eine ähnliche Symptomatik vorkommen kann, ist eine genaue medizinische Differentialdiagnose hier von besonderer Bedeutung, wobei die chronisch entzündlichen Darmerkrankungen der Häufigkeit nach an erster Stelle stehen.

Im Bereich der Gastroenterologie sind die abdominellen Dysfunktionen die am meisten zum Arzt führenden Beschwerden. Der Altersgipfel liegt zwischen dem 40. und 60. Lebensjahr. Frauen sind zwei- bis dreimal häufiger betroffen als Männer.

Es ist bisher nicht bekannt, welche Funktionsstörungen den Symptomen des Reizdarmes zugrunde liegen. Eine für die Erkrankung spezifische Störung der gastrointestinalen Motilität konnte in verschiedenen Arbeitsgruppen bisher nicht als regelhaft nachgewiesen werden. Patienten mit Colon irritabile weisen allerdings eine, verglichen mit gesunden Personen, vermehrte Sensibilität gegen Überdehnung der Darmwand auf (Erckenbrecht, 1990).

In der *Psychodynamik* von Patienten mit funktionellen Unterbauchbeschwerden sind häufiger Persönlichkeitszüge zu finden, die ihnen die Äußerung von Affekten, insbesondere Ängste und Aggressionen, verbieten, und die mit ihrem Wunsch nach Unabhängigkeit und ihrem Streben nach überdurchschnittlichen Leistungen zu tun haben (Schüffel und von Uexküll, 1990). Dies wiese auf ähnliche Persönlichkeitszüge, wie sie gehäuft bei Ulkusträgern und Kolitiskranken beobachtet wurden, hin. Patienten mit rezidivierenden Angstattacken (Panikstörung, s. Kap. 2.1.1) scheinen in nennenswertem Umfang unter einem Reizkolon zu leiden (Lydiard et al., 1994). Eine spezifische Persönlichkeitsstruktur fand sich erwartungsgemäß nicht. *Psychophysiologisch* wurden insbesondere anhand von Beobachtungen von Magenfistelträgern und anhand von Beobachtungen von einsehbaren Kolonsegmenten bei künstlich angelegtem Darmausgang sowie Ballonsonden *zwei grundlegende Reaktionsmuster* herausgearbeitet:

1. Diskussionen über Themen, die Ärger oder Vorwurf auslösen, führen zu schmerzhaft empfundenen Kontraktionen des Darmes und zu vermehrter motorischer Aktivität.

2. Diskussionen über Gefühle, die Hoffnungs- und Hilflosigkeit auslösten und dem Patienten ein Gefühl des Ungenügens und des Selbstvorwurfs bedingen, waren von einem Aussetzen der Kolonaktivität begleitet.

Auch diese Beobachtungstypen erklären natürlich nicht die spezielle Darmreaktion, sondern weisen eher darauf hin, daß es sich beim Colon irritabile um die Sonderform einer generalisierten Störung aller glattmuskulären Organe gegenüber äußeren, das Vegetativum beeinflussenden Reizen handeln könnte. Und hier stehen emotionale Prozesse natürlich an erster Stelle.

Für die *Therapie* gelten im wesentlichen die Grundsätze, die bei der allgemeinen Abhandlung der funktionellen Syndrome aufgestellt wurden, insbesondere die über den Umgang mit dem funktionell Kranken (Kap. 4.2.1). Dem Patienten ist bereits dann wesentlich geholfen, wenn er der Aufmerksamkeit seines Arztes sicher ist. Manchmal schwindet die Symptomatik auch nach unabhängigen operativen Eingriffen (Appendektomie, Laparaskopie), was darauf hinweisen könnte, daß die Operation vom Patienten als eine besondere Form des Ernstnehmens verbucht wird. Solche Erfolge sind natürlich nur begrenzt. Svedlund u. Mitarb. (1983) wiesen nach, daß mit einer Kombination von internistischer Behandlung und psychodynamischer Kurztherapie über drei Monate die Patienten ein Jahr später signifikant weniger Beschwerden aufwiesen als die ausschließlich mit medizinischer Standardtherapie behandelte Gruppe. Guthrie et al. (1993) wiesen kontrolliert einen günstigen Effekt sogar für dynamische Kurztherapie allein nach. Erfolge werden auch von verschiedenen gruppentherapeutischen, verhaltenstherapeutischen Ansätzen sowie dem Biofeedback berichtet. Für eine Untergruppe von Patienten ist analytische Einzeltherapie mit Aufdeckung der unterdrückten Phantasien und Affekte indiziert. Internistisch werden diätetische (z. B. faserreiche Kost) und symptomatische (z. B. Spasmolytika) Maßnahmen empfohlen. Psychopharmaka sind nur in Ausnahmefällen indiziert.

4.2.5 Psychogene und psychoreaktive Schlafstörungen (Nichtorganische Schlafstörungen)

Schlafstörungen sind neben Schmerzen eine der häufigsten psychovegetativen Störungen. Gemäß einer Definition amerikanischer Schlafstörungszentren (ASDC) liegt eine Schlafstörung vor, wenn

- Störungen des Ein- und Durchschlafens auftreten;
- die Schlafdauer bzw. das Schlafbedürfnis exzessive Ausmaße annimmt;
- es zu Unregelmäßigkeiten und Verschiebungen der Schlafzyklen oder
- Störungen bestimmter Schlafstadien kommt.

Für die Klinik relevant sind vor allem Störungen des Schlafes im Sinne der **Insomnie.** Hier ist eine relative Störung des Schlafes gemeint, wie Ein- und Durchschlafstörungen, frühes morgendliches Erwachen bzw. eine Kombination dieser Störungen. Formal besteht eine Schlafstörung, wenn weniger als $6^1/_2$ Stunden Nachtschlaf vorliegen, die Einschlaflatenz 30 Minuten überschreitet und mehr als 30 Minuten nächtliche Wachzeit gegeben sind.

Epidemiologisch sind Schlafstörungen häufige Erscheinungen. Je nach Definition der Störung variiert der prozentuale Anteil in der Gesamtpopulation zwischen 15 und 50 %. Diese Verteilung ist deutlich altersabhängig und steigt im Senium bis auf 90 %. Nach eigenen Untersuchungen (Hoffmann und Maier) liegt die Rate der Schlafgestörten in einer neurotisch oder psychosomatisch kranken Population deutlich über 50 %. Während kurze Phasen von Schlafstörungen unter emotionaler Belastung sich problemlos zurückbilden, zeigt der typische Patient, der wegen seiner Schlafbeschwerden den Arzt aufsucht, einen chronischen Verlauf.

Pathogenetisch sind organische Ursachen einer Schlafstörung insgesamt selten, müssen jedoch gezielt ausgeschlossen werden. *Fehlhaltungen und Fehlerwartungen* hinsichtlich der Natur des Schlafes sind eine häufige Ursache zur Entstehung und Chronifizierung von Schlafstörungen. Hiermit sind unrealistische Vorstellungen über die notwendige Schlafdauer, den Verlauf des Schlafes und dessen Tiefe gemeint. Insbesondere Patienten mit einer hypochondrischen Komponente geraten hier rasch in ein sogenanntes „Trying-to-hard-Syndrom" – der Schlafgestörte versucht „mit Gewalt" einzuschlafen, wodurch ein Circulus vitiosus in Gang gesetzt wird. Es kommt zu einer *psychophysischen Aktivierung,* wobei zunehmend auch objektive Schlafzustände subjektiv als Wachzustand interpretiert werden. Der Schlaf ist nunmehr mit einer bestimmten Erwartungshaltung verknüpft, die gewissermaßen durch die dann einsetzende Schlafstörung immer häufiger bestätigt wird, so daß der Grad der psychophysischen Aktivation stetig ansteigt. Wird dann zunehmend der gestörte Nachtschlaf tagsüber nachgeholt, kann es bis zu einer Umkehr des Tag-Nacht-Rhythmus kommen.

Schlafgestörte Menschen zeigen charakteristische *Persönlichkeitsmerkmale.* In der oben geschilderten Untersuchung fanden wir an 500 Patienten eine hochsignifikante Kombination von depressiven Symptomen mit Schlafstörungen (28 % der Fälle) sowie signifikante Zusammenhänge mit Ängsten und psychasthenischen Erscheinungen. Es bestehen häufig ausgeprägte Bedürfnisse nach Anlehnung, Unterstützung und Hilfe.

Psychodynamisch ist die psychogene bzw. psychoreaktive Schlafstörung als Symptombildung zu verstehen, der ein neurotischer Konflikt zugrunde liegt. Dabei kann es sich z. B. um unbewußte Gewissenskonflikte handeln (der Patient kann sich die Erholung des Schlafes letztlich nicht gönnen), oder die Triebinhalte der Träume werden als bedrohlich erlebt. Auch Ängste vor Auslöschung und Tod werden durch den Schlaf unbewußt aktiviert (solche Patienten können direkt zu **„Schlafphobikern"** werden, die Angst vor dem Einschlafen haben). Der Schlaf hat hier nicht mehr die Bedeutung der positiv verstandenen Ruhe, sondern eines „kleinen Todes". So bezeichnete das Mittelalter den Schlaf als „Bruder des Todes". Besonders bei Patienten mit Ich-strukturellen Störungen (Borderline-Syndrom) sind Schlafstörungen oft auf diese Weise verursacht. Schließlich kann die Schlafstörung auch im Rahmen sozialer Beziehung Aggressivität ausleben (etwa durch die „unbeabsichtigte" Störung des Schlafes der Bezugsperson), oder die soziale Beziehung wird im Sinne der Befriedigung von Wünschen nach Zuwendung und Trost aktiviert. Nach unserer Einschätzung liegen diese Schlafstörungen als Folge von spezifischen inneren Konflikten jedoch in der Prävalenz eindeutig unter den oben geschilderten, durch Fehlerwartungen und -haltungen ausgelösten „Entgleisungen" des gesunden Schlafverhaltens. Eine durch real belastende Ereignisse (Trauer, Spannung vor dem Examen u. ä.) verursachte Schlafstörung sollte als Normphänomen angesehen werden. Erst das *anhaltende Mißverhältnis von auslösender Ursache und Ausmaß der Insomnie* kennzeichnet die Schlafstörung im engeren Sinne.

Aus verhaltens- und kognitionstheoretischer Sicht ist die Störung des Schlafes Ausdruck und Ergebnis von ähnlichen Konditionierungsprozessen, welchen das Wachbewußtsein unterliegt. Dieses Modell trägt besonders gut zur Erklärung der Einzelheiten des Aufschaukelungsprozesses in das erhöhte psychophysiologische Aktivierungsniveau bei, wie er oben geschildert wurde.

Therapeutisch entsteht das größte Problem durch den oft bei Arzt und Patient in gleicher Weise einsetzenden Assoziationsschluß: Die Schlafstörung bedarf eines Schlafmittels! So verwundert nicht, daß eine große Gruppe von Schlafgestörten einen *Medikamentenmißbrauch* betreibt oder abhängig ist. Meist ist dies beim Einsatz von Diazepinen der Fall, die in der Tat ausgezeichnete Schlafmittel sind, wegen ihres Abhängigkeitspotentials aber nur gezielt und nicht länger als 14 Tage zum Durchbrechen des erhöhten Aktivierungsniveaus gegeben werden dürfen. Nach 14 Tagen ist übrigens ihre schlaffördernde Wirkung weitgehend erloschen, und sie verhindern eigentlich nur noch die sogenannte Rebound-Insomnie. Antidepressiva sind mit Sicherheit das für die Mehrzahl der Patienten sehr viel geeignetere und auch längerfristig einsetzbare Medikament, worauf schon die Komorbidität von depressiven Verstimmungen und Schlafstörungen hinweist.

Am Beginn jeder Therapie von Schlafstörungen hat eine *Aufklärung über die Natur des Schlafes* und seine möglichen Störungen zu stehen. Des weiteren sollte der Patient ein *Entspannungsverfahren* – wir empfehlen hier besonders das Autogene Training – gezielt erlernen, und zur Vermeidung einer Erwartungshaltung, die dann paradox zum Mißerfolg führen muß, ist ihm zu vermitteln, daß mit einem Einsetzen der Wirkung des Entspannungsverfahrens erst „nach Monaten" zu rechnen ist. Auch soll er beim Aufwachen in der Nacht erneut seine Übungen durchführen. Diese Empfehlung, einleitend verbunden mit der Gabe eines sedierenden Antidepressivums, führt oft zu erstaunlich guten Erfolgen. Die Patienten hingegen setzen überraschend häufig mehr auf das „Schlafmittel" als das vergleichsweise aufwendigere Entspannungsverfahren. Hier ist ärztliche Aufklärungsarbeit und manchmal auch Durchsetzungsfähigkeit gegenüber der Konsumhaltung des Patienten erforderlich. Gut bewährt haben sich bei Schlafstörungen auch verschiedene Formen der Hypnose. Bei den im engeren Sinne neurotischen Schlafstörungen mit verinnerlichten Konflikten sind psychoanalytische Verfahren indiziert.

4.2.6 Störungen der sexuellen Funktionen, der Sexualpräferenz und der Geschlechtsidentität

Bei der Darstellung der hysterischen Konversionsneurose war bereits auf das Vorkommen von **sexuellen Funktionsstörungen,** dort vorzugsweise im Sinne der Einschränkung der sexuellen Erlebnisfähigkeit, gesprochen worden. Die Störanfälligkeit der menschlichen Sexualität reicht jedoch weiter als die Störungen im Rahmen der Konversionsneurose. Wenn es zutrifft, daß psychovegetative Störungen generell bei Neurosen häufiger sind (ein bekanntes Beispiel sind hier die Schlafstörungen), dann wird man auch im Bereich der sexuellen Funktionen, die ja auf umschriebenen vegetativen Abläufen basieren, vermehrt Störungen erwarten. Tatsächlich haben sehr viele Patienten (nach unseren Schätzungen fast die Hälfte der Patienten, die einen Psychotherapeuten oder eine Beratungsstelle wegen seelischer Probleme aufsuchen) auch sexuelle Probleme. Freud, der die Neurosen in der ursprünglichen Form seiner Theorie als Folgen von Problemen der psychosexuellen Entwicklung auffaßte, erweist sich hier als unverändert aktuell. Die Mehrzahl der Patienten klagt über Funktionsstörungen im Sinne der Einschränkung des Genußerlebens. Die völlige sexuelle Unerregbarkeit, bei der auch das sexuelle Interesse fehlt, wird als *Frigidität* bezeichnet. Demgegenüber ist bei der *Anorgasmie* ein sexuelles Interesse erhalten, jedoch kommt es beim Verkehr nicht zu einem Befriedigungserlebnis. Schmerzen beim Geschlechtsverkehr werden als *Dyspareunie* (vorzugsweise bei Frauen) bezeichnet. Schon in dieser Aufzählung zeigt sich, daß die sexuellen Einschränkungen ein weites Spektrum darstellen, das von einer psychogenen Unlust oder Abneigung gegen den Sexualverkehr einerseits über einen Verkehr mit teilweisen Befriedigungserlebnissen, der aber von Schmerzen und Ängsten gestört wird, bis hin zu leichteren Einschränkungen reicht. Die Erfahrung vieler berufstätiger Menschen, insbesondere von Frauen zeigt, daß unter starker Belastung (z. B. Beruf und Haushalt!) oft ein reduziertes sexuelles Interesse besteht, das bei äußerer Entlastung (etwa im Urlaub) sofort wieder da ist. Zu einer befriedigenden Sexualität ist beim

Menschen offensichtlich ein bestimmtes Maß innerer und äußerer Entspanntheit erforderlich. Eine Verkrampfung bei Frauen – meist mit großen Erwartungsängsten gekoppelt –, die den Verkehr unmöglich macht, bezeichnet man als *Vaginismus*. Die männliche Sexualstörung wird als *Impotenz* bezeichnet, wobei man eine Impotenz zum Verkehr überhaupt (Impotentia coeundi, erektive Impotenz), eine Zeugungsimpotenz (Impotentia generandi) und eine Befriedigungsimpotenz (Impotentia satisfactionis) unterscheidet. Eine häufige Sexualstörung bei Männern ist der vorzeitige Samenerguß, die sogenannte *Ejaculatio praecox*. Alle diese Formen können psychogener Natur sein, und insbesondere die Unfähigkeit, bei der Sexualität eine Befriedigung zu empfinden, trotz intakter erektiver Potenz, dürfte sehr viel häufiger sein, als gewöhnlich angenommen wird. Einschränkungen des Selbstwertgefühls verleiten solche Männer oft, die mangelnde Qualität der Befriedigung durch eine renommierende Quantität auszugleichen. Diesen Vorgang kann man als Reaktionsbildung oder Überkompensation auffassen.

Überkompensation wird wohl in den meisten Fällen die Ursache der psychogenen *Hypersexualität* oder *Erotomanie* darstellen. Durch das Erlebnis gesteigerter Triebhaftigkeit und ständig neuer „Erfolge" wird versucht, Selbstzweifel, Depressionen oder andere Probleme abzuwehren und zu einem ausgeglichenen Selbstgefühl zu kommen. Bei Frauen nennt man diese Erscheinung *Nymphomanie,* bei Männern *Don-Juanismus.* Manche Menschen können ihren Gefühlshaushalt durch erotomane Aktivität in erstaunlichem Maße equilibrieren. Die Krise kommt meist mit fortschreitendem Alter. Wahrscheinlich nehmen depressive Verstimmungen dann zu. Ein eindrucksvolles Beispiel ist die verbittertmorose Verstimmung des alternden Casanova, von der seine Zeitgenossen berichten und die aus den letzten Bänden seiner Autobiographie spricht. Sexualität als „Selbstwert-Tonikum" ist auf die Dauer offensichtlich so unbefriedigend wie alle Reaktionsbildungen.

Hinter der *Psychogenese* oder der psychischen Mitverursachung der sexuellen Funktionseinschränkungen können die verschiedensten Konfliktkonstellationen stehen, die jeweils für den Einzelfall verstanden werden müssen. Bei den hysterischen Funktionsstörungen beruht die Hemmung der Befriedigung oft auf der unbewußten Gleichsetzung von Mann = Vater und Frau = Mutter. Da für den männlichen oder weiblichen Hysteriker somit beim anderen Geschlecht unbewußt automatisch das Inzesttabu mit seinen Drohungen und Ängsten auftaucht, ist leicht nachvollziehbar, daß die sexuelle Erlebnisfähigkeit leiden muß. Eine strenge Gewissensbildung kann sich natürlich auch gegen den sexuellen Genuß richten und so das Befriedigungserlebnis beeinträchtigen. Von großer Wichtigkeit sind Konflikte, die direkt mit dem Selbstwertgefühl (narzißtische Konflikte) zu tun haben. Hier kann ein weitgestreutes Spektrum von Hemmungen auftreten, das von dem Gefühl, minderwertig zu sein und sich dem anderen nicht zumuten zu können, bis hin zu einer generellen Unfähigkeit, sich emotional auf einen anderen einzulassen, sich ihm hinzugeben – in des Wortes alter Bedeutung – reicht. Eine gewisse Wahrscheinlichkeit spricht dafür, daß zwar die sexuelle Liberalität heutzutage sich sehr durchgesetzt, daß aber die Hingabe- und emotionale Bindungsfähigkeit abgenommen hat. Folge davon ist ein Auseinanderfallen von Trieb und Zärtlichkeit, während gerade die Verbindung dieser beiden Aspekte die menschliche Sexualität von den allgemeinbiologischen Vorgängen abhebt. Daß eine Störung der Geschlechtsidentität als Frau oder als Mann natürlich Auswirkungen auf das sexuelle Erleben haben wird, ist leicht nachvollziehbar.

Als **Störungen der Sexualpräferenz** werden nennenswerte Abweichungen von der heterosexuellen Partnerwahl bezeichnet. Der ältere Begriff der **Perversion** geriet genauso wie der jüngere der **Deviation** durch (unwissenschaftlichen) Mißbrauch in Mißkredit. Epidemiologisch überwiegen sie stark auf seiten der Männer; bis auf die einfache Homosexualität sind Sexualabweichungen bei Frauen sehr selten. Die häufigste sexuelle Variation ist die *Homosexualität,* also die überwiegende erotische Anziehung zwischen Personen des gleichen Geschlechts mit oder ohne manifesten sexuellen Handlungen. Die Homosexualität wird in der ICD-10 nicht mehr als Störung aufgefaßt. Angesichts ihrer Verbreitung und des – jenseits der Sexualpräferenz – unauffälligen Verhaltens vieler Homosexueller erscheint dies berechtigt. Das Problem liegt in der Grenzsetzung. Wann ist eine Sexualabweichung eine Störung? Fraglos gehen hier kulturelle Bewertungen ein, die historisch und auch ethnisch starken Differenzen unterliegen.

Als Störungen der Sexualpräferenz werden von der ICD-10 nachstehende sexuelle Variationen angesehen: Bei der *Pädophilie* gilt das sexuelle Interesse der Erwachsenen Kindern des gleichen oder des anderen Geschlechts. Die Übergänge zur Homosexualität mit Jugendlichen sind hier fließend. Das sexuelle Interesse an und der Sexualverkehr mit Tieren wird als *Sodomie* bezeichnet. Im Gegensatz etwa zur Homosexualität findet sich diese Verhaltensabweichung gehäuft bei intelligenzgeminderten Personen. Als *Transvestitismus* wird die sexuelle Lust beim Anlegen von Kleidern des Gegengeschlechts bezeichnet. Wenn der Mensch sexuelle Erregung am Demonstrieren der eigenen Genitalien gegenüber Personen des anderen Geschlechts verspürt, spricht man von *Exhibitionismus.* Ist die sexuelle Befriedigung überwiegend mit phantasierten oder aktiven Mißhandlungen des Partners verbunden, so spricht man von *Sadismus.* Die sexuelle Lust beim Erleiden von Quälereien wird demgegenüber als *Masochismus* benannt. Diese beiden Varianten kommen oft kombiniert vor, d. h., die gleichen Personen genießen das eine Mal den aktiven, das andere Mal den passiven Vorgang. *Fetischismus* ist die sexuelle Erregung, welche an bestimmte auslösende Gegenstände gekoppelt ist. Auffallend häufig handelt es sich dabei um Schuhe, Lederartikel und Gummigegenstände.

Ob der sexuell Deviante unter seinem Verhalten leidet oder nicht, ist im wesentlichen eine Frage der Toleranz der Gesellschaft, in welcher er lebt. Vom Verhalten selbst her besteht nur wenig Leidensgefühl oder Therapiebedürfnis. Manche deviante Tendenzen werden von der herrschenden Kultur geradezu gefördert: etwa der weibliche Exhibitionismus tritt als Symptom so gut wie gar nicht auf – wahrscheinlich weil er sich in der westlichen Gesellschaft voll entfalten kann, ja geradezu kommerziell gefördert wird. Um als Krankheiten aufgefaßt zu werden, fehlt den sexuellen Deviationen also das wesentliche Element des subjektiven Leidens.

Bei der Neurose kann, wie oben dargestellt, die Triebbefriedigung immer nur indirekt oder verstellt, im typischen Fall in der Form einer Symbolisierung stattfinden. Freud hatte allerdings als erster die *Möglichkeit einer Psychogenese* der sexuellen Varianten konzipiert. Sein Verständnis geht von einer anfänglich sehr undifferenzierten Ausprägung des menschlichen Sexualtriebes aus. Er prägte den berühmten Satz von der „polymorph perversen" Anlage des Säuglings. Konstant am menschlichen Sexualtrieb sei nur das Ziel, die Befriedigung, während das Objekt, auf das sich der Trieb richtet, in hohem Maße variabel sei und durch die Entwicklung bestimmt werde. Auf diese Weise gewinnt Freud eine Möglichkeit, Abweichungen des Sexualzieles aus Prägungen und Fixierungen an bestimmte Vorstellungen innerhalb der Entwicklung zu erklären. Die in der Deviation sich darstellenden Triebformen nennt er dann Partialtriebe; es sind dies sozusagen die Nebenziele, die neben dem Trieb der am anderen Geschlecht orientierten sexuellen Befriedigung weiterbestehen, auch wenn sich die genitale Sexualität beim Erwachsenen bereits durchgesetzt hat. Bei der Triebabweichung würden dann diese Nebenziele (Partialtriebe) durch Entwicklungseinflüsse zu den Hauptzielen bzw. der Erwachsene regrediert wieder auf die älteren Partialtriebe und das heterosexuelle Triebziel träte in den Hintergrund. Gegenüber dieser dynamischen Theorie nimmt sich die jüngere Triebtheorie von K. Leonhard sehr viel starrer aus. Dieser Autor geht von archaischen instinktiven Mustern („Urinstinkt") aus, die er als irgendwie genetisch verankert auffaßt. Er kommt so zu einer relativ statischen Theorie von Triebvariationen. Von Freud abgegrenzt haben sich Erklärungsversuche, die der Psychoanalyse entstammen. Hier werden die sexuellen Deviationen im Prinzip als Lösungsversuche innerer unbewußter Konflikte erklärt, wie dies in gleicher Weise für die Neurosen gilt. Dieses Verständnis sieht also die sexuellen Varianten als Parallele zur Neurosenentstehung an und nicht als ihr entgegengesetzt. Vom Leiden wird angenommen, daß es tief verdrängt sei. Deutsche Autoren wie Dannecker und Reiche haben zu Recht kritisiert, daß die meisten Psychotherapeuten letztlich nur geringe Erfahrungen mit sexuellen Deviationen hätten und diese dann unzulässig verallgemeinerten. Diese Autoren tendieren wie viele neuere Sexualwissenschaftler zu einer Annahme von Triebvariationen sui generis. Seit etwa 1990 häufen sich Hinweise auf morphologische Strukturen im Zwischenhirn, die möglicherweise in einem ursächlichen Zusammenhang mit der Homosexualität stehen.

Von den Störungen der Sexualpräferenz abzugrenzen ist die sog. **Transsexualität.** Bei dieser Ausprägung besteht die nicht korrigierbare Vorstellung, daß das äußerlich wahrnehmbare Geschlecht „falsch" sei, daß man eigentlich dem anderen Geschlecht angehöre. Hier handelt es sich um eine sehr weitgehende **Störung der Geschlechtsidentität,** für die sich bis heute kein sicheres körperliches Korrelat hat finden lassen. Hormonell, chromosomal usw. sind diese Menschen in Übereinstimmung mit ihrem äußeren Geschlecht, das sie ablehnen. Einem Teil dieser Patienten kann durch eine operative Geschlechtsumwandlung (die in der Richtung Mann zu Frau natürlich sehr viel besser durchführbar ist) in der Tat geholfen werden; andererseits ist vor der unkritischen Anwendung solcher Operationen sehr nachdrücklich zu warnen, da nach unseren eigenen Erfahrungen ausgesprochen unterbegabte Menschen mit polymorph-perversen Neigungen plötzlich auf geschlechtsumwandelnde Operationen drängen und diesen Wunsch oft mit sehr großer Beharrlichkeit und Intensität vortragen. Durch entsprechende Kommunikation in der „Szene" wissen diese Patienten nur zu gut, wie sie sich darstellen müssen, um operiert zu werden. Sie verleiten daher manche wohlmeinende Ärzte zu unverantwortlichen Eingriffen. Die unabdingbare Voraussetzung solch operativer Eingriffe, nämlich die Sicherheit des Arztes, daß sich der Wunsch nie mehr ändern wird, und die Möglichkeit des Patienten, alle Konsequenzen der Operation zu überblicken, sind hier jedoch nicht gegeben. Diese zunehmend häufiger werdenden Patienten sollte man als **Pseudo-Transsexuelle** bezeichnen. In den von uns selbst untersuchten Fällen kamen sie *mehrfach häufiger als die genuinen Transsexuellen* vor. Bei den Pseudo-Transsexuellen ist auch oft der Wunsch nach Geschlechtsumwandlung psychodynamisch gut ableitbar, während man für die Gruppe der genuinen Transsexuellen wahrscheinlich von einer primären und nicht mehr beeinflußbaren Identitätsstörung ausgehen muß, wie etwa Stoller dies tut. Während in den USA die Bereitschaft, diese Patienten kritiklos zu operieren, nach drastischen Mißerfolgen zurückgegangen ist, ist in der BRD von seiten der operativen Fächer hier noch manche Naivität zu verzeichnen. Eine *psychodynamisch* stimmige Erklärung der Transsexualität fehlt. Viel spricht für das Verständnis, daß diese Menschen auf chirurgischem Wege und über die Schiene der Geschlechtsidentität weitergehende und unbewußte Identitätsprobleme zu lösen versuchen. Zumindest für die Pseudo-Transsexuellen ist diese Sicht sehr wahrscheinlich.

Psychotherapie in verschiedenen Formen, von der analytischen Psychotherapie bis zu den verhaltensmodifizierenden Ansätzen von Masters und Johnson, ist für viele Arten von Einschränkungen der sexuellen Funktion indiziert. Die sexuellen Variationen sind auf diese Weise nur schwer zu behandeln und meist an einer Psychotherapie auch nicht interessiert. Die gerichtliche Auflage von Psychotherapie – z. B. bei Exhibitionisten – ändert daran leider grundsätzlich wenig, so sehr zu begrüßen ist, daß im Bereich der Rechtsprechung auch psychosoziale Gesichtspunkte zunehmend berücksichtigt werden.

4.3 Psychosomatische Erkrankungen i.e.S./ Psychosomatosen (Bereitstellungskrankheiten)

Die *Ätiologie* der nachstehend als **Psychosomatische Krankheiten** i. e. S. oder **Psychosomatosen** bezeichneten Störungsbilder ist fraglos multifaktoriell. Neben genetischen, immunologischen, allergologischen, entzündlichen, degenerativen und weiteren spielen psychosoziale Faktoren auch eine Rolle, möglicherweise insgesamt mehr im Verlauf als in der Entstehung. Das Faktorenspektrum variiert erheblich zwischen den einzelnen Krankheitsbildern (starke psychosoziale Komponente in der Ätiologie des Ulkus, sehr geringe beim Rheuma) und wahrscheinlich auch von Individuum zu Individuum. Aber *am entscheidenden Gewicht der somatischen Anteile in der Pathogenese bestand aus psychosomatischer Sicht nie ein Zweifel!* Weil so oft mißverstanden, sei dies hier einmal festgeschrieben.

Arbeitsschwerpunkt der Psychosomatischen Medizin in diesem Feld sind heute auch nicht die ätiologischen Fragen – auch wenn wir auf dieses interessante Thema eingehen –, sondern der Komplex der Krankheitsverarbeitung (Coping), des Krankheitserlebens, der zusätzlichen Psychotherapie neben der internistischen und chirurgischen Behandlung und der Hilfestellungen bei der Rehabilitation.

Auf die allgemeinen Bedingungen dieser Gruppe von Erkrankungen wurde im Versuch einer Einteilung der psychosomatischen Krankheitsbilder (Kap. 3.4) bereits eingegangen. Wir verstehen die psychosomatischen Krankheiten i.e.S. nicht als somatisierte Folgen primär psychischer Konflikte. Vielmehr scheinen sie unter psychosomatischem Aspekt *Folgezustände anhaltender, oft antagonistischer* („fight and flight") *vegetativer Spannungen zu* sein. Entwicklungsmäßig gehören Vegetativum und Emotionen eng zusammen. Im Krankheitsbild der „Psychosomatosen" vertritt das Vegetativum gewissermaßen die ursprünglichen Emotionen.

Die Spannungen entstehen in Form vegetativer „Als-ob-Reaktionen" (Flucht, Aggression), weshalb von Uexküll die glückliche Bezeichnung der **Bereitstellungserkrankungen** für diese Gruppe vorgeschlagen hat. Im Gegensatz zur Konversionsneurose, bei der wir das körperliche Symptom als sekundäre Somatisierung eines Entwicklungskonfliktes auffassen, handelt es sich bei den *Psychosomatosen,* wenn überhaupt, um eine *primär somatische Reaktion* auf konflikthaftes Erleben. Weiter im Gegensatz zur Konversionsneurose oder zum funktionellen psychovegetativen Syndrom ist bei der Psychosomatose oft ein *organdestruktiver Befund* zu erheben. Nach Alexander schließlich manifestieren sich Psychosomatosen an *Organen mit glatter Muskulatur,* während die Konversionsneurosen an den Organen mit quergestreifter Muskulatur beobachtet werden. Die Prognose der Psychosomatosen ist ungleich schlechter als die der funktionellen Syndrome. Um die Psychosomatosen eng abzugrenzen, spricht Engel auch von *„somatopsychisch-psychosomatischen Erkrankungen",* abgekürzt **Somato-Psychosomatosen.** Hierdurch wird die körperlich-seelische *Wechselwirkung* einmal mehr betont.

Die klassischen Psychosomatosen sind die schon von Alexander benannten Krankheitsbilder („holy seven"): das Asthma bronchiale, das Ulcus pepticum ventriculi et duodeni, die Colitis ulcerosa, die essentielle Hypertonie, die rheumatoide Arthritis, das atopische Ekzem und die Hyperthyreose. Trotz mancher Hinweise konnten psychische Faktoren in Entstehung oder Verlauf der *Hyperthyreose* nicht befriedigend gesichert werden; wir stellen deshalb das Krankheitsbild nicht dar. Darüber hinaus behandeln wir die Crohnsche Krankheit, die Anorexie, die Bulimie und die Fettsucht – auch wenn sie, worüber wir uns im klaren sind, sich hier teilweise nicht gut einordnen lassen.

4.3.1 Das Ulcus ventriculi und duodeni

Als Ulcus pepticum bezeichnet man eine benigne unspezifische Ulzeration in den Abschnitten des Verdauungstraktes, welche mit Magensaft in Berührung kommen. Es handelt sich um einen umschriebenen Gewebedefekt, dessen Tiefe wechselt; er umfaßt entweder nur die Schleimhaut oder auch die Submucosa und die Muscularis, eventuell bis zur Serosa. Duodenalgeschwüre verhalten sich zahlenmäßig zu den Magengeschwüren etwa 2:1; Frauen zu Männern 1:2. Die Gesamtinzidenz sinkt beständig seit Jahren.

Symptomatik: Krampfartige, drückende, kneifende Schmerzen im Epigastrium, oftmals mit einem Hungergefühl verbunden. Der Ulkusschmerz beginnt nicht plötzlich, sondern steigert sich im Verlauf von etwa 15 Minuten. Schmerzlinderung durch Nahrungsaufnahme, Antazida und Erbrechen. Die Schmerzen treten sofort oder bis zu 2 Stunden nach den Mahlzeiten auf. Typisch ist der Nachtschmerz zwischen 24 und 3 Uhr als Ausdruck einer hohen nächtlichen Nüchternsekretion. Die Beschwerden treten periodisch auf in Schüben von 3 bis 5 Wochen Dauer. Der Schmerz ist streng lokalisierbar und tritt meist im Epigastrium in der Medianlinie oder links davon auf. Der Appetit ist gewöhnlich gut. Bei vielen Patienten fehlt aber dieses typische Ulkussyndrom.

Psychische Auslösungssituationen: Überblickt man eine große Zahl von Krankheitsfällen, so gibt es Häufungen bei zwei auslösenden Situationen:

- Situationen, die einen Geborgenheitsverlust beinhalten.
- Situationen, die einen Zuwachs an Verantwortung, an Reifungsanforderung bedeuten, sei es durch Aufgaben, welche von außen kommen, sei es durch eigene Ansprüche, die aus dem Leistungs- und Ehrgeizbereich stammen. Sie können auch in Anforderungen der genital-sexuellen Reifungsstufe liegen, welche die oral-symbiotischen Bindungen in Frage stellen.

Die anschaulichste Darstellung des *psychodynamischen Konfliktes* der Ulkuskranken stammt von F. Alexander. Nach ihm leiden diese Patienten an einem spezifischen Konflikt zwischen unbewußten infantilen Abhängigkeitswünschen auf der einen Seite

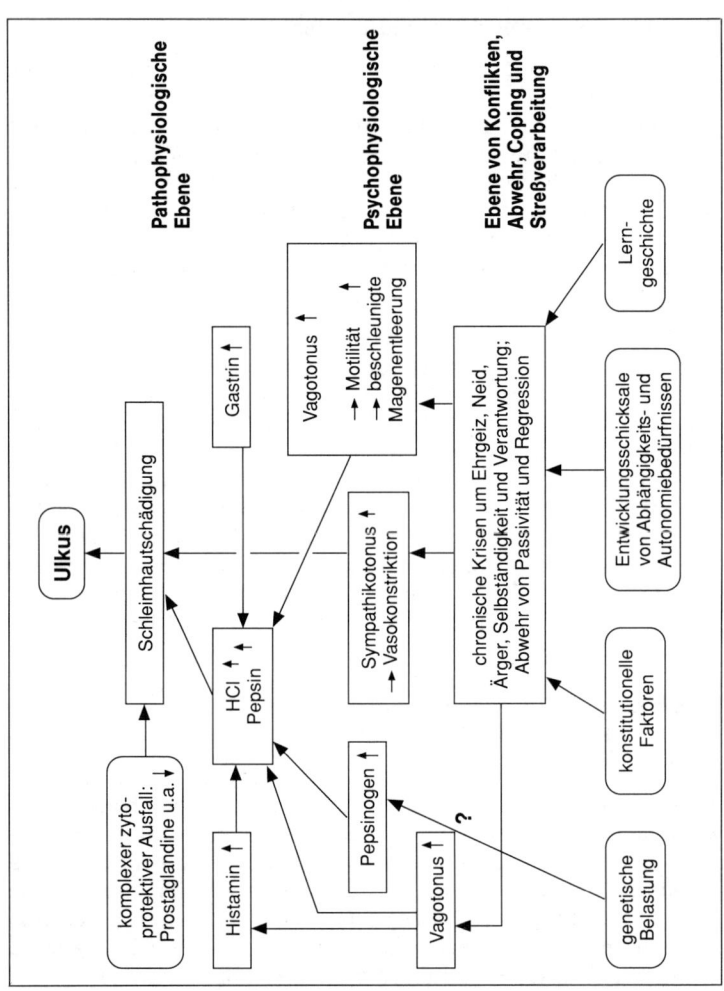

Abb. 18. Modell der Entstehung und Erhaltung von Duodenalulzera.

Das vorstehende Schema orientiert sich an Alexanders klassischem Modell des Ulkuskranken. Es berücksichtigt jedoch das heutige pathogenetische Wissen, auch wenn es vorläufig bleiben muß. Unklar ist z. B., wie der Vorgang der Ulkusentstehung bei der kleineren Zahl von Patienten *ohne* Übersäuerung und bewußtem Kampf um Unabhängigkeit und Erfolg auf der anderen Seite. Bei allen Kranken soll der verdrängte Wunsch nach Befriedigung der infantilen oral-rezeptiven Bestrebungen nachweisbar sein. Es ist der Wunsch, so umsorgt zu werden, wie es der Säugling, das kleine Kind, beanspruchen dürfen. Diese infantilen Wünsche sind mit den Motiven des erwachsenen Ichs unvereinbar und werden verdrängt, was, über eine Reihe heute bekannter psychophysiologischer Zwischenschritte (s. Schema), eine dauernde Hypermotilität und Hypersekretion des Magens zur Folge hat. Für den Magenkranken ist die Gleichung „Nahrung = Liebe" bestehen geblieben. Die unbewußten Vorstellungen lassen sich etwa so formulieren: „Mein Ideal ist die Unabhängigkeit. Es ist für mich unmöglich zu akzeptieren, daß ich in bezug auf meine geheimsten Wünsche ein Kleinkind bin." In Gegenreaktion auf diese Ahnung kann Unabhängigkeit agiert und zur Schau getragen werden.

Als Ausgangspunkt der Psychodynamik wird eine frühzeitige Hemmung und Verformung der oralen Bedürfnisse beschrieben. Der Magenkranke ist innerlich ratlos. „Darf ich etwas wünschen, fordern, Ansprüche stellen? Nein!" Frühkindliche Versagungen und Enttäuschungen haben ihn gelehrt, daß er das nicht darf, aber er hat sich mit dieser Situation nicht abgefunden, sondern bleibt in einer ständigen Ambivalenz (vgl. Abb. 18).

Zwei Reaktionstypen der *Persönlichkeitsstruktur* werden unterschieden, ohne als ulkusspezifisch gesichert zu sein.
1. Der aktive Ulkustyp:
   Hier werden die Abhängigkeitswünsche durch Pseudounabhängigkeit abgewehrt. Es ist der Typ des erfolgreichen, ehrgeizigen, aufstrebenden Geschäftsmannes, Vorarbeiters, Akademikers, der Typ des empfindlichen, leicht erregbaren „Strebers". Es ist der Mensch, der keine Hilfe annehmen will und sich alle möglichen Verantwortlichkeiten auflädt, der sich in Ehrgeiz verzehrt und von seinen Mitmenschen als unangenehmer Konkurrent empfunden wird.

---

erfolgt. Der bei 50 % der Patienten erhöhte Serumpepsinogenspiegel ist wahrscheinlich erblich bedingt. Beim *Magenulkus* gibt es deutliche Unterschiede: unter anderem ist hier die Entleerung eher verzögert, und die pathogenetische Bedeutung des endogenen Histamins und Gastrins tritt zurück. Auch bestehen meist normale, manchmal sogar erniedrigte Säurewerte.

2. Der passive Ulkustyp:

Hier sind die oral rezeptiven Wünsche weniger stark verdrängt und gleichsam verbunden mit einer Stimmung der Hilf- und Hoffnungslosigkeit. Die Patienten stellen ungehemmt und direkt ihre regressiven Wünsche dar und werden dann oftmals von der rauhen Wirklichkeit enttäuscht.

Beide Grundeinstellungen sind uns bei der Darstellung anderer psychosomatischer Bilder, wie z. B. der Herzangstneurose (Kap. 2.1.4), bereits begegnet.

Probleme der Therapie: Die Kenntnis des psychodynamischen Hintergrundes dieser Patienten kann es dem Kliniker bzw. dem Hausarzt ermöglichen, die Verhaltensweisen des jeweiligen Patienten besser zu verstehen. Er ist besser ausgerüstet, das zu tun, was dem Patienten hilft, und das zu vermeiden, was dem Patienten schadet. Er wird im akuten Stadium das Bedürfnis des Patienten nach Rückzug und Abhängigkeit annehmen und versuchen, in dieser Zeit eine Beziehung zu dem Patienten aufzubauen. Im Rekonvaleszenzstadium ist es dann eher möglich, mit dem Patienten Gespräche zu führen, in denen man ihm vorsichtig und schrittweise sein Verhalten näherzubringen versucht. So kann dem Patienten vielleicht geholfen werden, mit seinen verdrängten Bedürfnissen anders umzugehen. Da die Mehrzahl dieser Patienten unbewußt die Bewußtmachung ihrer Abhängigkeitswünsche durch psychotherapeutische Interventionen befürchtet, entziehen sie sich dem Arbeitsbündnis mit dem Therapeuten. Die passiven Ulkuskranken neigen dazu, den Arzt durch ihre Abhängigkeitsbedürfnisse zu überfordern, mit dem pseudounabhängigen Patienten gerät der Arzt leicht in eine Situation der Konkurrenz und des Kampfes. Wegen des Grundkonfliktes kommt es nur in einem recht niedrigen Prozentsatz zu längerfristigen psychotherapeutischen Maßnahmen. Hinzu kommt, daß diesen Patienten heute symptomatisch gut zu helfen ist (Anticholinergika, H_2-Rezeptorenblocker). Dadurch fühlen sich Arzt und Patient – natürlich auch zu Recht – entlastet; und die Frage nach den emotionalen Faktoren entfällt weitgehend.

4.3.2 Die Colitis ulcerosa

Die Colitis ulcerosa ist eine unspezifische, häufig chronisch rezidivierende, entzündliche Erkrankung des Rektums und/oder absteigenden Kolons (85 %), des ganzen Kolons und eventuell auch des Ileums. Pathogenetisch werden vor allem immunologische und entzündliche Faktoren diskutiert.

Symptomatik: Die Symptomatik ist sehr unterschiedlich, je nach der Schwere der Erkrankung, der Ausdehnung des Befalls und je nach dem Erscheinungsbild des Krankheitsverlaufes.

- Durchfälle von blutig-schleimigem Charakter.
- Verstärkter Stuhldrang, die Stühle werden häufig unter heftigen Tenesmen entleert (bis zu 30mal pro Tag), sie enthalten Schleim, Blut und Eiter, wobei die Anteile der einzelnen Komponenten wechseln können.
- Krämpfe im Unterbauch, meteoristisch aufgetriebenes Abdomen mit diffuser Druckschmerzhaftigkeit.
- Appetitlosigkeit, Übelkeit, Erbrechen, Gewichtsverlust, allgemeine Schwäche.
- Fieber.
- Unverträglichkeit bestimmter Nahrungsmittel (Milch, Eier).

Eine übereinstimmende Beobachtung der meisten Autoren, die auch psychische Phänomene im Krankheitsverlauf zu berücksichtigen bereit waren, bestand darin, daß den jeweiligen Krankheitsrezidiven oder dem Ausbruch der Erkrankung auffallende emotionale Belastungen vorausgingen. Meist handelt es sich um eine wirkliche, phantasierte oder drohende Unterbrechung einer Schlüsselbeziehung zu anderen Menschen. Weitere *auslösende Faktoren* liegen in Lebenssituationen, die eine äußere oder innere Leistungsanforderung, häufig in Richtung einer Verselbständigung, beinhalten, denen sich der Patient nicht gewachsen fühlt. Auch die Bedrohung oder Mißbilligung durch eine elterliche Figur kommen als auslösende Faktoren in Betracht.

Psychodynamik: Schon die Auslösungssituation weist auf den Stellenwert der Verletzbarkeit der sozialen Beziehungen (Objektbeziehungen) für die Psychodynamik hin. Passive Erwartungen an die Umwelt, Abhängigkeit von einer dominierenden Bezugsperson und Schwierigkeiten im Aufbau reifer und tragfähiger Beziehungen zur sozialen Umwelt wurden bei diesen Patienten von vielen Autoren beobachtet. Die Kranken verfügen offensichtlich nicht über ausreichend stabile Innenbilder der sozialen

Bezugspersonen (internalisierte Objekte), die ihnen Freiheit und Distanz gegenüber den Bezugspersonen in der Realität vermitteln. Selbständigkeit und Verantwortung werden eher vermieden, aggressive Äußerungen sind in der Regel gehemmt und werden unterdrückt. Statt dessen stellen sich die Patienten als sozial angepaßt, gefällig, konfliktvermeidend und kompromißbereit dar. In psychoanalytischem Verständnis läßt sich am ehesten ein rigides, in seinen Bestandteilen oft verdrängtes Gewissen als Ursache der starken aggressiven Gehemmtheit und affektiven Kontrolliertheit annehmen. Im Rahmen der Narzißmus-Theorie sind auch die Selbstkonzepte der Kolitis-Kranken untersucht worden. Obwohl kein Zweifel besteht, daß die Patienten ausgeprägte Selbstwertprobleme haben und auch (abgewehrte) Omnipotenzphantasien, Neigung zu Idealisierung und Identifizierung sowie symbiotische Verschmelzungswünsche sich beobachten lassen, warnt Feiereis (1990) aufgrund seiner sehr großen klinischen Erfahrung vor einer Überbewertung dieses Punktes.

Allgemeiner formuliert werden diese Patienten in charakteristischer Weise von Ängsten vor Verlusten beherrscht, bleiben deswegen abhängig, müssen den Ärger und die Wut, die wegen dieser Abhängigkeit in ihnen entstehen, jedoch unterdrücken. Enger am Zusammenhang von intrapsychischer Dynamik und den Vorgängen am Darm hatten Karush et al. mit direkten volumetrischen Messungen im Sigmoid und Rektum bei Kolitis-Patienten einen Zusammenhang von Emotionen und segmentaler Kolonmotilität gesichert. Diese Autoren wiesen der Furcht („man macht sich vor Angst in die Hose") die Rolle des entscheidenden Affektes zu. Auch die Münchner Arbeitsgruppe um Zander hatte in psychophysiologischen Experimenten bei spezifischen konflikthaften Belastungen eine Veränderung der Darmmotilität nachweisen können: Beim Ansprechen von Abhängigkeits- und Unabhängigkeitskonflikten im privaten Leben und persönlichen Partnerbereich kam es gegenüber zwei Kontrollgruppen (Ulkus-Patienten und eine gemischte Gruppe) zu einem signifikanten Motilitätsanstieg. Damit wird eine direkte Linie von den Emotionen und Konflikten über die Motilitäts- und Zirkulationsstörungen bis hin zu den morphologischen Veränderungen der Darmschleimhaut wahrscheinlich gemacht. (Literatur bei Weiner, 1977; Meynig, 1989; Zander, 1989)

Abb. 19. Der „psychosomatische Strang" in der Pathodynamik der Colitis ulcerosa. Dieses Modell basiert auf den Ergebnissen mehrerer Arbeitsgruppen. Hier seien vor allem die von Karush und Zander genannt. Trotz seiner Plausibilität läßt das Schema vieles offen. Nicht einbezogen ist eine Reihe wahrscheinlicher anderer, vor allem genetischer und immunologischer Faktoren in der Pathogenese.

Persönlichkeitsstruktur: Ein Großteil von Charaktereigenschaften, welche bei Colitis-ulcerosa-Patienten genannt werden, fällt unter den Begriff der *Zwanghaftigkeit:* Ordentlichkeit, Pünktlichkeit, Gewissenhaftigkeit, Unentschlossenheit, Hartnäckigkeit und Überanpassung. Auch die Verhaltenheit des Gefühlsausdrucks, die bei solchen Patienten beobachtet wurde, läßt sich hier einordnen. Manche Patienten sind versteckt aggressiv, anspruchsvoll und herausfordernd. Insgesamt scheint dies jedoch häufiger bei Morbus-Crohn-Patienten zuzutreffen, während die Kolitis-Patienten eher überangepaßt wirken. Viele Autoren waren von der starken Sensibilität der Patienten beeindruckt. Sie sind eher verletzlich und prüfen aufmerksam das Verhalten und Benehmen anderer ihnen gegenüber. Es gibt Patienten, die äußerlich energisch und tüchtig wirken. Auch bei ihnen scheint die sekundäre Verarbeitung von Minderwertigkeitsgefühlen und Selbstzweifeln im Sinne der Pseudounabhängigkeit ein Motiv für solche Aktivität und Initiative zu sein.

Testpsychologisch sind diese klinischen Beobachtungen über weite Strecken gut zu belegen. Fast alle psychometrischen Untersuchungen brachten für Colitis-ulcerosa-Patienten deutlich gesteigerte Werte für Depressivität, Introvertiertheit, Selbstbeobachtung, Zwanghaftigkeit und aggressive Gehemmtheit. Dabei besteht kein Zweifel, daß zumindest die Depressivität, aber wahrscheinlich auch andere Persönlichkeitszüge, wohl auch als sekundäre Reaktion auf die meist chronischen Krankheitsverläufe interpretiert werden müssen.

Auch das **Muster der zwischenmenschlichen Beziehung** ist nicht ohne Verbindung zur charakterlichen Basis. Einerseits scheint der typische Kolitis-Patient eine abhängige Beziehung zu einer oder zwei Schlüsselfiguren zu besitzen, andererseits verfügt er auch über Fähigkeiten, warme und feste Freundschaften mit anderen Personen zu schließen. Die genauere Betrachtung der Beziehung zur Schlüsselfigur zeigt oft, daß der Patient durch diese lebt, daß aber auch gleichzeitig solche Personen oft durch den Patienten leben. Mütterliche Figuren, häufig noch die realen Mütter, überwiegen hier. G. L. Engel, der besonders die Zwanghaftigkeit als Basisstruktur des Kolitikers herausgearbeitet hatte, versteht die Schlüsselbeziehung als einen Versuch, die Probleme der sozialen Welt zu bewältigen. Nach ihm ist diese Beziehung gleichzeitig eine ambivalente, in der der manifeste Ausdruck von Aggression mit großen Gefahren verbunden ist. Die Zurückweisung könnte nämlich unbewältigte Gefühle der Hilflosigkeit auslösen. Und solche Gefühle der Hilflosigkeit und des *ohnmächtigen Überwältigtseins* („giving up") sind es, die nach Engel ihrerseits wieder die Schübe der Kolitis fördern und auslösen. Mit anderen Worten: Der typische Kolitis-Patient ist beziehungsfähig, bevorzugt aber ein enges und intimes „symbiotisches" Beziehungsmuster mit all seinen Problemen oder, wenn sich seine Ansprüche nicht realisieren lassen, zieht sich enttäuscht zurück.

Dieses Muster kann auch auf die *Beziehung zum Arzt* übertragen werden. Normalerweise wird der Patient entweder sehr abhängig vom Arzt, oder er wird überhaupt nicht fähig, eine Beziehung zu ihm aufzubauen. Wenn es dem Arzt gelingt, eine Beziehung zum Patienten herzustellen, muß er sich darüber klar sein, daß er dadurch zumindest zum Teil die Rolle einer Schlüsselfigur übernimmt. Das bedeutet, daß diese Beziehung einerseits einen wichtigen Faktor darstellt, der die Genesung in Gang bringt, andererseits, daß Enttäuschungen in dieser Beziehung bzw. ein Abbruch die Gefahr eines erneuten Rückfalles in sich bergen. Der Patient erwartet von seinem Arzt, daß dieser mehr von seinen Wünschen wisse, als er selber zeigt. Deshalb muß der Arzt aufmerksam auf das Signalisieren von Bedürfnissen und von Unbehagen achten und darauf entsprechend reagieren. Dies verlangt Geduld, die Bereitschaft, dem Patienten Zeit zu widmen, und vor allem die Fähigkeit, auf die Bedürfnisse des Patienten zu achten und zu akzeptieren, daß der Patient ständig Beweise von der Zuverlässigkeit des Arztes braucht, insbesondere für Aspekte wie Pünktlichkeit, Einhalten von Versprechungen und Verfügbarkeit.

Im akuten Stadium steht die internistisch-somatische Betreuung ganz im Vordergrund, eine *stützende psychotherapeutische Behandlung* kann sinnvoll sein. Auch im weiteren Verlauf ist eine gleichzeitige internistische Mitbetreuung Voraussetzung. Betrachtet man die Rolle der Psychotherapie in der Behandlung, so sollte man sich klar sein, was Psychotherapie hier überhaupt erreichen kann. Bisher liegen keine Hinweise dafür vor, daß Psychotherapie die biologische Störung ausschalten kann, die der Kolitis zugrunde liegt. Deutliche Besserung und Verringerung der Rezidivrate bei *kombinierter internistischer und psychotherapeutischer*

Behandlung gegenüber rein internistischer wurde schon vor langem (O'Connor et al., 1964) durch kontrollierte Studien nachgewiesen, hingegen kann eine Psychotherapie nicht gegen Rückfälle bei genügend großen Belastungen versichern. Der Hauptbeitrag besteht darin, daß die grundlegende psychische Struktur so verändert wird, daß das Individuum weniger verletzlich wird für die typischen Situationen, in denen die Krankheit bisher manifest wurde. Diese Modifizierungen betreffen vor allem die Fähigkeiten des Patienten, zwischenmenschliche Beziehungen herzustellen und ihren Verlust oder ihren drohenden Verlust auszuhalten. Aufdeckende psychotherapeutische Techniken sind jedoch nur für eine Minderheit der Kolitis-Patienten (nicht über 10 % der Gesamtgruppe) geeignet, die dann meist zu der Gruppe der pseudounabhängigen Patienten gehören.

4.3.3 Die Crohnsche Krankheit (Ileitis terminalis)

Der Crohnschen Krankheit entspricht eine unspezifische, chronische, granulomatös entzündliche, segmentale Erkrankung, die gewöhnlich das untere Ileum befällt, jedoch in 50 % der Fälle auf das Kolon und seltener auf andere Abschnitte des Gastrointestinaltraktes übergreift.

Die häufigsten *klinischen Symptome* sind chronische, weiche bis dünnflüssige Durchfälle, häufig ohne Schleim und Blutbeimengungen, Bauchschmerzen, Fieber, starke Ermüdbarkeit, Appetitlosigkeit, Gewichtsverlust und oft eine tastbare Resistenz im Abdomen. Bei langfristigem Verlauf kommt es fast immer zu verschiedensten Fistelbildungen im Abdominalbereich. Die Rückfallquote nach Operationen liegt über 50 %.

Die Ursachen der Crohnschen Erkrankung sind bis heute weitgehend unbekannt. Es werden zivilisatorische, genetische, infektiöse, immunologische und psychosoziale Faktoren als Ursache der Erkrankung diskutiert. Dabei steigt die Erkrankungsrate weiterhin ständig an.

Psychodynamik und psychische Struktur: Im Gegensatz zur Colitis ulcerosa, die wegen ihrer psychischen Komponente in Entstehung und Verlauf seit langem zu den psychosomatischen Krankheiten gezählt wird, ist der Morbus Crohn erst seit etwa 1975 aus psychosomatischer Sicht mehr beachtet worden.

Die Bedeutung psychischer Faktoren für die Ursache der Erkrankung bzw. für die Auslösung eines Schubes ist noch *umstritten*. Von vielen Autoren wird ein enger zeitlicher Zusammenhang zwischen Belastung und Krankheitsbeginn bzw. Krankheitsschub beschrieben. Während bei der Colitis ulcerosa eher Verlustängste im Vordergrund stehen sollen seien es beim Morbus Crohn meist Trennungsängste, drohende oder erlebte Trennungen und die damit verbundenen Konflikte. Auch in einer neuen und sehr gründlichen Studie von Küchenhoff (1993) bestätigt sich diese Beobachtung, wobei durch seine Definition von Trennung („Situationen des Abschiedes und Verlustes") die zuvor erwähnte Abgrenzung zur Kolitis entfällt. Damit rückt die Abhängigkeitsproblematik mehr in den Vordergrund. Die Patienten sind insgesamt wohl aktiver als Kolitiker und zeigen häufig ein „pseudounabhängiges" Verhalten, das jedoch meist der Abwehr der eigentlichen passiven Wünsche und dem Schutz vor Enttäuschungen dient. Übereinstimmend sind von vielen die Aggressionsgehemmtheit sowie emotionale Labilität festgestellt worden. Verglichen mit den Kolitis-Patienten sind die Crohn-Kranken jedoch auseinandersetzungsbereiter und damit für die ärztliche Betreuung insgesamt „schwieriger". Charakteristisch ist die Tendenz, die Probleme und Konflikte durch einfache Distanzierung loszuwerden, auch wenn das mit Schaden und Verlust abgeht.

Bei einem Teil der Patienten bestehen Ambivalenzkonflikte, Überforderungsthematiken und traumatische Trennungserlebnisse. Viele Autoren fanden keinen Unterschied zwischen Morbus Crohn und Colitis ulcerosa in der Struktur der prämorbiden Persönlichkeit. Andere fanden, daß die Patienten mit Morbus Crohn auskunftsbereiter, depressiver, ängstlicher und rigider sein sollen. Hier sind noch Klärungen abzuwarten.

Von Wirsching und Stierlin wird eine besondere Familienkonstellation bei diesen Patienten beschrieben: Der Zusammenhalt ist besonders ausgeprägt, die psychologischen Grenzen zwischen den Familienmitgliedern und Generationen scheinen weitgehend aufgehoben, die Familie grenzt sich stark gegen die Umwelt ab, Äußerungen von Gefühlen werden tabuisiert, Gefühle von Hilf- und Hoffnungslosigkeit sind vorherrschend.

In Fortführung von Überlegungen Paulleys hat Paar (1988) ein erstes bio-psycho-soziales Modell der Crohnschen Krankheit entworfen, das vor allem auf Ergebnissen der Psychoimmunologie beruht. Biographisch-genetisch entnimmt Paar seiner umfassenden Literaturübersicht, daß „prospektive Crohn-Patienten gehäuft frühen Deprivationen und Traumata ausgesetzt waren". Wie bei vielen Erkrankungen scheinen auch hier die psychosozialen Einflüsse der Entwicklung am ehesten auf die Vulnerabilität für die Crohnsche Krankheit einzuwirken.

Therapie: Ähnlich wie bei der Colitis ulcerosa ist eine Therapie über einen mehrdimensionalen Ansatz sinnvoll, der eine enge Zusammenarbeit zwischen psychotherapeutischen, internistischen und chirurgischen Verfahren voraussetzt. Neben medikamentöser Therapie und Diät kommen entspannende Verfahren in Betracht. Daneben sind stützende und konfliktzentrierte psychotherapeutische Gespräche sinnvoll, in erster Linie, um die Belastungen durch die häufig notwendigen Operationen und die sozialen Folgen, die die Krankheit mit sich bringt, zu bearbeiten. In einer großen deutschen Studie (Feiereis et al., in Vorb.) konnte – im Gegensatz zur Kolitis – ein positiver Effekt von kombinierter internistischer und Psychotherapie auf den *Krankheitsverlauf* nicht nachgewiesen werden. In der schon erwähnten Studie von Küchenhoff (1993) war allerdings deutlich geworden, wie sehr psychische Faktoren im Sinne eines „psychogenetischen Kofaktors" insgesamt im Krankheitsverlauf wirksam werden. Zu entwickelnde stützende Psychotherapieverfahren bedürfen wahrscheinlich einer höheren Spezifität als dies bisher der Fall war.

4.3.4 Das Asthma bronchiale

Asthma ist eine Erkrankung der Atemwege, die durch eine erhöhte Ansprechbarkeit des Tracheobronchialbaumes auf eine Vielzahl von Reizen charakterisiert ist. *Klinisch* imponiert das Asthma durch Anfälle von exspiratorischer Atemnot, begleitet von den Zeichen einer Bronchialobstruktion. Den Anfällen entspricht ein akuter Anstieg des Atemwegswiderstandes. Die Krankheit verläuft schubweise, akute Exazerbationen wechseln mit symptomfreien Perioden ab. In den anfallsfreien Zeiten können die Patienten ganz beschwerdefrei sein oder es bestehen Zeichen einer chronischen obstruktiven Bronchitis. Als Ursache wird ein multifaktorielles Geschehen angenommen, bei dem genetische, allergische, immunologische, entzündliche und psychische

Faktoren eine individuell unterschiedlich bedeutsame Rolle spielen. Die *epidemiologischen Angaben* sind widersprüchlich. Im Erwachsenenalter sind Frauen anscheinend mehr betroffen. Ein Zivilisations-(Umwelt-?)Faktor beginnt sich abzuzeichnen. Die allgemeine Basis des Asthmas ist eine Hyperreagibilität des Bronchialsystems, die sich auch bei Menschen ohne klinisch manifestes Asthma findet. Traditionell wird unterschieden

1. das extrinsische Asthma, welches auf der Basis einer Allergie zu verstehen ist, und
2. das intrinsische Asthma, welches die infektiösen und überwiegend psychogenene Faktoren erfaßt.

Für die Bedeutung beider Faktoren ergeben sich unterschiedliche Einschätzungen. Während im Bewußtsein der Öffentlichkeit und der Ärzte dem allergischen Asthma die größere Bedeutung zukommt, kommt ein so erfahrener Psychosomatiker wie Weiner (1977) nach Sichtung der Gesamtliteratur zu einer eindeutigen Höhergewichtung der intrinsischen Faktoren. Sicher überschneiden sich beide Formen beträchtlich und die Rolle psychischer Faktoren in der Entstehung und vor allem der Erhaltung von Allergien ist wenig untersucht. Zum Beispiel wurde zumindest für Einzelfälle gesichert, daß Heuschnupfen bereits durch das Foto (!) blühender Pflanzen ausgelöst werden kann. Dieser Vorgang ist ausschließlich über eine konditionierte Reaktion erklärbar. Klinisch ist auch seit langem die Beobachtung bekannt, daß zwischen Anwesenheit und Abwesenheit des Allergens einerseits sowie der Krankheitsmanifestation andererseits keine einfache Korrelation, sondern manchmal geradezu erstaunliche Diskrepanzen bestehen.

Der *psychodynamische Basiskonflikt* ist vor allem von Alexander bearbeitet worden, und in der Folge wurde sein Modell (oft unkritisch) von psychodynamisch orientierten Ärzten übernommen. Nach Alexander besteht das Basisproblem des Asthmatikers häufig in einer nicht gelösten Mutterbindung. Dabei hat die bei Asthmatikern gefundene Abhängigkeit eine andere Tönung als z. B. die beim Ulkuskranken. Ihr Inhalt ist nicht so sehr der orale Wunsch, gefüttert zu werden, es ist vielmehr der Wunsch, beschützt, „unter die Fittiche" genommen zu werden. Die Mütter von Asthmatikern werden als überprotektiv und dominierend

Abb. 20. Modell der Pathogenese des Asthma bronchiale (in Anlehnung an Tammeling und Quanjer, 1984; Nolte, 1991). Dieses Modell bezieht psychoso-

oder offen zurückweisend beschrieben. Ihre versagende oder überfürsorgliche Haltung gegenüber dem Patienten schafft in der Kindheit die Voraussetzung zur besonderen Bindung an sie, die durch Anklammerungs- und gleichzeitige Distanzierungstendenzen gekennzeichnet ist. (Diese Annahmen konnten durch eine Reihe von Studien empirisch in Teilen belegt werden; Zusammenfassung bei Petzold und Reindell, 1980.) Die Patienten stehen im Konflikt zwischen dem Wunsch, sich anzuvertrauen, und der Angst davor. Der asthmatische Anfall tritt in diesem Verständnis an die Stelle frühkindlicher präverbaler Kommunikationsformen.

In einer derzeit laufenden prospektiven Studie (Klinnert et al., 1994) werden die psychosozialen Risikofaktoren untersucht, die bei genetisch belasteten Kindern dann tatsächlich den frühen Ausbruch der Krankheit fördern. Die bisherigen Ergebnisse unterstützen – auf der und über die genetische Basis hinaus – die Bedeutung solcher Faktoren eindeutig. Interessant ist dabei vor allem, daß belastende Lebensereignisse allein kaum Voraussagequalität haben, um so mehr jedoch in der Kombination mit ungeeignetem (Ängste und Bedürfnisse des Kindes nicht wahrnehmendem) Elternverhalten. Diese beiden Variablen scheinen sich nicht zu addieren, sondern hinsichtlich der Manifestation des Asthmas zu multiplizieren.

Gründlicher als bei anderen psychosomatischen Erkrankungen haben sich Verhaltenstheoretiker mit der Genese des Asthmas auseinandergesetzt, wobei die bekannteste Theorie auf einer Konditionierung interkurrenter Asthma-Anfälle bei Infektionen im Kindesalter basiert. Das Verstärkerverhalten der Mutter (besorgte Zuwendung bei Atemwegsbehinderung) spielt dabei genauso eine Rolle wie die Regression auf solche Muster, wenn es im Erwachsenenalter zu Frustrationen kommt. (Siehe hierzu Köhler, 1989, der auch die übrige Literatur kritisch referiert.) Das in Abb. 20 wiedergegebene Schema versucht, die verschiedenen Komponenten in der Pathogenese des Asthmas zu berücksichtigen.

---

matische Faktoren (Kuhn, 1989, und Brückner, 1989) ein. Zur Vereinfachung sind die Allergie-Komponente wie auch die somatopsychischen Rückkopplungsabläufe nicht berücksichtigt. Der genetischen Prädisposition (IgE) kommt eine gewisse Bedeutung zu.

Die *Grundpersönlichkeit* des Asthmatikers ist vielfach klinisch beschrieben worden. Im Vordergrund steht dabei die Abwehr emotionaler, vor allem zärtlicher und aggressiver Regungen. Die Patienten werden gewöhnlich als egozentrisch, mit einer Neigung zum Dominieren, mit emotionaler Überempfindlichkeit, einem starken Bedürfnis nach Liebe und Zuwendung, das hinter indifferentem oder sogar aggressivem Verhalten verborgen wird, beschrieben. Die Grundstimmung sei unsicher, bedrückt, lebensunlustig, unzufrieden und depressiv. Trotz solcher Versuche, ein für die Asthmatiker *typisches Persönlichkeitsprofil* zu finden, müssen diese Ansätze heute insgesamt als gescheitert betrachtet werden. Noch die meiste Übereinstimmung besteht hinsichtlich der aggressiven Hemmung von Asthmatikern. Sie sind in charakteristischer Weise schlecht fähig, Äußerungen von Ärger und Zorn herauszulassen. Dabei handelt es sich jedoch sicher nicht um einen Persönlichkeitszug, der für das Asthma charakteristisch ist, da wir das gleiche Verhalten bei Kolitikern und vor allem bei Patienten mit einem Hypertonus finden. Dennoch kann man sich gut vorstellen, daß die ständige Unterdrückung aggressiver Impulse der ungehinderten Ausatmung (exspiratorischer Stridor beim Asthma!) und dem „Aushusten" nicht förderlich ist. An spezifischen Theorien hierzu fehlt es derzeit. Zander konnte immerhin zeigen, daß es bei Asthma-Patienten zu einem signifikanten Anstieg des Atemwiderstandes kommt, wenn in einem strukturierten Gespräch vorher definierte Konflikte angesprochen wurden. Dies könnte als Hinweis verstanden werden, daß es konfliktspezifische Organreaktionsmuster gibt, die dann zur Ausbildung der Krankheit führen. Ähnliche Untersuchungsergebnisse wurden bei Patienten mit Ulcus duodeni, Colitis ulcerosa und Morbus Crohn sowie Hypertonikern von der gleichen Arbeitsgruppe gewonnen.

Der *akute Anfall* hat eine starke *appellative Wirkung* auf Ärzte und Schwestern. Eindrucksvoll ist die Erfahrung, die jeder Arzt am Krankenbett machen kann, wenn er es versteht zuzuhören. Asthmatiker sind einem Gesprächsangebot gegenüber häufig aufgeschlossen. Selbst schwere Atemnot kann sich unter Umständen erstaunlich bessern, wenn es im Gespräch gelingt, sie zur Mitteilung ihrer Wünsche und Bedürfnisse zu bewegen. Im Laufe der Behandlung treten nach ersten symptombessernden und symptombeseitigenden Erfolgen durch Gespräche jedoch bald Rückfälle und Enttäuschungen auf. Es setzen sich das Distanzbedürfnis und die Abwehr gegenüber den unbewußten Verschmelzungswünschen durch. Wie bei den wichtigsten Beziehungspersonen hat der Asthmatiker gegenüber dem Arzt Angst vor zu großer Nähe, Phantasien, dabei erdrückt zu werden, wie früher von der häufig als übermächtig phantasierten Mutter. Man muß diese Tendenz kennen, um dem Patienten eine feste und gleichmäßige Zuwendung zu bieten, die nicht durch übergroße Erwartungen, Enttäuschungen und Gegenübertragungsgefühle beeinträchtigt wird.

Therapie: Der Arzt muß versuchen, sich auf den Ambivalenzkonflikt des Patienten einzustellen, also sowohl auf die Wünsche nach Geborgenheit, Zuwendung und Verschmelzung wie auf die Wünsche nach Trennung und die Ängste vor den eigenen aggressiven Impulsen, die der Patient in sich spürt, eingehen. Insbesondere im Umgang mit den Distanzierungswünschen und den abgewehrt bestrafenden Impulsen, die der Patient gegenüber dem Arzt zeigt, kann der Patient im günstigen Falle erleben, daß er nach deren Äußerung nicht fallengelassen wird, was für die Langzeitführung des Patienten wichtig ist. Die Stärke der den Asthmaanfall begleitenden *Angst* spielt offenbar eine bedeutsame Rolle für die Art, wie Patienten mit ihren Medikamenten umgehen bzw. wie sie medikamentös von ihren Ärzten versorgt werden. Besonders ängstliche Patienten dosieren ihre Medikamente unabhängig vom Schweregrad der Symptome, nehmen also meist zuviel Medikamente. Patienten, die ihre Beschwerden kaum beachten und auf Atemnot eher gleichgültig reagieren, dosieren ihre Medikamente häufig zu niedrig. Die unterschiedliche Form der Angstwahrnehmung und -bewältigung wirkt sich auch korrespondierend auf die medikamentöse Behandlung durch den Arzt aus.

Neben einer internistischen Therapie haben sich übende Verfahren wie Atemtherapie und Autogenes Training, Verhaltensmodifikation, eine unterstützende Psychotherapie und psychoanalytische Verfahren bewährt. Ein besonderes Problem der „aufdeckenden" (psychoanalytischen) Therapie ist, daß sich der Patient der subjektiven Belastung durch dieses Vorgehen jederzeit entziehen kann, indem er einen Asthmaanfall entwickelt. Deswegen werden Asthmatiker oft nur ungern in ambulante Psychotherapie genommen.

Die Kenntnis und das Eingehen auf die spezifische Konfliktsituation des Patienten ermöglichen es dem Arzt, die Anfallshäufigkeit und den Medikamentenverbrauch (insbesondere die Cortisoneinnahme) deutlich zu senken. Nur so ist der Patient zu einer langfristigen Mitarbeit an seiner Krankheit zu gewinnen. Die Überlegenheit der *Kombination internistischer und psychosomatischer Therapie,* auch hinsichtlich der Kosten, kann mittlerweile als belegt angesehen werden (Deter, 1986).

4.3.5 Die essentielle Hypertonie

Nach den Empfehlungen der WHO ist eine Hypertonie anzunehmen, wenn bei mehrfachen Blutdruckmessungen über längere Zeit die Werte 160 mm Hg systolisch und 95 mm Hg diastolisch übersteigen. Die Diagnose der essentiellen Hypertonie wird per exclusionem gestellt, d.h., die Diagnose setzt den Ausschluß nephrogener, endokriner und kardiovaskulärer Hypertonie-Formen voraus.

Symptomatik: Die Blutdruckerhöhung kann über Jahre bestehen, ohne Symptome zu verursachen. Sie wird häufig anläßlich einer Durchuntersuchung festgestellt. Folgende subjektive Beschwerden werden von Patienten mit essentieller Hypertonie angegeben (diese Beschwerden sind jedoch nur bedingt auf die Hypertonie zurückzuführen): Kopfschmerz, Angina pectoris, verstärktes Herzklopfen, Belastungsdyspnoe, Ruhedyspnoe, Nasenbluten, Enzephalopathie. Jugendliche Patienten klagen häufig über funktionelle Beschwerden wie Schwitzen, Frieren, leichte Erregbarkeit, Schlafstörungen, kalte Hände und Füße sowie unbestimmte Druck- und Schmerzgefühle in der Herzgegend.

Die *Auslösungssituation* ist nur schwer rekonstruierbar, da der erhöhte Blutdruck oft schon mehrere Jahre besteht, bis er durch Zufall entdeckt wird. Nach Grace und Graham beginnt eine Hypertonie häufig dann, wenn ein Individuum in einer chronischen Erwartungsspannung lebt. Auslösende Situationen sind häufig Zeiten vermehrter und lang anhaltender Angst, Zeitnot und wachsender Anspannung, jedoch wurde nie nachgewiesen, daß allein Streßbelastungen einen stabilen Hypertonus bewirken können.

Nach Alexander steht im Mittelpunkt der *Psychodynamik* der ständige Kampf dieser Patienten gegen emporkommende feindselige Gefühle. Die Patienten fürchten, die Zuneigung der anderen zu verlieren und kontrollieren die Äußerungen ihrer Feindseligkeit. In ihrer Kindheit neigten diese Patienten zu Anfällen von Wut und Aggression. Die Erfahrung, die Zuneigung der Eltern durch eine aggressive Haltung zu verlieren, veranlaßt diese Patienten bereits als Kinder, ihre feindseligen Impulse zu kontrollieren und abzuschirmen. Das ehemals aggressive Kind verwandelt sich später in einen überbetont fügsamen Menschen, der sich nicht behaupten kann. Im zwischenmenschlichen Umgang zeigen sie sich betont kontrolliert im Sinne einer ausgesprochenen Verhaltensnormalität, die mit Leistungsstreben verknüpft ist. Dieses Verhalten dient erstens der Abwehr von Abhängigkeitswünschen, zweitens der Verhinderung des Zutagetretens von aggressiven Impulsen und feindseligen Umweltauseinandersetzungen. Drittens müssen feindselige Umweltauseinandersetzungen vermieden werden, um einen Verlust von Bezugspersonen zu verhindern, der dann zur Versagung von unbewußten Abhängigkeitswünschen, zu narzißtischer Kränkung und Depression führen würde.

Dieser *zentrale Mechanismus einer Umsetzung von unterdrücktem Ärger und Wut* in eine erhöhte vegetative (Gefäß-)Spannung hat sich sehr weitgehend empirisch bestätigen lassen, auch da, wo auf das psychodynamische Verständnis F. Alexanders verzichtet wurde. Eine Übersicht, die 48 empirische Arbeiten zu den psychischen Faktoren des Bluthochdrucks zusammenfaßt, findet überzeugende Zusammenhänge zwischen der Wahrnehmung und Äußerung von Ärger und Wut, der stärkeren Verwendung hemmender Abwehrmechanismen (vor allem Verdrängung und Verleugnung) sowie Angstgefühlen im interpersonalen Feld einerseits und der Tendenz zu einem arteriellen Hochdruck andererseits. „Auch wenn man die ältere Literatur kritisch sieht, zeigt sich eine erstaunliche Übereinstimmung der aktuellen Ergebnisse mit den älteren theoretischen Anmerkungen zur Persönlichkeit des Hypertonikers" (Sommers-Flanagan u. Greenberg, 1989).

Möglicherweise ergeben sich zwei psychophysiologische Typen der Hypertonie; die eine Gruppe hätte einen erhöhten Serum-Renin-Spiegel und die andere nicht. Ein Modell könnte nach derzeitigem Stand wie unten ausgeführt aussehen (s. Abb. 21).

Abb. 21. Modell der Entstehung der essentiellen Hypertonie. (Stark modifiziert nach Alexander 1950 und Müller 1988) Dieses Schema folgt dem weiterhin aktuellen Modell von F. Alexander (unter Einbeziehung einer Grafik von Mül-

Hypertoniker werden in ihrer *Persönlichkeit* als leistungswillig, pflichtbewußt, gesellschaftlich überangepaßt, mit hohem Anspruchsniveau an sich selbst beschrieben. In einer spezifischen Bescheidenheitseinstellung werden alle eigenen Bedürfnisse zurückgestellt gegenüber dem Wunsch, durch Leistung von anderen Annahme zu erreichen, ohne dadurch Aggressionen und Abneigungen auf sich zu ziehen.

Die Persönlichkeitszüge machen den Hypertoniker scheinbar zu einem angenehmen, ja gefügigen Patienten. Man muß jedoch immer daran denken, daß diese Patienten ihre Aggressionen, ihre Ehrgeiz- und Konkurrenzbedürfnisse zwar nicht verbalisieren können, daß diese jedoch trotzdem latent vorhanden sind. Das wird einfühlbar, wenn man versucht, dauernden Einfluß auf die Lebensgestaltung zu gewinnen. Die *Arzt-Patient-Beziehung* wird häufig dadurch getrübt, daß der Patient seine Kritik an der Therapie, seine eigenen Bedürfnisse, die oftmals im Gegensatz zu den langfristigen und zum Teil einschränkenden Therapieprogrammen stehen, nicht artikulieren kann. Für die Gegenübertragung des Arztes ist es wichtig, daß er diese latenten Oppositionstendenzen des Patienten kennt und zur Sprache bringt, ihm auch hilft, mit seinen Schuldgefühlen beim Wegbleiben oder bei Spannungen in der Behandlungssituation fertig zu werden. Eine akzeptierende Haltung, bei der der Arzt sich nicht selbst gekränkt zurückzieht oder unnötige Vorwürfe macht, ist für den Erfolg der Therapie entscheidend.

Hinsichtlich der Indikation zu einer *Psychotherapie* zeigen die Erfahrungen, daß bei den wenigsten Patienten ein genügendes Konfliktbewußtsein vorliegt. Nach dem derzeitigen Wissensstand empfiehlt sich die Kombination von antihypertensiver Medikation und kontinuierlicher psychologischer Führung, sofern bei dem Patienten eine psychische Mitverursachung der Hypertonie nachweisbar und er bereit ist, auf lange Sicht mit dem Arzt zu kooperieren. Letzteres ist wegen der anfänglich kaum störenden hypertensiven Symptome und den dafür aber umso mehr spür-

---

ler). Möglicherweise ist dieses Modell für Männer valider als für Frauen (Netter und Neuhäuser-Metternich, 1991). So sicher ist, daß Streß in jeder Form adrenerg wirkt, so wenig kann davon ausgegangen werden, daß Streßfaktoren allein die Entstehung des essentiellen Hypertonie begründen.

baren Nebenwirkungen der Medikamente oft nicht der Fall. Die Herstellung einer tragfähigen, vertrauensvollen Arzt-Patient-Beziehung ist deshalb als äußerst wichtig anzusehen. Diese kann nicht nur für die subjektiven Beschwerden, sondern auf die Dauer auch für die Langzeitprognose der Krankheit von Bedeutung sein. Ob das vermehrt empfohlene **Biofeedback** tatsächlich zu stabilen Blutdrucksenkungen führt, ist derzeit noch offen; auch das Autogene Training als bewährtes Entspannungsverfahren ist angezeigt.

4.3.6 Die rheumatische Arthritis

Es handelt sich um eine chronische Systemerkrankung, die sich klinisch vorwiegend an den Gelenken manifestiert und bei der sich charakteristische, unspezifische histopathologische Veränderungen an der Synovia, am Knorpel und an den Skelettmuskeln finden. Epidemiologisch ist das Überwiegen von Frauen (3:1) gesichert und ein Nord-Süd-Gefälle wahrscheinlich. „Seropositiv" (auf das Immunglobulin M [„IgM"]) sind etwa 70 % der gesicherten Fälle. Bei diesen scheint auch ein genetischer Faktor vorzuliegen. Allgemein wird die Störung heute als *Autoimmunkrankheit* aufgefaßt.

Symptomatik: Der Krankheitsbeginn ist im allgemeinen schleichend. In charakteristischer Weise kommt es zu morgendlicher Steifigkeit und Schmerzhaftigkeit bestimmter Gelenke und der Muskulatur. Die Gelenke sind meist symmetrisch befallen in Form einer teigigen Schwellung, meist über den Fingergrundgelenken. Daneben bestehen Bewegungsschmerz und Druckschmerzhaftigkeit vor allem im Bereich der kleinen Gelenke, also der Finger-, Hand-, Zehen- und Sprunggelenke, oftmals ist auch das Kniegelenk mit befallen. Während des subakuten Stadiums können die Gelenke eine erhöhte Hauttemperatur, Rötung und einen Erguß aufweisen. Daneben bestehen Allgemeinsymptome wie Müdigkeit, Schwächegefühl, Appetitlosigkeit, Gewichtsverlust und subfebrile Temperaturen. Mit fortschreitendem Verlauf kommt es zur Deformierung und Bewegungseinschränkung der Gelenke mit Verkrüppelung. Der Verlauf geht in Schüben vonstatten, und das Tempo des Fortschreitens variiert sehr.

Es ist immer wieder beobachtet worden, daß *emotionell belastende akute Geschehnisse* einen Einfluß auf die rheumatoide

Arthritis haben. Die psychischen Belastungen umfassen vor allem Krisen in zwischenmenschlichen Beziehungen. Die äußeren Belastungen können auf der einen Seite bisher abgewehrte Aggressionen mobilisieren, oder sie können die bisherigen Formen der überkompensierten Abwehr durchbrechen. Das Gegensatzpaar Spannung und Lösung im Bereich unserer Gefühlserlebnisse ist aufs engste gekoppelt mit Spannungs- und Lösungszuständen in der willkürlichen Muskulatur. Es ist das retentive oder das hingebungsvolle Verhalten, das unsere willkürliche Muskulatur in Spannung oder Lösung versetzt.

Diese Konzeption Alexanders gleicht also in großen Zügen seinem Verständnis des essentiellen Hypertonus, erweist sich aber bei der empirischen Prüfung wesentlich schwächer als jenes. So gibt es keine Hinweise, daß die rheumatische Arthritis als *Folgezustand* erhöhter Muskelanspannungen verstanden werden kann. Auch ließen sich experimentell – wiederum im Gegensatz zu Hypertonikern – unter Streß keine erhöhten Muskelanspannungen nachweisen. Wenn man aus heutiger Sicht einen psychogenetischen Zugang zum Gelenkrheuma sucht, muß wohl der Weg über die *Psychoimmunologie* beschritten werden (siehe Kap. 3.3.8). Es ist eine für die Zukunft offene und sehr interessante Frage, in welchem Maße psychische Faktoren zur Immunitätslage der rheumatischen Arthritis beitragen.

Die *Psychodynamik* des Rheumakranken scheint in erster Linie durch den Zusammenhang von Schmerz und Rheuma gegeben zu sein. Rheumakranke leiden unter *erheblichen chronischen Schmerzen*. Der Gedanke liegt nahe, daß der Patient mit den ausgedehntesten Gelenkveränderungen der mit der größten Schmerzbeschwerde sein müßte. Wie jeder Rheumatologe weiß, ist dem aber nicht so. Eine sehr gründliche Studie von Lichtenberg et al. (1986) bestätigt natürlich die Rolle des Ausmaßes der arthritischen Gelenkveränderung als Prädiktor für die Schmerzbeschwerde, findet aber, daß psychische Faktoren für die Voraussage des subjektiven Leidens an Schmerzen ein dreimal größeres Gewicht haben. Patienten mit körperbezogenen Ängsten haben viel mehr Schmerzen als solche, die sozial aktiv und materiell zufrieden sind. Auch der Zusammenhang von Schmerzintensität und psychischer Verstimmung ist nicht so einfach, wie man ihn zunächst annehmen würde. Moldofsky und Chester arbeiteten einen differenzierbaren Schmerz-Stimmungs-Zusammenhang bei Arthritikern heraus. Die eine Patientengruppe zeigte die zu erwartende positive Korrelation zwischen Stimmungsveränderung und Schmerzintensität. Die andere Gruppe hingegen bot ein paradoxes Verhalten. Ihnen ging es seelisch besser, wenn die Schmerzintensität hoch war und umgekehrt. Diese Patientengruppe hatte objektiv eindeutig schlechtere Krankheitsverläufe als die erstgenannte Gruppe. Nach dem, was im Kapitel 2.2.2 über den psychischen Masochismus ausgeführt wurde, erstaunt dieser Verlauf nicht. Wenn körperliche Krankheit psychisches Leiden mindert, wählt der Patient unbewußt den Weg der Krankheitsverschlechterung. Solche Befunde werden auch dadurch gestützt, daß Rheumaerkrankungen junger Kinder nach verschiedenen Studien insgesamt weniger schmerzhaft verlaufen und sich erst mit zunehmendem Alter dem Schmerzerleben und der Stimmungsbeeinflussung von Erwachsenen annähern. Wir verstehen diese Befunde so, daß es sich hier um den sekundären Erwerb von negativer Bedeutungshaltigkeit der Schmerzen handelt. (Literaturhinweise finden sich in der Übersichtsstudie von Anderson et al., 1985.)

Das ursprüngliche Thema der psychorheumatischen Forschung war die Suche nach einer sogenannten *Arthritispersönlichkeit* mit spezifischen Konfliktverarbeitungen gewesen. Einem solchen Konstrukt gegenüber zeigt die Mehrzahl der heutigen Autoren Zurückhaltung. In den älteren klinischen Studien waren es vor allem drei Charakterzüge gewesen, die immer wieder herausgestellt wurden: (a) Eine zwanghafte Persönlichkeit mit Unterdrückung aggressiver und feindseliger Impulse, (b) ein masochistisch-depressiver Zug mit starkem Bedürfnis nach Selbstaufopferung und übertriebenem Helferwillen und (c) ein starkes Bedürfnis nach körperlicher Aktivität vor Ausbruch der Erkrankung. Schon deskriptiv gleichen diese Züge denen, die wir in unseren eigenen Untersuchungen bei chronischen Schmerzpatienten (siehe Kap. 4.2.2) fanden, was u.E. als Hinweis auf die persönlichkeitsprägende Rolle des chronischen Schmerzerlebens interpretiert werden muß (Hoffmann u. Egle, 1989b). Das mag an einem einzelnen Beispiel noch verdeutlicht werden. Alexanders Arbeitsgruppe hatte ausschließlich Frauen untersucht und in der Beschreibung der Psychodynamik besonderes Gewicht auf die Verweigerung der weiblichen Geschlechtsrolle und der Sexualität gelegt. Die gestörte Sexualität der Rheumatikerinnen muß heute als ausreichend gesichert angesehen werden. In allen späteren Untersuchungen waren diese Einschränkungen jedoch erst *nach* Beginn des Rheumaleidens aufgetreten, was angesichts eines mit starken Schmerzen und Bewegungseinschränkungen einhergehenden Krankheitsbildes gar nicht so verwunderlich ist. Solche Befunde müssen nicht der Konzeption eines „männlichen Protestes", wie Alexander ihn beschrieb, widersprechen, sie können allerdings eine solche Annahme auch nicht stützen.

Die ärztliche und therapeutische Führung dieser Patienten ist nicht einfach. Sie geben den Ärzten zu verstehen, daß es sich eigentlich nicht lohnt, wegen ihrer Krankheit viel Aufhebens zu machen. Von Bedeutung für die *Arzt-Patient-Beziehung* ist auch hier der Versuch des Arztes, zunächst eine tragfähige Beziehung zu dem Patienten herzustellen. Erst später kann man versuchen, die Aktivität, die Selbstlosigkeit und die Ideale des Patienten vorsichtig in Frage zu stellen. Besserungen im therapeutischen Prozeß entstehen stets dann, wenn die Patienten es lernen, aus ihrer retentiven Haltung herauszugehen, zur Welt Vertrauen zu fassen, Forderungen zu stellen, offen aggressiv zu sein und Hilfe anzunehmen.

Neben internistischen, operativen und physiotherapeutischen Maßnahmen kommt ebenfalls eine *psychotherapeutische Behandlung* in Frage. Von verhaltenstherapeutischer Seite wurden validierte Therapieprogramme für die Schmerzbewältigung empfohlen, wie überhaupt der Akzent psychotherapeutischer Hilfestellung auf der Verbesserung des Coping, der *Krankheitsbewältigung,* liegen muß. Nach einer neueren Studie (van Lankveld et al., 1993) ist eine mindestens dreifache Bewältigung, nämlich die von Schmerzen, sozialer Abhängigkeit und persönlichen Einschränkungen, vom Patienten zu leisten. Hilfreich können auch entspannende Therapien sein, die den Bewegungsapparat im ganzen ansprechen, wie z.B. konzentrative Bewegungsübungen. Angesichts der Verbreitung der Volkskrankheit „Rheuma" und der großen Therapiefortschritte auf operativem und medikamentösem Gebiet erstaunt es, wie wenig sich insgesamt an Verlauf und Prognose geändert hat. Wir führen dies unter anderem auf die so gut wie überhaupt nicht stattfindende Berücksichtigung psychischer Faktoren in Therapie und Rehabilitation zurück. Die Einstellung eines Psychologen für 200 Patienten einer Kurklinik ist offensichtlich nicht ausreichend!

4.3.7 Das atopische Ekzem (Neurodermitis)

Es handelt sich um eine chronische, juckende, oberflächliche Entzündung der Haut, die man in der Regel bei Patienten antrifft, in deren persönlicher oder Familienanamnese allergische Leiden vorkommen. Insbesondere die Komorbidität mit und Krankheitssukzession durch Asthma bronchiale ist nicht selten. Ätiologisch werden vor allem allergologische, immunologische Faktoren (IgE) und andere diskutiert.

Symptomatik: Die Krankheit beginnt meist mit Juckreiz. Durch Kratzen und Reiben kommt es zu Exkoriationen und zu einer Verdickung und Verhärtung der Haut. Meistens tritt bald eine rautenförmige, mosaikartige Veränderung der verdickten Haut auf, die man als Lichenifizierung bezeichnet. Durch Kratzen und Sekundärinfektion kommt es bisweilen zu Krustenbildungen und zu Exsudation. Betroffen sind vorwiegend Gesicht, Hals, Ellenbeugen, Kniekehlen, Hände und Handgelenke.

Die Versuche zur *Erfassung der Psychodynamik* des atopischen Ekzems spiegeln den unzureichenden Kenntnisstand, der weiterhin besteht, wider. In der Vergangenheit wurde von ganz wenigen Fällen generalisierend und unkritisch ausgegangen. Eine dermatologisch und psychoanalytisch gleich erfahrene Autorin wie I. Rechenberger (1979) schreibt, daß die dermatologische Psychosomatik sich weiterhin im Stadium der Grundlagenforschung befinde. Einiges scheint sich indessen abzuzeichnen.

So berichtet Bosse (1990) zur *auslösenden Situation* der Ekzemschübe bei den oft noch jungen Patienten, daß sich bei sorgfältiger Anamnese regelmäßig psychosoziale Belastungen wie Wechsel von Bezugspersonen, Krisen in Freundschaften, Spannungen in der Familie, besonders zwischen den Eltern, Reisen, Umzüge usw. finden. Später treten berufliche Probleme und Spannungen in den Partnerbeziehungen in den Vordergrund. Im Krankenhaus – so ist die Erfahrung vieler Dermatologen – heilt das Ekzem gut ab, um bei gleicher Medikation rasch nach Entlassung wieder zu exazerbieren. Rechenberger geht für die *psychogene Komponente* der Neurodermitis von einer Störung der primären Mutter-Kind-Beziehung aus. Sie meint, im morphologischen Bild des Ekzems unterscheiden zu können, ob die Bindung nach außen harmonisch wirke (die Patienten kommen dann auch mit den Bezugspersonen in die Sprechstunde) oder eine gespannte Partner- oder Familienbeziehung rasch geäußert werde. Der typische Befund der Lichenifizierung bei Lokalisation des Ekzems vorwiegend an den Beugeseiten finde sich häufiger bei der ersten Gruppe, während papulöse Veränderungen mit tiefen ausgeschaufelten Kratzeffekten an Oberkörper, Streckseiten und Hüften bei der zweiten Gruppe überwögen. Soweit Rechenberger die Mütter der Patienten selbst untersuchen konnte, fand sie diese in sehr unterschiedlicher Weise psychisch auffällig. Damit wird zwar eine spezifische psychogene Komponente in der Genese des atopischen Ekzems eher unwahrscheinlich, aber der primär oder sekundär (z. B. durch die Reaktion auf das Kind und seine Krankheit) gestörten dyadischen Beziehung kommt wohl eine gewisse Bedeutung zu. Alexanders Hypothese (fehlende mütterliche Zuwendung – Exhibition des Körpers, der Haut, um Aufmerksamkeit zu erregen – Schuldgefühle – Autoaggression) scheint zu global und so kaum belegbar. Trotz der Weitsicht, die Alexander insgesamt im psychosomatischen Feld bewiesen hat, scheint er hier, und mit ihm viele andere, der klischeehaften Verkürzung von intakter Haut und intakter Mutter-Kind-Beziehung erlegen zu sein. Einzelne Aspekte, insbesondere der Zusammenhang von Scham, Schuldgefühlen und masochistischer Autodestruktion durch das in manchen Fällen exzessive Kratzen, sind klinisch besser zu belegen. Sie könnten allerdings auch in der *Psychodynamik des Krankheitsverlaufs* entstehen, denn der Hautkranke ist sichtbar „gezeichnet" und hat eine sozial schwierige Position, wobei z. B. das Verbot der Ordnungsämter, öffentliche Bäder zu benutzen, noch die geringste Belastung darstellt. Die Partnersuche von Menschen mit ausgeprägten Hautveränderungen ist sicher erheblich erschwert und die Rückwirkungen auf das Selbstbild naheliegend. Vielleicht bringt auch hier in Zukunft die Psychoimmunologie für die Pathogenese des atopischen Ekzems weitere Aufklärung. Erste Hinweise auf Zusammenhänge von Hautkontakten in der frühen Entwicklung und Veränderung der Immunitätslage im Tierexperiment berechtigen zu solchen Hoffnungen.

Im Vordergrund der psychischen Belastung steht für alle Kranken in gleicher Weise der **unerträgliche Juckreiz.** Von hier aus ergibt sich der vitiöse Zirkel des *„Jucken-Kratzen-Jucken",* der durch die jeweilige kurze Entlastung nach dem Kratzen und des dann folgenden verstärkten Juckens (durch die mechanisch ausgelöste Histaminproduktion) gekennzeichnet ist. Unausgeglichenheit, Reizbarkeit und Gespanntheit sind fast natürliche Folgen dieser Qual. Dem Kranken hier bei der Bewältigung zu helfen, ist das Ziel der *therapeutischen Ansätze.* Verhaltenstherapeutische Settings haben sich als erfolgreich im Umgang mit dem Krankheitsverhalten gezeigt. So wurde beispielsweise ein gezieltes Training zum Ersatz der Kratzrituale durch alternative Entlastungshandlungen (z. B. Preßdruck) entwickelt. Neben einer medikamentösen *Behandlung,* die z. T. auch in lokalen Anwendungen besteht, kommt durchaus auch eine Psychotherapie in engerem Sinne, in seltenen Fällen eine analytische Psychotherapie, in Frage. Auch Entspannungsverfahren, vor allem das Autogene Training, tragen eindeutig zur Entlastung der Patienten bei.

4.3.8 Die Anorexia nervosa / Magersucht

Unter Anorexia nervosa versteht man ein Krankheitsbild, das als Ausdruck eines seelischen Konfliktes zu einem extremen Gewichtsverlust führt. Essen bzw. Erbrechen sind nicht nur physiologische Vorgänge, sondern bereits in der frühesten Entwicklung sich ausbildende Kommunikationsabläufe zwischen Mutter und Kind. Sie können verschiedensten Störungen unterworfen sein. Bei der Anorexie bestehen ein breites Spektrum und viele Übergänge von kurzzeitigen, oft spontan heilenden *anorektischen Reaktionen* über *anorektische Phasen* als Ausdruck eines Konversionsgeschehens bis hin zu den bekannten schweren, oft kaum beeinflußbar verlaufenden chronischen Formen. *Pathognomonisch* ist die idealisierte Vorstellung von einem reduzierten Körpergewicht, die der oft panischen Befürchtung, zu dick oder auch nur normgewichtig zu sein, entspricht. (Die Medizingeschichte der Magersucht rekonstruiert sehr interessant T. Habermas, 1994.)

Vorkommen und Verlauf: Anorexie-Kranke sind zu 95 % Frauen. Während früher angenommen wurde, daß die Krankheit fast ausschließlich in der Pubertät beginne und nach dem 25. Lebensjahr selten werde, ist ein Auftreten auch über dieses Alter hinaus heute des öfteren beobachtet worden. Ebenfalls gesichert ist eine ständige epidemiologische Zunahme der Erkrankung seit etwa 1975. Die Erkrankungsprävalenz liegt – kulturell unterschiedlich – um 0,5–2% der Mädchen in der Adoleszenz. In bis zu 10% der Fälle kommt es auf verschiedene Weise zum Tod der Patientinnen. Der Verlauf ist wechselhaft. Viele Anorexien heilen gut aus, aber Langzeitbeobachtungen weisen auf eine Tendenz zur Chronifizierung hin. Häufiger sind wahrscheinlich kurzzeitige **anorektische Reaktionen** und **atypische Anorexien** (ICD-10) mit geringergradiger Symptomausprägung. Es gibt Hinweise auf eine erhöhte Prävalenz in den oberen Sozialschichten und Industriegesellschaften. Daneben ist ein *genetischer Faktor* wahrscheinlich geworden.

Nach den DSM-IV-Kriterien unterscheiden wir zwei hauptsächliche Formen:

1. Der *asketische Typ* („Restricting Type")
   Es handelt sich dabei um Patientinnen, die ihr Gewicht ausschließlich durch Hungern reduzieren. Sie sind die im engeren Sinne „echten" Anorexien, auch wenn sie gar nicht, wie der Krankheitsname mißdeutet, an Appetitlosigkeit (Anorexie) leiden, sondern zumindest anfangs unter starken Hungergefühlen. Später schwinden diese allerdings.
2. Der *hyperorektische Typ* („Binge-Eating/Purging Type")
   Er ist gekennzeichnet durch absichtliche Reduktion der Nahrungsaufnahme, Selektion kalorienarmer Speisen, unterstützt durch phasenhaftes oder regelmäßiges Erbrechen, Einnahme von Laxantien und/oder Diuretika und motorische Überaktivität. Diese Patientinnen nehmen das Hungergefühl wahr, mitunter als quälend, so daß Heißhungeranfälle auftreten können; sie werden unterdrückt oder sind am Beginn der Magersucht mit der Aufnahme großer Nahrungsmengen und anschließendem Erbrechen verbunden. Im Unterschied zur Bulimie, die im nächsten Kapitel beschrieben wird, steht bei diesen Patientinnen die Sucht, mager zu werden, konstant im Vordergrund, auch wenn das Eßverhalten dem der Bulimikerinnen gleicht. Man hat wegen dieser Überschneidung auch von **„Bulimarexie"** gesprochen.

Prognosefaktoren: Ein Krankheitsbeginn vor dem 16. Lebensjahr weist auf eine eher gute Prognose hin. Für einen ungünstigen Verlauf sprechen die Kombination der Anorexie mit Bulimie, Laxantienabusus, prämorbide Fettsucht und schlechte soziale und berufliche Anpassung. Diese Prädiktoren wurden von Herzog (1993) im Rahmen einer 12-Jahres-Katamnese noch einmal bestätigt. *Somatische Prädiktoren* für einen *letalen* Verlauf waren ein stark erniedrigtes Gewicht ($<$ 60 % Normgewicht) und Serumalbumin sowie eine erhöhte saure Phosphatase bei Aufnahme. Auf einen späteren *chronischen Verlauf* verwiesen ein erhöhter Kreatininwert, Laxantienabusus und die vorbestehende Krankheitsdauer.

Symptomatik

- Starke Gewichtsabnahme, Untergewicht bis zur Kachexie. Kritisch für die Diagnose ist eine *Unterschreitung des Normgewichtes um mehr als 15 %.* Meist liegt die Verschiebung deutlich unterhalb dieses Wertes. Der *Quetelets-Index* ([Gewicht in kg] : [Größe in m]^2) gilt unterhalb eines Wertes von 17,5 als pathologisch.
- Amenorrhö; fast regelmäßig besteht eine sekundäre Amenorrhö, selten eine primäre. Die Amenorrhö kann vor Beginn der Erkrankung auftreten, meist tritt sie zusammen mit dem Beginn der Krankheit, selten nach Beginn auf. Sie ist als physiologische Reaktion auf die reduzierte Produktion der Gonaden zu verstehen.
- Chronische Obstipation. Diese ist zum Teil ein Artefakt der reduzierten Nahrungsaufnahme.
- Sekundäre Folgen des Hungerzustandes: Der Gesamtstoffwechsel ist subnormal, der Grundumsatz reduziert, die Körpertemperatur erniedrigt, Haut und Haare sind trocken und brüchig, es treten Lanugobehaarung, oft auch eine Akrozyanose auf, daneben Hypokaliämie und manchmal Magenbeschwerden.
- Störungen des Eßverhaltens: Die Gewichtsabnahme wird erreicht durch Nahrungsverweigerung, durch spontanes oder induziertes Erbrechen und durch Abführmittelabusus, bisweilen durch Diuretika. Neben der Nahrungsverweigerung sind in vielen Fällen hyperorektische Attacken („Freßanfälle")

und ein oft bizarrer Umgang mit Nahrung (Diebstähle, Horten, Verfaulenlassen) zu beobachten.

- Motorische Überaktivität: Die körperlich hinfälligen Patientinnen verleugnen ihre Schwäche und Müdigkeit, sind kaum im Bett zu halten, unternehmen stattdessen anstrengende sportliche Trainingsprogramme oder weite Wanderungen etc.
- Verleugnung des Krankheitswertes der Kachexie: Die Patientinnen erleben ihren kachektischen Zustand nicht als krankhaft, sondern verteidigen ihn als normal.
- Körperbildstörung: Die Wahrnehmung des eigenen Körpers ist bei diesen Patientinnen regelmäßig gestört.
- Verleugnung des Hungers: Die Patientinnen tragen eine völlige Unabhängigkeit von körperlichen Bedürfnissen, insbesondere von Hunger, zur Schau. „Ich brauche nichts zu essen."
- Depressive Verstimmungen: Sie sind bei 50% der Patientinnen beobachtet worden und stellen die häufigste psychische Komplikation des Krankheitsbildes dar. Manche Autoren fassen – unseres Erachtens irrtümlich – das Krankheitsbild als eine Art von larvierter Depression auf.
- Kontaktstörung: Die Patientinnen sind oft sozial isoliert, leben in einer Art „splendid isolation". Ihre Fähigkeiten zu intensiverem Kontakt, zu emotionalem Austausch sind stark eingeschränkt.
- Die *Störungen der Hormonmuster* bei der Anorexie sind seit langem bekannt. Sie waren es, die immer wieder die Forschung nach einer primär doch organisch verursachten Erkrankung suchen ließen. Garfinkel et al. (1986), die die gesamte Literatur hierzu referieren, fassen ihr Votum zu den hypophysär-hypothalamischen Funktionsabweichungen folgendermaßen zusammen: „Heute lassen sich diese Veränderungen entweder als Ausdruck der emotionellen Störungen, die dem Krankheitsbeginn vorangehen, fassen, oder auf den Gewichtsverlust bzw. die reduzierte Nahrungsaufnahme beziehen."

Zur auslösenden Situation: Die Krankheit tritt, wie oben erwähnt, überwiegend in der Pubertät auf. In dieser Entwicklungsphase stehen nach Anna Freud die Triebangst (erotische bzw. sexuelle Versuchungssituation) und die damit verbundene

Triebfeindlichkeit, die Intellektualisierung, die Umgestaltungen der Objektbeziehungen (tatsächliche oder phantasierte Trennung von den Eltern) und die Entwicklung neuer Identitätsgefühle (anstatt Mädchen: Frau, Mutter) im Vordergrund. Die Adoleszente muß sich von Bindungen an Personen, die größte Bedeutung in der Kindheit für sie hatten, lösen und muß Beziehungen anderer Art eingehen. Bei Patientinnen, die an Anorexie leiden, können die Konflikte, die mit diesen Themen verbunden sind, aufgrund einer Entwicklungsstörung nicht befriedigend gelöst werden. Es sind in der Mehrzahl der Fälle nicht äußere „Gefahren", sondern die Entwicklungsprozesse als solche, die den Konflikt auslösen. Die Umgestaltungen der Pubertät sind es, die zu Angst und Abwehr führen, und zwar dann, wenn die sexuelle Reifung zur psychischen Realität geworden ist oder zu werden droht. Die seelische Krise wird dadurch ausgelöst, daß die Vorstellungen vom eigenen Ich (Ich-Ideal) und die Wahrnehmung von Veränderungen im Bereich des Körpers und von Veränderungen im Bereich von triebhaften Bedürfnissen nicht mehr übereinstimmen (Körper-Ich). Als Abwehr wird das Ideal, ein geschlechtsloses, reines und autonomes Wesen zu sein, aufgebaut. Banaler *äußerer Anlaß* können Bemerkungen von Außenstehenden über ihre runden Körperformen sein oder spielerische Manipulationen mit der Nahrungsaufnahme. Nicht selten gehen ein erster Kontakt mit dem anderen Geschlecht, eine körperliche Berührung, Zärtlichkeiten, die als gefährlich oder bedrohlich abgelehnt werden, der Erkrankung voraus. Durch solche Erlebnisse wird der zentrale Konflikt verstärkt, der in der tiefliegenden Ablehnung der weiblichen Geschlechtsrolle liegt.

Psychodynamik und Psychogenese

1. Abwehr der weiblichen Identität

Die Abwehr richtet sich gegen die Übernahme der weiblichen Rolle (Frau, Mutter) als solcher, besonders aber gegen die weibliche Sexualität (weibliche Körperformen), weibliche sexuelle Regungen. Die weibliche Sexualität zeigt im unbewußten Erleben der Patientinnen deutliche Parallelen zum Essen in Form des Insichhineinnehmens von Glied und Samen und des Dickwerdens durch Schwangerschaft. Über die Abwehrmechanismen

Regression und Verschiebung werden die genital-sexuellen Triebimpulse auf die orale Ebene verschoben. Die Ängste, die andere Frauen davor haben, sexuell „penetriert" oder schwanger zu werden, bestehen hier gegenüber der Nahrungsaufnahme. Die Mädchen, die sich zum Zeitpunkt der Adoleszenz mit der Rolle der Frau bzw. der Mutter identifizieren müßten, wären gezwungen, die ambivalente Beziehung zur Mutter aufzugeben, wozu sie jedoch nicht in der Lage sind, da sie aufgrund der gestörten Entwicklung (s.u.) nicht fähig sind, sich als ein „Selbst" zu erleben und als ein „Selbst" zu handeln. Jeder Versuch, sich von der Mutter zu trennen, ruft bei den Patientinnen Depressionen, Angst und Verzweiflung hervor.

2. Die Abwehr des Essens als Kampf gegen den Wunsch nach Verschmelzung mit der Mutterfigur oder als Möglichkeit der Trennung von der Mutterfigur

Im Hunger wird die Abhängigkeit des Ichs von der Natur, vom eigenen Körper und insbesondere von der Fürsorge der Mutter in charakteristischer Weise erlebt. Unbewußt liegen Erinnerungen zugrunde, übermäßige Wünsche an die Mutter zu haben, und die infantile Enttäuschung, von der Mutter nicht genug bekommen zu haben. Die Nahrungsabstinenz steht aus dieser Sicht im Dienste der Selbstbestrafung und stellt den vergeblichen Versuch dar, Schuldgefühlen zu entgehen. Das manifeste Bild wird bestimmt durch ein Verhalten, das der unbewußten Sehnsucht nach dem Einssein mit der Mutter entgegengesetzt ist. Eine unbewußte Formel könnte man nennen: Nahrung = Mutter. Die ambivalente Beziehung zur Mutter bringt es dann mit sich, daß die Nahrungsaufnahme als eine Aufhebung der Grenzen zwischen Patientin und Mutter, als ein gefährlicher Vorgang erlebt wird. Bei der Einverleibung der Nahrung wird für die Patientinnen die Grenze zwischen Ich und Objekt aufgehoben. Durch die Nahrungsabstinenz wird diese Gefahr vermieden. Diese Wünsche und Befürchtungen sind in der Regel unbewußte, die erst in psychoanalytischer Therapie verbalisierbar werden.

3. Der Kampf um die Autonomie

Nach H. Bruch und H. Thomä haben die Patientinnen eine tiefe Resignation gegenüber der Möglichkeit zur Realisierung autonomer Ansprüche und autonomer Selbstverwirklichung. Das kann objektiv durch tatsächlich dominierende und kontrollierende Elternpersonen ausgelöst sein; wie immer, muß aber auch an die Möglichkeit einer subjektiven Fehleinschätzung der Umwelt gedacht werden. Das resultierende Gefühl läßt sich etwa so beschreiben: „Alles, was ich tue, ist sinnlos. Nie tue ich etwas selbst. Nie bin ich ich selbst." Aus dieser Sicht ist die Nahrungsverweigerung der unbewußte Versuch, sich als autonomes Subjekt zu erleben. Nur noch diese Autoaggression vermittelt das Gefühl, ein Selbst zu haben, Individuum zu sein. Das Ich kann sich nur als begrenzt erleben, wenn es sich selbst schädigt. Hinter dieser Störung des Erlebens steht eine unzureichende Abgrenzung von Selbst und Objektrepräsentanzen, d.h. eine unzureichende Unterscheidungsmöglichkeit der psychischen Bereiche, die das Selbsterleben auf der einen Seite und das Bild des anderen Menschen in einem selbst auf der anderen Seite begründen. Das Verständnis der Anorexie als fehlgeleiteter Regulationsversuch zur Aufrechterhaltung eines Selbstwerterlebnisses ist für die Therapie von entscheidender Bedeutung. Es ermöglicht dem Therapeuten jenen notwendigen „Respekt" vor der Erkrankung, der der Patientin das Gefühl vermittelt, verstanden zu werden.

Magersuchtpatientinnen haben sich als Kinder häufig überstark an die Forderungen ihrer Umgebung angepaßt, erscheinen als Musterkinder. Diese übermäßigen Anpassungsprozesse können teilweise als vorzeitige Ich-Entwicklung verstanden werden, um mit der wenig empathischen Umwelt fertig zu werden. In H. Bruchs Verständnis der Anorexie sind neben dem oben geschilderten Gefühl des Ausgeliefertseins und der Ineffektivität noch zwei weitere Faktoren von entscheidender Bedeutung: das gestörte Körperbild (s.o.) und die Fehlinterpretation innerer und äußerer Reize.

Persönlichkeitsstruktur: Meist handelt es sich bei diesen Patientinnen um überdurchschnittlich intelligente Menschen, die zugleich auch sehr verletzlich („sensibel") sind. Gewöhnlich sind sie autistisch in einer trotzig- oppositionellen und eigensinnigen Haltung verfangen. Dabei erscheinen sie nach außen in der ersten Annäherung oftmals auch übergefügig.

Zur familiären Situation: Im Umgang mit Magersüchtigen fallen dem Untersucher die Spannungen zwischen der Patientin und den übrigen Familienmitgliedern immer wieder auf, aber auch die Spannungen der Familienmitglieder untereinander. Die ausgeprägten pathologischen Beziehungsmuster können nicht nur als Krankheitsfolge aufgefaßt werden. Inwieweit man jedoch berechtigt ist, in einem spezifischen Sinne von einer Magersuchtfamilie zu sprechen, möchten wir offenlassen. Depressionen, Alkoholismus und die Anorexie selbst sind in der Herkunftsfamilie der Kranken gehäuft anzutreffen (Garfinkel et al.), wie auch die Patientinnen selbst hinsichtlich des Bestehens von Süchten (Alkohol, Medikamente) gefährdet sind. Ob es sich hierbei um biologische oder psychologische Faktoren handelt, ist noch unklar.

Arzt-Patient-Beziehung: Die Patientinnen üben einen massiven Appell aus und verstehen es, Ärzte und Pflegepersonal durch ihr kindliches, hilfloses und dabei differenziertes und „vernünftiges" Wesen für sich einzunehmen. Alle Versuche jedoch, wirklich Einfluß zu nehmen und eine Gemeinsamkeit herzustellen, scheitern. Sie sehen eine Behandlung bei ihrer fehlenden Krankheitseinsicht als unnötig an, insbesondere eine stationäre Behandlung, die ihre Nahrungsrituale aufdecken muß. Wenn die stationäre Aufnahme nicht zu umgehen ist, wollen sie selbst den Gang der Behandlung bestimmen, handeln Privilegien aus. Nach einigen Wochen treten dann regelmäßig Enttäuschungen auf. Insbesondere dann, wenn die Gewichtskurve, obwohl die Patientinnen angeblich Unmengen zu sich genommen haben, gleichbleibt oder abfällt und die anhaltende Nahrungsverweigerung, das heimliche Erbrechen, entdeckt werden, und spätestens dann, wenn Diebstähle in der Küche oder Anzeigen aus benachbarten Warenhäusern die Geduld der Ärzte und Schwestern strapazieren. Ein Arbeitsbündnis herzustellen und gleichzeitig die Verhaltensstörungen der Patientinnen zu ertragen, ist eine schwierige Aufgabe für Ärzte und Schwestern. Die Behandlungstechnik muß danach ausgerichtet sein, den Kampf der Patientin um ihre Autonomie zu verstehen.

Therapie

Die *Probleme der Behandlung* sind erheblich. An erster Stelle steht das Therapie-Arrangement überhaupt, das der Reflexion bedarf. Wenn man sich das, was oben über den Kampf der Patientinnen um Autonomie und Selbstbestimmung gesagt wurde, vergegenwärtigt, dann ergibt sich für den Therapeuten eine geradezu *paradoxe Situation:* Auf der einen Seite ist die Patientin lebensbedrohlich krank. Der Arzt muß helfen, er muß gegen den Willen der Patientin etwas tun, was diese nicht möchte. Er *will* etwas von der Patientin – muß sie zu etwas bringen, zu einem Verhalten drängen, das für diese Unterwerfung bedeutet. In psychodynamischer Konsequenz ist für die Patientin anfangs die Einwilligung in die Therapie mit einer *Unterwerfung unter den Willen des dominierenden anderen identisch.* Die Therapie wird zur (so erlebten) Selbstaufgabe. Nur so ist der hinhaltende Widerstand gegen jede Form der Therapie zu verstehen. Meist sind es auch die Angehörigen selbst, die die Kranke zum Arzt oder in die Klinik bringen. Aktiv helfen heißt für den Arzt in den Augen der Patientin, zum Helfershelfer der Angehörigen zu werden. Ein Vertrauensverhältnis erscheint anfangs kaum erreichbar. Alle Vertreter einer „nur" somatischen Therapie (Sondenernährung; Dauerschlafbehandlung, wo nur zum Essen geweckt wird) sind für die Kranken keine Verbündeten, sondern Gegner.

Man muß der Patientin vermitteln – und das ist eine echt dialektische Aufgabe –, daß man ihr helfen will, jenen inneren Kampf um ihre Autonomie zu ihren Gunsten zu entscheiden, daß man aber die gewählten autoaggressiven Mittel für verfehlt hält. Man muß versuchen, das zu etablieren, was man eine therapeutische Ich-Spaltung nennt. Dies ist bei kaum einer Neurose so problematisch wie bei der Anorexie. Eine Patientin sagt während der Psychotherapie zu ihrem Therapeuten: „Sie sagen immer, daß Sie nichts von mir wollen. Aber natürlich wollen Sie etwas von mir: Sie wollen mich gesund machen. Wenn Sie mich soweit haben, dann werden Sie triumphieren und denken: Die habe ich geschafft. Aber seien Sie gewarnt: Mich schaffen Sie nicht." Diese Patientin kann in sehr charakteristischer Weise ein sogenanntes „Arbeitsbündnis" in der Therapie nicht eingehen, sondern sie erlebt die Therapie in der Übertragung als ein ständiges Ringen mit der dominierenden Mutter. Die Auflösung solch eines gordischen Knotens stellt erhebliche Anforderungen an Geduld und Können des Therapeuten. Dazu gehört es auch, alle Versuche der Verwandten, sich in die Therapie einzumischen, freundlich, aber bestimmt zurückzuweisen. Wiederholt beobachten wir, wie aus psychotherapeutischer Sicht „gut laufende" Therapien von den Familienangehörigen minderjähriger Patientinnen beendet wurden. Wenn das, was oben über die psychische Struktur der Mütter gesagt wurde, zutrifft, dann ist diese Einmischung nur konsequent. Denn ein Autonomwerden der Tochter in der Psychotherapie *muß* Ablösung von der Mutter und damit Schmerz und Betroffenheit für diese bedeuten.

Die „Behandlungstechnik" bei *erheblichem Untergewicht* muß anfangs bei allem Verständnis strikt und entschlossen sein: Zimmeraufenthalt, notfalls Bettruhe, Besuchsverbot, Kontrolle der Ein- und Ausfuhr von Kalorien; Kontrolle der „Zufuhr" von Medikamenten (Laxantien, Diuretika). Man muß der Patientin zu verstehen geben, daß man sie akzeptiert, aber nicht ihre Autodestruktion. Erst wenn die Gewichtskurve ansteigt, wird gewöhnlich mit psychotherapeutischen Gesprächen begonnen, und man kann dann zunehmend die strengen äußeren Bedingungen lockern. Alle Maßnahmen, die die Patientinnen zu einer aktiven *Selbstkontrolle* verpflichten (Absprachen, „Verträge"), sind solchen einer *Fremdkontrolle* immer vorzuziehen (Vandereycken). Es versteht sich, daß bei extremer Kachexie die Sondenernährung nicht zu umgehen ist. Manche Autoren empfehlen Sedierung und anxiolytische Behandlung (Diazepam-Derivate) vor dem Essen, wenn dieses phobisch besetzt ist. Die oft angewandte *antidepressive Psychopharmakotherapie* ist nach maßgeblichen Meinungen problematisch und umstritten.

Übersichtsschema zur Therapie:

1. Bei Patientinnen mit einer Gewichtsreduktion im tolerablen Bereich, insbesondere bei akuten und noch nicht chronifizierten Erkrankungen, sollte die Therapie mit psychotherapeutischen Maßnahmen begonnen werden. Wir selbst arbeiten mit einer modifizierten psychoanalytisch orientierten Therapie und kombinieren bis zur Gewichtsnormalisierung mit verhaltenstherapeutischen Elementen (schriftliche Verträge bezüglich Zunahme und Eßverhalten einschl. der Festlegung von „Sanktionen" bis hin zur Entlassung aus der Klinik).

2. Bei *kachektischen Patientinnen* führt kein Weg daran vorbei, das Körpergewicht *vor* jeder Form von Psychotherapie wiederherzustellen. Im Zustand des Hungerns kann niemand von

konfliktzentrierten Gesprächen profitieren. Diese Patientinnen müssen stationär behandelt werden.

3. Die *Angst vor dem Essen* hat eine echt *phobische Dimension.* Die Patientinnen reagieren hier teilweise geradezu panisch und vermeiden phobisch den angstmachenden Reiz, das ist die Nahrungsaufnahme. Es ist eine gemeinsame Erkenntnis aller Psychotherapie-Richtungen, daß Phobien ohne aktive Auseinandersetzung mit dem angstmachenden Reiz nicht behandelbar sind. Deswegen ist es immer erforderlich, daß die Problematik der Nahrungsaufnahme in die Therapie einbezogen wird (z. B. durch verbindliche Absprachen).

4. Bei Patientinnen mit erwiesen chronischer Anorexie und längerdauernder Kachexie muß die Therapie nach dem *Muster einer Suchtbehandlung* aufgebaut werden. Eine entschlossene, nicht verhandlungswillige therapeutische Einstellung ist unumgänglich. Endokrinologische Untersuchungen haben die von manchen Autoren schon länger vermutete *Suchtstruktur* fortgeschrittener Anorexien bestätigt. Durch die Kachexie kommt es offenbar zu einer vermehrten Produktion körpereigener Opiate (Endorphine), die zu rauschhaftem Erleben führen (Weiner, 1985; Marrazzi u. Luby, 1986). Die Patientinnen schildern eine befriedigende Schwerelosigkeit, eine Leichtigkeit, einen freien Zustand, den sie um keinen Preis aufzugeben bereit sind. Ihre verleugnenden und rationalen Einlassungen sind die von strukturell Süchtigen. Sie als (noch) Neurosekranke mißzuverstehen heißt, ihre Behandlungschancen drastisch zu verschlechtern.

Zusammenfassung und Bemerkungen zur nosologischen Klassifizierung: Bei aller Eindrücklichkeit der Psychodynamik ist bei der Anorexie auch von konstitutionellen und sozialen Faktoren hinsichtlich der allgemeinen *Vulnerabilität* auszugehen. Wir fassen die Magersucht als eine narzißtische Störung (Störung des Selbstwertgefühls) auf, die zum Teil von depressiven, hysterischen oder zwanghaften Komponenten begleitet ist. Der Prozeß zur Abgrenzung des Selbst, der mit der Pubertät abgeschlossen ist, ist bei diesen Patientinnen gestört. Meist besteht ein enger ambivalenter Kontakt zur Mutter. Im klassischen psychodynamischen *Modell* entläßt die Mutter das Kind nicht in die Individuation des Erwachsenwerdens. Die Anorexie stellt den Versuch dar, sich aus der narzißtischen Umklammerung loszureißen. Das

Abnehmen wird als einzige Möglichkeit gesehen, sich von der Mutter zu trennen, selbständig zu werden. Für jeden *Einzelfall* ist ein solches Modell natürlich kritisch zu validieren und erst einmal eine Hypothese.

Das *„psychosomatische" Krankheitsbild,* nämlich der extreme körperliche Verfall, entsteht eigentlich erst sekundär als Folge einer psychischen Verweigerung. Dieses Krankheitsbild gehört damit unseres Erachtens nur „uneigentlich" in die Gruppe der Psychosomatosen und sollte besser als die Sonderform einer Psychoneurose aufgefaßt werden. Sobald sich das Krankheitsbild im körperlichen Bereich zu „etablieren" beginnt, entwickelt sich allerdings eine ausgeprägte *Eigengesetzlichkeit,* die der von Psychoneurosen nicht mehr gleicht und vor allem anders behandelt werden muß. Man kann dies als den Übergang von der *anorektischen Reaktion* in das Krankheitsbild der eigentlichen Anorexia nervosa auffassen. Die Erkrankung macht hier einen Qualitätswandel durch, der für viele Autoren Anlaß ist, von einer psychosomatischen Krankheit zu sprechen. Die Jahre bestehende, stark untergewichtige Anorexie zeigt eine Eigengesetzlichkeit, die mit dem deutschen Begriff der *Magersucht* gut erfaßt wird. In diesem Stadium der Krankheit sind die Urteilskraft und die Fähigkeit zur freien Entscheidung deutlich eingeschränkt. Die Patientinnen gleichen hierin Süchtigen, und die Behandlung muß manche Elemente der Suchtbehandlung übernehmen. Im deutlichen Gegensatz dazu kann bei der *anorektischen Reaktion* oft in wenigen Gesprächen mit den Patientinnen und der Familie eine rasche Gewichtsnormalisierung erreicht werden. Da die Therapiewünsche in der Regel mehr bei den Angehörigen liegen, ist eine anschließende Psychotherapie, die auf die Konflikte und nicht auf das Gewichtsproblem eingeht, bei diesen Fällen meist nicht möglich. Man sollte den oft noch sehr jungen Mädchen aber glaubwürdig vermitteln, daß man in einer Psychotherapie zu einem späteren Zeitpunkt für sie eine echte Chance sähe, unabhängig davon, ob sie dann dick oder dünn seien.

4.3.9 Die Bulimia nervosa

Seit dem Beginn der 70er Jahre wird gehäuft ein Krankheitsbild beobachtet, das der Anorexia nervosa sehr ähnlich ist. Die *Bulimie* (= Stierhunger) ist gekennzeichnet als übersteigerte Angst vor einer Gewichtszunahme und durch Freßattacken mit anschließendem Erbrechen. Überraschenderweise ist das Krankheitsbild schon seit der Antike bekannt. Die Häufigkeit scheint jedoch in unserer Zeit deutlich zugenommen zu haben, wie aus allen Industrieländern seit den 60er Jahren berichtet wird. Sie unterliegt offensichtlich auch Zeitströmungen, die mit den Folgen einer Überflußgesellschaft zusammenhängen. Betroffen sind fast ausschließlich junge Frauen. Die *Prävalenzrate* der Bulimia nervosa liegt nach verschiedenen Schätzungen bei etwa 2–4% der Frauen zwischen 20 und 35 Jahren (Fichter), die besonders gefährdet sind. Das *Ersterkrankungsalter* liegt damit vergleichsweise später als das der Anorexie („Pubertätsmagersucht"). Die Bulimie ist typischerweise eine Erkrankung von Mädchen und jungen Frauen, die das Elternhaus bereits verlassen haben. Die Zahl der Patientinnen, die sich in ärztliche Behandlung begibt, entspricht in etwa der Zahl der Anorexia-nervosa-Fälle. Die Charakteristika dieser Patientengruppe wurden erst in den letzten Jahren differenzierter erfaßt und klarer von der Anorexie und der Adipositas abgegrenzt. Viel spricht gerade bei der Bulimie und ihrem plötzlichen Anwachsen in den Wohlstandsgesellschaften dafür, ein Zusammenspiel kultureller, sozialer und psychischer Faktoren anzunehmen.

Eine **Definition** des Krankheitsbildes müßte in Anlehnung an G. Russell folgende Punkte umfassen:

- Ein machtvoller und *unbeherrschbarer Drang zu übermäßigem Essen,* der sich in wiederkehrenden Episoden von „binge-eating" („Freßattacken") zeigt.
- Eine *krankhafte Angst vor dem Dickwerden* (phobisch strukturiert!), verbunden mit der Psychopathologie der Anorexia nervosa, die dem Erscheinungsbild oft vorangeht.
- *Vermeidung der dickmachenden Effekte* der Nahrung durch selbstinduziertes Erbrechen und/oder Mißbrauch von Laxantien, Diuretika oder beidem.

Deutlich wird in dieser Definition die nosologische Überschneidung mit dem Krankheitsbild der Anorexie. Bei beiden Störungen steht die krankhafte Angst vor Gewichtszunahme (Ähnlichkeit mit den Phobien) im Vordergrund. Die damit verbundene zwanghafte gedankliche Beschäftigung mit dem Essen führt zu

Konzentrationsstörungen, Arbeitsstörungen und sozialem Rückzug. Im körperlichen Bereich entstehen bei der chronischen Störung Folgeschäden; so reichen die Konsequenzen des ständigen
Erbrechens von einer Zerstörung der Zähne (wegen der Salzsäure
des Magensaftes) bis zur Herzfunktionsstörung (durch die Hypokaliämie) und weiteren Ausfällen. In Abgrenzung zur Anorexie
besteht immer ein starker Leidensdruck, das Bewußtsein, an
einer schweren Eßstörung zu leiden, und das Gefühl, den circulus vitiosus von Freßattacke und Erbrechen aus eigener Kraft
nicht durchbrechen zu können. Zudem haben diese Patienten
zumeist Ideal- bis Normgewicht, sind manchmal aber auch leicht
übergewichtig.

Nach Halmi sind – wie bei der Anorexie – zwei Typen zu unterscheiden:

Typ 1: Bulimie ohne Phase einer Magersucht
Typ 2: Bulimie mit vorangehender oder intermittierender Anorexie („Bulimarexie").

Eine spezifische *Psychodynamik* der Bulimie, die sich deutlich
von der Anorexie-Problematik abgrenzen ließe, wurde bisher
nicht herausgearbeitet. Nach unserer Meinung handelt es sich
um die gleiche orale Grundstörung, die jedoch stärker durch die
Belastungen, die mit dem Erwachsensein (nicht -werden) verbunden sind, zum Ausbruch kommt. Feiereis (1989) hat in seiner
Monographie über beide Krankheitsbilder den jeweiligen Teufelskreis der Symptomdynamik bei Anorexie und Bulimie zu diffe-
renzieren versucht. Aus diesem sehr anschaulichen Werk übernehmen wir das Bulimie-Schema (s. Abb. 22).

Bei den *therapeutischen Überlegungen* möchten wir auf die Maßnahmen verweisen, die bei den Patientinnen mit Anorexie
beschrieben sind, falls eine Kombination („Bulimarexie") beider
Krankheitsbilder vorliegt. Trotz Ähnlichkeiten im Therapieansatz
ist die *gemeinsame* Gruppentherapie von Anorektikerinnen und
Bulimikerinnen *nicht* sinnvoll, da erstere in ihren Lebens- und
Eßgewohnheiten eher überstrukturiert, während letztere eher
unterstrukturiert bis chaotisch sind (Vandereycken). Neben dem
analytisch orientierten psychotherapeutischen Vorgehen stehen
verhaltenstherapeutische Ansätze, die auf eine Modifikation des
Eßverhaltens im Sinne einer vermehrten Selbstkontrolle und auf

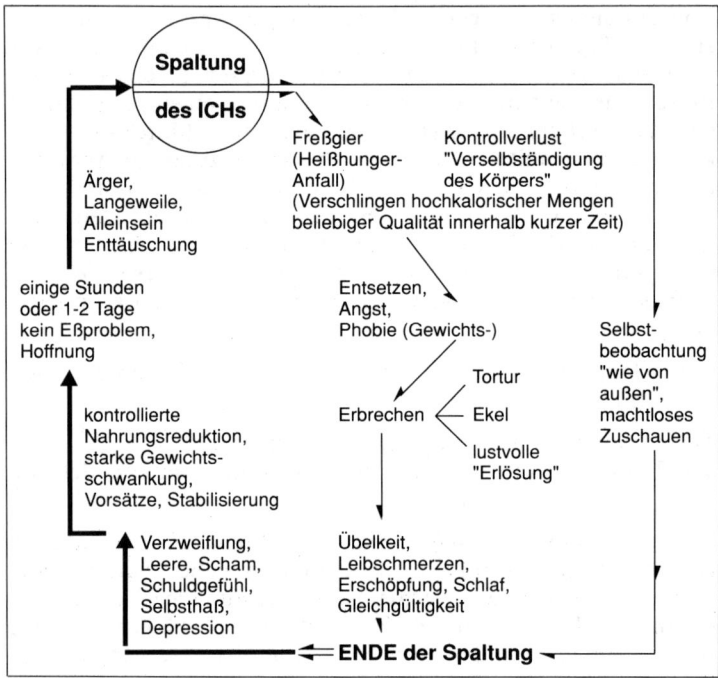

Abb. 22. Schema des circulus vitiosus in der Symptomatologie der Bulimie. (Nach Feiereis, 1989)

ein Selbstsicherheitstraining abzielen sowie ein Problemlöse- und Kommunikationstraining mit einschließen, im Vordergrund. Auch hier kann man sich die Kombination von beiden therapeutischen Verfahren als gewinnbringend für die Patienten vorstellen. Selbsthilfegruppen können insbesondere für leichtere Fälle von Bulimie hilfreich sein (ANAD, Cinderella, OA = Overeaters Anonymous). Als Psychopharmaka werden in der Behandlung der Bulimie vor allem *Antidepressiva* eingesetzt. Die Ergebnisse dazu sind widersprüchlich, Langzeitkontrollen fehlen. So erfahrene Autoren wie Vanderlinden et al. (1992) schreiben: „Die Interpretation der Forschungsdaten scheint weitgehend von der

Überzeugung der beteiligten Kliniker abzuhängen." In jedem Falle nachteilig ist der psychische Effekt, daß die Patientinnen bestärkt werden, die Ursache ihrer Erkrankung nicht in sich und ihren Problemen, sondern in der Biologie ihres Körpers zu suchen. Dieser Schwierigkeit begegnen wir in der Psychosomatik an vielen Punkten.

4.3.10 Die Adipositas

Die Adipositas wird definiert als eine Einlagerung von Fett in verschiedene Teile des Körpers durch eine den Kalorienbedarf dauernd übersteigende Kalorienzufuhr. Man spricht von Übergewicht, wenn das Idealgewicht um 30 % überschritten ist. Das Idealgewicht ist ein Begriff aus der Versicherungsmedizin und garantiert nach statistischen Untersuchungen amerikanischer Lebensversicherungsgesellschaften die größte Lebenserwartung. Die altersentsprechenden Werte können entsprechenden Tabellen entnommen werden (Documenta Geigy). Bei der Adipositas gibt es fließende Übergänge zur *übergewichtigen Bulimie* (s. das vorangehende Kapitel).

Epidemiologie: Mehr als die Hälfte der über 40 Jahre alten Bewohner der Bundesrepublik Deutschland ist übergewichtig. Hierbei sind *Frauen* häufiger und stärker betroffen als Männer. In der westlichen Welt kommt die Übergewichtigkeit bei Frauen und Männern in den *unteren sozialen Schichten* häufiger vor. Im Gegensatz dazu gilt z. B. in Indien die Fettleibigkeit als Symbol des Wohlstandes und widerspricht weniger dem allgemeinen Schönheitsideal. Hier sind reiche Männer und Frauen dicker als ihre weniger begüterten Landsleute. 80 % der Eltern von Fettsüchtigen sind übergewichtig. Dies kann für Anlagefaktoren sprechen, aber auch für eine besonders starke Übernahme eines Stils des Umgangs innerhalb der *Familie,* die direkte Liebesbezeugungen meidet und Gemeinsamkeit, Nähe und Gefühle untereinander in Eßgewohnheiten ausdrückt. Besonders in den unteren sozialen Schichten werden die Wurzeln der Fettsucht im Kindesalter ausgebildet. Bereits mit 6 Jahren sind die Gewichtsunterschiede zu Oberschichtkindern signifikant. Erschwerend kommt hinzu, daß die infantile Fettsucht zu einer numerischen Vermehrung der Fettzellen führt (hyperplastische Form), die später im Gegensatz zur vermehrten zellulären Einspeicherung (hypertrophe Form) nur begrenzt auf Reduktion der Kalorienzufuhr reagiert. Hier – wie auch bei anderen Krankheiten – wird *Schichtzugehörigkeit zum Schicksal.*

Symptomatik: Nur bei 5 % der Patienten mit Übergewicht sind endokrine Störungen für die Fettsucht verantwortlich. Die Beschwerden entstehen vorwiegend aus den Folgekrankheiten. Die Adipositas ist häufig mit degenerativen und Stoffwechselerkrankungen verbunden, die erhebliche Risikofaktoren darstellen: vorzeitige Sklerose des Gefäßsystems, Fettstoffwechselstörungen, Diabetes mellitus, Hypertonie; häufig bestehen Bindegewebsschwächen: Leistenbruch, Varikosis, Hämorrhoiden, Senk-, Spreiz- und Knickfuß, Arthrosen und degenerative Beschwerden von seiten der Wirbelsäule. Daneben bestehen Allgemeinbeschwerden wie verminderte Leistungsfähigkeit und weitere.

Das Hunger- und das Sättigungsgefühl sind psychophysiologisch wichtige Signale für die Nahrungsaufnahmeregulation, d.h. für die Anpassung der Kalorienzufuhr an die Energieabgabe. Die zentrale Steuerung geht vom Hungerzentrum und vom Sättigungszentrum aus, die beide im Bereich des Hypothalamus liegen. Bei Normalgewichtigen zeigt sich im Gegensatz zu Übergewichtigen eine hochsignifikante Korrelation zwischen den sogenannten Hungerkontraktionen des Magens und der Hungerempfindung. Dagegen darf man schließen, daß bei Adipösen das subjektive Gefühl des Hungerns nur geringe Bezüge zum objektiven energetischen Bedarf zeigt. Übergewichtige neigen vielmehr dazu, alles Angebotene aufzuessen. Sie *assoziieren fälschlicherweise die Beendigung der Nahrungsaufnahme mit dem Nicht-mehr-Vorhandensein von Nahrung.* Die Übergewichtigen zeigen zudem eine gesteigerte Reagibilität gegenüber Geschmacksqualitäten. Nicht der Hunger, sondern das Auge und die Geschmacksqualität bestimmen die Menge der Nahrungszufuhr.

Freyberger teilt nach dem Eßverhalten die Adipösen in vier Hauptgruppen ein:

1. Der Rauschesser:
   Im Zusammenhang mit starker Appetitempfindung kommt es zu einem anfallsartig auftretenden, geradezu rauschartig ablaufenden Eßvorgang und zum Verzehr großer Nahrungsmengen. Diese „Freßattacken" (hyperphage Reaktionen) Fett-

süchtiger gehen fließend in das *bulimische Eßverhalten* über. Sie werden häufig durch emotionale Faktoren wie Ärger, Frustration und Langeweile ausgelöst.

2. Der Daueresser:
   Es gibt Patienten, bei denen fast ständig merkliche Appetitempfindungen bestehen. Hier erfährt die erhöhte Nahrungszufuhr keine Konzentration auf die Mahlzeiten, sondern sie verteilt sich mehr auf den gesamten Tagesablauf.
3. Der Nimmersatte:
   Bei Fehlen einer vorangehenden, deutlich erfaßbaren Appetitempfindung kommt es erst unter dem Eßvorgang zum Verzehr von größeren Nahrungsmengen. Dieser Verzehr ist jedoch weniger die Folge einer erhöhten Appetenz, sondern resultiert vielmehr aus einer merklich herabgesetzten Sättigungsempfindung.
4. Der Nachtesser:
   Diesen äußerst unruhigen Typ überkommt der Hunger nur abends oder nachts. Gleichzeitig besteht das Unvermögen, den Eßvorgang zeitig zu beenden. Ferner bestehen bei diesen Patienten Ein- und Durchschlafstörungen sowie morgendliche Appetitminderungen, was eng mit dem Eßverhalten zusammenhängt.

Als *auslösende Ursache* kommen in erster Linie Objektverlusterlebnisse, wie Trennung vom Elternhaus oder Tod des Ehepartners in Betracht. Auch Situationen, die länger andauernde Gefahren oder Leistungsanforderungen mit sich bringen, regen zu verstärktem Essen an. Weiterhin können depressive Verstimmungen, unbefriedigende Situationen am Arbeitsplatz oder in der Ehe Anlaß zu vermehrtem Essen geben. Die Häufung der Fettsucht bei Frauen im Klimakterium hat nur zu oft mit der abnehmenden körperlichen Attraktivität und dem sexuellen Desinteresse der Männer (die sich dann „nach etwas Jungem" umsehen) zu tun. Damit kommt ein Teufelskreis in Gang: Die Fettsucht stößt den Partner verstärkt ab, und diese Kränkungen ziehen erneute „Tröstung" in der Konditorei nach sich. Nur zu leicht wird vergessen, inwieweit die reaktive Fettsucht eine „soziogene" ist. Für all diese auslösenden Situationen hat das Essen die Bedeutung einer Ersatzbefriedigung. Essen wird zum Symbol der Liebe, der Geborgenheit, es entschädigt für Schmerzen, Verluste,

Enttäuschungen – so wie das Kind von frühauf gelernt hat, daß ihm bei Schmerzen, bei Krankheit oder Verlusten Süßigkeiten als Trost angeboten werden. Es gibt Eltern, die sich bei Kindern keine anderen Unlustgefühle als Hunger vorstellen und auf jedes Beeinträchtigungszeichen nur mit „Stopfen" reagieren können. Bei zwei Dritteln der Patienten von Kinzl et al. waren die Gewichtsanstiege jeweils mit nachweisbaren psychosozialen Faktoren korreliert.

Psychodynamik: Die vermehrte Kalorienzufuhr dient in erster Linie der *Abwehr von Unlustempfindungen.* Insbesondere handelt es sich um Abwehr von depressiven Gefühlen, Ängsten und narzißtischen Kränkungen (Kummerspeck). Die Dynamik ist beschreibbar mit den Stichworten: Infantilität mit starken Abhängigkeitswünschen, depressive Reaktionsbereitschaft im Sinne der Abwehr aggressiver Triebwünsche durch Wendung gegen die eigene Person sowie Überempfindlichkeit gegenüber Versagungen. Durch den Eßvorgang kommt es zur Verschiebung der unlustbetonten Empfindungen in Richtung auf lustvollere Empfindungen. Als Hinweis auf die Richtigkeit dieser Annahme kann angeführt werden, daß es im Verlauf von gewichtsreduzierenden Kuren gehäuft zum Auftreten von depressiven Gefühlen und Ängsten kommt. Die depressiven Stimmungen entstehen einesteils durch den Wegfall des Abwehrmechanismus „erhöhte Nahrungszufuhr", anderenteils auch durch die Vorstellung der Patienten, die den Rückgang des Fettgewebes als drohende Unterernährungssituation mit *drohendem Verlust der körperlichen und seelischen Integrität* erleben. Gleichzeitig entstehen Enttäuschungen darüber, daß die Gewichtsreduktion nicht automatisch mit der Lösung der persönlichen Probleme verbunden ist. Dies sind Hinweise auf das massiv *gestörte Körperbild* und Körpererleben des Adipösen.

Als psychodynamische Interpretation wird vor allem das Regressionskonzept mit Fixierung an orale Befriedigungen angeboten. Essen soll einen Ersatz für die fehlende Mutterliebe darstellen. H. Bruch beschrieb, daß sich die Mütter fettsüchtiger Kinder überprotektiv und überpossessiv verhalten. Eltern, die verwöhnen müssen und nicht auch zu Versagungen, zum Nein-Sagen fähig sind, haben häufig ein schlechtes Gewissen und das Gefühl, daß sie dem Kind zu wenig geben. Diese orale Verwöhnung durch die Eltern wird auch von anderen Autoren beschrieben. Sie ist meist motiviert durch Schuldentlastung für die emotionale Distanz zu den Kindern, für die Gleichgültigkeit und innere Ablehnung, die die Eltern empfinden. Das Füttern des Kindes ist das einzig mögliche Ausdrucksmittel für liebevolle Zuwendung, die auf den Wegen des Sprechens, Berührens, Spielens mit ihnen nicht zustande kommt. Viele dieser Kinder sind Einzelkinder, oft sind Schwierigkeiten zwischen den Eltern vorhanden, und die Eltern benützen die Kinder, um ihre Spannungen zu lösen.

Manchmal ist das Symptom des Übergewichts auch als unbewußtes Mittel zur *Selbstdestruktion* zu begreifen oder als regressive Befriedigungsform in Ermangelung nicht erreichbarer anderer Möglichkeiten der Liebeszuwendung. In vielen Fällen dient die Fettsucht jedoch auch der unbewußten Abwehr der weiblichen Rolle. Eine adipöse Patientin formuliert: „Ich mäste mich wie ein Schwein, damit den Männern bei meinem Anblick schier schlecht wird."

Es läßt sich kein einheitliches *Persönlichkeitsbild* des Fettsüchtigen beschreiben. Man findet antriebsarme, daneben aber auch lebendige und aktive Menschen. Viele von ihnen sind kontaktfreudig, extravertiert, dabei jedoch in Kontakten eher oberflächlich mit infantiler Anspruchshaltung. Sie verwöhnen andere gern und lassen sich selbst ebenfalls gerne verwöhnen. Oft leiden sie erstaunlich wenig unter der Fettsucht. Die dickste Patientin in unserer Ambulanz (jetzt 140 kg, früher 180 kg; 32 Jahre) litt bewußt überhaupt nicht, sondern war von den besorgten Internisten praktisch zu uns gezwungen worden. Unbewußt arbeitete sie mit massiven Verleugnungen.

Arzt-Patient-Beziehung: Fettsüchtige werden in ihren Schwierigkeiten häufig nicht ernstgenommen. Von allen Seiten werden sie gehänselt, oder es werden ihnen Vorwürfe gemacht. Man erwartet, daß die einfache Vorsatzbildung und die Willensentscheidung ihnen erlaubten, mit dem Essen und Trinken aufzuhören, und man fordert sie auf, sich einfach zusammenzunehmen. Ihre Bemerkungen, daß sie den ganzen Tag kaum etwas essen, werden als Lügen oder bewußte Täuschung angesehen. In der Klinik zählen sie zu den nicht ernstlich Kranken. Zu diesen Gegenübertragungsreaktionen kommt das häufig ohnehin beeinträchtigte Selbstwertgefühl dieser Patienten, was ein Arbeitsbündnis erschwert und die Behandlungssituation kompliziert. Die Patienten reagieren bei kleinen Schwierigkeiten mit Resignation und Depression, was dann zu neuen Eßanfällen führen kann. Der Übergewichtige versucht, das Thema Essen aus der Beziehung zum Arzt auszuklammern und diesen dazu zu bringen, nach anderen Ursachen – z. B. nach einer Störung der inneren Drüsen – zu fahnden, die für das Übergewicht verantwortlich zu machen ist. Er verleugnet die Tatsache der vermehrten Kalorienzufuhr ebenso wie die Schwere seiner dysplastischen Körperform.

Die *Therapie* hat von folgenden Punkten auszugehen:

● Verminderung der Kalorienzufuhr. Erfahrungsgemäß läßt sich jedoch ärztlicherseits eine ambulante, kontinuierliche diätetische Überwachung nur selten verwirklichen (also Reduktionskost bzw. Nulldiät unter stationären Bedingungen, Formuladiät).
● Förderung der körperlichen Aktivität.
● Einführung in die Probleme der Ernährungslehre (Kochkurse, Kalorientabellen).
● Die Wirksamkeit psychotherapeutischer Maßnahmen ist begrenzt. Dies liegt in erster Linie daran, daß bei einem großen Teil der Patienten das gesteigerte Eßbedürfnis *suchtartigen Charakter* hat. Psychotherapeutische Maßnahmen sind nur dann indiziert, wenn ausgeprägte neurotische Symptome und ein deutlicher seelischer Leidensdruck vorliegt.
● Selbsthilfegruppen: Sie existieren seit 1949 in den USA. Es handelt sich um Laiengruppen, die einmal wöchentlich $1^1/_2$ Stunden zu Gruppendiskussionen zusammentreffen. Im Prinzip besteht eine ähnliche Organisation wie die der anonymen Alkoholiker. Die dort bisher erzielten Erfolge sind besser als die Resultate von ärztlichen Therapeuten bei Fettsuchtpatienten.
● Verhaltenstherapie: Es wird versucht, eine bleibende Veränderung des pathologischen *Eßverhaltens* zu erreichen. Insbesondere werden Methoden angewandt, die dem Patienten eine Selbstkontrolle seines Eßverhaltens ermöglichen und ihn von

seinen unmittelbaren Umweltbedingungen unabhängiger machen sollen, welche die gesteigerten Eßbedingungen stimulieren (Berücksichtigung des mangelnden Sättigungsgefühls, „Augenkontrolle" statt „Magenkontrolle", Kontingenztraining).

4.4 Somatopsychische Störungen/sekundär psychosomatische Erscheinungen und Krankheiten

Während das Augenmerk der Psychosomatischen Medizin in den Jahrzehnten ihrer Pionierzeit fast ausschließlich Erkrankungen und hier naturgemäß den psychogen verursachten oder nennenswert mitverursachten galt, schieben sich heute zunehmend Aufgaben in das psychosomatische Feld, die mit psychogen verursachten Krankheiten weniger zu tun haben. In dem Maße, wie es der modernen Medizin gelingt, immer mehr „Überlebensfälle" zu sichern, tauchen Fragen nach dem *Wie* des Überlebens auf, zeigen sich neue Probleme, die durch die technische Sicherung des Weiterlebens überhaupt erst entstehen. Die wahrscheinlich wichtigsten Beispiele sind die **Karzinomkranken** und die Gruppe der **Dialysepflichtigen.** Im ersten Falle kann der Krebs oder sein Rezidiv um den Preis oft verstümmelnder Operationen und Bestrahlungen bleibend geheilt sein, aber der Patient sieht sich sekundär mit emotional weitreichenden Problemen konfrontiert. Wie lebt es sich mit einem Ileostoma (Anus praeternaturalis), wie fühlt sich eine möglicherweise noch junge Frau nach ein- oder doppelseitiger Brustamputation? Vor 1980, allerhöchstens 1970, machte sich kaum ein Operateur über solche Fragen Gedanken. Die Gewißheit, daß die Erhaltung des Lebens der Ziele höchstes sei, war und ist Basis aller ärztlichen Tätigkeit. Sie entlastete erstaunlich lange von der Verpflichtung für eine Nachsorge auch in Fragen emotional zentraler Probleme.

Seit den frühen 80er Jahren ist auch die erworbene Immunschwäche **AIDS** in den Kreis der Krankheitsbilder eingerückt, deren psychosoziale Konsequenzen erhebliche Probleme aufwerfen. Zur Zeit steht dieses Krankheitsbild quantitativ allerdings noch im Schatten der oben genannten, was sich wahrscheinlich ändern wird.

Abb. 23. Prozeß der Auseinandersetzung mit einer schweren körperlichen Krankheit. (Aus: H. Kächele u. W. Steffens, 1988)

Heutzutage sieht sich der Psychosomatiker in der Klinik auch mit noch anderen Fragen konfrontiert, Fragen, die auf den ersten Blick mehr mit Schicksal als mit Psychosomatischer Medizin zu tun haben. Dafür steht als Beispiel die folgende Kasuistik.

Klinisches Beispiel:

Ein 19jähriges Mädchen fährt mit ihrem Freund und einem befreundeten Paar in einem alten Pkw nach einem Diskobesuch nachts nach Hause. Durch einen Fahrfehler des Freundes kommt es zu einer Kollision, sie wird aus dem Wagen geschleudert und von einem entgegenkommenden Lastwagen überrollt. Trotz intensiver Bemühungen kompetenter Unfallchirurgen ist die doppelseitige Beinamputation in Oberschenkelhöhe unumgänglich. Einige Tage nach der Operation tritt eine depressive Verstimmung auf – die Patientin wünscht aber keinen Pfarrer, sondern lieber einen Psychotherapeuten zu sehen. In der Serie von etwa sechs Gesprächen, die sich anschließen, zeigen sich charakteristische Momente der Psychodynamik dieses Falles (die wohl auch für ähnliche Ereignisse gelten): Die Patientin kannte den Freund erst wenige Wochen, von „Zusammenbleiben" war noch nicht die Rede. Jetzt, unter dem lastenden Druck der Schuldgefühle des Freundes, wird die Beziehung unausweichlich eng. Er tut alles für das Mädchen, trägt sie (wortwörtlich) auf Händen und will „bei ihr bleiben". Die Freundesclique, die sich mitschuldig fühlt, organisiert mit bemerkenswertem Engagement einen täglichen Fahrdienst, der der Patientin die ambulante Behandlung in einer entfernten Rehabilitationsklinik ermöglicht. Die Patientin selbst „entschließt" sich angesichts dieser Angebote zur Verleugnung: Es wird schon alles gut werden. In den Gesprächen hatte sie das vorsichtige Angebot, weitergehende Konflikte aufzugreifen, nicht annehmen wollen.

Dabei gibt es eine Reihe deutlicher Konsequenzen, die zu sehen sich die Patientin nicht leisten konnte. Wenn das Paar zusammen bleibt, dann braucht es bereits eine große Portion Glück, damit die bei der Patientin und ihrem Freund eingeengte Entscheidungsfreiheit zur festen Bindung sich nicht später als „Zeitbombe" in Ehekrisen niederschlägt. Natürlich kann die Beziehung sich gut entwickeln, aber die Chancen stehen der Wahrscheinlichkeit nach eher dagegen. Verpflichtungsgefühle des Mannes und reduzierte Wahlmöglichkeiten der Frau sind eine prekäre Basis für eine Beziehung. Aber auch wenn sich das Paar trennte, wenn die Patientin mit Hilfe von Prothesen vorzüglich laufen lernte, immer bleibt ein gewisses Angewiesensein auf andere, immer bleibt vor allem die massive Verstümmelung, die die Chancen der Patientin, einen gesunden Partner zu finden, deutlich einengen. Was die Patientin mit 19 Jahren noch verleugnend zur Seite schieben kann, könnte 10 Jahre später den Anlaß für eine ernste Lebenskrise darstellen und 20 Jahre später über ein Gefühl von „nicht gelebtem Leben" in erhebliche reaktiv-depressive Verstimmungen führen. Noch einmal: alles kann auch anders verlaufen, aber diese Möglichkeiten existieren leider auch.

Für die Psychosomatische Medizin heißt das, daß sie ein weites Feld versorgen müßte, das von einer akuten Krisenintervention – wie in diesem Falle – über eine längerfristige Betreuung – wie hier nicht gewünscht – bis hin zur Behandlung des Patienten wegen der psychoreaktiven Spätfolgen therapeutische Angebote erfordert. Davon sind wir heute noch weit entfernt. In erster

Linie mangelt es vor allem an Institutionen oder an den hierfür erforderlichen personellen Ausstattungen. Es mangelt aber sicher auch an Kooperationswillen; dies sowohl auf psychosomatischer als auch auf organmedizinischer Seite. Und schließlich mangelt es an Konzepten, die auch diese Grenzbereiche des Faches mit Überschneidungen zur Seelsorge, zur medizinischen Psychologie und zur Sozialarbeit erfassen.

Das traditionelle Feld der somatopsychischen Erscheinungen sind psychogene Erkrankungen, die sich auf der Basis einer *organischen Krankheit sekundär entwickeln.* In der Medizin wird dieser Bereich gewöhnlich als „psychische Überlagerung" bezeichnet. Besser ist sicher der Begriff der *„sekundären Ausdruckskrankheit",* den von Uexküll vorgeschlagen hat. Wir bevorzugen die Termini der **„somato-psychischen Störung** oder **Erkrankung"** oder der „sekundären psychosomatischen Erkrankung".

Für die *sekundär psychosomatische Erkrankung* sind einige Voraussetzungen zu fordern:

1. Es muß eine organisch verursachte Grunderkrankung vorliegen.
2. Diese Grunderkrankung muß von nennenswerter Schwere und Dauer sein, oder/und sie muß gravierende und alterierende therapeutische Maßnahmen nach sich ziehen.
3. Die sekundäre Störung muß in *Symptomwahl und Verlauf* in einer nachvollziehbaren Beziehung zur Grunderkrankung stehen.

Dieser Bezug von Grunderkrankung und sekundär psychosomatischem Bild kann sich aus zeitlichen (die eine Krankheit löst die andere quasi ab), inhaltlichen (beide Störungsbilder „bedeuten" subjektiv für den Patienten ähnliches) oder formalen (gleiche Lokalisation) Übereinstimmungen ergeben.

Waren oben als Beispiel für sekundär psychosomatische Phänomene die Probleme von Karzinomkranken und Dialysepflichtigen genannt worden, so würden bei der Gruppe der im engeren Sinne sekundär psychosomatischen *Krankheiten* wahrscheinlich die psychischen Störungen nach Erkrankungen der Herzkranzgefäße und dem **Herzinfarkt** zu nennen sein. Auf eine leicht einfühlbare Weise gelingt es vielen Menschen nicht, nach einem

Herzinfarkt ihre alte Unbefangenheit zurückzugewinnen, und nicht wenige entwickeln eine ängstliche, dauerhafte Besorgnis um ihr Herz, die man korrekt als eine **sekundäre Herzhypochondrie** bezeichnen müßte. Auf gleiche Weise verläuft der Mechanismus bei geheilten Karzinompatienten, bei denen eine kleine Zahl auch viele Jahre nach dem Ereignis sich ständig in Lebensbedrohung fühlt, das ganze Erleben auf die ursprüngliche Krankheit zentriert und auf diese Weise eine **sekundäre** Karzinophobie entwickelt. Den Zusammenhang zwischen Grundkrankheit und sekundärer psychischer Ausgestaltung, die zu umschriebenen Krankheitsbildern führt, möchten wir zur Verdeutlichung an zwei Kasuistiken aufzeigen.

Klinisches Beispiel:

Es handelt sich um einen 32jährigen Krankenpfleger, der seit dem 5. Lebensjahr an einem Diabetes mellitus (Typ I) leidet. Zur Zeit muß er sich viermal am Tage Insulin spritzen. Vor 2 Jahren traten erstmals Schmerzen in beiden Füßen auf, die neurologischerseits als diabetische Polyneuropathie aufgefaßt wurden. Seit einem Jahr (Patient gibt ein präzises Datum an) hat er nun einen Dauerschmerz im Fersenbereich beider Füße. Die Schmerzen belasten ihn ständig, und der Patient hat einen entsprechenden Schongang entwickelt, um sie abzumildern. Dieser Schongang wirkt prima vista appellativ, ausdruckshaltig – im Sinne eines Konversionssymptoms.

Die Anamnese ergibt, daß der Patient den Vater früh verlor und als Einzelkind mit einer engsten Bindung an die Mutter aufwuchs. Heute lebt er mit ihr zusammen in einem von ihm erbauten Haus. Schwierigkeiten zwischen ihnen beiden bestünden überhaupt nicht. Einen Suizidversuch im vergangenen Jahr möchte er am liebsten nicht erwähnen. Als Ursache ist nur zu erfahren, daß er die Beete im Garten anders anlegen wollte als die Mutter, was zu einem Streit zwischen ihnen beiden führte.

Aus dieser Fallgeschichte wird deutlich, wie aus der Grundkrankheit Diabetes/Polyneuropathie die sekundäre Ausdruckskrankheit im Sinne der Psychalgie „sinnvoll" erwächst. Keiner der untersuchenden Neurologen konnte das Schmerzsyndrom in einen ätiologischen Zusammenhang mit der Grundkrankheit bringen. Im Rahmen der Psychoätiologie ordnete es sich problemlos ein. Da der Patient sehr defensiv war und über die Erstuntersuchung hinaus kein spezielles Hilfsangebot annehmen

wollte, wissen wir nur wenig über die genaueren Zusammenhänge. Man kann aber vermuten, daß im Bereich der Konflikte
um Abhängigkeit und Autonomie erheblicher „Zündstoff" bereit-
liegt. So verstärkte sicher der infantile Diabetes die reale Abhängigkeit von der Mutter auf ein viel größeres Ausmaß, als dies
naturgemäß der Fall ist. Das sekundäre psychosomatische Syndrom folgt jedoch sehr deutlich der primär organischen Bahnung.
Ähnlich im Ergebnis, aber ganz anders in der Entstehung liegt
der Sachverhalt beim nachstehenden Fall.

Klinisches Beispiel:

> Die 60jährige Patientin war bereits zweimal wegen einer benignen
> Schilddrüsenhyperplasie operiert worden. Sie klagt wenige
> Monate nach der zweiten Operation über nächtliche Anfälle von
> Luftnot, Schluckbeschwerden und Schmerzen, die sie nur noch
> mit Analgetika beherrschen kann. Dabei drängt die Patientin
> energisch auf eine dritte Operation und ist bereit, die Gefahr
> einer doppelseitigen Rekurrensparese ohne zu zögern auf sich zu
> nehmen. Die Chirurgen sehen jedoch keine Indikation für eine
> erneute Operation und verweisen die Patientin, die mit ihren Kla-
> gen zunehmend belastend wird, an die Psychosomatische Abtei-
> lung. – Hier wird rasch deutlich, daß bei der Patientin eine mas-
> sive *karzinophobe Angst* besteht, die sie selbst jedoch nicht benen-
> nen kann. Der Inhalt ihrer nächtlichen Paniken ist von ihr völlig
> verdrängt. Der psychodynamische Hintergrund dieser Angstsym-
> ptomatik wird nach unserem Verständnis aus der Betrachtung der
> Lebensgeschichte der Patientin ersichtlich, die eine besondere
> Fülle von traumatisierenden Erlebnissen aufweist, welche mit
> Verletzungen im Halsbereich, mit Krieg und Todesangst sowie
> mit dem Verlust des eigenen Sohnes durch ein Lymphosarkom in
> Verbindung stehen. Ihre eigene Erkrankung im Halsbereich erin-
> nert die Patientin nicht nur an das Leiden des Sohnes, sondern
> führt zur Aktivierung von eigenen erlebten und gleichzeitig abge-
> wehrten Todesängsten.

Bei dieser Krankengeschichte wird noch einmal das *richtungswei-
sende Element* der Grundkrankheit (Schilddrüsenhyperplasie)
deutlich. Natürlich hätte die Patientin ihre Ängste auch anders
„organisieren" können, aber sowohl ihre individuelle Lebensgeschichte als auch die zweifachen Operationen an der Schilddrüse
sind eine deutliche „Spur", auf der sich die sekundär psychosomatische Erkrankung im Sinne einer phänomenal unbewußten Kar-

zinophobie auflagert. Das ist deutlich mehr als der allgemeine Symbolwert von Luftnot, Einengung der Kehle und Unfähigkeit, noch weiteres zu schlucken.

4.4.1 Krankheitsbewältigung/Coping

Coping, das sich am besten als *Krankheitsbewältigung* übersetzen läßt, beschreibt ein Forschungsgebiet der Psychosomatischen Medizin, welches seine Wurzeln vor allem in der Streßforschung (s. Kap. 3.3.7), in der Bewältigung von Lebensereignissen (life events) und in der psychoanalytischen Abwehrlehre (s. Kap. 1.5) hat.

Muthny hat folgende *Definition* vorgeschlagen: „Krankheitsverarbeitung ist die Gesamtheit aller Prozesse, um bestehende oder erwartete Belastungen im Zusammenhang mit Krankheit emotional, kognitiv oder aktional aufzufangen, auszugleichen oder zu meistern. Die Krankheits-Verarbeitungs-Modi sind prinzipiell unabhängig von Kriterien des Erfolges zu definieren" (zit. nach Schüßler, 1993).

Krankheitsbewältigung meint also die psychosoziale Bewältigung schwerer Krankheit.

E. Heim (1986) formuliert treffend: „Auf Krankheit kann man nicht nicht-reagieren!" *Die Reaktion auf eine Krankheit* orientiert sich

- am individuellen *Krankheitsmodell* (subjektive Krankheitstheorie), das alle einschlägigen persönlichen Erfahrungen und Kenntnisse sowie die familiären und soziokulturellen Werthaltungen einschließt,
- am objektiven *Krankheitszustand* in einem gegebenen Krankheitsstadium,
- an der aktuellen *Krankheitssituation* (ambulante, familiäre oder stationäre Betreuung).

Krankheitsbewältigung bedeutet in keinem Falle etwas Statisches – genausowenig wie die Abwehr, mit der sie sich vielfältig überschneidet –, sondern muß als ein Prozeß ständiger Veränderung, unter Rückkoppelung an den Krankheitsverlauf, das Verhalten der Umwelt und die eigenen Ressourcen verstanden werden. Das, was sich dabei an Veränderungsmöglichkeit ergibt, wird als

Flexibilität des Coping, das, was stabil und gerichtet bleibt, als *Coping-Stil* bezeichnet. Auch werden *Coping-Phasen* innerhalb eines Krankheitsverlaufs festgehalten. Im Kern handelt es sich bei der Bewältigung um einen *adaptiven Prozeß,* wie Schüßler betont hat.

Was beeinflußt über die Krankheit hinaus die Möglichkeiten der Krankheitsbewältigung? *Männer* scheinen in der Tendenz eher handlungs- und problembezogen und *Frauen* eher emotionsbezogen und sozial orientiert zu verarbeiten. Auch gibt es Hinweise, daß die Bewältigungsstrategien mit dem *Alter* effektiver werden. Eine große Bedeutung haben auch kognitive Persönlichkeitsvariablen, die sogenannten **Kontroll-Überzeugungen** (locus of control, Rotter). Dabei geht es um zwei polare Verhaltensweisen: Bei der *internalen* Kontrollüberzeugung hat der Mensch das Gefühl, für sich und für sein Geschick in Krankheit und Gesundheit zuständig und verantwortlich zu sein. Er erlebt sich als sein Schicksal beeinflussend. Bei der *externalen* Kontrollüberzeugung fühlt sich der Mensch passiv einem äußeren Schicksal ausgeliefert. Dies kann in zwei Varianten erfolgen, einmal als ohnmächtig und hilflos („Es steht geschrieben...., das war in unserer Familie immer so"), das andere Mal als passiv und abhängig von anderen Personen, im Falle der Krankheit von den Ärzten, dem Partner, den Angehörigen.

Einen Überblick über günstige und ungünstige Möglichkeiten der Verarbeitung gibt die folgende Übersicht von Heim, die aus einer Langzeitbeobachtungsstudie von Patientinnen mit Brustkrebs stammt.

Es leuchtet unmittelbar ein, daß die eine Form der Bewältigung Ängste, depressive Verstimmungen (und wahrscheinlich auch einen ungünstigen Krankheitsverlauf) eher fördert als die andere. *Krankheitsspezifische* Faktoren spielen ebenfalls eine Rolle, auch wenn sie bisher noch wenig systematisch untersucht wurden. Die Verarbeitung eines Gelenkrheumas z. B. erfordert andere Anpassungsformen als die Bewältigung eines Brustkrebses.

Besondere Aufmerksamkeit im Zusammenhang mit der Krankheitsbewältigung findet die sogenannte **soziale Unterstützung** (social support). Gute soziale Unterstützung bewirkt bei fast allen Krankheiten eine subjektive Entlastung und Verbesserung

Tab. 7. Geeignetes und ungeeignetes Coping-Verhalten. (Nach E. Heim)

Gutes Coping mehrere ausgewogene Strategien	Schlechtes Coping eingeschränkte Strategien
Zupacken: „Was ich unternehme, was ich mitmache, davon hängt jetzt vieles ab."	**Akzeptieren:** „Es ist nun halt mal so, ich versuche, mich dreinzuschicken."
Zuwendung: „Bisher hat es immer jemand gegeben, der mich angehört/verstanden hat."	**Passive Kooperation:** „Die wissen schon, was sie tun."
Dissimulieren: „Es ist alles nur halb so schlimm, im Grunde geht es mir gut."	**Resignation:** „Ich glaube, es hat alles keinen Sinn mehr."
Problemanalyse: „Ich versuche mir zu erklären, was überhaupt los ist."	**Selbstbeschuldigung:** „Ich verdiene es nicht besser."
Auflehnung: „Warum gerade ich!?"	
Emotionale Entlastung: „Ich fühle mich so elend, wenigstens das Weinen hilft noch etwas."	

der psychischen Folgeerscheinungen, vor allem von Angst und Depression. Überraschend oft lassen sich – objektivierbar – auch positive Einflüsse auf den Verlauf der organischen Grundkrankheit beobachten. Soziale Unterstützung stellt somit einen wichtigen Faktor in der Krankheitsbewältigung dar. Die Vertreter der Theorie der sozialen Unterstützung tendieren insgesamt dazu, die Krankheitsbewältigung stärker als von sozialen und situativen Faktoren abhängig zu sehen, während Autoren, die sich mehr für die Persönlichkeitsvariablen interessieren, eher auf das abheben, was der Patient bereits vor der Erkrankung an Verarbeitungsmöglichkeiten mitbringt. Hier ist noch manches in der Forschung offen, aber es besteht keine Frage, daß sowohl die situativen und sozialen als auch die Persönlichkeitsfaktoren untereinander eine ausgesprochene Wechselwirkung haben. So wird etwa ein Mensch, der selbstsicher eingestellt ist und sich durchgehend als kompetent und effizient erlebt, in ganz anderer Weise in der Lage sein, soziale Unterstützung wahrzunehmen und anzunehmen als jemand, der immer an Selbstzweifeln, Selbstunsicherheit und Schuldgefühlen litt.

Was ist soziale Unterstützung?

1. *Emotionale Unterstützung,* das ist die Vermittlung des Gefühls von Nähe, Halt und Geborgenheit.
2. *Unterstützung beim Problemlösen,* das sind z. B. Gesprächsangebote, Ermutigungen, Rückmeldungen.
3. *Praktische und materielle Unterstützung,* z. B. finanzielle Unterstützung, praktische Hilfen.
4. *Soziale Integration* in ein „Netz" sozialer Beziehungen, Stützung durch gemeinsame Überzeugungen, Gemeinschaften.
5. *Beziehungssicherheit,* das ist vor allem Verläßlichkeit in der Partnerschaft, Freundschaft, Familie.

(Nach Sommer & Fydrich, 1989)

4.4.2 Psychoonkologie

Zum wahrscheinlich größten Aufgabengebiet einer sekundär psychosomatischen Medizin entwickelt sich z.Zt. die Psychoonkologie. Als Psychoonkologie wird die Erfassung und Berücksichtigung der körperlich-seelischen Wechselwirkungen in der Entstehung, dem Verlauf und der Behandlung von malignen Erkrankungen – vom Tumor bis zur Systemerkrankung reichend – bezeichnet. Obwohl es seit Jahren Bemühungen gibt, eine Psychogenese oder nennenswert psychische Mitverursachung von malignen Erkrankungen aufzuweisen, ist dieser Sektor für das Gesamtgebiet jedoch zu vernachlässigen. Dennoch scheinen uns hier einige klärende Worte erforderlich.

Bis heute gibt es keinen gesicherten Hinweis dafür, daß psychische Bedingungen *abgrenzbar* zur Genese von Malignomen beitragen. Das ist das einheitliche Fazit aller kritischen Übersichten. Von diesem Erkenntnisstand muß man heute ausgehen, auch wenn die „aufgeklärte" Laienliteratur einer Psychogenese von Karzinomen offen gegenübersteht. (Dazu hat wahrscheinlich das menschlich ergreifende Buch von Fritz Zorn, „Mars", in welchem der Autor sein Karzinom seiner von ihm kritisierten psychosozialen Umwelt anlastet, erheblich beigetragen). Die Monographien von Meerwein (1991), Ziegler (1982) und Becker (1986), an denen wir uns hier orientieren, weisen auf bestimmte Persönlichkeitszüge hin, die in einer Reihe von Studien bei Personen gefunden wurden, welche an Krebs erkrankt waren. Besonders fielen dabei die hohen ethischen Ansprüche an sich selbst, die Neigung zur Selbstaufopferung und Selbstverleugnung, das Zurückstellen der persönlichen Bedürfnisse, die Anpassungsneigung, Introvertiertheit und aggressive Gehemmtheit auf. Auch waren diese Patienten insgesamt weniger introspektiv, selbstkritisch und psychologischem Verstehen aufgeschlossen als andere. Die wiederholt diskutierte Frage einer chronischen depressiven Verstimmtheit wurde widersprüchlich beantwortet. Da es sich bei der Erfassung solcher Persönlichkeitszüge übereinstimmend um *retrospektive* Studien handelt, ist die Abgrenzung von den sekundär psychischen Auswirkungen durch den Krebs natürlich nur schwer möglich. Das ist, nebenbei bemerkt, eines der schwierigsten methodischen Probleme bei der Erfassung verursachender Faktoren. Immerhin überwiegen bei Krebskranken bestimmte Persönlichkeitszüge, deren *ätiologische* Rolle als z. Zt. ungeklärt offengelassen werden muß. Die Häufung von belastenden Lebensereignissen (life events) vor dem Ausbruch der Erkrankung läßt sich ebenfalls gut nachweisen; sie ist allerdings für Krebserkrankungen unspezifisch und wird in gleicher Weise bei anderen schweren Erkrankungen angetroffen. Für den *Verlauf* scheinen psychische Faktoren von nachweisbarer Relevanz zu sein. Patienten mit einer optimistischen (auch verleugnenden) Grundeinstellung zeigen generell einen günstigeren Verlauf als solche, die sich in Resignation, Hoffnungslosigkeit und Passivität fallen lassen. Auch wenn diese Regel ebenfalls nicht karzinomspezifisch ist, scheint sie doch ein wichtiger Teilaspekt in der psychosomatischen Wechselwirkung solcher Krankheitsverläufe zu sein. Ein Problem der Methodik dieser Studien ist, daß die onkologische Ausgangssituation (Stadien!) nicht sicher kontrolliert wurde; denn Optimismus oder Pessimismus hängen ja auch mit den realen Chancen zusammen, die zur Überwindung der Krankheit bestehen. Auch ist die prognostische Haltung des Arztes, die er averbal vermittelt, bei einem früh erkannten Tumor anders als bei einem im Stadium 3. Der Patient verspürt wohl ziemlich unmittelbar, wie der Arzt seine Krankheit einschätzt. Dies ist ein bei der Primärversorgung und Aufklärung über die Krankheit bis heute wenig beachteter Gesichtspunkt.

Der *heutige Stand* läßt sich so zusammenfassen, daß die Grundpersönlichkeit und die bevorzugten psychischen Verarbeitungsmuster mit einer gewissen Wahrscheinlichkeit den *Verlauf* der Krebserkrankung mitbestimmen, aber der ätiologische Einfluß dieser Faktoren muß weiterhin als nicht geklärt angesehen werden. Tierexperimentell liegen Ergebnisse vor, die für die Tumorgenese Streßfaktoren verschiedenster Art als mitverursachend belegen. Das neue Buch von Schwarz („Die Krebspersönlichkeit. Mythos und klinische Realität", 1994) geht in differenzierter Weise anhand eigener Studien sowohl auf die Modelle als auch auf die gesicherten Fakten ein.

Das *praktische Problem* der Psychosomatischen Medizin ist auf diesem Felde zunehmend die Mitbetreuung von Karzinompatienten. Hier reicht die Bandbreite der auftretenden Komplikationen von depressiven Verstimmungen und Angstzuständen bis zu dauernder Furcht vor einem Rezidiv und weiterreichenden Problemen der Partnerschaft. Die Männer krebskranker Frauen haben eine gehäufte Neigung, sich emotional oder real „abzusetzen" (erhöhte Trennungsrate!), während die Frauen krebskranker Männer den Konflikten deutlich weniger ausweichen und sich in Betreuung und Pflege stärker engagieren. Am Ende der Krankheit steht die Auseinandersetzung mit Sterben und Tod, die allerdings nur noch wenig karzinomspezifisch ist – wenn man einmal davon absieht, daß der Tod an einer Urämie allem Anschein nach „gnädiger" ist als an einem Karzinom mit Knochenmetastasen. Folgende abschließende Feststellung erscheint uns wichtig: Die existentiellen Probleme der Auseinandersetzung mit dem individuellen Tod sind *keine* Aufgabe der Psychosomatischen Medizin. Wir sehen hier ein Humanum, das nicht durch die von einem Fachgebiet beanspruchten oder, was häufiger der Fall ist, ihm zugeschobenen Aufgaben zu ersetzen ist. Dabei ist es natürlich dem Psychotherapeuten unbenommen, einen Kranken bis zum Tode zu begleiten. Nur hat das, was er dann tut, weniger mit seinem Fach als mit allgemeiner menschlicher Solidarität zu tun.

Es gibt mittlerweile ernsthafte Hinweise darauf, daß die *Kombination von somatischen und psychotherapeutischen* Maßnahmen eine auch lebensverlängernde Wirkung hat. Spiegel et al. (1990) stellten zu ihrer Überraschung fest, daß auf diese Weise kombiniert behandelte Patientinnen mit metastasierendem Mammakarzinom nicht nur weniger Angst und Depression zeigten – was der angestrebte Effekt ihrer Intervention gewesen war –, sondern auch die ausschließlich somatisch behandelte Gruppe im Schnitt um 18 Monate überlebten. Wie diese Wirkung zu erklären ist, muß derzeit offenbleiben; wir vermuten als wahrscheinlichste Möglichkeit einen psychoimmunologischen Einfluß (s. Kap. 3.3.8). In ähnlicher Richtung wirkt möglicherweise schon generell eine bessere „soziale Unterstützung" (s. Kap. 4.4.1). Daß das „Prinzip Hoffnung" als psychologischer Faktor von Bedeutung ist, geht aus den Analysen der Verläufe von Langzeitüberlebenden mit unterschiedlich fortgeschrittenen und medizinisch hoffnungslosen Karzinomen hervor (Roud, 1986).

Wie könnten die spezifischen Arbeitsmöglichkeiten für den Psychotherapeuten bzw. Psychosomatiker in der Onkologie aussehen? Wenn man sich überlegt, daß ein Drittel der Menschen in der Bundesrepublik an Krebserkrankungen stirbt und eine viel größere Anzahl im Laufe ihres Lebens eine Krebserkrankung durchmacht, dann ist festzuhalten, daß die Geldmittel für die Nachsorge von Krebskranken und speziell die psychosomatische Nachsorge im weitesten Sinne nur spärlich zur Verfügung gestellt werden. Dennoch erscheint es uns erlaubt, ein *Modell möglicher psychosomatischer Interventionsformen* in der Folge skizzenhaft zu entwickeln, das auf Erfahrungen unserer früheren Mitarbeiterin C. Herzog, Mainz, zurückgeht.

1. **Direkte psychotherapeutische Arbeit mit dem Patienten:**
   Während der *Diagnostik* und *Primärtherapie* wäre es fraglos von Vorteil, frühzeitig psychologisch orientierte Beratungen und bei Bedarf auch modifizierte therapeutische Gespräche anzubieten, die die Möglichkeiten der Auseinandersetzung und Verarbeitung der Krankheit erhöhen. Dabei sind es nicht nur die oft umfangreichen und schweren Operationen und ihre Folgen, die dem Patienten zu schaffen machen, sondern die psychische Belastung kann z. B. bei einer Radiojodtherapie

im „Strahlenbunker" oder überhaupt bei Bestrahlungsvorgängen, die wegen ihrer Undurchschaubarkeit vielen Patienten unheimlich sind, erheblich sein. Für depressiv dekompensierte oder hochängstliche Patienten wären bereits neben den breit eingesetzten Psychopharmaka speziellere psychotherapeutische Angebote zu fordern. Schließlich ist für viele Karzinompatienten die Erkrankung Anlaß, sich mit ihrem Leben auseinanderzusetzen. Manchmal wird auch hierbei eine psychotherapeutische Begleitung gewünscht.

In der *Phase der Metastasierung und des Sterbens* kommen weitere Probleme hinzu. Zentral wird hier oft die Frage, ob der Patient zur Fortführung der Therapie bereit ist (Compliance). In den Vordergrund treten gerade in diesem Stadium auch die Fragen nach den Ursachen der Erkrankung und der Schuld daran, Phänomene wie „Wunderglauben" und die Hinwendung zu alternativen Therapien. Auch die realistische Auseinandersetzung mit Tod und Sterben findet hier statt. Psychologische Hilfestellungen durch einen behandelnden Arzt, der über entsprechende Sensibilität und Kenntnisse verfügt, oder über eine Fachkraft wären hier von großer Bedeutung.

Beim *Langzeitüberleben mit Behinderung* tauchen nochmals andere Probleme auf. Es geht um die Verarbeitung von Verlusterlebnissen (vor allem Brust und Genitalorgane, Gliedmaßen, Enddarm und Kehlkopf), die Auseinandersetzung mit dem veränderten Körperbild und der sozialen Isolation, die Verarbeitung der herabgesetzten Leistungsfähigkeit und weiteres.

2. Nach der oben bereits angeschnittenen Problematik der Paarbeziehung im Rahmen der onkologischen Erkrankung leuchtet ein, daß konfliktzentrierte *Gespräche mit Familien und Paaren* für die häusliche Kleingruppe, die ja ihrerseits auch die Krankheit verarbeiten muß, Entlastungen bringen können. Eine Vorsorge etwa im Sinne der psychotherapeutischen Betreuung von Kindern und Jugendlichen, die die Mutter verlieren, was ja bei vielen Genitalkarzinomen der Frau noch immer die Konsequenz ist, besteht in Deutschland allenfalls in ersten Anfängen. Obwohl die Bedeutung einer psychotherapeutischen Hilfe für die Überlebenden im Sinne einer *Pro-*

phylaxe seelischer und körperlicher Erkrankungen gar nicht überschätzt werden kann, ist das öffentliche Bewußtsein für die Wichtigkeit dieser Fragen kaum erwacht.

Von großer Wichtigkeit erscheint uns auch die Warnung, daß durch die Berücksichtigung psychologischer Faktoren im Verlauf von Karzinomerkrankungen keine zusätzliche „Stigmatisierung" des Krebspatienten erfolgt. Gelegentlich sind hier „überschießende" Reaktionen gutwilliger, aber unerfahrener Ärzte und Schwestern zu beobachten. Ebenfalls eine Belastung grundsätzlicher Art ist die Tendenz der modernen Medizin, auch und vielleicht gerade bei den onkologischen Erkrankungen zunehmend die psychische Betreuung aus der Station herauszunehmen und an einen Spezialisten zu delegieren.

3. Diesem letzten Problem kann durch eine **spezifische Weiterbildung** des ärztlichen und pflegenden Personals entgegengewirkt werden. Auf der einen Seite können dies die klassischen, fallzentrierten Balint-Gruppen sein; zunehmend beginnt aber an mehreren Orten auch die Arbeit des Psychosomatikers mit ganzen Stationsteams im Sinne von Team-Supervisionen, Stationsgesprächen, Fallbesprechungen u.ä. Schließlich wären auch noch wissensvermittelnde Fortbildungsveranstaltungen zu nennen.

Heute kommt auch den *Selbsthilfegruppen,* die sich im Bereich der Karzinomerkrankungen – wie für viele andere Krankheiten ebenfalls – gebildet haben, eine Bedeutung zu. Der Psychosomatiker kann hier bei der Initiierung und Beratung solcher Gruppen Hilfestellungen geben. Diese Entwicklung steht ebenfalls noch ganz an ihrem Beginn und hat z. Zt. in keiner Weise zahlenmäßig den Umfang erreicht, der ihr von ihrer Wichtigkeit her zukäme.

5 Die Diagnostik in der analytischen Psychotherapie und Psychosomatischen Medizin

Neben psychologischen Testuntersuchungen sind es drei Verfahren, die in der Psychoanalyse und Psychosomatischen Medizin routinemäßig zur Diagnostik eingesetzt werden:

a) das psychoanalytische Erstinterview,
b) die tiefenpsychologische Anamnese und
c) die Anamneseerhebung unter psychosomatischem Gesichtspunkt.

(Zur Information über psychologische Testverfahren verweisen wir auf die entsprechenden Lehrbücher, z. B. Meili/Steingrüber oder Hartmann.)

5.1 Das psychoanalytische Erstinterview und die tiefenpsychologische Anamnese

Das **psychoanalytische Erstinterview** wurde in den USA entwickelt. Der Art seiner Technik nach ist es ein unstrukturiertes Gespräch, in dem der Diagnostiker (Interviewer, häufig der zukünftige Therapeut) dem Patienten zu einem Großteil die Aktivität überläßt, um ihm ein möglichst freies Feld zur Entwicklung seiner persönlichen Problematik zu geben. Praktisch wird wenig gefragt, und das Hauptinteresse gilt der Frage, *wie* der Patient das Interview strukturiert.

Die **tiefenpsychologische Anamnese** wurde in Deutschland von Neo-Psychoanalytikern entwickelt. Es handelt sich um ein stärker strukturierendes Gesprächsinstrument, das durch eine Reihe in Jahren erprobter Fragen versucht, den Patienten zu einer für die analytische Diagnostik geeigneten Selbstdarstellung zu veranlassen. Die *biographische Anamnese unter tiefenpsychologischem Aspekt* (A. Dührssen) ist das bestausgearbeitete Beispiel dieser Art von Diagnostik.

Der Unterschied zwischen den beiden Verfahren besteht hauptsächlich in der methodischen Vorgehensweise. Die Art der Daten, um die es inhaltlich geht, ist weitgehend die gleiche. Die tiefenpsychologische Anamnese ist genaugenommen das eigentlich mehr diagnostische Instrument, während das psychoanalytische Erstinterview in sich immer bereits schon ein Stück Therapie beinhaltet und von manchen Autoren deswegen auch nur als eine Art Sonderform einer therapeutischen Sitzung angesehen wird. Gegen diese Auffassung sind allerdings Einwände zu machen, auf die nicht weiter eingegangen werden kann. Um zu verwertbaren Ergebnissen mit der Interviewtechnik zu kommen, bedarf es in der Regel einer mehrjährigen Erfahrung. Der Anfänger gewinnt zweifellos verläßlichere Daten über die tiefenpsychologische Anamnese. Die Praxis vieler Psychoanalytiker sieht so aus, daß im psychotherapeutischen Erstgespräch dem Patienten anfangs ein freierer Raum gewährt wird, wo er sein Problem entfalten kann, und daß in einem weiteren Teil des Gesprächs mit gezielten und weiterleitenden Fragen versucht wird, die Bereiche zu erfassen, die bis dahin unzureichend dargestellt blieben.

Was wird diagnostiziert? Das beste wäre vielleicht, wenn deskriptives Phänomen und dynamischer Prozeß nicht im Sinne eines Entweder-oder, sondern im Sinne eines Sowohl-als-auch aufgefaßt würden. Wie schon erwähnt, versuchen wir die Diagnose dreifach zu stellen, a) *klinisch-symptomatisch* – das ist der traditionelle deskriptive Bereich, b) *dynamisch-strukturell* – hier liegt der Akzent auf der Diagnose von Konflikten, Wünschen, Abwehrmaßnahmen, Persönlichkeitsstrukturen, und c) *sozial* – hier geht es um die Interaktion mit den sozialen Partnern, um die Art der zwischenmenschlichen Beziehungen und um den erreichten sozialen Status.

Die *Art der erhobenen Daten* läßt sich nach Argelander wie folgt untergliedern:

1. *Objektive Informationen.* Hierbei handelt es sich um persönliche Angaben, biographische Fakten, bestimmte Verhaltensweisen oder Persönlichkeitseigentümlichkeiten, die jederzeit nachprüfbar sind. Das Fachwissen des Diagnostikers stellt zwischen diesen objektiven Daten Zusammenhänge her. Die Verläßlichkeit der sich ergebenden psychologischen Aussage hängt letztlich vom Fachwissen und der überzeugenden logischen Kombinationsfähigkeit ab. Das Kriterium für den relativen Wahrheitsgehalt der Interpretation ist die logische Evidenz. Daten dieser Art sind weitgehend identisch mit denen, um die sich die psychiatrische Exploration bemüht.

2. Die *subjektiven Informationen*. Diese Daten können mehr oder weniger verläßlich sein. Entscheidend ist ausschließlich die Bedeutung, die der Patient ihnen verleiht. Die Information, die sich aus dem Bedeutungszusammenhang der Daten ergibt, kann nicht vom Diagnostiker allein erschlossen werden, sondern erst die gemeinsame Arbeit mit dem Patienten macht sie erfahrbar. Die einmal gewonnene Information ist absolut eindeutig, aber sehr schwer nachprüfbar. Das Kriterium für ihre Verläßlichkeit ist die situative Evidenz.

3. Die szenische oder *situative Information*. Sie unterscheidet sich von der subjektiven nur durch eine Akzentverschiebung, die allerdings von Wichtigkeit ist. Bei der subjektiven Information stehen noch die berichteten Daten im Vordergrund, denen der Patient eine subjektive Bedeutung verleiht. Die subjektive Bedeutung steht mit dem Geschehen der Situation in einem sekundären Zusammenhang und erhält von ihm seine Evidenz. Bei der szenischen Information dominiert das Erlebnis der Situation mit all seinen Gefühlsregungen und Vorstellungsabläufen – auch wenn der Patient schweigt. Das Instrument der Wahrnehmung ist einzig und allein die Persönlichkeit des Interviewers eingesetzt und abgestimmt auf das unbewußte Beziehungsfeld mit dem Patienten.

Bei dieser Art von Diagnostik nimmt das subjektive Erleben des Diagnostikers breiten Raum ein. Dies ist immer wieder Anlaß zur Kritik gewesen. Es stellt sich also die Frage nach der Kontrolle des subjektiven Erlebens. Diese Kontrolle kann nur in der geübten und disziplinierten Selbsteinschätzung und Selbstbeobachtung liegen. Basis ist der intensive *Selbsterfahrungsprozeß* in der eigenen Psychoanalyse, die sich von einer therapeutischen Analyse kaum unterscheidet, die man aber traditionell als „Lehranalyse" bezeichnet. Die Objektivierung der diagnostischen Wahrnehmung verläuft prinzipiell so, daß der Untersucher in seiner eigenen Reaktion auf die Verhaltensweisen des Patienten (Gegenübertragung und Übertragung) seine pathologischen Anteile kennt und sie quasi subtrahiert und nicht dem Patienten zuschreibt. Diese Kenntnis der eigenen Wahrnehmungsverzerrung nannte Freud die *„persönliche Gleichung".* Er stellte damit eine Analogie zum Astronomen her, der, um zu vergleichbaren Beobachtungen zu kommen, am Instrument seinen eigenen, ihm bekannten Sehfehler korrigieren muß.

Welches sind nun die *Daten, die im Erstgespräch* erhoben werden sollen? In Ergänzung von R. Waelder lassen sich die nachstehenden Fragen als jene beschreiben, die den Therapeuten im Erstinterview begleiten und auf die er sich eine Antwort aus dem Gespräch erhofft. Häufig wird ein Verstehen des Patienten in diesem Sinne nicht in einer Stunde möglich sein. Aber die Richtung der Intention des Untersuchers läßt sich so ganz gut umreißen:

- Woran leidet der Patient, was macht ihm innerlich zu schaffen?
- Was für Wünsche hat der Patient? Welche sind ihm bewußt, welche unbewußt?
- Was für Ängste hat er – bewußte, unbewußte?
- Wie geht der Patient mit seinen Ängsten um? (Abwehrstruktur). Werden bevorzugte Abwehrmechanismen erkennbar?
- Wie verhält er sich gegenüber dem Arzt? Sind bestimmte Haltungen, Erwartungen, Interaktionen erkennbar? (Übertragung).
- Wird eine bestimmte Haltung oder Einstellung beim Arzt dadurch induziert? (Gegenübertragung).
- Wie „erhält" der Patient seine Krankheit, ist etwas von der inneren Dynamik zu erkennen? (Primärer Krankheitsgewinn).
- Was tragen die anderen dazu bei, seine Krankheit zu erhalten? (Sekundärer Krankheitsgewinn).

R. Langs, ein zeitgenössischer Autor aus den USA, hat die *diagnostische Problemstellung* in vier Punkte gegliedert (die Fragen zur Therapieindikation sind hier nicht aufgeführt):

1. Definition des emotionalen Problems des Patienten und Stellung einer Diagnose,
2. Klärung des Hintergrunds dieser Probleme,
3. Feststellung, wie der Patient damit umgeht, und Einschätzung seiner Fähigkeiten und Leistungen und
4. Definition aller akuten Probleme.

Er führt diese Punkte folgendermaßen aus:

Zu 1:
Von entscheidender Wichtigkeit ist die initiale diagnostische Einschätzung. Der Therapeut achtet auf die Symptome des Patienten, seine Charakterstruktur („Aktivposten" und Pathologie), das Niveau seiner Ich-Funktionen und die durchgehende Dynamik.

Es ist bedeutsam, ein Bild zu erhalten von der Art der bestehenden emotionalen Probleme des Patienten, der Streßsituationen, die seine bestehenden Symptome hervorbrachten, der Umwelt, in der er durchgehend funktioniert, und der Art seiner intrapsychischen Konflikte. Da wir eine klinische und eine dynamische Diagnose stellen wollen, sind die Faktoren, die den Patienten zum gegenwärtigen Zeitpunkt eine Therapie suchen lassen, von besonderer Wichtigkeit.

Zu 2:

In dem Maße, wie es die Zeit gestattet, versucht der Therapeut, etwas über das aktuelle Leben des Patienten und seine Einflüsse auf seine emotionalen Probleme zu erfahren. Er versucht, die genetische Geschichte, die Untersuchung der Kindheit des Patienten zu erfassen. In diesem Bereich zentriert man am besten auf die Beziehung zwischen dem Patienten und seinen Eltern und Geschwistern. Man versucht vor allem, die Pathologie der Eltern-Kind-Beziehung zu verstehen – der entscheidende Schlüssel zur Pathologie des Patienten, seinen Objektbeziehungen und seinem Anpassungsniveau. Darüber hinaus versuchen wir, etwas über die frühe Anpassung des Patienten und – wenn vorhanden – seine infantilen Symptome zu erfassen. Schließlich forschen wir nach jedem wichtigeren Trauma in Kindheit und Jugend. Wenn solche vorhanden sind, stellen diese, zusammen mit der auslösenden Situation, oft den ersten Fokus innerhalb der Therapie dar.

Zu 3:

Es ist von Wichtigkeit, eine Einschätzung vorzunehmen, wie der Patient mit seinen Konflikten und Ängsten fertig wird und wie er sich generell behauptet („funktioniert"). Internalisiert er seine Konflikte oder agiert er sie aus, fügt er anderen Schmerzen zu oder leidet er vorwiegend an sich selbst? Wie adäquat sind seine sozialen Objektbeziehungen und in welchem Niveau finden sie statt? Was ist seine Hauptabwehr und wie erfolgreich setzt er sie ein? Ist der Patient nennenswert angsthaft, deprimiert, gehemmt oder unkontrolliert? Im weitesten Sinne geht es um Einschätzung seiner Ich-Stärke und -Schwäche, der Intensität seiner Triebbedürfnisse und der Art seiner Über-Ich-Funktionen – d. h. seines Gewissens, seiner Werte und Ideale, seiner Selbstwertregulation, seiner Kontrollmechanismen, dem Ausmaß seiner selbstbestrafenden Tendenzen und seiner Schuldgefühle. Es geht hier auch – um einen modernen Ausdruck zu benutzen – um die Einschätzung der *persönlichen* und *sozialen Ressourcen* des Patienten.

Zu 4:
Mit akuten Problemen sind vor allem suizidale oder homizide Impulse des Patienten gemeint. Es geht um den Ausschluß von psychotischen Depressionen oder der Möglichkeit einer schizophrenen Psychose.

Diese Punkte wurden etwas ausführlicher dargestellt, weil sie von besonderer Wichtigkeit für die Frage sind, in welche Richtung der dynamische Diagnoseanspruch geht. Einige Bemerkungen über Grenzen und Möglichkeiten der Interviewtechnik sollen den Abschluß bilden. Die zentrale Annahme bei der Interviewtechnik, die wir einmal explizit machen wollen, ist die folgende: Die Art der Interaktion zwischen Patient und Diagnostiker im Interview ist paradigmatisch für das sonstige Verhalten des Patienten. So wie er sich hier verhält, verhält er sich auch sonst. So wie er mit mir umgeht, geht er mit anderen Menschen um. Diese Annahme leitet sich aus der therapeutischen Situation ab und hat erhebliche Berechtigung auf ihrer Seite. Sie macht aber auch die Grenzen der Interviewtechnik sehr deutlich. Es ist unwahrscheinlich, daß jeder Patient *das* für ihn charakteristische Problem in der Interviewsituation dynamisch darstellt. Noch unwahrscheinlicher ist, daß jeder Patient *jedes* für ihn charakteristische Problem darstellt. Andererseits: Es ist auch unwahrscheinlich, daß ein generelles Problem des Patienten, welches für ihn von besonderer Bedeutung ist, in einem mit dieser Technik geführten einstündigen Gespräch *nicht* auftaucht. Es ist eine zweite Frage, ob der Diagnostiker es (auch richtig) erfaßt. In diesem Bereich erfolgt manche naive Überforderung der Interviewtechnik. Von einer szenischen Darstellung etwa können wir häufig gar nicht sagen, wie bedeutsam sie für das übrige Leben des Patienten ist. Und es ist auch sicher unzutreffend, wenn jede „Szene" automatisch in den Kern der Probleme des Patienten gerückt wird, wie das gelegentlich geschieht. Andererseits gibt uns gerade diese Diagnose von dynamischen Szenen eine diagnostische Möglichkeit, die wir mit keiner sonst verwandten Technik erfassen.

5.2 Die Anamneseerhebung in der Psychosomatischen Medizin (nach Morgan und Engel)

Die Interviewtechnik und auch die tiefenpsychologische Ana-mnese werden meist im psychotherapeutischen Feld angewandt – also dort, wo bereits eine Vorauswahl von Patienten in Richtung einer möglichen Psychotherapie stattgefunden hat. Fragen der Medizin im engeren Sinne, vor allem Diagnose und Behandlung körperlicher Beschwerden, sind hier meist „vorgeklärt". Das heißt in der Praxis, daß die Patienten meist fachärztlich durchunter-sucht sind. Wie ist nun aber die Untersuchungstechnik für den psychosomatisch interessierten Arzt, der im „eigentlichen Felde" der Medizin arbeitet, bei dem keine selektierten Patienten ein-treffen? Wie sollen Internisten, Gynäkologen und andere vorge-hen, wenn sie Medizin nicht nur als Naturwissenschaft, sondern als Wissenschaft vom kranken (und ganzen) Menschen auffassen wollen („Patienten-zentrierte Medizin")? Hierzu stammen die gegenwärtig besten Vorschläge von den amerikanischen Autoren L. Morgan und G. Engel, die wir kurz referieren wollen. Diese Autoren verwenden Teilaspekte der psychoanalytischen Diagno-stik, haben sie aber auf das klinische Feld bezogen und mit der Erhebung organischer Befunde verbunden. Eine ausgezeichnete und um eigene Beiträge erweiterte Einführung in diese Technik findet sich bei Adler u. Hemmeler (1992).

Im Gegensatz zum psychoanalytischen Interview, das dem Patienten ein möglichst freies Feld zur Darstellung seiner persön-lichen Problematik gibt und im wesentlichen unstrukturiert ist, dient die Erhebung der Anamnese in der psychosomatisch orien-tierten Medizin im wesentlichen drei Aufgaben:

1. Aufbau einer Beziehung zwischen Arzt und Patient im Sinne eines tragfähigen Arbeitsbündnisses. Der Patient muß zum Arzt Vertrauen fassen können, er muß spüren, daß der Arzt an seiner Person und Krankheit interessiert ist und daß er ihm mit seinem Fachwissen und seiner Person helfen will, seine Schwierigkeiten zu bewältigen.

2. Erarbeitung eines Verständnisses für die biographische Situa-tion, in der die Erkrankung auftrat, einschließlich der Bedeu-tung der Krankheit für den Patienten und für dessen Umge-bung.

3. Erfassung der Beschwerden des Patienten und Herausarbeiten des zugrundeliegenden Krankheitsbildes mit dem Ziel einer vorläufigen Diagnosestellung.

Die Anamnese spiegelt um so mehr die Wirklichkeit des Patienten, je weniger der Arzt unterbricht, je mehr er dem Patienten ermöglicht, seine Angaben in seinen Worten, in seiner Reihenfolge und zu dem ihm richtig erscheinenden Zeitpunkt zu machen. Hier bestehen viele Gemeinsamkeiten mit der Interviewtechnik. Die Anamnese soll nicht ein Abfragen von Symptomen, sondern zu einem Gespräch zwischen zwei Partnern, nämlich dem Patienten und dem Arzt, werden. Dabei erfährt der Arzt, daß hinter den Symptomen oftmals subjektive Vorstellungen stehen, die mit der Realität nicht übereinstimmen, die jedoch mit den Ängsten und der Vorstellungswelt des Patienten in Zusammenhang stehen.

Die Angaben des Patienten werden bei Abfassung der Krankengeschichte nach folgender Einteilung geordnet:

1. Das *jetzige Leiden* umfaßt einen Überblick über den Gesundheitszustand des Patienten, der ihn veranlaßte, den Arzt aufzusuchen.
2. Die *persönliche Anamnese* umfaßt einen Überblick über den Gesundheitszustand des Patienten vor dem jetzigen Leiden. Sie schließt die Beschreibung aller früheren Erkrankungen ein.
3. Die *Familienanamnese* umfaßt den Gesundheitszustand aller lebenden und verstorbenen Familienmitglieder.
4. Die *Entwicklungs- und Sozialanamnese* umfaßt Angaben über die Entwicklung und die Erfahrungen des Patienten und über seine Beziehungen zu seiner Umgebung.
5. Die *Systemübersicht* erfaßt Symptome der einzelnen Organe oder Organsysteme, welche beim jetzigen Leiden oder bei der persönlichen Anamnese noch nicht berührt worden sind.

Der Arzt hält sich bei der Erhebung der Anamnese nicht streng an diese Einteilung. Er weiß, daß er zu jedem dieser fünf Abschnitte Angaben braucht. Während der Anamnese folgt er dem Gedankenfluß des Patienten und geht jeder Äußerung nach.

Der Arzt soll versuchen, offene Fragen zu stellen und solche zu vermeiden, die mit ja oder nein beantwortet werden können. Er soll direkte Fragen möglichst unterlassen, da er sonst in erster Linie Informationen erhält, die seinen in den Patienten hineingefragten Vorstellungen entsprechen und weniger Aussagen über die Überlegungen, Vorstellungen, Erlebnisse und Gefühle des Patienten ergeben.

Morgan und Engel schlagen folgenden Grundplan zur Erhebung einer Anamnese vor. Dieses Schema soll lediglich eine Orientierungshilfe oder Anleitung darstellen. Dabei sollte klar sein, daß jede Anamneseerhebung anders verläuft. Entscheidend wichtig erscheint, daß der Arzt versucht, seine eigenen Gedanken und Gefühle, die während der Anamneseerhebung auftreten, mitzuerfassen, da diese Wahrnehmungen wichtige diagnostische Kriterien zum Verständnis des Patienten darstellen („Gegenübertragung").

Wichtig erscheint weiterhin, daß der Arzt die Art des Händedrucks, die Körperhaltung, den Gesichtsausdruck und die Redeweise des Patienten mitbeobachtet und im Zusammenhang mit dem Gesprächsinhalt und der Persönlichkeit des Patienten zu verstehen versucht („averbale Kommunikation").

Erster Schritt: Der Arzt begrüßt den Patienten, stellt sich vor und erklärt ihm seine Rolle als Arzt. Diese Forderung erscheint banal, ist es angesichts der medizinischen Praxis aber leider nicht.

Zweiter Schritt: Er erkundigt sich, wie sich der Patient jetzt fühlt. Bevor er weiterfährt, bemüht er sich, es dem Patienten so bequem wie möglich zu machen.

Dritter Schritt: Er fordert den Patienten auf, alle Beschwerden zu beschreiben, die ihn ins Krankenhaus geführt haben (jetziges Leiden).

Vierter Schritt: Er geht im einzelnen den Symptomen des jetzigen Leidens nach und berücksichtigt dabei besonders, in welcher Reihenfolge die einzelnen Symptome aufgetreten sind; er achtet auf ihre Merkmale und ihre Wechselbeziehungen (jetziges Leiden).

Zugleich verfolgt er genau die spontanen Äußerungen des Patienten über die begleitenden Lebensumstände, über frühere Krankheiten, über den Gesundheitszustand seiner Familie und über seine zwischenmenschlichen Beziehungen (persönliche Anamnese, Familienanamnese, Entwicklungs- und Sozialanamnese).

Fünfter Schritt: Er versucht, frühere Leiden des Patienten genau zu verstehen und knüpft dabei an bereits Erwähntes an (persönliche Anamnese).

Sechster Schritt: Er erkundigt sich genau nach den einzelnen Familienmitgliedern, zuerst nach den schon erwähnten. Er fragt nach ihrer Gesundheit sowie nach ihrer Beziehung zum Patienten (Familienanamnese, Entwicklungs- und Sozialanamnese).

Siebter Schritt: Er erforscht die jetzigen Lebensumstände und die frühere Entwicklung des Patienten. Dabei bezieht er sich wiederum auf Angaben, die der Patient bereits geäußert hat.

Achter Schritt: Er fragt systematisch nach Beschwerden in jeder Körperregion (Systemübersicht).

Neunter Schritt: Er erkundigt sich, ob der Patient noch etwas beifügen oder fragen möchte, vergewissert sich bei einzelnen wichtigen Angaben, daß er sie genau begriffen hat und setzt den Patienten über die folgenden Untersuchungen ins Bild.

Bei dem vierten Schritt, also der Erfassung des jetzigen Leidens, legen Morgan und Engel großen Wert auf die Charakterisierung der angegebenen Symptome. Sie schlagen vor, jedes Symptom nach folgenden sieben Kategorien zu untersuchen:

1. Die Lokalisation: Wo ist das Symptom lokalisiert?
2. Die Qualität: Wie, welcher Art ist das Symptom, etwa brennender oder stechender Schmerz?
3. Die Intensität: Wie stark zum Beispiel ist der Schmerz, erträglich, unerträglich?
4. Die zeitlichen Zusammenhänge: Wann ist das Symptom aufgetreten, wie war sein Verlauf? Periodisch, wehenartig, Dauerschmerz?

5. Die Begleitumstände: Unter welchen Umständen ist das Symptom aufgetreten, unter körperlicher Anstrengung, unter Aufregung usw.?
6. Einflüsse, welche die Beschwerden verstärken oder erleichtern.
7. Die Begleitsymptome: Welche anderen Symptome begleiten das Symptom?

Vielfach wird behauptet, daß das Erheben einer solch ausführlichen Anamnese sehr zeitaufwendig sei. Hierzu möchten wir bemerken, daß durch das Erheben einer exakten Anamnese, in der eine Vertrauensbeziehung zum Patienten hergestellt werden kann, bei der weiteren Behandlung unter Umständen sehr viel Zeit gespart wird. Die oben dargestellte systematische Darstellung der Anamnesetechnik darf nicht darüber hinwegtäuschen, daß ihr intellektuelles Verstehen noch lange keine erfolgreiche Handhabung gewährleistet. Diese verlangt Kenntnisse der psychoanalytischen Neurosen-, vor allem der Entwicklungslehre, fundierte Kenntnisse in somatischer Medizin, wiederholte Übung unter Anleitung und weitere Kontrolle, z. B. in Balint-Gruppen. Dem Geübten fällt diese Vorgehensweise dann genauso leicht, wie sonst dem Arzt das übliche „Abfragen" des Patienten. Der Gewinn ist aber, daß man so Informationen über die somatischen *und* psychischen Bedingungen auf verbalem *und* averbalem Wege erhält. Der ganzheitliche Zugang zum Patienten wird so durch das erste Gespräch mit ihm eröffnet und nicht verschlossen.

6 Psychotherapeutische Behandlungsmethoden

Unter dem Begriff der Psychotherapie wird heute eine Reihe von Behandlungsverfahren subsumiert. Deren Gemeinsamkeit besteht nur darin, daß sie allesamt pathologische Erscheinungen mit psychologischen Mitteln angehen. In den letzten zwei Jahrzehnten ist es zu einer Springflut von Verfahren gekommen, die teilweise über Nacht zu Illustriertenruhm gelangten und genauso schnell wieder fallengelassen wurden, wie sie entstanden waren. Die größte Bedeutung als methodenorientierte Verfahren haben die psychoanalytische Psychotherapie, die klientzentrierte Gesprächstherapie und die Verhaltenstherapie gewonnen. Auf sie soll in der Folge vor allem eingegangen werden, wobei – wie schon in der Darstellung der Neurosenpsychologie – der Akzent auf der Psychoanalyse liegen wird. Eine gute (allerdings nicht billige!) Übersicht über fast alle gängigen und obskuren Verfahren bietet das Handbuch von Corsini (3. Aufl. 1994).

Psychotherapie ist (nach Strotzka, 1975)

➠ ein bewußter und geplanter *interaktioneller Prozeß*
➠ zur *Beeinflussung* von Verhaltensstörungen und Leidenszuständen,
➠ die nach Konsensus (z.B. Arzt und Patient) für *behandlungsbedürftig* gehalten werden,
➠ mit *psychologischen Mitteln* (durch Kommunikation),
➠ in Richtung auf ein definiertes *Ziel* (z.B. Symptom-Minimalisierung),
➠ mittels *lehrbarer Techniken* auf der Basis einer *Theorie* des normalen und pathologischen Verhaltens.

Die Einordnung der verschiedenen Psychotherapieverfahren unter klassifizierende Oberbegriffe ist schwierig, weil einzelne Verfahren mit gleichem Recht der einen wie der anderen Kategorie zugeordnet werden können. Mit einer gewissen Berechtigung und Übereinstimmung lassen sich jedoch konfliktzentrierte, suggestive, entspannende, erlebnisorientierte und lerntheoretische Verfahren voneinander unterscheiden. Im Anschluß soll auf Fragen der Gruppenpsychotherapie und der stationären Psychotherapie eingegangen werden. Am Beginn soll jedoch das traditionelle ärztliche Psychotherapie-Instrument stehen, das sogenannte ärztliche Gespräch.

6.1 Das ärztliche Gespräch

Als Psychotherapeut bekommt man in Diskussionen mit Ärzten aller Fachrichtungen immer wieder ein Argument vorgehalten, das sich etwa wie folgt formulieren läßt: „Das Fach Psychotherapie stellt in der Medizin doch nichts eigentlich Neues dar. Jeder Arzt praktiziert im Gespräch Psychotherapie. Psychotherapeuten sind wir doch alle." In dieser so oder ähnlich formulierten Position steckt einerseits viel unaufgeklärte Naivität, andererseits wird damit natürlich etwas Zutreffendes ausgesagt.

Solange Medizin von Ärzten praktiziert wird, wird von den Ärzten mit den Patienten gesprochen. Früher eher mehr, heute eher weniger. Diese Form des Gespräches wird als „beratendes Gespräch" oder „ärztliches Gespräch" bezeichnet. Das ärztliche Gespräch hat so viele Erscheinungsformen wie Ärzte, die es praktizieren. Es kennt keine eigentliche Methodik, sondern es basiert mehr auf ungeschriebenen Traditionen. Erfahrung, Intuition und Persönlichkeit des jeweiligen Arztes prägen es in besonderer Weise. Wenn der durchführende Arzt in der Lage ist, Konflikte des Patienten zu verstehen, sie zu verbalisieren und mit dem Patienten eine gemeinsame Sprache zu finden, in der diese Konflikte auf eine Lösung hin bearbeitet werden, dann wird fraglos wichtige psychotherapeutische Arbeit in dieser Gesprächsform geleistet. M. Balint hat in London als erster versucht, das Sprechstundengespräch des Arztes psychotherapeutisch stärker wirksam werden zu lassen, indem er interessierte praktische Ärzte in Gruppen zusammenfaßte und dort ihre Fälle unter psychodynamischem Aspekt mit ihnen besprach. Dabei kam es zu einer deutlichen Sensibilisierung und Verbesserung der Wahrnehmungsfähigkeit der Mediziner für die Probleme ihrer Patienten, was wiederum ihre beratenden und behandelnden Fähigkeiten verbesserte. (Die Institution solcher fallzentrierter Gruppen von in der somatischen Medizin arbeitenden Ärzten wird seither als „Balint-Gruppe" bezeichnet. Zur Methode der ärztlichen Gesprächsführung s. Reimer, 1994).

6.2 Konfliktzentrierte Verfahren

Das klassische konfliktzentrierte Psychotherapieverfahren, das während Jahrzehnten überhaupt mit dem Begriff Psychotherapie identisch war, ist die Psychoanalyse. Die Psychoanalyse als Therapieverfahren wurde von Sigmund Freud (1856–1939) entwickelt. Zentrum des Verfahrens ist die Arbeit am unbewußten Konflikt, den der Psychoanalytiker durch Interpretation (Deutung) zur Auflösung bringt.

6.2.1 Die psychoanalytischen Verfahren

Die psychoanalytischen Therapieformen sind durch folgende Charakteristika gekennzeichnet:

- Ein spezifisches äußeres Setting
- Die freie Assoziation spielt bei der „Materialgewinnung" eine wichtige Rolle
- Die Auflösung unbewußter Konflikte steht im Zentrum der therapeutischen Arbeit; dabei kommt
- der Bearbeitung von Übertragung und Widerstand entscheidende Bedeutung zu;
- der Verschränkung von Übertragung und Gegenübertragung wird eine bedeutsame Rolle zugeschrieben.

Bei der klassischen Form des Verfahrens, der **Psychoanalyse i.e.S.,** finden die Sitzungen drei- bis fünfmal pro Woche statt. Der Patient ruht auf einer Couch, der Therapeut sitzt außerhalb seines Gesichtsfeldes hinter oder seitlich neben ihm. Dieses Setting geht direkt auf die Hypnosepraxis zurück, mit der Freud seine Arbeit anfing, indirekt aber beruht es auf der alten ärztlichen Erfahrung, daß der liegende Patient besser entspannt ist und seine Aufmerksamkeit stärker sich selbst zuwendet. Was Freud anfangs nicht wissen konnte, wohl aber intuitiv erfaßt hatte, ist, daß dieses Arrangement in erstaunlichem Maße die therapeutisch notwendige *Regression* fördert. Regression meint hier emotionalen Rückschritt auf ontogenetisch früheres Verhalten, d.h. erneutes Erleben, Reaktivierung der alten Konflikte und – was therapeutisch am wichtigsten ist – der Versuch des Patienten, innerhalb der psychoanalytischen Situation die pathogene infantile Situation wiederherzustellen. An diesem Punkt setzt die eigentliche psychoanalytische Arbeit an. – Am Beginn der

Behandlung fordert man den Patienten auf, alles auszusprechen, was ihm durch den Kopf geht, und keine Auswahl zu treffen. Man gibt ihm damit die Anweisung für das, was technisch „freies Assoziieren" genannt wird. Dieses Verfahren liefert quasi das Material für die Eingriffe des Therapeuten. Er versucht, sich anhand des Chaos von Gedanken, Wünschen und Einfällen des Patienten Hypothesen über dessen spezielles Problem zu bilden und so das Material zu strukturieren.

Schweigt der Patient, erzählt er über Stunden Dinge, die offensichtlich den Zweck haben, von anderen abzulenken, stöhnt er, zeigt er Zeichen von Angst, steht er von der Couch auf, kommt er ständig zu spät usw., dann wird alles dies genauso als „Material" aufgefaßt, das es zu verstehen und dem Patienten (später) zu interpretieren gilt. In einem Satz: Wenn die Psychoanalyse einmal begonnen hat, dann wird alles, was sich in der therapeutischen Beziehung abspielt, einem psychologischen Verständnis zugeführt.

Ursprünglich hatte die Deutung der *Träume* des Patienten einen besonderen Stellenwert. Freud sprach von einem „Königsweg zum Unbewußten". Hier ist eine gewisse Wandlung eingetreten. Man fordert heute den Patienten nicht mehr besonders auf, Träume zu berichten, und auch nicht, sie aufzuschreiben. Sie sind Material wie alles andere auch – freilich besonders interessantes. Die Es-Kräfte sind im Traum besser faßbar, und die „Zensur" des Über-Ichs scheint im Schlaf deutlich herabgesetzt. Berichtet der Patient einen Traum, so geht man nach dem vor, was er dazu assoziiert. Hat er keine Einfälle dazu, dann verzichtet man in der Regel auf eine Interpretation des Traumes. (Symboldeutungen, die in der Laienvorstellung eine so wichtige Stellung einnehmen, haben in der Psychoanalyse eine zweitrangige Bedeutung und dienen mehr der Hypothesenbildung des Therapeuten.)

Die verschiedenen *Interventionsformen* des Psychoanalytikers lassen sich am Beispiel des Umgangs mit Träumen aufzeigen: Macht man den Patienten z. B. darauf aufmerksam, daß ihm „absolut nichts" zu seinen Träumen einfällt, dann handelt es sich um die einfachste Form einer Intervention – um die sogenannte *Konfrontation*. Man stellt den Patienten gleichsam sich selbst gegenüber, man beschreibt ihm seinen Umgang mit sich selbst. Etwas weitergehend ist die *Klärung*. Etwa wenn der Patient behauptet, er habe sehr wohl zu dem Traum etwas gesagt, tatsächlich aber das Thema sofort gewechselt und über etwas anderes weitergesprochen hat. Man geht dann mit ihm die Situation noch einmal durch, zeigt ihm, wo er das Thema wechselte, und daß er tatsächlich zu dem eigentlichen Traum nichts gesagt hatte. Die dritte Möglichkeit des therapeutischen Eingriffs, das eigentliche Vehikel der analytischen Therapie ist die *Deutung* (Greenson: confrontation, clarification, interpretation). Das heißt, man sagt dem Patienten, was man für die Ursache seines Verhaltens hält. Im genannten Falle: „Sie haben große Angst, daß der Traum Ihnen etwas Unangenehmes sagen könnte, und deshalb war es leichter für Sie, daß Ihnen zu diesem Thema überhaupt nichts in den Sinn kam." Der in diesem Beispiel sehr allgemein gehaltene Charakter der Deutung zeigt, daß auch innerhalb dieses Mittels eine Reihe von sehr unterschiedlichen Nuancen möglich ist. Wichtig ist der rechte Zeitpunkt einer Deutung. Eine „zu frühe" Deutung kann den Ablauf der Behandlung erheblich stören. Sie wird unweigerlich den „Widerstand" des Patienten verstärken. Weitere Mittel der Technik sind das sog. *Durcharbeiten* (von Konfliktzusammenhängen) und die *Rekonstruktion* (biographischer Abläufe).

Das Konzept vom **Widerstand** ist eines der wichtigsten der Psychoanalyse. Theoretisch gesehen läuft folgendes ab: Das Ich, das wegen der Aufdeckung von unbewußtem Material in der Behandlung ständig mit dem Über-Ich, das diese Inhalte verwirft, in Konflikte zu kommen droht – dieses Ich setzt der ganzen Behandlung einen höchst polymorphen Widerstand entgegen. Obwohl die Therapie das Ich erstarken lassen soll, wehrt es sich mit seinen unbewußten Anteilen verzweifelt gegen diese Hilfe, während gleichzeitig die bewußten Anteile des Ichs, mit denen sich der Therapeut verbündet (das sogenannte Arbeitsbündnis), stärkstes Interesse am Fortschritt der Therapie haben. Freud: „Das ist eine so sonderbare Tatsache, daß wir nicht viel Glauben für sie erwarten dürfen." In der Tat ist der anhaltende Widerstand innerhalb einer analytischen Psychotherapie eines der beeindruckkendsten und im Verlauf der Therapie oft am schwierigsten zu handhabenden Dinge. „Widerstandsanalyse" heißt, dem Patienten immer wieder zu zeigen, wie seine unbewußten Persönlichkeitsanteile ständig den Erfolg der Behandlung zu sabotieren suchen.

Man versucht also, innerhalb der Therapie das voranzutreiben, was man eine *therapeutische Ich-Spaltung* nennt: Es geht um die Spaltung des Ichs in einen *erlebenden* und einen *beobachtenden Teil.* In geduldiger Arbeit muß ständig dem Patienten – oft sehr zu dessen Unbehagen – gezeigt werden, daß seine Müdigkeit in der Stunde, sein Schweigen, sein Redefluß ohne Punkt und Komma, daß diese und andere Phänomene plötzlich sinnvoll verstehbar werden, wenn man sie unter dem Gesichtspunkt sieht, daß es in ihm Kräfte gibt, die den Erfolg der Behandlung verhindern wollen.

Hier wird zuerst gezeigt, *daß* es einen Widerstand im Patienten gibt, dann, wie er beschaffen ist, und erst zuletzt, *was* der Widerstand eigentlich abwehrt. Die eigentliche Deutung des Unbewußten erfolgt somit eher später als früher in der Psychoanalyse.

Eine der bekanntesten Widerstandsformen ist das sogenannte *Agieren.* Agieren heißt ursprünglich: *Handeln aus unbewußter Motivation.* In der Analyse, wo das Instrument der Therapie das Wort, das Verbalisieren ist, muß jedes Handeln des Patienten als ein erheblicher Störfaktor, als Widerstand, wirken. Wenn der Patient darauf besteht, seinen Konflikt auszuagieren (Freud: wiederholen) und nicht zu verbalisieren (Freud: erinnern), dann rührt das an den Nerv der Therapie, an die Möglichkeiten und Grenzen der Methode überhaupt. Störungen, bei welchen die Patienten überwiegend ihre Probleme ausagieren müssen und nicht in der Lage sind, sie zu verbalisieren, sind letztlich für die psychoanalytische Therapie kontraindiziert. (Für sie wäre z. B. die Gestalttherapie oder das Psychodrama geeigneter; siehe unten.) Die Tatsache, daß sich praktisch in jedem Patienten die Tendenz findet, Vergangenes eher zu wiederholen (agieren) als zu erinnern, ließ Freud den Begriff des „Wiederholungszwangs" einführen. In der Entwicklung der Psychoanalyse wurde schon früh sichtbar, daß die Deutung des Widerstandes, überhaupt des Unbewußten, nicht ausreicht, sondern daß ein unermüdliches „Durcharbeiten" des Therapeuten notwendig ist, indem er den Patienten immer wieder auf seine unbewußte Problematik zurückführt. Daß ein unbewußtes Problem durch eine einmalige Deutung schlagartig gelöst wird, ist eine ausgesprochene Seltenheit. Als stärksten Widerstand gegen die Behandlung hatte Freud die sogenannte *Übertragung* bezeichnet. In der Praxis ist Übertragungsanalyse oft kaum von Widerstandsanalyse zu trennen, weil sich diese beiden Faktoren häufig untrennbar verbinden.

Freud war schon in den 90er Jahren, als er seine ersten Therapien durchführte und Vorformen des analytischen Verfahrens entwikkelte, aufgefallen, daß seine Patienten während der Behandlung sehr intensive Gefühle (starke Verliebtheit, Aggressionen und andere) auf ihn richteten, die sich nicht einfach aus der Hier-und-jetzt-Situation der Therapie erklären ließen. So entwickelte er die Hypothese, daß diese ganze Gefühlsbereitschaft anderswoher stammt, in den Patienten vorbereitet war und bei der Gelegenheit der analytischen Behandlung auf die Person des Arztes übertragen wird, daß also eine *Wiederholung* älterer, meist infantiler Haltungen am *Medium des Therapeuten* stattfindet. Dieses Phänomen bezeichnete Freud dann als **Übertragung** und sprach, je nach Zuneigung oder Ablehnung, von positiver oder negativer Übertragung. Man sollte sich klarmachen, daß die positive Übertragung, die Etablierung einer „guten" und verläßlichen Gefühlseinstellung dem Arzt gegenüber, das eigentliche *Vehikel der Therapie* ist. Diese positive Basis läßt den Patienten letztlich die Belastungen der Therapie „aushalten". Es hat sich als sinnvoll herausgestellt, von der positiven Übertragung das **Arbeitsbündnis** abzugrenzen. Damit ist eine Realitätsbeziehung zwischen Therapeut und Patient gemeint (Schultz-Hencke: „Pakt"), die natürlich auch unabhängig von der jeweiligen Übertragungssituation verläßlich sein muß – sonst wäre und ist Psychotherapie nicht möglich.

Die Übertragung stellt also einerseits die unerläßliche basale Beziehung zwischen Patient und Therapeut sicher, andererseits führt sie – eben weil sie etwas überträgt – in massive Konflikte. Als Beispiel solcher Übertragung als Widerstand sei angeführt, daß ein Patient etwa ein starkes Mißtrauen, welches eigentlich seinem Bruder gilt bzw. diesem früher galt, auf den Therapeuten überträgt. Er fühlt sich dann ständig von diesem bedroht, kann seinen Assoziationen nicht folgen, weil er immer auf der Hut sein muß, daß seine Äußerungen nicht mißbraucht werden. Es ist die Kunst des Therapeuten, die Ursache dieser Übertragung zu verstehen, sie dem Patienten zu deuten, ihm bewußt zu machen und durch ständiges Durcharbeiten so weit abzubauen, daß das Hindernis des Mißtrauens, das sich in der Analyse als erheblicher

Widerstand darstellt, zurückgeht und die Fortführung der eigentlichen Behandlung möglich wird. Bei einer stärkeren paranoiden Struktur etwa kann der Erfolg der Psychoanalyse auf diese Weise vollends vereitelt werden. Greenson sprach in diesem Zusammenhang von der Übertragung als „Mißverständnis der Gegenwart in Begriffen der Vergangenheit". Insofern ist Übertragung ein Anachronismus, ein Irrtum in der Zeit. Für die Psychoneurosen („Übertragungsneurosen") gilt, daß durch die Übertragung auf den Therapeuten dieser und die Psychoanalyse während der Behandlung das Zentrum der emotionalen Konflikte des Patienten werden. Das ist therapeutisch angestrebt und erwünscht. Aus dem ubiquitären Phänomen der Übertragung wird hier das angestrebte *therapeutische Artefakt* der *„Übertragungsneurose".* Hier wird also die analytische Grundforderung, nicht über pathogene Zustände aufzuklären, sondern den Patienten diese erleben zu lassen, optimal erfüllt. Freud hatte schon am Beginn seiner therapeutischen Arbeit verstanden, daß das bloße (emotionslose) Erinnern und Verstehen zu keiner therapeutischen Veränderung führt.

Der ***Begriff der Übertragung*** hat eine verschieden weite Anwendung erfahren. Der allgemeinste Gebrauch sieht Übertragung als a) *ubiquitäres Phänomen,* weil rasch sichtbar wurde, daß Übertragungsprozesse natürlich nicht nur zwischen Arzt und Patient, sondern überall, z. B. in Partnerbeziehungen (Übertragung der Mutter auf die Ehefrau!) oder im Berufsleben (Übertragung des Vaters auf den Chef!) vorkommen. Eine engere Verwendung begrenzt den Begriff auf b) die *Gefühle des Patienten* in therapeutischen Situationen. Hier ist z. B. auch noch dann von Übertragung zu reden, wenn etwa ein internistischer Patient zu seinem Stationsarzt eine bestimmte Form der emotionalen Beziehung entwickelt, die für den Behandler genauso lästig wie angenehm sein kann. Speziell ist dann natürlich die Übertragung in psychotherapeutischen Situationen gemeint. Die stärkste Einengung erfuhr der Begriff als c) Bezeichnung nur der *pathologischen Gefühlsäußerungen* des Patienten innerhalb von Psychotherapie. Wir haben im Rahmen dieses Bandes Übertragung meist als allgemeines Phänomen der Arzt-Patient-Beziehung angesprochen.

Eine ähnliche Weite der Verwendung gilt für den Begriff der ***Gegenübertragung.*** Freud verstand darunter lediglich den Einfluß des Patienten auf die unbewußten Gefühle des Arztes. Er betonte, daß jeder Psychoanalytiker nur so weit komme, als er seine eigenen Komplexe und inneren Widerstände bearbeitet habe, d. h., daß sich Freud einer Verschränkung von Übertragung und Gegenübertragung bereits bewußt war, ohne diesen Punkt stärker zu betonen. Die heutige Betrachtung sieht die Gegenübertragung nicht mehr als unerwünschte neurotische Reaktion des Therapeuten auf die Übertragungsneurose des Patienten, sondern versteht die durch die Übertragungsgefühle des Patienten ausgelösten Regungen im Therapeuten als komplementäres Phänomen. Durch die Beachtung der eigenen Emotionen in bezug auf den Patienten, das ist ja mit Gegenübertragung gemeint, erhält der Therapeut ein ausgesprochen positiv zu bewertendes diagnostisches Mittel und Forschungsinstrument für die unbewußten Prozesse des Patienten. Wesentlich ist, daß der Analytiker die übertragenden Gefühle aushält und versucht, sie zu verstehen, statt sie wie der Patient abzureagieren. So erhält der Patient die Chance zum Bewußtmachen eigener unbewußter Gefühle.

Aus dieser Handhabung der Übertragung und Gegenübertragung als dem eigentlichen Medium der psychoanalytischen Technik leiten sich zwei Forderungen für den Analytiker ab:

1. Er muß eine ausführliche persönliche Analyse absolviert haben, um sicher zu sein, daß seine eigenen Reaktionen nicht mit den Konflikten des Patienten interferieren. Das heißt vor allem: Er muß seine eigenen Reaktionen wahrnehmen und kontrollieren können, und er darf auf die Reaktionen des Patienten, seien sie aggressiv oder libidinös, keine stärkeren Ängste entwickeln.

2. Die andere sich ergebende Forderung ist eine strikte Zurückhaltung des Therapeuten gegenüber allen Angeboten, Provokationen, Versuchungen, Aggressionen usw. des Patienten. Das ist mit der sogenannten *Abstinenzregel* gemeint. Was der Patient während der Behandlung verbalisiert, wird mit ihm besprochen, aber es wird nicht darauf eingegangen. Damit hat die Abstinenz des Therapeuten für den Patienten eine Schutzfunktion, weil er so sicher sein kann, daß er jede Empfindung äußern darf, ohne daß eine Gefahr des Mißbrauchs durch den Therapeuten besteht. Man kann auch sagen, daß das Agieren in der Analyse ein Vorrecht des Patienten ist. Dem Therapeuten ist es untersagt.

Dieses klassische Verfahren wurde deshalb ausführlicher beschrieben, weil in der Quintessenz alle heute häufiger angewandten abgeleiteten psychoanalytischen Verfahren auf ihm basieren. Es sind dies vor allem die **psychoanalytisch orientierte Psychotherapie** (synonym oder als sehr ähnliche Verfahren bezeichnend werden auch die Namen „analytische Psychotherapie", „psychoanalytische Psychotherapie" und „dynamische Psychotherapie" verwandt) und die **psychoanalytische Kurzpsychotherapie**. Beides sind Verfahren, bei denen es erhebliche Unterschiede zur „Standardmethode" gibt. Diese Unterschiede beziehen sich in erster Linie auf das äußere Arrangement: Die Sitzungen finden nur noch 1- oder 2mal in der Woche statt oder werden überhaupt limitiert (auf 15–30 Sitzungen) wie bei der analytischen Kurztherapie. Bei diesen modifizierten Verfahren sitzen sich auch Patient und Therapeut gegenüber. Es gibt eine Reihe von Unterschieden in der Behandlungstechnik, auf die hier nicht eingegangen werden soll. Das wichtigste Merkmal ist jedoch, daß man versucht, die beim klassischen Verfahren angestrebte Regression eher gering zu halten. Die niederfrequente analytische Psychotherapie im Sitzen war anfangs deutlich aus der Not geboren, daß man nicht genügend Behandlungsplätze für die große Anzahl der Hilfesuchenden hatte. Heute ist diese Methode jedoch bereits selbst in ihrer Vorgehensweise standardisiert und durchstrukturiert. Die Indikation erfolgt positiv und nicht mehr durch Ausschluß. Für eine niederfrequente analytische Psychotherapie kommen zum einen Patienten in Frage, die nur leichtere Probleme haben, diese aber auf eine analytische Weise angehen wollen. Zum anderen ist das Verfahren die Standardmethode für alle Störungen, denen eine weitergehende Regression nicht zuträglich wäre. Es gilt dies insbesondere für die sogenannten „frühen Störungen" (s. o.), für die schizoiden und narzißtischen Neurosen, für Patienten mit psychotischen Episoden und für eine Reihe von klassischen Neurosen, bei denen der Therapeut den Eindruck hat, daß mit weniger Aufwand auch ein ausreichender Erfolg zu erzielen ist. (O. Fenichel: „Wenn ein therapeutischer Erfolg mit geringerem Aufwand erreichbar scheint, sollte man auf keinen Fall eine Psychoanalyse beginnen.")

Die psychoanalytische Kurztherapie, auch **Fokaltherapie** genannt (weil sie auf einen bestimmten Konfliktfokus abzielt), wurde in den 60er Jahren von D. Malan und M. Balint entwickelt. Sie versucht, nur einen bestimmten, vorher definierten Konflikt des Patienten anzugehen und verzichtet auf alle weitergehenden Interpretationen. Besonders bei diesem Verfahren wurde empirische Psychotherapie-Forschung systematisch eingesetzt. Es ist auch das Verfahren, das sich am breitesten als zusätzliche Therapie bei sonst somatisch behandelten Krankheitszuständen eignet.

6.2.2 Die Gesprächstherapie

Die in den 40er Jahren von C. R. Rogers entwickelte „client centered therapy" (Klient-zentrierte Therapie) wurde in Deutschland vom Ehepaar Tausch unter der Bezeichnung klientzentrierte Gesprächspsychotherapie (kurz: Gesprächstherapie) eingeführt. Diese ursprünglich als nicht-direktive Therapie bezeichnete Behandlungsform hat mehrere auffallende Eigenarten. Zum einen fehlt ihr eine spezielle Neurosentheorie, was sie von der Psychoanalyse und den lerntheoretischen Verfahren deutlich unterscheidet. Zum anderen wurde das Verfahren von Anfang an unter ständiger experimenteller und empirischer Kontrolle entwickelt, wodurch es sich insbesondere von der Psychoanalyse abhebt, die sich – auch vielerorts heute noch – in der Verschwiegenheit der privaten Kabinette beheimatet fühlt. Genaugenommen läßt sich die Gesprächstherapie besonders schlecht in die rubrizierenden Oberbegriffe, unter denen hier die Psychotherapieformen abgehandelt werden, einordnen. Sie ist eine Mischform zwischen den konfliktzentrierten, übenden und erlebnisorientierten Verfahren. Konfliktzentriert ist sie insoweit, als sie sich für die bewußten Konflikte des Klienten interessiert, mit denen dieser den Therapeuten aufsucht. Bei der Konfliktbearbeitung dominiert das Hier-und-jetzt, wie es auch bei den jüngeren psychoanalytischen Verfahren praktiziert wird. In der Betonung des emotionalen Erlebnisses des Patienten erinnert das Verfahren an die Gestalttherapie (s. u.) oder an die „korrektive emotionale Erfahrung", wie sie F. Alexander für eine bestimmte Variante der Psychoanalyse postulierte. Übendes Verfahren ist die Gesprächstherapie insofern, als sie sich bemüht, die kognitiven Möglichkeiten des Patienten bewußt zu erweitern, mit ihm Strategien zur Lösung seiner Probleme zu entwickeln und ihn auffordert, sich etwa angstmachende Situationen vorzustellen und darüber zu berichten. Hier erinnert die Vorgehensweise an bestimmte lerntheoretische Verfahren, insbesondere die Desensibilisierung. Dabei klingt an, daß die ursprünglich einzige Interventionsform, die Rogers beschrieb, das sogenannte *„Spiegeln"*, eine bedeutende Ausweitung erfahren hat. Beim Spiegeln ging es darum, dem Klienten nichts als sein Verhalten bzw. sein Erleben konfrontierend gegenüberzustellen. Wie bei anderen Psychotherapieformen auch zeichnet sich jedoch die Bildung von Richtungskämpfen ab, in denen eine stärkere Orientierung mehr zur Tiefenpsychologie oder mehr in Richtung zu den kognitiven Theorien oder schließlich mehr in Richtung zu den Lerntheorien befürwortet wird.

Die Gesprächstherapie ist die einzige Psychotherapieform, die eine intensive Forschungsarbeit über die *Qualitäten des Psychotherapeuten selbst* geleistet hat. Mit hohem Erfolg in der Therapie korrelieren folgende Eigenschaften des Behandlers: 1. eine intensive Anteilnahme, Achtung, Wärme gegenüber dem Patienten, 2. Fähigkeit zur Verbalisierung der vom Patienten geäußerten emotionalen Erlebnisinhalte und 3. Echtheit in der Selbstdarstellung sowie Fähigkeit zur Selbstöffnung. Im Setting erinnert die Gesprächstherapie in manchem an die analytische Fokaltherapie. Die durchschnittliche Behandlung umfaßt etwa 20 Sitzungen. Angestrebtes Therapieziel ist ein erhöhtes Ausmaß seelischer Funktionsfähigkeit im emotionalen und sozialen Bereich, entsprechend den eigenen Wünschen nach größerer Selbstachtung, größerer Selbstannahme und Selbstaktualisierung. Ähnlich der Psychoanalyse hat sich die Gesprächstherapie in erster Linie *nicht* für die Beseitigung von Symptomen interessiert, was bei der Verhaltenstherapie im Vordergrund steht. Die Psychoanalyse ihrerseits hatte mit einer Symptomorientierung begonnen und sich zunehmend einer Veränderung der Persönlichkeits- und Charakterstruktur des Menschen als Therapieziel zugewandt.

6.3 Suggestive Verfahren

6.3.1 Die Hypnose

Eine einheitliche Theorie der Hypnose fehlt. Hinzu kommt, daß heute viel von der klassischen hypnotischen Praxis stillschweigend aufgegeben und durch eine sogenannte „moderne Hypnose" ersetzt worden ist. *Bewußtseinsveränderung* und *Suggestion* bleiben jedoch weiterhin die entscheidenden Definitionselemente: Hypnose ist ein Zustand einer mehr oder weniger tiefen Absenkung des Bewußtseins (Trance), in welcher ein Proband für diese Zeit vorübergehend für andere Assoziationsmuster und psychische Funktionsweisen empfänglich ist (Erickson und Rossi, 1993).

Bei der **klassischen Hypnose** wird der Patient entspannt in Rükkenlage gelagert, und der Therapeut fixiert gewöhnlich Blick und Aufmerksamkeit des Patienten und verbalisiert eine suggestive Ruhevorgabe. Der angestrebte Zustand ist der einer mittelgradigen Bewußtseinsabsenkung (in der der Patient jedoch die Realsituation immer wahrnimmt), einer entspannten Muskulatur, ausgeglichener Stimmung und reduzierter Sinneswahrnehmung. Durch Aufforderung des Therapeuten kann dieser Zustand wieder beendet werden. Der Therapeut kann auch weitere Modifikationen bewirken: So kann die Körpermotorik erstarren, die vegetativen Funktionen können angeregt oder unterdrückt werden, Stimmungen und Affekte können erzeugt, bestehende abgewandelt werden. Das Gedächtnis kann entweder in Richtung einer Hypermnesie (gelegentlich zur Verbrechensaufklärung eingesetzt) als auch im Sinne einer Amnesie beeinflußt werden. Während der Sitzung vorgegebene Inhalte (posthypnotischer Auftrag) können die Sitzung selbst teilweise erheblich überdauern. Hieraus ergeben sich die spezifischen Wirkfaktoren. Eine reine Ruhehypnose ("Leerhypnose") bleibt über die Entspannung hinaus ohne spezifische Nachwirkungen. Durch intendierte Einflüsse auf die Stimmung, das Sensorium und das Gedächtnis, die methodisch mittlerweile differenziert ausgearbeitet wurden, ergibt sich der eigentliche therapeutische Wert des Verfahrens. Die praktisch bedeutsamste Form der Hypnose in ärztlicher Anwendung ist die **gestufte Aktivhypnose**. Diese Form der Autohypnose leitet sich vom Autogenen Training ab, aus welchem sie von E. Kretschmer entwickelt wurde. Beide Verfahren sind konzeptuell verwandt. Aus den Formeln des Autogenen Trainings wurden die „wandspruchartigen Leitsätze" (Langen) der gestuften Aktivhypnose, die der Patient im hypnotischen Zustand wiederholen soll.

Bei der gestuften Aktivhypnose wie beim Autogenen Training tritt das Ausmaß der Bewußtseinsveränderung gegenüber der klassischen Form bereits deutlich zurück. Noch mehr ist es bei M. Erickson der Fall, der die gesamte neuere Hypnosebewegung beeinflußt hat. Ein zentraler Punkt, um den es Erickson geht, ist das Außerkraftsetzen gewohnter Schemata und Überzeugungssysteme der Persönlichkeit durch „Ablenkung, Schock, Überraschung, Zweifel, Verwirrung, Dissoziation oder jeden anderen Vorgang, der die gewohnten Bezugsformen des Patienten aufhebt." Viele seiner Fallbeispiele wirken wie Überrumpelungen des Patienten, die diesen ins Erstaunen, in Überraschung versetzen und von dort aus systematisch vom Therapeuten in Richtung einer gewünschten Reaktion modifiziert werden. Bezogen auf das Hypnosekonzept tritt hier die Bewußtseinsveränderung gegenüber einer manipulativen Suggestion ganz in den Hintergrund.

Gut belegt ist die Wirkung verschiedenster hypnotischer Verfahren zur Schmerzausschaltung im operativen Bereich, in der Zahnheilkunde und in der Geburtshilfe. In diesen Fällen handelt es sich definiertermaßen um akute Schmerzzustände. Die Wirkung bei chronischen Schmerzen ist wegen der passiven Erwartungshaltung der Patienten offensichtlich schwieriger zu erzielen, aber auch hier belegt worden. Da von den Vertretern der Hypnose therapeutische Wirkungen in vielen Bereichen der Medizin beansprucht werden, ist auf den weiterbestehenden Mangel an empirischer Therapieevaluation jenseits der Schmerzforschung zu verweisen.

Krankenkassen übernehmen die Kosten für folgende Psychotherapie-Aufwendungen (BRD):

- Psychosomatische Differentialdiagnose
- Psychosomatische Grundversorgung
- Tiefenpsychologisch fundierte Psychotherapie*
- Analytische Psychotherapie*
- Verhaltenstherapie*
- Entspannungsverfahren*
- Hypnose
- Stationäre Psychotherapie

Stand 1994   *als Einzel- oder Gruppentherapie

6.4 Entspannende Psychotherapieverfahren

Hier geht es in erster Linie um Verfahren, deren primäres Ziel die Herstellung eines Zustandes von Entspanntheit entweder des ganzen und von Teilen des Körpers ist. Die dabei eingesetzten Methoden unterscheiden sich durchaus und entstammen verschiedenen Erfahrungsfeldern – die Effekte sind ähnlich und gut belegt. Es besteht heute im Rahmen der wissenschaftlichen Therapie eine gewisse Übereinkunft, daß das Autogene Training, die Progressive Muskelentspannung, die sogenannte Funktionelle Entspannung und weitere Entspannungstechniken ihren Wert vorwiegend als *psychotherapeutische Hilfstherapien* haben, was nicht ausschließt, daß sie in einer Reihe von Fällen auch allein wirksam werden.

6.4.1 Das Autogene Training (AT)

Das Autogene Training wurde in den 20er Jahren von I. H. Schultz eingeführt. Schultz verstand die Methode konsequent als Autohypnose, die zur Selbstinduktion von Ruhe, Entspannung und konzentrativer Versenkung des Bewußtseins führt. Er basierte damit auf dem Verständnis von E. Coué, daß jede Suggestion eigentlich nur wirksam werden könne, wenn sie als Autosuggestion übernommen werde (dazu B. Hoffmann, 1992). Bisher wenig beachtet wurde die Rolle der Konditionierung für die Entstehung der Wirkung des Autogenen Trainings. Unseres Erachtens handelt es sich hinsichtlich der Wirkung um eine primär suggestive und sekundär konditionierte Einübung intendierter vegetativer Abläufe.

Die *Entspannungstechnik* selbst kann hier nur angedeutet werden: Durch passive Konzentration nacheinander auf die Vorstellung von Schwere und Wärme in den Armen und Beinen, Entspannung von Gesicht, Atmung, Herzschlag, Bauch, Nacken, Schultern, Rücken und schließlich dem Kopfbereich ist eine tiefe Entspannung erreichbar. Anfangs dienen Leitsätze als Konzentrationshilfe (z. B. „die Arme sind ganz schwer"), die jeweils ein paarmal, still vor sich hingesprochen, wiederholt werden. Wenige Wochen nach Beginn des regelmäßigen Übens tritt eine Konditionierung der anfänglich noch autosuggestiv ausgelösten vegetativen Veränderungen ein. Dadurch wird innerhalb der ersten

Sekunden bis Minuten eine psychophysische Umschaltung mit herabgesetzter Bewußtseinslage („Hypnoid") erreichbar, die aber vom Übenden selbst jederzeit sofort zu unterbrechen ist. Die persönliche Vermittlung und Motivierung durch einen Therapeuten sind vor allem wegen der Vermeidung von Fehlkonditionierungen für das individuell gestaltete Training wesentlich und nicht durch Tonkassetten ersetzbar.

Ein Grundproblem, das viele Patienten mit dem Autogenen Training haben, ist, daß sie zwar meist innerhalb der ersten Wochen die Übungen gut erlernen, aber spätestens nach Ende des Kurses das regelmäßige tägliche Üben einstellen. Es ist deshalb besonders wichtig, die Patienten darauf hinzuweisen, daß therapeutische Erfolge hinsichtlich ihres Grundleidens (z. B. Ängste, innere Unruhe oder psychovegetative Störungen) eine monatelange Übung voraussetzen. Angesichts der üblichen Zeit des Vorbestehens der Beschwerden ist das alles andere als eine Zumutung, wird von den Patienten aber oft als eine solche empfunden, und es wird auf eine „wirksamerere Therapie" gedrängt. Patienten mit einem ausgeprägten Bedürfnis zur Aktivität erlernen das Autogene Training schwerer und profitieren eindeutig mehr von der Progressiven Muskelentspannung (s. dort). Insgesamt handelt es sich beim Autogenen Training um eine bewährte Methode der sogenannten „kleinen Psychotherapie" mit breiter Indikation. Seine Erfolge konnten empirisch gesichert werden; so gibt es z. B. Direktnachweise des Absinkens des Atemwegwiderstandes bei Asthma-Patienten. Auch bei Hochdruck-Patienten und Schlafgestörten ist das Autogene Training als psychotherapeutisches Mittel der ersten Wahl einzusetzen. *Kontraindiziert* ist das AT bei Patienten mit einer Neigung zu hypochondrischer Selbstbeobachtung.

6.4.2 Die Progressive Muskelentspannung (PMR)

Die Progressive Muskelentspannung (Progressive Relaxation) wurde von dem Physiologen E. Jacobson konzipiert und zu einer systematischen Methode, auf physiologischem Wege Angst und Spannung abzubauen, entwickelt. Das Grundmodell geht von der Vorstellung aus, daß Etablierung und Wahrnehmung von *Entspannung im unmittelbaren Kontrast zur Anspannung* zu bewirken ist. Nach einer anstrengenden körperlichen Tätigkeit, z. B. einer Wanderung, ist der Entspannungseffekt bekanntermaßen am ausgeprägtesten. Bei der PMR wird dieses Prinzip systematisch eingesetzt.

Das *technische Vorgehen* besteht in einem schrittweisen, systematischen An- und Entspannen verschiedener Muskelgruppen, wobei die Aufmerksamkeit gezielt auf die Empfindungsdifferenzen zwischen Anspannung und Entspannung sowie auf die Wahrnehmung der Entspannung selbst gelenkt wird. Die Übung beginnt mit den Muskelgruppen an Händen und Armen, dann folgen Übungen für die Gesichts-, Nacken- und Schultermuskulatur, schließlich für die von Brust, Bauch und Beinen. Und wie etwa beim Autogenen Training kann bei guter Beherrschung der Grundübungen eine verkürzte Form nach einiger Zeit eingesetzt werden, die dann zu einem vergleichbaren Entspannungseffekt führt.

Während das Autogene Training und vor allem die Hypnose aus einem eher „unwissenschaftlichen", teilweise sogar okkulten Umfeld kamen, bevor sie systematisch untersucht und methodisch erprobt wurden, haftete der PMR von vornherein ein wissenschaftlicher Stallgeruch an. Sie stammte aus dem Labor, bewies sich in ihrer Effektivität insbesondere im Labor früher Verhaltenstherapeuten (E. Wolpe in Südafrika) und wurde auch sehr viel mehr von Psychologen, die, verglichen mit den Ärzten, immer methodenbewußter waren, angewandt. Ihre Effekte hinsichtlich der Behandlung, insbesondere von Schmerzzuständen, mäßigen Ängsten, Blutdruckerhöhungen u.a. psychovegetativen Störungen sind belegt. Darüber hinaus wird sie prophylaktisch eingesetzt und erscheint z. B. bei Berufen mit hohem Streßaufkommen, aber geringen motorischen Abfuhrmöglichkeiten (Piloten) als die Methode der Wahl zur raschen Entspannung. Die PMR ist immer als eine *psychotherapeutische Hilfsmethode* angesehen worden; sie ist prinzipiell mit allen psychotherapeutischen Verfahren kombinierbar, wurde in der Vergangenheit aber bevorzugt von Verhaltenstherapeuten eingesetzt. Für Patienten mit einer Beunruhigung durch passive Entspannungsübungen (paradoxe Reaktionen!) ist sie als die Entspannungsmethode der Wahl anzusehen. (Weiterführende Literatur bei Bernstein, 1992)

6.4.3 Das Biofeedback

Die propriozeptive Sensibilität des Menschen ist manipulierbar. Bei vielen psychosomatischen Störungen unterdrücken die Patienten z. B. die Wahrnehmung von mit körperlichen Dysfunktionen verbundenen Spannungszuständen. Dieser Effekt läßt sich jedoch auch umkehren, und die meisten körperzentrierten Psychotherapieverfahren versuchen, über verschiedene Wege zu einer Verbesserung der körpereigenen Empfindungen zu kommen. Das Biofeedback hat diesen Ansatz gewissermaßen am ausgeprägtesten „apparatisiert" bzw. im Sinne eines naturwissenschaftlichen Verständnisses objektiviert. Trainiert wird, durch technische Rückkoppelung, die *Bildung von Informationsschleifen,* die es dem Patienten ermöglichen, innere psychophysiologische Vorgänge zu beobachten und zu modifizieren, während diese noch ablaufen.

Rückgekoppelt werden können geeignete biologische Signale: Der Hautwiderstand (GSR, er wird durch die Schweißabsonderung bei Affektdruck niedriger), der Puls, der Blutdruck, das Elektromyogramm (EMG; rückgemeldet wird der Anspannungszustand der Muskulatur), sogar die Alpha-Wellen im EEG. Der wissenschaftliche Hintergrund des Biofeedback schöpft damit in gleicher Weise aus der Elektrotrechnik, der Lerntheorie und der Psychophysiologie.

In der *Praxis* wird der Patient in einer ersten Sitzung über den theoretischen Hintergrund, die Techniken und die Zielvorstellungen informiert. Handelt es sich z. B. um einen Patienten mit einem Hypertonus, dann erfolgt eine Rückkoppelung des Blutdrucks über einen Bildschirm oder auch nur über Lichtsignale. *Wie* der Patient es nun anstellt, den Blutdruck zu senken, ist eigentlich seine Sache. Denkbar ist etwa eine Veränderung der Atmung, der allgemeinen Anspannung, eine Konzentration auf Vorstellungen usw. Irgendwann wird ihm das Gerät zurückmelden, daß die Blutdruckwerte absinken bzw. daß sie gleich bleiben oder ansteigen. Durch diese Rückmeldung erhält der Patient nun im Sinne positiver Verstärkungen seiner körpereigenen Wahrnehmung die Möglichkeit, jenes Verhalten immer mehr zu trainieren, welches im Sinne der gewünschten Richtung, hier einer Senkung des Blutdrucks, abläuft. Während der ersten Sitzungen ist immer ein Therapeut zugegen, der den Patienten einweist und notfalls korrigiert. Dann wird eine rasche Verselbständigung der Therapie angestrebt, etwa in der Form, daß der Patient das entsprechende Gerät zum Heimgebrauch erhält. Normalerweise ist ein Gerät für ein Therapieziel eingerichtet, kombinierte Geräte mit Mehrfachrückmeldungen sind entwickelt.

Das Biofeedback unterscheidet sich dadurch von den kognitiven oder einsichtsorientierten Psychotherapieverfahren, daß dem *Wie* und *Warum* der Veränderung wenig Aufmerksamkeit geschenkt wird, Hauptsache ist, daß sie erfolgt. Die Informationsschleife, z. B. bei der GSR, sieht folgendermaßen aus: Erhöhung der GSR durch Schweißabsonderung > technische Registrierung > technische Umwandlung in ein Signal (optisch, akustisch) > Wahrnehmung des Signals > Verarbeitung im ZNS „Rückkoppelung an die GSR.

Der Einsatz des Biofeedback war von großen Erwartungen begleitet gewesen; mittlerweile ist es wieder ruhiger geworden. Gute Erfolge sind nachgewiesen, z. B. bei der Behandlung von vaskulärem und Spannungskopfschmerz, von vasokonstriktorischen Störungen und weiteren. Durch EEG-Biofeedback ist im Modellversuch sogar eine Behandlung von organisch verursachten Epilepsien gelungen. Neben den breiten Anwendungsperspektiven erfordert das Biofeedback jedoch vom Patienten auch Disziplin und Motivation zur Durchführung; die Bereitschaft zur Aufgabe eigener Gesundheitsstörungen muß gewissermaßen stillschweigend vorausgesetzt werden. Auch zeigte sich, daß die theoretische Bandbreite der Veränderungsmöglichkeiten durch die Rückkoppelung autonomer Körperreaktionen in der Praxis enger als angenommen ist. So enttäuschen gerade die Ergebnisse bei der Behandlung des Bluthochdrucks, auf die man große Hoffnungen gesetzt hatte. Insbesondere in der Schmerztherapie (EMG-Rückkoppelung) sind gute Effekte gesichert, die allerdings den traditionellen Entspannungsmethoden nicht überlegen sind. Möglicherweise profitieren „technikgläubige" Patienten, wie man sie heute zunehmend öfter antrifft, von dieser Methode in besonderer Weise.

6.5 Die lerntheoretischen Verfahren (Verhaltenstherapie)

Den lerntheoretischen Verfahren ist gemeinsam, daß sie auf der experimentellen Lernpsychologie basieren. Heute werden diese Verfahren meist einheitlich als **Verhaltenstherapie** benannt, was aber darüber hinwegtäuscht, daß es sich um eine große Zahl teilweise sehr unterschiedlicher Methoden mit divergierendem theoretischen Hintergrund handelt. Im Gegensatz zu den Ansätzen, die auf der psychodynamischen Basis Freuds beruhen, sieht die Lerntheorie in der Neurose keine Folgen von unbewußten Konflikten, sondern *erlernte* Fehlverhaltensweisen, die durch neue, therapeutisch induzierte Lernprozesse korrigiert werden können. Die Vorstellung, daß Neurosen Folge von lerntheoretisch beschreibbaren Variablen sind, wurde zuerst von I. Pawlow und seinen Schülern entwickelt. In ihrem Petersburger Laboratorium zeigten sie in den 20er Jahren, daß sich durch bestimmte Arrangements bei Hunden den menschlichen Neurosen ähnliche Zustände hervorrufen lassen, die sie „experimentelle Neurosen" nannten. Eine klassische Anordnung sah so aus: Ein Hund hat gelernt, bei Exposition eines kreisförmigen Reizes einen Hebel zu drücken, um einen gleichzeitig auftretenden schmerzhaften Stromreiz zu vermeiden. Bei Exposition einer Ellipse, so hat er gelernt, braucht der Hebel nicht betätigt zu werden, weil dann der Stromreiz nicht auftritt. Wenn man nun Zwischenformen zwischen Ellipse und Kreis anbietet, die für das Tier immer schwieriger unterscheidbar werden und ihm damit die Möglichkeit nimmt, die schmerzenden Stromreize abzustellen, dann entwickelt der Hund ein extrem gestörtes Verhalten. Es kommt zu Schlaflosigkeit, massiver Unruhe, Angstzuständen u.a.m.

Eine systematische Übertragung lerntheoretischer Prinzipien (s. dazu Kap. 1.6.3) auf die Neurosen des Menschen erfolgte in größerem Maßstab jedoch erst in den 50er Jahren. Dabei waren es vor allem zwei Methoden, die besondere Beachtung fanden: das operante Konditionieren (B. F. Skinner) und die Desensibilisierung (J. Wolpe). Trotz der guten methodischen Beschreibbarkeit des Arrangements besteht letztlich noch keine Sicherheit darüber, welches die eigentlich wirksamen Faktoren der Verfahren sind. Das praktische Vorgehen in der Verhaltenstherapie verfügt über bewährte Elemente. Am Beginn eines Behandlungsplanes steht die möglichst exakte Analyse der einzelnen Störung bzw.

des gestörten Verhaltens. Die Aufstellung einer *funktionalen Analyse* der Verhaltensstörung dient der Suche nach den pathogenen Reizen, von denen man annimmt, daß sie das Verhalten beeinflussen. Die eigentliche Therapie besteht dann in einer systematischen Manipulation dieser Reize, so daß es zu einer Verringerung von Fehlverhalten kommt.

Zentrum des therapeutischen Vorgehens bei der Verhaltenstherapie sind die einzelnen Techniken. Die Zahl dieser Therapietechniken ist außerordentlich groß, benannt wurden bis zu 200 Verfahren, die sich zum Teil kaum oder gar nicht unterschieden. So ist in der Praxis z. B. die *rational-emotive* Therapie von Ellis, der aus der Humanistischen Psychologie kommt, der *kognitiven Therapie* von A. Beck ausgesprochen ähnlich, und beide wurden von der *kognitiven Verhaltenstherapie* weitgehend aufgenommen bzw. aufgesogen. H. Reinecker (1986) nennt in seinem systematischen Beitrag acht übergeordnete Therapietechniken:

1. Konfrontationsverfahren (besonders bei Ängsten)
2. Operante Methoden
3. Aversionsverfahren
4. Modell-Lernen
5. Training in Selbstsicherheit
6. Verdecktes Konditionieren
7. Methoden der kognitiven Umstrukturierung
8. Selbstkontrolle

Auch diese praxisorientierte Gliederung überzeugt nicht, so daß wir in der Darstellung einer älteren Einteilung (Bergold und Selg) folgen, die die Aneignungstechniken den Beseitigungstechniken gegenübergestellt hatten.

Aneignungstechniken sind solche, die eingesetzt werden, um dem Behandelten neue Verhaltensweisen zu vermitteln; *Beseitigungstechniken* dienen dem Abbau unerwünschten Verhaltens. Die klassische *Beseitigungstechnik,* mit der auch Pawlow seine Hunde behandelte, ist die **Extinktion.** Extinktion tritt dann auf, wenn der bedingte Reiz nicht mehr mit dem unbedingten Reiz zusammen erfolgt, d. h., wenn eine gelernte Verhaltensweise nicht mehr „verstärkt" wird. In der Praxis ist dieses Verfahren nicht so oft angewandt worden, wie es von der theoretischen Bedeutung her zu erwarten gewesen wäre. Erst seit den späten

70er Jahren ist ein starkes Anwachsen von Therapieformen zu beobachten, denen eine ausgeprägte **Reizkonfrontation** gemeinsam ist. Stampfel hatte bei seiner **Implosions-Therapie** noch die Übersteigerung des Reizes in der Vorstellung empfohlen; die **Reizüberflutung** (flooding) exponiert den Patienten rasch den stärksten angstauslösenden Reizen in der Realität. Beim **Habituationstraining** wird die Reizkonfrontation in einer abgestuften Hierarchie versucht. In der Praxis erwiesen sich die Verfahren mit rascher realer Reizexposition als besonders wirksam. Etwa bei einer Therapie von Angstphänomenen steigen die Ängste hier – gewollt bzw. antizipiert – auf ein Maximum, fallen dann aber bei anwesendem Angstauslöser ab, weil kein Angstanfall unbegrenzt zu verlängern ist. Dieses Erlebnis der nach kurzer Zeit abnehmenden Angst erscheint für die kognitive Umstrukturierung wesentlich. Eingesetzt wird die Reizkonfrontation besonders bei den sonst schlecht zugänglichen Zwangsneurosen und vor allem bei diffusen Angstneurosen. Auch bei Phobien, die eine Domäne der Desensibilisierung darstellten, werden sie wegen der rasch einsetzenden Wirkung zunehmend eingesetzt, scheinen dieser aber nicht überlegen zu sein.

Die wichtigste Beseitigungstechnik, die insbesondere an Phobien erprobt wurde, ist dagegen das **systematische Desensitivieren** *(systematische Desensibilisierung)*. Die Erfolge mit der Desensitivierung sind um so größer, je gerichteter und umschriebener die Angst ist. Wolpe begann seine Behandlung, indem er zuerst den Patienten auf einem bequemen Sessel sich entspannen ließ. Er verwandte dazu die Progressive Muskelentspannung (s. Kap. 6.4.2). Danach wurde mit dem Patienten zusammen eine hierarchisch geordnete Reihe von Vorstellungen über das angstmachende Objekt entwickelt, d.h., der Patient legt eine Reihenfolge fest, in der er einen Gegenstand oder eine Situation als mehr oder weniger angstmachend als andere erlebt. Während des therapeutischen Ablaufs werden dem Patienten nun, ausgehend von einem Zustand guter Entspannung, anfangend mit den am wenigsten angstmachenden Reizen, nach und nach die immer stärker belastenden Situationen in seine Vorstellung eingeführt. Das heißt, die ganze Therapie findet im Bereich der Imagination statt. Der Patient stellt sich die Situation vor, und der Therapeut bestimmt Dauer und Ende der Vorstellung, beobachtet das Ausmaß der entstehenden Angst und entscheidet, ob auf einen weniger angstmachenden Reiz zurückgeschritten oder mit einem stärker angstmachenden Reiz fortgefahren wird. – Therapeutische Arrangements, die mit dem realen angstmachenden Objekt arbeiten (z. B. bei Tierphobien), werden als „in vivo"-Therapie bezeichnet und stellen damit eine Form der direkten Reizkonfrontationsbehandlung dar. Wegen des offensichtlich sehr ökonomischen Einsatzes der Konfrontationstechniken ist der Gebrauch der Desensitivierung seit der Mitte der 80er Jahre rückläufig.

Als letzte der in diese Reihe gehörenden Techniken ist die **Aversionstherapie** zu besprechen. Das Grundprinzip ist hier, daß das zu vermeidende Verhalten mit einem unangenehmen, aversiven Reiz gekoppelt, d. h. ein unerwünschtes Verhalten quasi bestraft wird. So wird etwa die Enuresis mit einem Weckreiz gekoppelt, der sofort erfolgt, wenn der Patient ins Bett gemacht hat. Sexuelle Deviationen sind, natürlich auf Anfrage der Betroffenen, aber aus heutiger Sicht ethisch dennoch fragwürdig, mit dosierbaren Stromstößen aversiv behandelt worden, und auch die Nikotin- und Alkoholabhängigkeit wurde auf diese Weise beeinflußt. Gegenüber der Technik des Desensitivierens tritt die Aversionsbehandlung jedoch deutlich in den Hintergrund.

Von den *Aneignungstechniken* als zweiter großer Gruppe von Techniken ist das **operante Konditionieren,** bei dem ein erwünschtes Verhalten eine positive Bekräftigung („Verstärkung") erfährt, das verbreitetste. Das Prinzip ist, daß erwünschtes Verhalten verstärkt und unerwünschtes Verhalten nicht beachtet wird. Man kann sagen, daß operantes Konditionieren die Basis jeder Belohnung ist. Man verstärkt ein erwünschtes Verhalten und fördert seine Wiederholung. Eine bekanntgewordene Anwendung hat das operante Konditionieren in der Technik des *„token economy"* gefunden. Antriebsarme Schizophrene bekamen für spontan durchgeführte Leistungen Spielmarken (tokens), die sie in direkte Vorzüge innerhalb der Anstalt (Essen und anderes) umsetzen konnten. Das erwünschte Verhalten im Sinne einer Zunahme der spontanen Aktivität trat rasch ein. In der verhaltenstherapeutischen Praxis von Bedeutung ist die gleichzeitige Verstärkung erwünschter und Auslöschung unerwünschter Verhaltensweisen, was auch als „differentielle Verstärkung" bezeichnet wird.

Zunehmende Bedeutung schließlich hat auch die Aneignungstechnik des **Lernens am Modell** (modelling, Bandura) gefunden. Ohne daß der Patient selbst eine direkte Lernhandlung durchführt, kann er Lernschritte vornehmen, indem er sieht, wie Modelle das für ihn problematische Verhalten mühelos durchführen. Dies geschieht meist über Filme (man zeigt etwa tierphobischen Kindern Filme, in denen Kinder mit Tieren angstfrei spielen), oder der Therapeut selbst wird zum Modell, welches die angstbesetzten Inhalte mit ruhiger Stimme furchtfrei verbalisiert. Spätestens hier wird wieder deutlich, wie sehr sich die einzelnen Techniken überschneiden: In der klassischen Psychoanalyse spielt der ruhige Umgang des Therapeuten mit dem konflikthaften Material eine entscheidende Rolle. Der Prozeß wird dort als Identifizierung des Patienten mit dem Analytiker bezeichnet. Auch in der Gesprächstherapie wird das Lernen am Modell gezielt angestrebt.

Diese Darstellung folgt bisher den klassischen Methoden der Verhaltenstherapie. Seit der Mitte der 70er Jahre kam jedoch ein Prozeß in Gang, der als *„kognitive Wende"* bezeichnet wird. War im klassisch behaviouristischen Sinne das äußere Lernarrangement alles und der intrapsychische Prozeß ohne Interesse (der Mensch als „black box"), so verließ nun die Mehrzahl der Verhaltenstherapeuten in rascher Folge diese Position und wandte sich den Prozessen von Wahrnehmung und Kognition, teilweise sogar unter Berücksichtigung von Emotionen und inneren Konflikten zu. Es waren jetzt vor allem die Aneignungstechniken, die gezielt zur Veränderung von Einstellungen, Erwartungen, Befürchtungen, Haltungen usw. eingesetzt wurden. Rollenspiel, Techniken zur Selbstkontrolle und -steuerung, Selbstverbalisationstraining, kognitive Therapie, Problemlösungstraining und weitere sind es, die nun als *„kognitive Verhaltensmodifkation"* zusammengefaßt werden. Wenn wir auch den Autoren eher zustimmen, die keine grundsätzlich neuen Prinzipien wirksam sehen, so ist der Wandel der Verhaltenstherapie von einem mechanistischen Verfahren zu einer Psychotherapie im weiteren Sinne deutlich. Es ist zu hoffen, daß dadurch auch die Möglichkeit der besseren Verständigung mit den anderen therapeutischen Richtungen ansteigt.

6.5.1 Exkurs: Verhaltenstherapie und Psychoanalyse

Ein Problem, für dessen Erörterung in diesem Bändchen kaum Platz ist, soll am Rande angesprochen werden. Von ihren Formulierungen erscheinen die Therapieprinzipien der *Psychoanalyse* („Erkenne dich besser!") und der *Verhaltenstherapie* („Verhalte dich sinnvoller!") konträr. Wie entgegengesetzt sie in der Praxis sind, scheint uns eine noch offene Frage. So drängt sich schon dem gesunden Menschenverstand die Annahme auf, daß diese Therapieprinzipien nicht exklusive, sondern komplementäre sein können, was künftige Forschung klären muß. Andere Widersprüche sind schon heute aufzulösen.

Nachdem die sichere Wirkung von Verhaltenstherapie in bezug auf das Symptom feststeht, taucht natürlich die herausfordernde Frage an den psychoanalytisch orientierten Therapeuten auf, wie es nun um seine Theorie der Symptombildung stehe. Einiges ist dazu oben (Kap. 1.6) schon gesagt worden. So glauben wir, daß häufig Symptome zwar über die unbewußte Konfliktdynamik entstehen, daß sie sich dann aber verselbständigen, etablieren und von ihren sie ursprünglich hervorbringenden Bedingungen unabhängig werden können. Dieser Prozeß ist über Vorgänge des sozialen Lernens oft besser zu erklären als über triebdynamische Überlegungen oder den Rückgriff auf verinnerlichte (psychische Struktur gewordene) Objektbeziehungen. Wenn man von dieser Prämisse ausgeht, dann braucht das Schwinden des Symptoms durch einen Lernprozeß kein erklärerisches Problem darzustellen. Weitere Vorstellungen sind möglich.

Das Schwinden eines Symptoms, das ja ökonomisch für das Ich eine erhebliche Belastung darstellt, kann auch im dynamischen Sinne zur Mobilisierung einer kognitiven Umstrukturierung beitragen (die „korrektive emotionale Erfahrung" Alexanders ist ja ein altes psychoanalytisches Konzept zur Erklärung therapeutischer Veränderung). Dadurch würde weder eine Wiederkehr noch eine Verschiebung des Symptoms erforderlich. Nur für psychoanalytische Theoretiker, die am klassischen („hydraulischen") Triebmodell festhalten, was uns fernliegt, wäre dieses Verständnis nicht akzeptabel. Aus unserer Sicht erhält das Ich in seinen plastischen Möglichkeiten durch die Entlastung vom Symptom auch die Chance einer stabilisierenden Umorientierung. Das gilt in gleicher Weise, wenn ein akutes Symptom – etwa eine starke Schlaflosigkeit – medikamentös durchbrochen wird. Die Entlastung für den Patienten ist dann überdeutlich und nach unserer Erfahrung keineswegs im Sinne der Psychotherapie per se antitherapeutisch. Daß natürlich jeder Patient auch diese Entlastung als Widerstand einsetzen kann, ist eine ganz andere Frage. Eine akute und massive Symptomatik mit starkem Leidensdruck fördert zwar den Wunsch nach einer Psychotherapie, verbessert die Motivation, behindert oft aber wegen ihrer Stärke den therapeutischen Prozeß nicht unerheblich.

Schließlich ist bei der Einschätzung der verhaltenstherapeutischen Therapieerfolge ihre Definition über Symptombeseitigung zu beachten. Die Fahndung nach Symptomwandel und Symptomverschiebung war bei den Nachuntersuchungen bis in die jüngste Zeit mehr als oberflächlich (weil für das Konzept ohne Bedeutung) und die Umsetzung des pathogenen Symptompotentials in psychische Einstellungen, Haltungen und Charakterzüge wird von Verhaltenstherapeuten auch heute noch wenig beachtet.

Zum Abschluß eine persönliche Feststellung der Autoren: Es besteht aus unserer Sicht als psychoanalytisch orientierte Therapeuten, denen die Arbeit am Unbewußten, am verinnerlichten Konflikt und an der Wiederbelebung emotionaler Prozesse in der Therapie (Übertragung) ein Anliegen ist, keine Frage, daß die Verhaltenstherapie heute unter allen mit der Psychoanalyse konkurrierenden Verfahren das wichtigste, wissenschaftlich fundierteste und in seiner Wirksamkeit belegteste ist. Hierin stellt die Verhaltenstherapie für die Psychoanalyse und die von ihr abgeleiteten Verfahren eine produktive Herausforderung dar. Die Psychotherapieforschung gibt jedoch zunehmend Hinweise, daß *allgemeine Gesetze zur Veränderung menschlichen Erlebens und Verhaltens* auch hinter so verschiedenen Verfahren stehen wie den beiden genannten. Es erscheint uns eine Aufgabe der Zukunft, diese gemeinsamen Elemente herauszuarbeiten und zu verdeutlichen, damit die differenten Aspekte besser sichtbar werden. Der Fortschritt läge in der besseren Information des Patienten über die einzelnen Verfahren und ihre Wirkweisen und damit der Verbesserung seiner Entscheidungsmöglichkeit für die eine oder andere Therapieform – im Sinne einer mündigen Partnerschaft zwischen Arzt und Patient.

6.6 Erlebnisorientierte Verfahren

Gerade im Bereich dieser Therapieform war die Flut neuer Verfahren seit etwa 1970 besonders stark. Einige Publizität hat z. B. die Primärtherapie („Urschrei", Janov) gefunden. Basis aller erlebnisorientierten Verfahren ist ein intensives emotionales Erlebnis, dem eine korrigierende Potenz zugeschrieben wird. Dazu gehören die gesamten Encounter-Gruppen, das sogenannte „Sensitivity-Training" und viele andere Verfahren, denen keine eigentliche therapeutische Bedeutung zukommt.

Eine gewisse Differenzierung ihrer Techniken und eine Verbreitung ihres Ansatzes hat die **Gestaltpsychotherapie** (F. Perls) gefunden. Auch die Gestalttherapie leitet sich her aus einer komplexen Erbschaft von Konzepten und Methoden (Psychoanalyse, Gestaltpsychologie, Behaviourismus, Psychodrama u. a.). Wie auch andere Therapieformen ist sie eine echte Mischform sowohl in ihrer Genese wie in ihrer Technik. In der Therapie wird weniger ein Aufarbeiten historischer Familienbeziehungen angestrebt, sondern im Zentrum steht die Schaffung des Bewußtseins für aktuell ablaufende Prozesse. Betont wird die unmittelbare Erfahrung im Hier-und-jetzt. Übertragungsphänomene werden im Gegensatz zur Psychoanalyse nicht gefördert, sondern möglichst in die Eigenverantwortlichkeit des Patienten „zurückgegeben". Wie das Psychodrama, so spiegelt auch die Gestalttherapie die lebendige Verbundenheit ihres Schöpfers zum Theater. In der Gestalttherapie wird z. B. der Patient aufgefordert, Eindrücke, Gefühle, Traumteile usw. darzustellen, zu verkörpern, zu personifizieren. Dabei kommt es aber in der Regel nicht zu einem Spiel der ganzen Gruppe wie beim Psychodrama. Große Aufmerksamkeit schenkt der Therapeut dem nichtverbalen Verhalten. Er versucht, dem Patienten zu helfen, seine Erlebnisse zu intensivieren, um sein von ihm nicht akzeptiertes Verhalten annehmen zu können: Nur wenn er sich im Hier-und-Jetzt voll akzeptieren kann, so ist eine Grundannahme, ist überhaupt eine Veränderung möglich. Das Verhalten des Patienten wird durch die Therapeuten nicht interpretiert.

Wie bei allen erlebnisorientierten Psychotherapieverfahren, gibt es zur Gestalttherapie kaum empirisch kontrollierte Ergebnisforschung.

6.7 Averbale Therapieformen

Als averbale Formen der Psychotherapie werden einige Verfahren zusammengefaßt, in denen das therapeutische Gespräch nicht im Vordergrund steht. Genaugenommen wird bei den meisten dieser Methoden auch gesprochen, teilweise sogar Entscheidendes, aber der sprachliche Zugang steht von der Sache her nicht im Zentrum des Verfahrens. Diese Techniken können hier nur mit Beispielen benannt werden.

Unter *Gestaltungstherapie (Kunsttherapie)* versteht man bildnerisch-künstlerische Tätigkeit im Rahmen eines therapeutischen Ansatzes. *Musiktherapie* versucht, sowohl die Chancen des passiven Hörens, vor allem aber die des aktiven Ausübens von Musik zu nutzen. Die therapeutischen Möglichkeiten der Körperbewegung und der Musik treffen sich in der *Tanztherapie.* Körperzentrierte Verfahren sind z. B. die *Atemtherapie* (E. Gindler) oder die *Bioenergetik* (A. Lowen). Ähnlich wie bei der in Deutschland besonders verbreiteten *Konzentrativen Bewegungstherapie* (H. Stolze) geht es bei den drei letztgenannten Verfahren nicht nur um körperliche Übungen, sondern auch um die Analyse der dabei freigesetzten Emotionen und Integration der neuen Erfahrungen in das Alltagsleben.

Da viele psychosomatische Patienten in ihrer Kindheit eine wenig förderliche Umwelt hatten, blieben Teile ihrer psychischen, emotionalen und intellektuellen Fähigkeiten unentwickelt. Die averbalen Therapien stellen für diese Patienten eine gute Möglichkeit dar, einen Zugang zu erweiterten Erlebnis- und Wahrnehmungsfähigkeiten zu bekommen. Es findet so eine Art Nachreifungsprozeß statt und eine Erweiterung der Sicht von der eigenen Person und der Umwelt. Da die averbalen Therapieformen keine Voraussetzung an die intellektuellen Möglichkeiten stellen, eröffnen sie, speziell für bei der Psychotherapie-Indikation aufgrund ihrer geringen Differenziertheit eher übergangene Patientengruppen, sonst nicht wahrgenommene Therapiechancen.

Obwohl im Sinne einer Alltagserfahrung niemand wird bestreiten können, daß die genannten und weitere Verfahren als zusätzliche Therapie sinnvoll sein können, fehlt es bei fast allen an einer systematischen Untersuchung der Wirkweisen und der Effekte.

6.8 Psychotherapie in Gruppen

Die psychotherapeutischen Gruppenverfahren haben eine erstaunliche Entwicklung und Aufwertung erfahren, die oft in keinem Verhältnis zu ihrer Wirksamkeit steht. Prinzipiell ist es so, daß jedes einzelne der bisher beschriebenen Verfahren auch im Rahmen von Gruppen angewandt werden kann. Das heißt, eine bestimmte Therapieform wird mit einem Patienten innerhalb einer Gruppe von etwa 10 Menschen durchgeführt. Die anderen, nicht von der Therapie direkt Betroffenen partizipieren emotional und profitieren durch das Prinzip des „Lernens am Modell". In diesem Sinne gibt es *verhaltenstherapeutische Gruppen, gestalttherapeutische Gruppen* und andere. Die Gruppengrößen schwanken. *Individualpsychologische Gruppen* (Adler), die sich durch eine stark pädagogische Note auszeichnen, werden von manchen Autoren mit mehreren hundert Teilnehmern durchgeführt. Hier ist hinter die postulierte Wirksamkeit bereits ein großes Fragezeichen zu setzen. Natürlich treten auch didaktische Prozesse auf, wenn 500 Menschen einen entsprechenden Film sehen, aber diese Verfahren unterscheiden sich doch sehr weitgehend von dem, was eigentlich als Gruppenpsychotherapie bezeichnet wird.

In der **Psychoanalyse** war es besonders R. Foulkes, der vor vier Jahrzehnten das Verfahren gezielt auf Gruppenprozesse anwandte. Im Gegensatz zu den bisher geschilderten Vorgängen geht es bei der analytischen Gruppenpsychotherapie nicht um eine „psychotherapy *in* the group", sondern um eine „psychotherapy *of* the group". Das heißt, daß der Prozeß der Gesamtgruppe, die Interaktion der einzelnen Teilnehmer, die Entwicklung der kollektiven bewußten und unbewußten Phantasien und das kollektive Abwehrverhalten immer als eine Einheit gesehen und interpretiert werden. Der Therapeut, der diesen Typ analytischer Gruppentherapie praktiziert, gibt keine Interventionen, die sich auf Konflikte oder biographische Momente einzelner Gruppenmitglieder richten, sondern er gibt seine Deutungen für den Gesamtvorgang in der Gruppe. *Er behandelt und therapiert die Gruppe als Ganzes.* Dabei kommt es zu hochinteressanten dynamischen Konstellationen. Triebfunktionen, Gewissensfunktionen, Ich-Funktionen und andere voneinander abgrenzbare psychische Wirkbereiche verteilen sich jetzt auf einzelne Gruppenmitglieder. Ein Mitglied verkörpert z. B. die Moral der Gruppe und versucht, den übrigen Schuldgefühle zu machen. Ein anderes Gruppenmitglied bringt plötzlich massive Triebimpulse zur Sprache, es verkörpert jetzt innerhalb der Gruppe das, was die Psychoanalyse innerhalb der Persönlichkeit das Es nennt. Stärker Ich-gesteuerte Gruppenmitglieder verkörpern die Prinzipien der Vernunft und Rationalität, bringen dadurch die Gruppe einerseits voran und können ihrerseits wiederum das Erleben von Konflikten wegen ihrer auch rationalen Abwehr stark verhindern. So orientierte dynamische Gruppen haben in der Regel 7 (+/- 2) Mitglieder. Mit größeren Zahlen ist ein dynamisches Arbeiten nach diesem Konzept nicht möglich. In der Praxis wird das Prinzip der Psychotherapie *der* Gruppe mit dem Prinzip der Psychotherapie *in der* Gruppe allerdings oft vermischt. Hier wurden der Deutlichkeit wegen die extremen Konzeptionen dargestellt. Wahrscheinlich ist es von den analytischen Gruppenpsychotherapeuten nur eine Minderheit, die ausschließlich mit der Gruppe als Ganzes arbeitet und nicht auch persönliche Interventionen macht.

Während die therapeutischen Gruppen der geschilderten Art, die häufig auch als *Selbsterfahrungsgruppen* geführt werden, sich ein- oder zweimal in der Woche zu Sitzungen von 90 Minuten treffen, haben andere Experimentalgruppen angefangen, mit Frequenz und zeitlicher Ausdehnung Versuche anzustellen. Bekannt geworden sind Gruppenmarathons mit mehrstündigen, ja mehrtägigen Sitzungen. Hier wird das Feld zunehmend unübersichtlich. In der Regel sind die Gruppentrainer um so unausgebildeter, je mehr sie solchen Extremformen zuneigen, und die Anzahl der Komplikationen (schwerste emotionale Zusammenbrüche, Suizidversuche) nimmt bei solchen von Unerfahrenen geleiteten Gruppen erheblich zu. Wissenschaftlich sind solche Verfahren ohne Bedeutung, was in einem erstaunlichen Gegensatz zu ihrer Verbreitung steht.

Eine klassische Form der Gruppenpsychotherapie ist seit einigen Jahrzehnten das von Moreno eingeführte **Psychodrama.** Hier wird in einer Kombination von Verbalisation und Aktion, vorzugsweise aber mit dem Mittel der Aktion eine szenische Darstellung der Konfliktsituation des einzelnen angestrebt. Wenn ein Mitglied der Gruppe z. B. über ein bestimmtes Phänomen, das ihn belastet, spricht, dann wird er vom Leiter aufgefordert, dies spielerisch darzustellen. Andere Gruppenmitglieder schalten sich ein und spielen die Gegenparts, so daß es im Idealfall zur Ausbildung eines szenischen Ganzen kommt, das die Mitglieder im Verstehen und Erleben weiterbringt. Dieses Verfahren ist, wie schon erwähnt, besonders geeignet für Patienten, die stärkere Schwierigkeiten mit der Verbalisierung ihrer emotionalen Inhalte haben. Es steht dem Theater, von dem es seinen Namen ableitet, durchaus nahe. Seine wichtigsten Bestandteile sind der Hauptdarsteller, die „Hilfs-Ichs", der Spielleiter, die Bühne, das Publikum. Moreno hat betont, daß es sich um eine Psychotherapie der Gruppe und nicht von Einzelpersonen handelt. Eine eigentliche Theorie der Therapie fehlt, was dazu geführt hat, daß verschiedene theoretische Positionen das Psychodrama aufgegriffen haben. Die Praxis dieser Therapieform unterscheidet sich daher je nach Interpretationsart. Deutung des Geschehens – wie die Psychoanalyse es tut – war von Moreno explizit verworfen worden.

Die Wirksamkeit der Gruppentherapie in bezug auf ihre Fähigkeiten zur Symptombeseitigung ist noch nicht befriedigend gesichert. Gesichert scheint hingegen die Besserung der Fähigkeiten zum sozialen Miteinander und zum Verstehen und Empfinden sozialer Prozesse. Hierin kann eine qualifiziert durchgeführte Gruppentherapie jeder Form von Einzeltherapie überlegen sein. Daraus ergibt sich auch die Indikation: Patienten mit Störungen vorwiegend im sozialen Verhalten und solche, bei denen die Einzeltherapie die Furcht vor emotionaler Anklammerung an den Therapeuten zu sehr verstärken würde, sind besonders für Gruppentherapie indiziert. Aus ökonomischen Gründen neigt man heute zunehmend dazu, auch **symptomorientierte Gruppen** zu bilden, d. h., man faßt Patienten zusammen, die alle unter dem gleichen Symptom leiden. Diese Praxis ist zwar zunehmend häufiger zu beobachten, sie ist aber in gewissem Sinne ein Anachronismus. In dem Maße, wie man heute begreift, daß spezifische Symptome nur sehr bedingt mit spezifischen Konflikten korrelieren, daß vielmehr jeder Konflikt zu praktisch jedem Symptom führen kann, muß die Zusammenstellung symptomorientierter Gruppen als nicht sehr sinnvoll erscheinen. Man könnte allerdings dagegenhalten, daß vielleicht über die gemeinsame Abwehrstruktur, die ja erheblich am Zustandekommen des entsprechenden Symptoms beteiligt ist, eine gemeinsame, dem Bedürfnis des einzelnen gerecht werdende therapeutische Gruppensprache zu finden sei. Auch die soziale Entlastung („ich bin mit meinem speziellen Problem nicht allein") spielt wohl eine Rolle.

6.9 Stationäre Psychotherapie

Abteilungen für stationäre Psychotherapie gibt es in Deutschland seit den 60er Jahren. Obwohl insbesondere die analytische Psychotherapie auf eine jahrzehntelange Praxis zurückblickt, ist die Verlagerung des psychotherapeutischen Ansatzes in den stationären Bereich nur sehr zögernd und langsam erfolgt. Die gegenwärtig arbeitenden Abteilungen praktizieren meist eine psychotherapeutische Mischform, wobei im Kern Gruppen- und Einzelgespräche stehen. Hinzu kommen Beschäftigungstherapie, Gestaltungstherapie, Psychodrama und andere nicht verbale Verfahren. Die stationäre Psychotherapie kann in einzigartiger Weise einen multimodalen Zugang zum Patienten eröffnen und z. B. den körperlichen Trainingsmangel, die sozialen Hemmungen und die inneren Konflikte gleichzeitig angehen. In vielen Fällen kann man stationäre Psychotherapie als eine Einleitung von oder eine Vorbereitung auf ambulante Psychotherapie ansehen. Für andere Autoren stellt stationäre Psychotherapie eine *eigenständige Behandlungsform,* evtl. mit geplanten Wiederaufnahmen („Intervall-Therapie") dar. In weiten Bereichen Deutschlands, wo insbesondere für die Landbevölkerung kaum die Möglichkeit zu ambulanter Psychotherapie besteht, ist die stationäre Psychotherapie für die Patienten oft die einzige realisierbare Chance, überhaupt eine Psychotherapie zu bekommen.

Die Zahl psychotherapeutischer Spezialabteilungen ist in Deutschland mittlerweile ausreichend. Durch die expansive Tendenz privater Träger ist es zu einem ausgesprochenen Mißverhältnis von Psychotherapie-Betten in der Regelversorgung (z. B. Psychosomatische Betten an großen Kliniken) und solchen der Rehabilitation gekommen. Nur ca 1500 Betten können akut mit auch körperlich schwerer Kranken gegenüber ca. 8000 für rehabilitative Heilverfahren belegt werden.

Im Rahmen der Psychiatrischen Klinik wurde von T. Main in England und später von M. Jones in den USA in den 50er Jahren ein Prinzip eingeführt, das seither eine weitgehende Verbreitung, Anerkennung und mancherorts Überschätzung erfahren hat: die

therapeutische Gemeinschaft (therapeutic community). Jones wollte seinerzeit die starre Struktur der Psychiatrischen Krankenhäuser in den Vereinigten Staaten auflockern und den psychiatrischen Patienten aktiv am therapeutischen Prozeß teilnehmen lassen. Statt einer Dekreditierung der Entscheidung von „oben", das ist von seiten des Arztes und von seiten der Klinikleitung, bezog Jones alle Patienten, unabhängig vom Grad der Schwere ihrer Erkrankung, in die Verantwortlichkeit ein. In täglich stattfindenden Stationsgruppen wurde die Organisation der Station, Verlegungen auf andere Stationen, Disziplinarvorgänge, Neuaufnahmen und Fragen der Entlassung mit den Patienten gemeinsam erörtert und besprochen. Auch die Arbeitstherapie als Faktor der ökonomischen Basis vieler Großkrankenhäuser wurde in diese Überlegungen mit einbezogen. Dieser überaus erfreuliche und progressive Ansatz verlangt eine Änderung des Rollenselbstverständnisses von Arzt, Schwestern, Patienten und allen am therapeutischen Prozeß Beteiligten. Dieser kann wiederum nur in dauernder Selbstreflexion des Personals erreicht werden. Hier zeichnen sich bereits die immanenten Probleme dieser Therapieform ab. Es gab und gibt nach dem Prinzip der therapeutischen Gemeinschaft organisierte Einheiten, wo offenbar das Personal so nachhaltig und ausdauernd mit seinen eigenen Problemen beschäftigt ist, daß der Freiraum zum Verständnis der Konflikte des Patienten zunehmend kleiner wird. Neue und progressive Verfahren werden in der Regel am leichtesten von den jüngsten und unerfahrensten Mitarbeitern rezipiert, weil die Bedenken der älteren und erfahrenen Mitarbeiter größer sind und ihre Möglichkeiten zur Änderung der eigenen Rollenauffassung begrenzter. So kann es im Extremfalle zu einer starken Verunsicherung der Patienten kommen, weil Ärzte und Schwestern sich für alle Fragen inkompetent erklären und den Patienten auf die gemeinschaftlichen Entscheidungen hinweisen. Auch die persönlichen Verbindungen des Personals untereinander, wenn sie nicht ausreichend selbstdiszipliniert gehandhabt werden, können für den Patienten in der therapeutischen Gemeinschaft zu Problemen neuer Art werden, wie sie auf der traditionellen psychiatrischen Station fehlten.

Diese distanzierenden Bemerkungen sollen ausschließlich auf die euphemistische und unkritische Überschätzung der Möglichkeiten dieses Therapiekonzepts hinweisen.

7 Die Entscheidungskette zur Psychotherapie (Differentialindikation)

In diesem Abschnitt geht es um die schwierige Frage, welche Therapie für welchen Patienten zu welchem Zeitpunkt erforderlich und erfolgversprechend ist. Durch die *methodenbezogene Ausbildung* der jeweiligen Psychotherapeuten wurde und wird von diesen meist nur die Therapieform empfohlen, in der sie selbst ausgebildet sind. Dies dürfte in der Vergangenheit oftmals der Grund für unbefriedigende Ergebnisse von Psychotherapien gewesen sein. Bei Goethe heißt es: „Man sieht nur, was man kennt." In jüngster Zeit beginnt sich hier etwas zu ändern, gegenwärtig sieht es allerdings so aus, als ob es eher die psychoanalytisch orientierten Psychotherapeuten sind, die zu Verhaltenstherapeuten überweisen als umgekehrt.

Der *Allgemeinarzt* bzw. *Facharzt* ohne psychotherapeutische Weiterbildung sollte in der Lage sein zu erkennen, ob bei der Auslösung oder Unterhaltung der Krankheit psychische und soziale Faktoren eine wesentliche Rolle spielen. Verfügt der Praktiker oder der Facharzt über eine psychotherapeutische Weiterbildung (bis hin zum Zusatztitel „Psychotherapie"), kann er selbst Methoden der sog. *psychosomatischen Grundversorgung* zum Einsatz bringen. Er sollte am Ende einer Anamneseerhebung zu der Entscheidung in der Lage sein, ob mit weiteren ärztlichen Gesprächen, Entspannungs- oder suggestiven Verfahren ein Erfolg zu erzielen sein wird, oder ob er den Patienten an einen niedergelassenen Psychotherapeuten (entweder einen Facharzt für Psychotherapeutische Medizin oder einen psychologischen Psychotherapeuten) oder an eine entsprechende Ambulanz überweisen muß. Bei schwerer gestörten Patienten wird er eine direkte Einweisung in eine Psychosomatische Fachklinik veranlassen.

Der *ärztliche Psychotherapeut* (Facharzt für Psychotherapeutische Medizin) sollte aufgrund seiner Ausbildung über Grundprinzipien und Möglichkeiten von verschiedenen psychotherapeutischen Verfahren informiert sein. In den wichtigsten dieser Methoden sollte er praktische Erfahrungen haben. Er wird künftig auch zur Differentialindikation für verschiedene Psychotherapieverfahren in der Lage sein. Schließlich geht es bei ihm um die generelle Entscheidung, ob stationäre oder ambulante Therapie das geeignetere und wirtschaftlichere Mittel ist. In der Praxis ergibt sich oft die Situation, daß bei vielen schwerer gestörten Patienten zunächst eine *stationäre Psychotherapie* (s. Kap. 6.9) sinnvoll ist. Im stationären Bereich findet der Patient durch die Bündelung von verschiedenen, insbesondere von averbalen und erlebnisorientierten Therapieansätzen und auch durch die Trennung von seinem oft belastenden sozialen Umfeld, rascher einen Bezug zu sich selbst und seinem Leiden als in den hauptsächlich verbal orientierten ambulanten Verfahren. So erweist sich der Umweg über die stationäre Psychotherapie als der oft kürzere Weg zur ambulanten. Motivation und Mitarbeit des Patienten können so verstärkt und die Hemmung des Patienten vor der Befassung mit seiner Innenwelt vermindert werden. Für die psychotherapeutische Versorgung der Bevölkerung ergibt sich auf diese Weise eine *dreistufige Versorgungsstruktur:* An der Basis der Allgemeinarzt mit den Möglichkeiten der psychosomatischen Grundversorgung, auf der mittleren Ebene spezielle Psychotherapie in ärztlicher oder psychologischer Hand, wobei beim Facharzt für Psychotherapeutische Medizin noch Aufgaben der Differentialdiagnostik, der Notfallpsychotherapie, der ergänzenden Pharmakotherapie und ggf. des Ausschlusses körperlicher Krankheitsursachen hinzukommen. Auf einer dritten Stufe wären die stationäre Versorgung bzw. die verschiedenen Spezialtherapien, wie z. B. die psychoanalytische (Zusatztitel „Psychoanalyse") anzusiedeln.

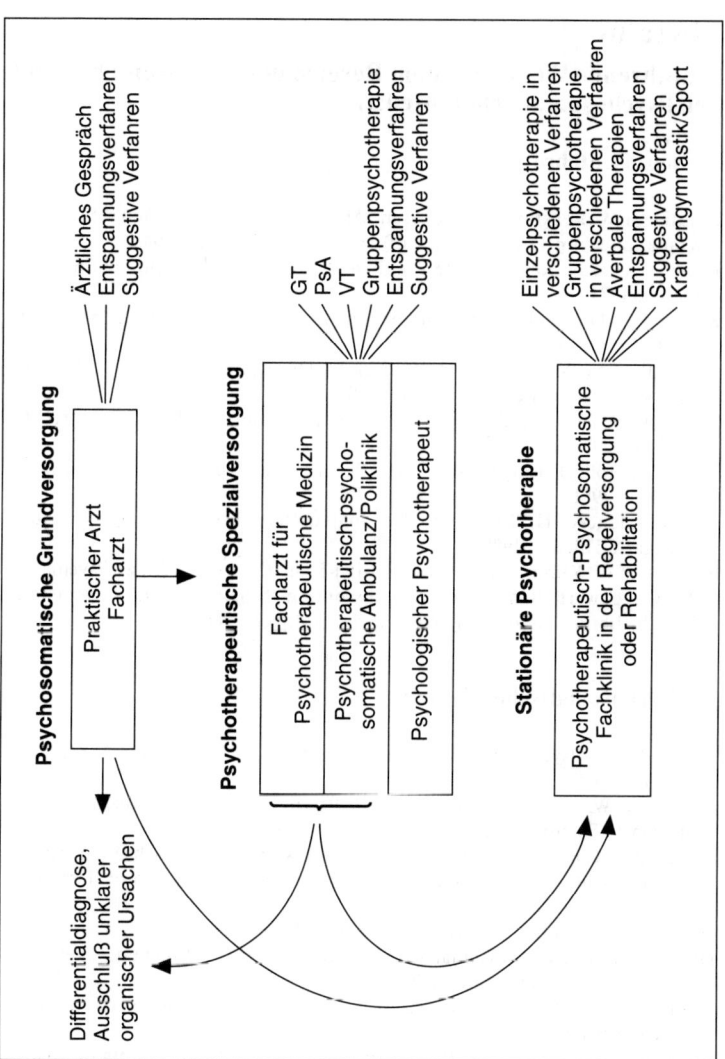

Abb. 24. Die psychotherapeutische Versorgungskette (BRD)

Literatur

Einführende Werke aus dem Bereich der Neurosenlehre und der Psychosomatischen Medizin

A. Neurosenlehre

Bräutigam W. Reaktionen, Neurosen, Abnorme Persönlichkeiten: Seelische Krankheiten im Grundriß. 6. Aufl. Stuttgart: Thieme, 1994

Fenichel O. Psychoanalytische Neurosenlehre. Bd. 1-III. Olten, Freiburg: Walter, 1974

Kuiper PC. Die seelischen Krankheiten des Menschen. 7. Aufl. Stuttgart: Klett-Cotta, 1992

Kutter P, Loch W, Roskamp H, Wesiack W. Die Krankheitslehre der Psychoanalyse. 5. Aufl. Stuttgart: Hirzel, 1989

Mentzos S. Neurotische Konfliktverarbeitung. 10. Aufl. Frankfurt/M.: Fischer, 1993

Mester H, Tölle R (Hrsg). Neurosen. Berlin, Heidelberg, New York, Tokyo: Springer, 1981

Schultz-Hencke H. Lehrbuch der analytischen Psychotherapie. 5. Aufl. Stuttgart: Thieme, 1988

Schwidder W. Klinik der Neurosen. In: Kisker KP, et al. (Hrsg) Psychiatrie der Gegenwart, Band 2: Krisenintervention, Suizid, Konsiliarpsychiatrie. 3. Aufl. Berlin, Heidelberg, New York: Springer, 1986

B. Psychosomatische Medizin

Alexander F. Psychosomatische Medizin. 4. Aufl. Berlin, New York: de Gruyter, 1985

Bräutigam W, Christian P, Rad M von. Psychosomatische Medizin. 5. Aufl. Stuttgart: Thieme, 1992

Freyberger H. Psychosomatik des Kindesalters und des erwachsenen Patienten. In: Klinik der Gegenwart. München, Wien, Baltimore: Urban & Schwarzenberg, 1977

Hahn P. Psychosomatik. 2 Bde. Weinheim, Basel: Beltz, 1983

Hau TF (Hrsg). Psychosomatische Medizin. 2. Aufl. München: Verlag f. angewandte Wissenschaften, 1989

Heim E, Willi J. Psychosoziale Medizin. Berlin, Heidelberg, New York, Tokyo: Springer, 1986

Jores A (Hrsg). Praktische Psychosomatik. 3. Aufl. Bern, Stuttgart, Wien: Huber, 1994

Köhler T. Psychosomatische Krankheiten. 2. Aufl. Stuttgart, Berlin, Köln: Kohlhammer, 1989

Kutter P, Loch W, Roskamp H. Wesiack W. Die Krankheitslehre der Psycho-
analyse. 5. Aufl. Stuttgart: Hirzel, 1989
Miltner W, Birbaumer N, Gerber W-D. Verhaltensmedizin. Berlin, Heidel-
berg, New York, Tokyo: Springer, 1986
Petzold E, Reindell A. Klinische Psychosomatik. Heidelberg: Quelle &
Meyer, 1980
Uexküll Th von, Wesiack W. Theorie der Humanmedizin. 2. Aufl. München,
Wien, Baltimore: Urban & Schwarzenberg, 1991
Uexküll Th von, Adler R, Herrmann JM, Köhle K. Schonecke OW, Wesiack
W (Hrsg). Psychosomatische Medizin. 4. Aufl. München, Wien, Baltimore:
Urban & Schwarzenberg, 1990
Zander W. Neurotische Körpersymptomatik. Berlin, Heidelberg, New York,
Tokyo: Springer, 1989

C. Dynamische Psychiatrie

Mentzos S. Psychodynamische Modelle in der Psychiatrie. 2. Aufl. Göttin-
gen: Vandenhoeck & Ruprecht, 1992
Redlich FC, Freedmann D. Theorie und Praxis der Psychiatrie. 2 Bde. Frank-
furt/M.: Suhrkamp, 1976
Schilder P. Entwurf zu einer Psychiatrie auf psychoanalytischer Grundlage.
Frankfurt/M.: Suhrkamp, 1973

D. Psychoanalyse

Bally G. Einführung in die Psychoanalyse Sigmund Freuds. Reinbek:
Rowohlt, 1961
Brenner Ch. Grundzüge der Psychoanalyse. 15. Aufl. Frankfurt: Fischer, 1992
Freud S. Vorlesungen zur Einführung in die Psychoanalyse (1916/17). Neue
Folge der Vorlesungen zur Einführung in die Psychoanalyse (1933). Freud
Studienausgabe, Bd. I. Frankfurt: Fischer, 1989
Laplanche J, Pontalis JB. Das Vokabular der Psychoanalyse. Frankfurt: Suhr-
kamp 1973
Nagera H. Psychoanalytische Grundbegriffe. 5. Aufl. Frankfurt/M.: Fischer,
1991
Waelder R. Die Grundlagen der Psychoanalyse. 2. Aufl. Stuttgart: Klett-
Cotta, 1983

E. Diagnostik

Adler R, Hemmeler W. Anamnese und Körperuntersuchung. 3. Aufl. Stuttgart, New York: Fischer, 1992

Argelander H. Das Erstinterview in der Psychotherapie. 5. Aufl. Darmstadt: Wiss. Buchges., 1992

Dührssen A. Die biographische Anamnese unter tiefenpsychologischem Aspekt. 3. Aufl. Göttingen, Zürich: Vandenhoeck & Ruprecht, 1990

Janssen PL, Schneider W (Hrsg). Diagnostik in Psychotherapie und Psychosomatik. Stuttgart, Jena, New York: Fischer, 1994

Morgan WL, Engel GL. Der klinische Zugang zum Patienten. Anamnese und Körperuntersuchung. Bern: Huber, 1977

F. Psychotherapeutische Verfahren

Bellak L, Small L. Kurzpsychotherapie und Notfallpsychotherapie. Frankfurt/M.: Suhrkamp, 1972

Corsini RJ (Hrsg). Handbuch der Psychotherapie in 2 Bänden. Hrsg. der dt. Ausgabe: G. Wenninger. 3. Aufl. Weinheim: Psychologie Verlags Union, 1994

Dührssen A. Analytische Psychotherapie in Theorie, Praxis und Ergebnissen. Göttingen: Verlag f. Med. Psychologie, 1972

Finke J. Empathie und Interaktion: Methodik und Praxis der Gesprächspsychotherapie. Stuttgart, New York: Thieme, 1994

Fliegel S, Groeger WM, Künzel R, Schulte D, Sorgatz H (Hrsg). Verhaltenstherapeutische Standardmethoden. 2. Aufl. Weinheim: Psychologie Verlags Union, 1989

Greenson RR. Technik und Praxis der Psychoanalyse. 6. Aufl. Stuttgart: Klett-Cotta, 1992

Heigl-Evers A, Heigl F, Ott J. Lehrbuch der Psychotherapie. 2. Aufl. Stuttgart, Jena: Fischer, 1994

Heyden T, Schulte O, Sorgatz H. Verhaltenstherapie. Tübingen: DGVT, 1986

Hoffmann B. Handbuch des autogenen Trainings. München: dtv, 1992

Luborsky L. Einführung in die analytische Psychotherapie. Berlin, Heidelberg, New York: Springer, 1988

Ploeger A. Tiefenpsychologisch fundierte Psychodramatherapie. Stuttgart, Berlin, Köln, Mainz: Kohlhammer, 1983

Reimer C (Hrsg). Ärztliche Gesprächsführung. 2. Aufl. Berlin, Heidelberg, New York: Springer, 1994

Thomä H, Kächele H. Lehrbuch der psychoanalytischen Therapie. Berlin, Heidelberg, New York: Springer; Bd. 1: 1989, Bd. 2: 1992

Weiterführende Werke

Abraham K. Psychoanalytische Studien zur Charakterbildung und andere Schriften. Frankfurt: Fischer, 1971

Alexander F. Neurose und Gesamtpersönlichkeit. Int Z Psa 1926; 12: 334–47

Alexander F, French ThM. Psychoanalytic Therapy. Principles and Application. New York: Ronald Press, 1946

Akiskal HS, McKinney WT jr. Overview of recent research in depression. Arch Gen Psychiatry 1975: 32: 285–305

Anderson KA, Bradley LA, Young LD, McDaniel LK, Wise CM. Rheumatoid arthritis – review of psychological factors related to etiology, effects, and treatment. Psychol Bull 1985; 98: 358–87

Balint M. Der Arzt, sein Patient und die Krankheit. Stuttgart: Klett-Cotta, 1991

Balint E, Norell JS. Fünf Minuten pro Patient. Frankfurt: Suhrkamp, 1978

Bandura A. Principles of Behavior Modification. New York 1966

Beck D. Psychosomatische Aspekte des chronischen Gelenkrheumatismus. Basel: Wiss. Dienst Roche, 1971

Becker H. Psychoonkologie. Berlin, Heidelberg, New York, Tokyo: Springer, 1986

Benedetti G. Psychopathologie und Psychotherapie der Grenzpsychose. Prax Psychother 1967; 12: 1–15

Benedetti G. Zwangserscheinungen bei neurotischen Entwicklungen. In: Hahn/Stolze (Hrsg) Zwangssyndrome und Zwangskrankheit. München: Lehmann, 1974; S. 28–39

Benedetti G. Psychodynamik der Zwangsneurose. 2. Aufl. Darmstadt: Wiss. Buchges., 1989

Berblinger KW. Hysterical crisis and the question of hysterical character. Psychosomatics 1960; 1: 270–79

Bergold J, Solg H. Verhaltenstherapie. In: Schraml WJ, Baumann U (Hrsg) Klinische Psychologie I. Bern, Stuttgart: Huber, 1975; S. 335–77

Bernstein DA. Entspannungs-Training. Handbuch der progressiven Muskelentspannung. 6. Aufl. München: Pfeiffer, 1992

Berzirganian S, Cohen JR, Brook JS. The impact of mother-child interaction on the development of borderline personality disorder. Am J Psychiat 1993; 150: 1836

Bibring E. Das Problem der Depression. Psyche 1952; 6: 81–101

Blumer D, Heilbronn M. Chronic pain as a variant of depressive disease. The pain-prone disorder. J Nerv Ment Dis 1982; 170: 381–406

Boden SD, Davis DO, Dina TS, Patronas NJ, Wiesel SW, Washington DC. Abnormal magnetic-resonance scans of the lumbar spine in asymptomatic subjects. J Bone Joint Surg 1990; 72: 403–08

Böhle A. Über psychoanalytische Deutung. Forum Psa 1993; 9: 240–55

Boor C de. Zur Psychosomatik der Allergie insbesondere des Asthma bronchiale. Stuttgart: Klett-Cotta, 1965

Bowlby J. Trennung. Psychische Schäden als Folge der Trennung von Mutter und Kind. München: Kindler, 1976

Bowlby J. Mutterliebe und kindliche Entwicklung. München: Reinhardt, 1985

Braun BG. Towards a theory of multiple personality and other dissociative phenomena. Psychiat Clin North Am 1984; 7: 117–193

Bruch H. Eating Disorders, Obesity, Anorexia nervosa and the Person within. London: Routledge 1974

Chesser ES, Meyer V. Behavior therapy and psychosomatic illness. In: Hill OW (ed) Modern Trends in Psychosomatic Medicine. London 1970

Chodoff P, Lyons H. Hysteria, the hysterical personality and hysterical conversion. Am J Psychiat 1958; 114: 734–40

Chu JA, Dill DL. Dissociative symptoms in relation to childhood physical and sexual abuse. Am J Psychiat 1990; 147: 887–92

Cremerius J. Die Prognose funktioneller Syndrome. Stuttgart: Enke, 1968

Cremerius J. Zur Prognose der Anorexia nervosa. Z Psychosom Med Psychoanal 1978; 24 (1): 56–69

Cremerius J. Zur Theorie und Praxis der Psychosomatischen Medizin. Frankfurt/M.: Suhrkamp, 1978

Dannecker M, Reiche R. Der gewöhnliche Homosexuelle. Frankfurt/M.: Fischer, 1974

Delius L. Psychosomatische Krankheit im weiteren Sinne, insbesondere psychovegetative Syndrome. Internist 1972; 13: 414

Deter H-C. Psychosomatische Behandlung des Asthma bronchiale. Berlin, Heidelberg, New York, Tokyo: Springer, 1986

Dilling H, Weyerer S, Castel R. Psychische Erkrankungen in der Bevölkerung. Stuttgart: Enke, 1984

Dornes M. Der kompetente Säugling. Die präverbale Entwicklung des Menschen. Frankfurt/M.: Fischer Taschenbuch, 1993

Dührssen A. Zum Problem der psychogenen Eßstörung. Z Psychosom Med Psychoanal 1958; 4: 56

Dührssen A, Jorswieck E. eine empirisch-statische Untersuchung zur Leistungsfähigkeit psychoanalytischer Behandlung. Nervenarzt 1965; 36: 166–69

Egle UT, Hoffmann SO (Hrsg). Der Schmerzkranke. Stuttgart, New York: Schattauer, 1993

Eiff AW von. Zentralnervöse und psychosomatische Aspekte der Hypertonie. Med Welt 1974; 24 (NF): 2077

Engel GL. „Psychogenic" pain and the pain-prone patient. Am J Med 1959; 26: 89–918

Engel GL. Psychisches Verhalten in Gesundheit und Krankheit. Bern, Stuttgart, Wien: Huber, 1970

Engel GL. Untersuchungen über psychische Prozesse bei Patienten mit Colitis ulcerosa. In: Brede K (Hrsg) Einführung in die Psychosomatische Medizin. Frankfurt/M.: Hain, 1992

Engel GL, Schmale AH. Eine psychoanalytische Theorie der somatischen Störung. Psyche 1969; 23: 241–61

Erckenbrecht JF. Pathophysiologie des Colon irritabile. In: Veranstaltung Medica, Düsseldorf 1990; zusammengestellt von H. Hotz. Freiburg: Falk Foundation; S. 32–39

Erickson MH, Rossi EL. Hypnotherapie. Aufbau – Beispiele – Forschungen. 3. Aufl. München: Pfeiffer, 1993

Erikson EH. Kindheit und Gesellschaft. Stuttgart: Klett-Cotta, 1992

Ermann M. Die Persönlichkeit bei psychovegetativen Störungen. Berlin, Heidelberg, New York: Springer, 1987

Ernst K. Chronische Neurosen und ihre Behandlung. Schweiz Arch Neurol Neurochir Psychiat 1980; 126: 255–67

Eysenck H-J, Rachmann S. Neurosen – Ursachen und Heilmethoden. Berlin: Dt. Verlag d. Wissenschaften, 1970

Fahrenberg J. Psychophysiological individuality: a pattern analytic approach to personality research and psychosomatic medicine. Adv Behav Res Ther 1986; 8: 43–100

Feiereis H. Diagnostik und Therapie der Magersucht und Bulimie. München: Marseille, 1989

Feiereis H. Colitis ulcerosa und Morbus Crohn. In: Uexküll Th von, et al. (Hrsg) Psychosomatische Medizin. 4. Aufl. München, Wien, Baltimore: Urban & Schwarzenberg, 1990

Foulkes SH, Anthony EJ. Group Psychotherapy. Harmondsworth: Penguin Books, 1965

Freud A. Das Ich und die Abwehrmechanismen. 15. Aufl. Frankfurt/M.: Fischer Taschenbuch, 1992

Freud A. Wege und Irrwege in der Kinderentwicklung. 4. Aufl. Bern, Stuttgart: Huber/Klett, 1988

Freud S. Die Traumdeutung. G.W. II/III (1900)

Freud S. Zur Psychopathologie des Alltagslebens. G.W. 1905; V: 27

Freud S. Trauer und Melancholie. G.W. 1917; X: 428

Freyberger HJ. Die Psychosomatik des Kranken mit Fettsucht. In: Jores A (Hrsg) Praktische Psychosomatik. Bern, Stuttgart, Wien: Huber, 1976; S. 268

Freyberger HJ, Kark B. Gruppentherapie bei Fettsuchtkranken. Münch Med Wochenschr 1958; 268

Fürstenau P. Die beiden Dimensionen des psychoanalytischen Umfangs mit strukturell ich-gestörten Patienten. Ein Beitrag zur Erweiterung der psychoanalytischen Praxeologie. Psyche 1977; 31: 197–207

Garfinkel PE, Garner DM. Anorexia nervosa, Bulimie. In: Psychiatrie der Gegenwart, Band 1. Kisker KP, Lauter H, Meyer J-E, Müller C, Strömgren E (Hrsg). 3. Aufl. Berlin, Heidelberg, New York, Tokyo: Springer, 1986

Gorman JM, Liebowitz MR, Fyer AJ, Stein J. A neuroanatomical hypothesis for panic disorder. Am J Psychiat 1989; 146: 148–61

Groddeck G. Das Buch vom Es. Psychoanalytische Briefe an eine Freundin. Berlin: Ullstein, 1988

Groen I. Psychosomatic apsects of ulcerative colitis. Gastroenterologia (Basel) 1956; 86 591

Groen JJ. Das Syndrom des sogenannten „unbehandelten Schmerzes". Psychother Psychosom Med Psychol 1984; 34: 27–32

Guthrie E, Creed F, Dawson D, Tomenson B. A randomized controlled trial of psychotherapy in patients with refractory irritable bowel syndrome. Br J Psychiat 1993; 163: 315–21

Guze SB. The validity and significance of the clinical diagnosis of hysteria. Am J Psychiat 1975; 132: 138–41

Habermas T. Zur Geschichte der Magersucht. Eine medizinpsychologische Rekonstruktion. Frankfurt/M.: Fischer Taschenbuch, 1994

Halmi KA. Classification of the eating disorders. J Psychiat Res 1985; 19: 113–19

Harlow H. The nature of love. Am Psychologist 1958; 13: 673–85

Hartmann H. Ich-Psychologie. Studien zur psychoanalytischen Theorie. Stuttgart: Klett-Cotta, 1972

Hartmann H. Psychologische Diagnostik. München: Kohlhammer, 1973

Hehl FJ, Makowka U, Schleberger R. Zur Psychosomatik des Operationserfolges bei Bandscheibengeschädigten. Z Klin Psychol Psychopathol Psychoth 1983; 31: 53–56

Herzog W. Anorexia nervosa – ihre Verlaufsgestalt in der Langzeitperspektive. Habilitationsschrift. Medizinische Fakultät der Universität Heidelberg, 1993

Hoch PH, Polatin P. Pseudoneurotic forms of schizophrenia. Psychiat 1949: 23: 246–48

Hoffmann SO. Charakter und Neurose. Frankfurt/M.: Suhrkamp, 1979; 1984

Hoffmann SO. Psychoneurosen und Charakterneurosen. In: Psychiatrie der Gegenwart, Band 1. Kisker KP, Lauter H, Meyer JE, Müller C, Strömgren E (Hrsg). 3. Aufl. Berlin, Heidelberg, New York: Springer, 1986

Hoffmann SO, Egle UT. Der psychogen und psychosomatisch Schmerzkranke. Psychother Psychosom Med Psychol 1989a; 39: 193–201

Hoffmann SO, Egle UT. Psychosomatische Untersuchungen und Überlegungen zum Schmerz- und Rheumakranken. In: Klußmann R, Schattenkirchner M (Hrsg) Der Schmerz- und Rheumakranke. Berlin, Heidelberg, New York: Springer, 1989b; S. 3–14

Horney K. Neue Wege in der Psychoanalyse. München: Kindler, 1939

ICD der WHO: Diagnosenschlüssel und Glossar psychiatrischer Krankheiten. Berlin, Heidelberg, New York: Springer, 1975

Jacobson E. Das Selbst und die Welt der Objekte. Frankfurt/M.: Suhrkamp, 1978

Jones M. Prinzipien der therapeutischen Gemeinschaft. Soziales Lernen und Sozialpsychiatrie. Bern: Huber, 1976

Jores A, Kerekjarto M von. Der Asthmatiker. Ätiologie und Therapie des Asthma bronchiale aus psychologischer Sicht. Bern: Huber, 1967

Kächele H, Steffens W (Hrsg) Bewältigung und Abwehr. Beiträge zur Psychologie und Psychotherapie schwerer körperlicher Krankheiten. Berlin, Heidelberg, New York, Tokyo: Springer, 1988

Karush A, Daniels GE, O'Connor JF, Stern LO. The response to psychotherapy in chronic ulcerative colitis. Psychosom Med 1968; 30: 255

Kenyon FE. Review article: hypochondriacal states. Br J Psychiat 1976; 129: 1–14

Kerekjarto M von: Zur Persönlichkeitsstruktur des Rheumatikers. Rheuma und Nervensystem. Basel: Wiss. Dienst Roche, 1970

Kernberg OF. Borderline-Störungen und pathologischer Narzißmus. Frankfurt/M.: Suhrkamp, 1983

Kinzl J, Biebl W, Judmaier G. Prädiktoren und Therapieresistenz in der Behandlung adipöser Patienten. In: Hinterhuber H, Kulhanek F, Fleischhacker F, Neumann R (Hrsg) Prädiktoren und Therapieresistenz in der Psychiatrie. Braunschweig, Wiesbaden: Vieweg, 1994; S. 191-203

Klermann GL, Endicott J, Spitzer R, Hirschfeld RMA. Neurotic depressions – systematic analysis of multiple criteria and meanings. Am J Psychiat 1979; 136: 57-61

Klinnert MD, Mrazek PJ, Mrazek DA. Early asthma onset: the interaction between family stressors and adaptive parenting. Psychiat 1994; 57: 51-61

Köhle K, Böck D, Grauhan A. Die internistisch-psychosomatische Krankenstation. Basel: Hoffmann-La Roche, 1977

Köhle K, Simons C. Anorexia nervosa. In: Uexküll Th von, et al. (Hrsg) Psychosomatische Medizin. 4. Aufl. München, Wien, Baltimore: Urban & Schwarzenberg, 1990

Kohut H. Die Heilung des Selbst. Frankfurt/M.: Suhrkamp, 1981

Koster M, Musaph A, Wisser P. Psychosomatics in Essential Hypertension. Basel: Karger, 1970

Krichhauf G. Bemerkungen zu genetischen und neurostrukturellen Faktoren bei endogenen Ekzemen. Z Psychosom Med 1956; II (3): 184

Kroenke K, Mangelsdorff D. Common symptoms in ambulatory care: incidence, evaluation, therapy and outcome. Am J Med 1989; 86: 262-66

Küchenhoff J. Psychosomatik des Morbus Crohn. Zur Wechselwirkung seelischer und körperlicher Faktoren im Krankheitsverlauf. Stuttgart: Enke, 1993

Langen D. Die gestufte Aktivhypnose. Eine Anleitung zur Methodik und Klinik. 5. Aufl. Stuttgart: Thieme, 1979

Langs RJ. The Technique of Psychoanalytic Therapy. 2 Bde. New York: J. Aronson, 1973/74

Lankveld W van, Nähring G, van der Staak C, van't Pad Bosch P, van der Putte L. Stress caused by rheumatoid arthritis: relation among subjective stressors of the disease, disease status and well-being. J Behav Med 1993; 16: 309-321

Lazare A, Klermann GL. Hysteria and depression: the frequency and significance of hysterical personality features in hospitalized depressed women. Am J Psychiat 1968; 124: 48-56

Leonhard K. Instinkte und Urinstinkte in der menschlichen Sexualität. Stuttgart: Enke, 1964

Lichtenberg PA, Swensen CH, Skehan MW. Further investigation of the role of personality, lifestyle and arthritic severity in predicting pain. J Psychosm Res 1986; 30. 327-37

Lidz T. Das menschliche Leben. Die Entwicklung der Persönlichkeit im Lebenszyklus. 2 Bde. Frankfurt/M.: Suhrkamp, 1974

Lydiard RB, Greenwald S, Weissmann MM, Johnson J, Drossmann DA, Ballenger JC. Panic disorder and gastrointestinal symptoms: findings from the NIMH epidemiologic catchment area project. Am J Psychiatr 1993; 151: 64–70

Maass G. Schwindel als psychosomatisches Symptom. Diagnostik 1976; 9: 341–5

Magnusson PA, Nilsson A, Heinriksson NG. Psychogenic vertigo within one anxiety frame of reference: an experimental study. Br J Psychiat 1977; 50: 187–201

Mahler MS, Pine F, Bergmann A. Die psychische Geburt des Menschen. Symbiose und Individuation. Frankfurt/M.: Fischer Taschenbuch, 1993

Main TF. The hospital as a therapeutic institution. In: Barnes E (ed) Psychosocial Nursing. London, New York, Sydney, Toronto, Wellington: Tavistock, 1968; pp. 5–10

Malan DH. Psychoanalytische Kurztherapie. Eine kritische Untersuchung. Bern: Huber, 1965

Marrazzi MA, Luby ED. An auto-addiction opioid model of chronic anorexia nervosa. Int J Eating Dis 1986; 5: 191–208

Marty P, M'Uzan M de, David Ch. L'investigation psychosomatique. Paris: Presses Universitaires, 1957

Matussek P, Söldner ML, Nagel D. Neurotic depression. Results of the cluster analyses. J Nerv Ment Dis 1982; 170: 588–97

Mayer H. Das Streßmodell als Erklärungsprinzip. In: Hahn P (Hrsg) Psychosomatik, Bd. 1. Weinheim, Basel: Beltz, 1983; S. 227–64

Meerwein F. Einführung in die Psycho-Onkologie. 4. Aufl. Bern, Stuttgart: Huber, 1991

Meili R, Steingrüber H-J. Lehrbuch der psychologischen Diagnostik. 6. Aufl. Bern: Huber, 1978

Mentzos S. Interpersonale und institutionalisierte Abwehr. Frankfurt/M.: Suhrkamp, 1988

Mentzos S. Hysterie. Zur Psychodynamik unbewußter Inszenierungen. 2. Aufl. Frankfurt/M.: Fischer Taschenbuch, 1991

Mentzos S (Hrsg). Angstneurose. Psychodynamische und psychotherapeutische Aspekte. 7. Aufl. Frankfurt/M.: Fischer Taschenbuch, 1993

Mester H. Hysterie. Klinische Phänomene aus psychiatrischer Sicht. Prax Psychother 1974; 19: 207–17

Mester H. Die Anorexia nervosa. Berlin, Heidelberg, New York: Springer, 1981

Meynig H. Colitis ulcerosa. In: Hau TF (Hrsg) Psychosomatische Medizin. Lehr- und Handbuch der Krankheitsbilder. 2. Aufl. München: Verlag f. angewandte Wissenschaft, 1989

Mitscherlich A. Zur psychoanalytischen Auffassung psychosomatischer Krankheitsentstehung. Psyche 1953/54; 7: 561

Mitscherlich A. Die Chronifizierung psychosomatischen Geschehens. Psyche 1961/62; 15: 1

Mitscherlich A. Krankheit als Konflikt. Studien zur psychosomatischen Medizin. Bd. 1 und 2. Frankfurt/M.: Suhrkamp, 1974

Modestin J. Schwindel als psychosomatisches Phänomen. Psychother Psychosom Med Psychol 1983; 33: 77–86

Moreno JL. Gruppenpsychotherapie und Psychodrama: Einleitung in die Theorie und Praxis. 4. Aufl. Stuttgart: Thieme, 1993

Müller MM. Die Bedeutung von Ärger und Ärgerverarbeitung als ätiologisches und therapeutisches Kriterium bei essentieller Hypertonie. Psychother Psychosom Med Psychol 1988; 38: 390–93

Neill AS. Theorie und Praxis der antiautoritären Erziehung. Das Beispiel Summerhill. Reinbek: Rowohlt, 1969

Nemiah JC. Dissociative Disorders. In: Kaplan/Freeman/Sadoc (eds) Comprehensive Textbook of Psychiatry, Vol. 2. Baltimore, London: Williams & Wilkins, 1980b; pp. 1544–51

Nemiah JC, Freyberger H, Sifneos P. Alexithymia – a view of the psychosomatic process. In: Hill OW (ed) Modern Trends in Psychosomatic Medicine, Vol. 3. Sevenoaks: Butterworth, 1976; pp. 430- 39

Netter P, Neuhäuser-Metternich S. Types of aggressiveness und catecholamine response in essential hypertensive and healthy maintaining balance. J Psychosom Res 1991; 35: 409–20

O'Connor JF, Daniels G, Karush A, Moses L, Flood C, Stern O. The effects of psychotherapy on the course of ulcerative colitis. Am J Psychiat 1964; 120: 738

Paar GH. Psychosomatische Aspekte bei Patienten mit Morbus Crohn – Versuch einer Standortbestimmung. Psychother Psychosom Med Psychol 1988; 38: 376–89

Pasamanik SB, Filion R, Fox S, Stunkard AJ. Behavior modification in the treatment of obesity. Psychosom Med 1971; 33: 49

Perls F, et al. Gestalttherapie. Grundlagen. dtv dialog und praxis. München: dtv, 1992

Pflanz M. Den Hypertoniker auffinden und betreuen. Med Klin 1975; 70· 119

Pilowsky I, Basset DL. Pain and depression. Br J Psychiat 1982; 141: 30–36

Putzke M, Brähler E. Erich Stern – ein vergessener Pionier der Psychosomatik. Z Psychosom Med Psychoanal 1992; 38: 1–8

Quint H. Einige Probleme der Zwangssyndrome und des Zwangscharakters in der Sicht der Psychoanalyse. In: Hahn P, Stolze H (Hrsg) Zwangssyndrome und Zwangskrankheit. München: Lehmann, 1974; S. 73–83

Quint H. Die Zwangsneurose aus psychoanalytischer Sicht. Berlin, Heidelberg, New York: Springer, 1988

Rahe RH, Arthur RJ. Life change and illness studies – past history and future directions. J Human Stress 1978; 4: 3–15

Reich W. Der triebhafte Charakter. Wien: Int. Psa. Verlag, 1925

Reiser M. Theoretical considerations of the role of psychological factors in pathogenesis and etiology of essential hypertension. In: Koster M, et al. Psychosomatics in Essential Hypertension. Basel: Karger, 1970

Richter HE. Eltern, Kind und Neurose. Psychoanalyse der kindlichen Rolle. 3. Aufl. Stuttgart: Klett-Cotta, 1972

Richter HE, Beckmann D. Herzneurose. 4. Aufl. Stuttgart, New York: Thieme, 1994

Rimon R. A psychosomatic approach to rheumatoid arthritis. Acta Rheumatol Scand Suppl 1969; 13

Rogers CR. Die klientzentrierte Gesprächspsychotherapie. Geist und Psyche 42175. Frankfurt/M.: Fischer Taschenbuch, 1978

Rossier PH. Die Fettsucht als psychosomatisches Geschehen. Psyche (Heidelberg) 1949; 3: 18

Roth HP. The peptic ulcer personality. Arch Intern Med 1955; 96: 32

Roth M. the phobic anxiety-depersonalization syndrome and some general etiological problems in psychiatry. J Neuropsychiat 1960; 1: 292–306

Roud PC. Psychosocial variables associated with the exceptional survival of patients with advanced malignant disease. Int J Psychiat Med 1986; 16: 113–22

Russel G. Bulimia nervosa: an omnious variant of anorexia nervosa. Psychol Med 1979; 9: 429–48

Schellack D. Psychische Faktoren bei Muskel- und Gelenkerkrankungen. Z Psychosom Med 1954/55; 1: 161

Schepank H. Epidemiologie psychogener Störungen. In: Psychiatrie der Gegenwart. Kisker KP, Lauter H, Meyer J-E, Müller C, Strömgren E (Hrsg) Band 1: Neurosen, Psychosomatische Erkrankungen, Psychotherapie. 3. Aufl. Berlin, Heidelberg, New York, Tokyo: Springer, 1986

Schepank H. Psychogene Erkrankungen der Stadtbevölkerung. Berlin, Heidelberg, New York: Springer, 1987

Schilder P. The Image and Appearance of the Human Body. New York: IUP, 1950

Schmideberg M. Borderline patients. The treatment of psychopaths. Am J Psychother 1947; 1: 45–70

Schnabl S. Der Einfluß von Lebensalter, Geschlecht und Beruf auf die Symptomatik funktioneller Erkrankungen. Psychiat Neurol Med Psychol 1966; 18: 158

Schneider K. Klinische Psychopathologie. 14. Aufl. Stuttgart, New York: Thieme, 1992

Schüffel W, Uexküll Th von. Funktionelle Syndrome im gastrointestinalen Bereich. In: Uexküll Th von, et al. (Hrsg) Psychosomatische Medizin. 4. Aufl. München, Wien, Baltimore: Urban & Schwarzenberg, 1990; S. 512–21

Schüssler G. Bewältigung chronischer Krankheiten. Konzepte und Ergebnisse. Göttingen: Vandenhoeck & Ruprecht, 1993

Schultz IH. Grundfragen der Neurosenlehre. Stuttgart: Thieme, 1955

Schultz IH. Das autogene Training. 19. Aufl. Stuttgart, New York: Thieme, 1991

Schultz-Venrath U. Chronische Lumbago-Ischialgie-Syndrome. In: Egle UT, Hoffmann SO (Hrsg) Der Schmerzkranke. Stuttgart, New York: Schattauer, 1993; S. 460–88

Schur M. Comments on the metapsychology of somatization. Psychoanal Study Child 1955; 10: 119–64

Schwarz R. Die Krebspersönlichkeit. Mythos und klinische Realität. Schriftenreihe der Akademie für Integrierte Medizin. Stuttgart, New York: Schattauer, 1994

Selvini Palazzoli M. Magersucht. Von der Behandlung Einzelner zur Familientherapie. 5. Aufl. Stuttgart: Klett-Cotta, 1992

Shapiro D. Neurotische Stile. Göttingen: Vandenhoeck & Ruprecht, 1991

Small GW, Nicholi AM. Mass hysteria among schoolchildren – early loss as a predisposing factor. Arch Gen Psychiatry 1982; 39: 721–24

Socarides CW. Der offen Homosexuelle. Frankfurt/M.: Suhrkamp, 1971

Sommer B. Die Pubertätsmagersucht als Leib-seelische Störung einer Reifungskrise. Psyche 1955/56; 9: 307

Sommer G, Fydrich T. Soziale Unterstützung. Diagnostik, Konzepte, F-SOZO.(Materialien 22). Tübingen: DGVT, 1989

Sommers-Flanagan J, Greenberg RP. Psychosocial variables and hypertension – a new look at an old controversy. J Nerv Ment Dis 1989; 177: 15–24

Sours IA. The Anorexia nervosa syndrome. Int J Psychoanal 1974; 55: 567

Sperling E, Massing A. Der familiäre Hintergrund der Anorexia nervosa und die sich daraus ergebenden therapeutischen Schwierigkeiten. Z Psychosom Med 1970; 16: 130

Spitz RA. Vom Säugling zum Kleinkind. Naturgeschichte der Mutter-Kind-Beziehungen im ersten Lebensjahr. 10. Aufl. Stuttgart: Klett-Cotta, 1992

Stierlin H. Von der Psychoanalyse zur Familientherapie. dtv dialog und praxis. München: dtv, 1991

Stoller RJ. Sex and Gender. New York: Science House, 1968

Strotzka H (Hrsg). Psychotherapie: Grundlagen, Verfahren, Indikationen. München, Berlin, Wien: Urban & Schwarzenberg, 1975

Studt HH. Zur Ätiopathogenese der Angstneurose und Phobie. In: Rüger U (Hrsg) Neurotische und reale Angst. Der Beitrag der Psychoanalyse zur Erkennung, Therapie und Bewältigung von Angst in der klinischen Versorgung und im psychosozialen Feld. Göttingen: Vandenhoeck & Ruprecht, 1984; S. 124–35

Studt HH, Arnds HG. Psychische Faktoren bei Asthma bronchiale. Z Psychosom Med Psychoanal 1968; XIV: 157

Studt HH, Bernhard P, Eith TF, Günzel M, Riehl A. Zur Ätiopathogenese der Herzneurose. In: Studt HH (Hrsg) Psychosomatik in Forschung und Praxis. München, Wien, Baltimore: Urban & Schwarzenberg, 1982; S. 258–75

Suchanek-Fröhlich H. Psychosomatische Aspekte zur Genese der Fettsucht. Z Psychosom Med Psychoanal 1957; 3: 190–94

Svelund J, et al. Controlled study of psychotherapy in irritable bowel syndrome. Lancet 1983; II: 589–92

Szasz ThS. Physiologic and psychodynamic mechanisms in constipation and diarrhea. Psychosom Med 1950; 13: 112

Szondi L. Lehrbuch der experimentellen Triebdiagnostik. Band 1: Textband. 3. Aufl. Bern: Huber, 1972

Tellenbach H. Melancholie. Zur Problemgeschichte, Typologie, Pathogenese und Klinik. Berlin, Heidelberg, New York: Springer, 1961

Thomae H. Anorexia nervosa. Bern: Huber; Stuttgart: Klett, 1991

Uexküll Th von. Funktionelle Syndrome in der Praxis. Psyche 1958; 9: 481

Uexküll Th von: Funktionelle Syndrome in der inneren Medizin. In: Uexküll Th von (Hrsg) Psychosomatische Medizin. 4. Aufl. München, Wien, Baltimore: Urban & Schwarzenberg, 1990

Vanderlinden J, Norré J, Vandereycken W, Meermann R. Die Behandlung der Bulimia nervosa. Eine praktische Anleitung. Stuttgart, New York: Schattauer, 1992

Völkel H. Psychische Faktoren bei Erkrankungen der Atmungsorgane. Z Psychosm Med 1955/56; 2: 81

Weiner H, Thaler M, Reiser MF, Mirsky IA. Etiology of duodenal ulcer. Psychosom Med 1957; 19: 1

Weiner H. Observations in man with remarks on pathogenesis. In: Weiner H (Hrsg) Duodenal Ulcer. Adv Psychosom Med 1971; 6: 40

Weiner H. Psychobiology and Human Disease. Amsterdam, New York: Elsevier, 1977

Weiner H. The physiology of eating disorders. Int J Eating Dis 1985; 4: 347–88

Wiesel SW, Tsourmas N, Fefer HL, Citrin CM, Patronas N. A study of computer-assisted tomography. I. The incidence of positive CAT scans in an asymptomatic group of patients. Spine 1984; 9: 549–51

Willenberg H. Das willkürliche Erbrechen – wie behandeln? Psycho 1984; 10; 264–80

Winnicott DW. Vom Spiel zur Kreativität. 7. Aufl. Stuttgart: Klett-Cotta, 1993

Woodruff R, Pitts FM. Monozygotic twins with obessional illness. Am J Psychiat 1964; 120; 1075–80

Zepf S. Klinik der psychosomatischen Erkrankungen. In: Psychiatrie der Gegenwart. Kisker KP, Lauter H, Meyer J-E, Müller C, Strömgren E (Hrsg). Band 1: Neurosen, Psychosomatische Erkrankungen, Psychotherapie. 3. Aufl. Berlin, Heidelberg, New York: Springer, 1986; S. 63–102

Ziegler G. Psychosomatische Aspekte der Onkologie. Stuttgart: Enke, 1982.

Sachverzeichnis